实用临床用药规范与药学管理

主编 宋小红 韩 涛 魏昌玲 刘翠兰
　　　曹宗宝 张胜群 张志平

黑龙江科学技术出版社
HEILONGJIANG SCIENCE AND TECHNOLOGY PRESS

图书在版编目(CIP)数据

实用临床用药规范与药学管理 / 宋小红等主编. -- 哈尔滨：黑龙江科学技术出版社，2024.2
ISBN 978-7-5719-2294-8

Ⅰ. ①实… Ⅱ. ①宋… Ⅲ. ①临床药学 Ⅳ. ①R97

中国国家版本馆CIP数据核字（2024）第046374号

实用临床用药规范与药学管理
SHIYONG LINCHUANG YONGYAO GUIFAN YU YAOXUE GUANLI

主　　编	宋小红　韩　涛　魏昌玲　刘翠兰　曹宗宝　张胜群　张志平
责任编辑	包金丹
封面设计	宗　宁
出　　版	黑龙江科学技术出版社
	地址：哈尔滨市南岗区公安街70-2号　邮编：150007
	电话：（0451）53642106　传真：（0451）53642143
	网址：www.lkcbs.cn
发　　行	全国新华书店
印　　刷	山东麦德森文化传媒有限公司
开　　本	787 mm×1092 mm　1/16
印　　张	22.75
字　　数	573千字
版　　次	2024年2月第1版
印　　次	2024年2月第1次印刷
书　　号	ISBN 978-7-5719-2294-8
定　　价	238.00元

【版权所有，请勿翻印、转载】

编委会

主 编
宋小红 韩 涛 魏昌玲 刘翠兰
曹宗宝 张胜群 张志平

副主编
张数红 闫秀丽 黄 蕾 吴国学
朱 敏 胡文静 王佳鑫

编 委（按姓氏笔画排序）
王佳鑫（胜利油田中心医院）

朱 敏（滕州市工人医院）

刘翠兰（菏泽市郓城县黄安镇中心卫生院）

闫秀丽（山东省巨野县永丰西城社区卫生服务中心）

吴国学（河南中医药大学人民医院/郑州人民医院）

宋小红（邹平市人民医院）

张志平（莱州市慢性病防治院）

张胜群（沂水县四十里堡镇中心卫生院）

张数红（日照市莒县阎庄街道卫生院）

胡文静（中国人民解放军西部战区总医院）

黄 蕾（武汉市第一医院）

曹宗宝（山东省安丘市红沙沟中心卫生院）

韩 涛（山东省滕州市荆河社区卫生服务中心）

魏昌玲（嘉祥县人民医院）

前言

　　药物治疗是疾病最基本的治疗手段,用药的合理性在一定程度上可以反映医疗的真实水平、降低治疗费用,从而使患者得到优质的服务。疾病本身是一个复杂多变的动态过程,掌握疾病的原因、临床症状、患者的病史,依据诊断结果和患者的个体差异、疾病轻重程度,合理地选择药物来治疗疾病、缓解临床症状、提高患者的生活质量是药物治疗学的目标。许多新入职的药师普遍缺乏临床医学知识,也缺乏临床药物治疗学进展的前沿信息和药物临床应用的实践经验,为此,我们组织相关专家编写了《实用临床用药规范与药学管理》一书。本书的出版将为广大临床医师、临床药师和医药院校学生提高临床药物治疗水平提供帮助。

　　本书首先介绍了药物剂型与药品管理的内容;然后对临床广泛应用的重要药物进行汇总,包括神经系统临床用药、心血管系统临床用药、呼吸系统临床用药等,详细介绍了药物的化学结构、理化性质、体内过程、药理作用、药物相互作用、临床应用与评价,并结合临床用药中的实际问题,提供有关用药方案、配伍用药等内容。本书在编写过程中结合了临床用药现状和实践经验,在语言上深入浅出,易于理解;在内容上注重理论联系实际,简明扼要、重点突出、资料新颖、实用性强。本书有助于推动临床规范用药,适合临床各科医务工作者参考和阅读。

　　虽然本书在编写过程中参阅了近年来的权威性文献,但由于编者编写水平有限,加之编写时间仓促,书中难免会有一些错误和缺陷,不完善之处诚望各位读者批评、指教。

《实用临床用药规范与药学管理》编委会

2023 年 9 月

目 录

第一章 药物剂型 ··· (1)
 第一节 散剂 ··· (1)
 第二节 片剂 ··· (8)
 第三节 硬膏剂 ·· (14)
 第四节 丸剂 ·· (20)
 第五节 中药注射剂 ·· (34)

第二章 药品管理 ·· (38)
 第一节 药品及药品管理 ··· (38)
 第二节 药物制剂管理 ··· (42)

第三章 神经系统临床用药 ·· (46)
 第一节 促智药 ·· (46)
 第二节 中枢兴奋药 ·· (57)
 第三节 镇痛药 ·· (60)
 第四节 镇静催眠药 ·· (63)
 第五节 抗癫痫药 ··· (66)
 第六节 抗胆碱药 ··· (71)
 第七节 拟胆碱药 ··· (73)
 第八节 抗抑郁药 ··· (77)
 第九节 抗焦虑药 ··· (88)

第四章　心血管系统临床用药 (92)

第一节　降血压药 (92)
第二节　硝酸酯类药 (98)
第三节　抗心律失常药 (105)
第四节　抗休克药 (116)
第五节　血管扩张药 (122)
第六节　调血脂及抗动脉粥样硬化药 (131)

第五章　呼吸系统临床用药 (138)

第一节　抗感冒药 (138)
第二节　呼吸兴奋药 (148)
第三节　镇咳药及祛痰药 (154)

第六章　消化系统临床用药 (168)

第一节　抗酸药 (168)
第二节　促胃肠动力药 (178)
第三节　止吐药及催吐药 (181)
第四节　泻药及止泻药 (185)
第五节　利胆药 (190)

第七章　内分泌系统临床用药 (192)

第一节　甲状腺激素及抗甲状腺药 (192)
第二节　垂体激素类药 (196)
第三节　肾上腺皮质激素类药 (197)
第四节　胰岛素及口服降糖药 (201)

第八章　风湿免疫系统临床用药 (206)

第一节　免疫增强药 (206)
第二节　免疫抑制药 (208)
第三节　抗变态反应药 (212)
第四节　抗风湿药 (219)
第五节　抗毒血清及免疫球蛋白药 (222)
第六节　痛风及高尿酸血症常用药 (227)

目录

第九章 血液系统临床用药 (231)
- 第一节 抗凝血药 (231)
- 第二节 抗血小板药 (235)
- 第三节 纤维蛋白溶解药 (238)
- 第四节 促凝血药 (240)
- 第五节 促白细胞增生药 (241)

第十章 生殖系统临床用药 (242)
- 第一节 促性腺激素类药 (242)
- 第二节 促性腺激素释放激素激动剂及拮抗剂 (244)
- 第三节 性激素类药及避孕药 (245)
- 第四节 子宫平滑肌兴奋药 (254)
- 第五节 子宫平滑肌抑制药 (260)

第十一章 临床常用抗感染药 (264)
- 第一节 大环内酯类抗生素 (264)
- 第二节 林可霉素类抗生素 (268)
- 第三节 四环素类抗生素 (270)
- 第四节 喹诺酮类抗生素 (273)
- 第五节 酰胺醇类抗生素 (280)
- 第六节 硝咪唑类抗生素 (282)

第十二章 临床常用抗寄生虫病药 (285)
- 第一节 抗疟药 (285)
- 第二节 抗阿米巴病药及抗滴虫药 (291)
- 第三节 抗血吸虫病药及抗丝虫病药 (294)
- 第四节 抗肠蠕虫药 (296)

第十三章 临床常用抗肿瘤药 (299)
- 第一节 烷化剂 (299)
- 第二节 生物反应调节剂 (303)
- 第三节 抗代谢药 (304)
- 第四节 植物类抗肿瘤药 (309)

第五节　其他抗肿瘤药……………………………………………………………（314）

第十四章　中医临床常用药……………………………………………………………（315）

　　第一节　清热泻火药……………………………………………………………（315）

　　第二节　清热燥湿药……………………………………………………………（322）

　　第三节　温化寒痰药……………………………………………………………（332）

　　第四节　清热化痰药……………………………………………………………（336）

　　第五节　利尿通淋药……………………………………………………………（341）

参考文献……………………………………………………………………………（351）

第一章 药物剂型

第一节 散 剂

一、概述

散剂是指一种或数种药物经粉碎、均匀混合或与适量辅料均匀混合而成的干燥粉末状制剂，可供内服和外用。

散剂是古老的剂型之一，战国时期的《五十二病方》中，已有关于药末剂的记载，后来的医药典籍如《内经》《神农本草经》《伤寒论》《名医别录》等都有关于散剂的应用特点、制备方法、混合均匀程度和检查等内容的记载，其中不少技术沿用至今。西药散剂由于颗粒剂、胶囊剂、片剂等固体制剂的发展，制剂品种已不太多，但是在医院药房配制的制剂中仍占一席之地，如痱子粉、脚气粉、头疼粉等，在皮肤科或伤科用药上也有其独特之处。

随着粉体学和生物药剂学等学科的不断发展，对药物的溶解、吸收与颗粒大小、疗效之间的关系有了更加深入的认识。散剂除了作为固体制剂之一直接使用以外，微粉化了的固体药物成分也是许多重要剂型的起点。特别是对于难溶性药物而言，药物粒子大小可以直接影响药物溶解度、溶解速度，进而影响到临床疗效。例如，微粉化醋酸炔诺酮比未微粉化的溶出速率要快很多，在临床上微粉化的醋酸炔诺酮包衣片比未微粉化的包衣片的疗效几乎大 5 倍。灰黄霉素是溶解度很小的药物，超微粉化与一般微粉化的灰黄霉素制剂相比较治疗真菌感染，其血药浓度高且用药剂量小。散剂也是粉雾剂的基础，微粉化粒子通过特殊给药装置可到达鼻腔、肺部或皮肤病灶部位，如沙丁胺醇粉雾剂、布地奈德粉雾剂、西瓜霜喷粉剂等，这些给药系统的开发使散剂在医疗上的应用得到了较大的发展。

二、散剂的特点和分类

散剂的特点古代早有论述："散者散也，去急病用之"。因散剂粉碎程度大，比表面积较大，因而具有易分散、起效快的特点；散剂覆盖面大，具保护、收敛等作用；此外，制法简便，剂量可随症增减，便于小儿服用，贮存、运输、携带比较方便。但由于药物粉碎后比表面较大，故其嗅味、刺激性、吸湿性及化学活动性等也相应增加,使部分药物易起变化;因此,一些刺激性、腐蚀性强、易吸潮变质及挥发性成分较多的药物不宜配成散剂。

散剂的分类方法很多,一般按其用途、组成、性质及剂量分类。

(一)按医疗用途分类

可分为内服散剂、外用散剂和煮散剂。内服散包括口服用散剂及吸入散剂等,口服散剂可用水、白汤、茶、米汤或酒直接冲服,如川芎茶调散、七厘散、阿奇霉素散剂等。外用散剂又包括撒布散剂、吹入散剂、牙用散剂及杀虫散剂等。撒布散剂一般将药物研成极细末,撒于患处,或用酒、醋、蜜等调敷于患处,如创伤用的拔毒生肌散、金黄散、达克宁散剂等。吹入散剂是将药物研成粉末,吹入鼻、耳、喉等体内腔道中发挥疗效,如吹耳散、双料喉风散。牙用散剂(也称牙粉)一般用于清洁牙齿或治疗牙疾,如牙痛散。杀虫散剂用于杀灭跳蚤、虱子、臭虫等。煮散剂系指将药物粉碎成粒径较大的颗粒,以布包上散剂后煎服。

(二)按药物组成分类

可分为单散剂与复方散剂:单散剂系由一种药物组成,如蔻仁散、川贝散等;复方散剂系由两种或两种以上药物组成,如婴儿散、活血止痛散等。

(三)按药物性质分类

可分为含剧毒药散剂如九分散、丸一散等;含液体药物散剂如蛇胆川贝散、紫雪散等;含共熔组分散剂如白避瘟散、痱子粉等。

(四)按剂量分类

可分为单剂量散剂与多剂量散剂,前者系将散剂分成单独剂量由患者按包服用,如多数的内服散剂;后者系以总剂量形式发出,由患者按医嘱自己分取剂量,如多数的外用散剂。一般剧毒药散剂必须分剂量。

三、散剂的制备

散剂的制备工艺一般按如下流程(图1-1)进行。

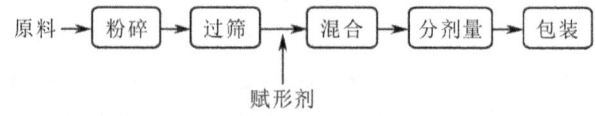

图1-1 散剂的制备工艺流程图

一般情况下,将固体物料进行粉碎前需要对物料进行前处理,所谓物料的前处理系指将物料加工成符合粉碎所要求的粒度和干燥程度等。制备散剂的粉碎、过筛、混合等单元操作也适合其他固体制剂的制备过程,这里仅就散剂要求有关内容做一简要说明。

(一)粉碎与过筛

制备散剂的药物一般均需适当粉碎,其目的是:增加药物有效面积、提高生物利用度;调节粉末流动性,改善不同药物粉末混合均匀性,降低药物刺激性等。

根据散剂用途的不同,对其粉碎的粒径要求有所不同,普通散剂能通过6号筛(100目,150 μm)的细粉含量不少于95%;难溶性药物、收敛剂、吸附剂、儿科或外用散能通过7号筛(120目,125 μm)的细粉含量不少于95%;眼用散应全部通过9号筛(200目,75 μm)等。对肺、鼻吸入型粉末,应根据人体生理特征,给药部位,药物特性(如密度)选择合适的粒度,过细粉末易随气流丢失,过粗粉末达不到病变部位,易产生刺激性,甚至阻塞给药通道(如肺支气管等)。

(二)混合

1.混合的目的和特点

将两种以上组分的物质掺合均匀的操作统称为混合。混合是制备复方散剂(两种或两种以上药物)或稀释散(药物+赋形剂)的重要过程,也是制剂工艺中的基本工序之一。其目的是保证药物含量均匀准确、制剂外观色泽一致。对于含有毒、剧毒或贵重药物的散剂具有更重要的意义。

粉体的混合不同于互溶液体的混合,粉体是以固体粒子作为分散单元,因此在实际混合过程中完全混合几乎办不到。为了满足混合样品中各成分含量的均匀分布,可尽量减小各成分的粒度,常以微细粉体作为混合的主要对象。

2.粉体混合的定量分析

粉体混合质量的评估必须用科学的数量形式来判定混合均匀度,即粉体混合的定量分析。同时,粉体混合的定量分析要经过取样→检测→统计分析三个过程,从而得到一个单一的量值来表达混合物的均匀度。

(1)取样:从混合物中某一位置取出少量的物料,叫"取样",这少量的物料叫"观测样品"又称"点样品",取样的位置称"取样点"。在同一容器内,同一时间水平上,不同取样点取得的样品组成这一时间水平上的"样本"。点样品的个数即样本的大小。①样品大小:在满足检测需要的量并可能对取样点周围物料具有代表性的前提下,样品越小越好。样品过大,不仅浪费物料,且对定量分析的正确性不利。②样品个数:关于样品个数多少(即样本的大小)。样品个数越多,即样本越大,定量分析结果越可靠,误差率越小。但迄今为止,确定最佳样品个数尚未研究出来。据美国化学工程协会建议,要求5~15个样品,也有人认为至少需要20个乃至50个样品。我国习惯上取5~10个样品。③取样点位置:在物料处于静止状态下取样时,取样点应尽可能均匀分布在物料的各个位置。如果能在混合物的运动流中取样,则比静止状态下取样所得出分析结果更准确。所以,在条件许可的情况下(如最佳混合时间已经确定),在混合器出口物流中取样的办法较好。

(2)检测:系将取得样品,用化学或物理的方法,测定各组分(尤其是关键组分——示踪物)的含量 X_i。如果样品个数是5,则检测到5个结果:X_1、X_2、X_3、X_4、X_5。

(3)统计分析:系将上述检测结果,用统计学的方法进行计算,得出单一的数值,来评估混合物的混合质量,叫统计分析法。

3.混合机制

根据粉体在混合运动过程的状态、混合操作的机制,归纳起来有三种基本运动形式:对流混合、剪切混合和扩散混合。但实际混合过程中,发生的对流、剪切、扩散三种混合机制不可能在各自的区域独立起作用,而是随着混合的进行而同时出现,其混合特性如图1-2所示。一般来说,在混合开始阶段以对流与剪切混合为主导作用,随后扩散的混合作用增加。需指出一点,某种机型总是以运用某一机制为主。

虽然粉体的混合有多种运动形式,但在制药工业中所常用的混合设备中以对流混合为主,其粉体粒子由一个空间位置向另一个空间位置的运动,或两种以上组分在相互占有的空间内发生运动,以期达到各组分的均匀分布。

此外,粉体混合不同于液体,它的特点一般是在开始时粉料各组分之间迅速地进行混合,达到最佳混合状态后要向反方向变化即出现偏析(或叫反混合),此时,混合与偏析(一正一反)将同时进行,可以认为这两个过程是平衡的。在一般情况下,该状态达不到最初的最佳混合状态,故对某一混合机型和混合物料来说,并非随意延长时间就可以提高混合均匀度。

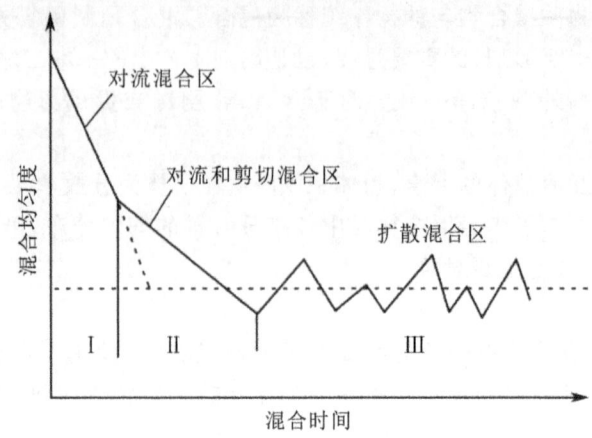

图 1-2　混合特性曲线

4.混合的影响因素

在混合机内多种固体物料进行混合时往往伴随着离析现象,离析是与粒子混合相反的过程,阻碍良好的混合,也可使已混合好的物料重新分层,降低混合程度。物料的粉体性质存在显著差异时,混合过程中或混合后容易发生离析现象,球形颗粒容易流动而易产生离析;当混合物料中含有少量水分可有效地防止离析。在实际的混合操作中影响混合速度及混合度的因素很多,包括物料因素、设备因素、操作因素等。例如,V型混合机的装料量占容器体积的30%左右时,σ值最小。当转动型混合机的转速过低时,粒子在物料层表面向下滑动,各成分粒子的粉体性质差距较大时易产生分离现象;当转速过高(即临界转速以上)时,粒子受离心力的作用随转筒一起旋转而几乎不产生混合作用;因此,适宜转速一般取临界转速的0.7~0.9倍。当各成分间密度差及粒度差较大时,应先装密度小的或粒径大的物料后装密度大的或粒径小的物料,并且混合时间应适当。

为了达到均匀的混合效果,必须充分考虑以下一些问题。

(1)各组分的混合比例:比例相差过大时,难以混合均匀,此时应该采用等量递加混合法(又称配研法)进行混合,即量小药物研细后,加入等体积其他细粉混匀,如此倍量增加混合至全部混匀,再过筛混合即成。

"倍散"是指在小剂量的剧毒药中添加一定量的填充剂制成的稀释散。稀释倍数由剂量而定;剂量0.01~0.1 g可配成10倍散(即9份稀释剂与1份药物混合),0.001~0.01 g配成100倍散,0.001 g以下应配成1 000倍散。配制倍散时应采用逐级稀释法。常用的稀释剂有乳糖、糖粉、淀粉、糊精、碳酸钙、磷酸钙、白陶土等惰性物质,一般采用配研法制备,称量时应正确选用天平,为便于观察混合是否均匀,可加入少量色素标记。

(2)各组分的密度:各组分密度差异较大时,应避免密度小者浮于上面,密度大者沉于底部而不易混匀。但当粒径小于30 μm时,粒子的密度大小将不会成为导致分离的主要因素。

(3)各组分的黏附性与带电性:有的药物粉末对混合器械具有黏附性,不仅影响混合效果,且常易造成成分损失。一般应将量大或不易吸附的药粉或辅料先加垫底,量少或易吸附者后加入。

混合时摩擦起电的粉末不易混匀,通常加少量表面活性剂或润滑剂加以克服,如硬脂酸镁、十二烷基硫酸钠等具有抗静电作用的物质。

(4)含液体或易吸湿成分的混合:如处方中含有液体组分时,可用处方中其他固体组分或吸收剂吸收该液体至不湿润为止。常用的吸收剂有磷酸钙、白陶土、蔗糖和葡萄糖等。若含有易吸湿组分,则应针对吸湿原因加以解决。如结晶水在研磨时释放而引起湿润,则可用等摩尔无水物代替;若某组分的吸湿性很强(如胃蛋白酶等),则可在低于其临界相对湿度条件下,迅速混合并密封防潮;若混合引起吸湿性增强,则不应混合,可分别包装。

(5)形成低共熔混合物:有些药物按一定比例混合时,可形成低共熔混合物而在室温条件下出现润湿或液化现象。药剂调配中可发生低共熔现象的常见药物有水合氯醛、樟脑、麝香草酚等,以一定比例混合研磨时极易湿润、液化,此时尽量避免形成低共熔物的混合比。

5.混合设备的选择

(1)确定操作目的和被混合物料性能。其中,操作目的包括:混合均匀度要求、生产能力、无菌生产还是非无菌生产;物料性能包括:粒子大小、密度和表观密度、休止角、流动性、附着性和凝聚性、含水量等。

(2)根据上述基本条件,初步确定合适的混合机型,并根据操作条件等其他因素确定混合机型。

(3)所需考虑的操作条件及其他因素有:①混合机装载系数、混合时间、原料组分比及各组分加入方法、混合均匀度、取样等;②用于无菌生产或非无菌生产(关系到最后容器的可灭菌性);③装料、卸料、粉尘、密封、有效清洗性等。

(4)每批混合量的估算:$W=V_e \times \rho$,$V_e=V \times \varepsilon$。式中,W 为混合重量(t);V_e 为混合机的有效容积(m^3);V 为混合机的全容积(m^3);ε 为混合机的装载系数;ρ 为混合物料的表观密度(t/m^3)。

当计算生产能力时还要考虑到:装卸料时间、混合时间、清洗消毒(或灭菌)时间、班产要求等。

(三)分剂量

将混合均匀的散剂按需要分成等重份数的过程叫作分剂量,常用的方法有以下几种。

1.目测法(又称估分法)

系指称取总量的散剂,以目测分成若干等分的方法。此法操作简便,适于药房小量配制,但误差较大(可达10%～20%),毒性药或贵重细料药的散剂不宜使用此法。

2.重量法

按规定剂量用手秤或天平逐包称量。此法剂量准确,但操作麻烦、效率低。含毒性药及贵重细料药的散剂常用此法。

3.容量法

为目前应用最多的分剂量法。常用的散剂分量器是以木质、牛角、金属或塑料制成的一种容量药匙。有的在匙内装有活动楔子,用以调节所需剂量。大量生产时用散剂自动分量机及散剂定量包装机。容量法适用于一般散剂分剂量,方便,效率高,且误差较小。容量法分剂量应注意粉末特性并保持铲粉条件一致,以减少误差。

(四)质量检查

1.粒度

除另有规定外,局部用散剂照下述方法检查,粒度应符合规定。取供试品10 g,精密称定,置七号筛,筛上加盖,并在筛下配有密合的接受仪器,照粒度和粒度分布测定法(附录单筛分法)检查,精密称定通过筛网的粉末重量,应不低于95%。

2.外观均匀度

取供试品适量,置光滑纸上,平铺约5 cm²,将其表面压平,在亮处观察,应呈现均匀的色泽,无花纹与色斑。

3.干燥失重

除另有规定外,取供试品,照"干燥失重测定法"测定,在105 ℃干燥至恒重,减失重量不得过2.0%。

4.装量差异

单剂量包装的散剂照下述方法检查,应符合规定。取散剂10包(瓶),除去包装,分别精密称定每包(瓶)内容物的重量,求出内容物的装量与平均装量,每包装量与平均装量(凡无含量测定的散剂,每包装量应与标示装量比较)相比应符合规定,超出装量差异限度的散剂不得多于2包(瓶),并不得有1包(瓶)超出装量差异限度1倍。凡规定检查含量均匀度的散剂,一般不再进行装量差异检查。

5.装量

多剂量包装的散剂,按照最低装量检查法检查,应符合规定。

6.无菌

用于烧伤或创伤的局部用散剂,按照无菌检查法检查,应符合规定。

7.微生物限度

除另有规定外,按照微生物限度检查法检查,应符合规定。

(五)散剂的包装和贮存

散剂包装与贮存重点在于防潮,因为散剂的比表面积较大,其吸湿性与风化性都比较显著,若由于包装与贮存不当而吸湿,则极易出现潮解、结块、变色、分解、霉变等一系列不稳定现象,严重影响散剂的质量以及用药的安全性。因此,散剂的吸湿特性及防止吸湿措施成为控制散剂质量的重要内容。在包装和贮存中应解决好防潮问题。

1.散剂的吸湿性

临界相对湿度(CRH)是水溶性药物的特征参数,空气的相对湿度高于物料的临界相对湿度时极易吸潮。

CRH是评价药物吸湿性强弱的主要指标,其测定方法是:称取一定量样品,在一定温度下,分别置于一系列不同湿度容器中,待样品达到吸湿平衡后,取出样品称重,求出样品在不同湿度中的吸水量,以相对湿度对吸水量做吸湿平衡曲线,若相对湿度增加到一定值,样品吸湿重量骤增,此时相对湿度为样品的CRH,即药品开始显著吸湿的相对湿度。

测定CRH有如下意义:①CRH值可作为药物吸湿性指标,一般CRH越大,越不易吸湿;②为生产、贮藏的环境提供参考,应将生产及贮藏环境的相对湿度控制在药物的CRH值以下,以防止吸湿;③为选择防湿性辅料提供参考,一般应选择CRH值大的物料作辅料。

在药物制剂的处方中多数为两种或两种以上的药物或辅料的混合物。水溶性物质的混合物吸湿性更强,根据Elder假说,混合物的CRH约等于各组分CRH的乘积,即$CRH_{AB} \approx CRH_A \times CRH_B$,而与各组分的比例无关。式中,$CRH_{AB}$为A与B物质混合后的临界相对湿度;$CRH_A$和$CRH_B$分别表示A物质和B物质的临界相对湿度。根据上述公式可知水溶性药物混合物的CRH值比其中任何一种药物的CRH值低,更易于吸湿。例如,葡萄糖和水杨酸钠的CRH值分别为82%和78%,按上述计算,两者混合物的CRH值为64.0%,此值提示我们混合与保存必须在低于混合物CRH(64.0%)的环境下进行才能有效地防止吸潮。

非水溶性药物无特定的CRH值,仅是表面吸附水蒸气,混合时,混合物料吸湿量具有加和性。

2.散剂的包装

(1)包装材料:散剂的比表面积较大,易吸湿、结块,甚至变色、分解,从而影响疗效及服用。因此应选用适宜的包装材料和贮藏条件以延缓散剂的吸湿。用于包装的材料有多种,如包药纸(包括光纸、玻璃纸、蜡纸等)、塑料袋、玻璃管。各种材料具有不同的透湿系数(P),P值越小,防湿性能好。例如,包药纸中的有光纸适用于性质较稳定的普通药物,不适用于吸湿性的散剂;玻璃纸适用于含挥发性成分和油脂类的散剂,不适用于引湿性、易风化或易被二氧化碳等气体分解的散剂;蜡纸适用于包装易引湿、风化及二氧化碳作用下易变质的散剂,不适用于包装含冰片、樟脑、薄荷脑、麝香草酚等挥发性成分的散剂。塑料袋的透气、透湿问题未完全克服,应用上受到限制。玻璃管或玻璃瓶密闭性好,本身性质稳定,适用于包装各种散剂。

(2)包装方法:分剂量散剂可用各式包药纸包成五角包、四角包及长方包等,也可用纸袋或塑料袋包装。非分剂量的散剂可用塑料袋、纸盒、玻璃管或瓶包装。玻璃管或瓶装时可加盖软木塞用蜡封固,或加盖塑料内盖。用塑料袋包装,应热封严密。有时在大包装中又可装入硅胶等干燥剂。复方散剂用盒或瓶装时,应将药物填满、压紧,否则在运输过程中往往由于组分密度不同而分层,以致破坏了散剂的均匀性。

3.散剂的贮存

散剂应密闭贮存,含挥发性或易吸湿性药物的散剂,应密封贮存。除防潮、防挥发外,温度、微生物及光照等对散剂的质量均有一定影响,应予以重视。

四、特殊散剂的制备及举例

一般散剂的制备过程前已叙述,但对一些特殊散剂处方,必须采用适宜的制备工艺,以便获得较高质量的散剂,下面就一些具有代表性的特殊散剂的制备作一简要的说明。

(一)含毒性药物的散剂

由于毒性药物的剂量小,不易准确称取,剂量不准易致中毒。为保证复方散剂中毒性药的含量准确,多采用单独粉碎再以等量递增法(即配研法)与其他药粉混匀,如九分散中马钱子粉与麻黄等其余药粉等量递增混匀。此外,单味化学剧毒药要添加一定比例量的稀释剂制成稀释散或称倍散。如剂量在0.01~0.1 g者,可配制1∶10倍散(取药物1份加入赋形剂9份);如剂量在0.01 g以下,则应配成1∶100或1∶1 000倍散。倍散配制时应采用等量递增法稀释混匀后备用。稀释散的赋形剂应选不与主药发生作用的惰性物质。常用的有乳糖、淀粉、糊精、蔗糖、葡萄糖、硫酸钙等,其中以乳糖为最佳。为了保证散剂的均匀性及易于与未稀释原药粉的区别,一般以食用色素如胭脂红、靛蓝等着色,且色素应在第一次稀释时加入,随着稀释倍数增大,颜色逐渐变浅。如硫酸阿托品散的制备:先用乳糖饱和研钵表面能后倾出,再加入硫酸阿托品1.0 g与胭脂红乳糖(1.0%)1.0 g研匀,按等体积递增法逐渐加入98 g乳糖混匀并过筛,即制得100倍散(1 g药物加入赋形剂99 g)。

(二)含低共熔混合物的散剂

低共熔现象系指当两种或更多种药物混合后,有时出现润湿或液化的现象。一些低分子化合物混合且比例适宜时(尤其在研磨混合时)会出现此现象。如薄荷脑与樟脑、薄荷脑与冰片。

含有这些物质时,可采用先形成低共熔物,再与其他固体粉末混匀或分别以固体粉末稀释低共熔组分,再混合均匀。

(三)含液体药物的散剂

在复方散剂中有时含有挥发油、非挥发性液体药物、酊剂、流浸膏、药物煎汁等液体组分。对这些液状组分应根据其性质、剂量及方中其他固体粉末的多少而采用不同的处理方法:①液体组分量较小,可利用处方中其他固体组分吸收后研匀;②液体组分量较大,处方中固体组分不能完全吸收,可另加适量的赋形剂(如磷酸钙、淀粉、蔗糖等)吸收;③液体组分量过大,且有效成分为非挥发性,可加热蒸去大部分水分后再以其他固体粉末吸收,或加入固体粉末或赋形剂后,低温干燥后研匀。

(魏昌玲)

第二节 片 剂

一、概述

中药片剂是指药材提取物、药材提取物加药材细粉或药材细粉与适宜辅料混匀压制而成的圆片状或异形片状的制剂。它基本上具有与化学药物片剂同样的优点,但其容易吸潮、霉败,所含挥发性药物久贮后含量容易下降或使药效降低,以及崩解时间延长等。

中药片剂的研究和生产仅在20世纪50年代才开始,随着中药化学、药理、制剂与临床几方面的综合研究,中药片剂的品种、数量不断增加,工艺技术日益改进,片剂的质量逐渐提高。中药片剂类型发展也很快,现已与化学药片剂相似。在片剂生产工艺方面也逐渐摸索出一套适用于中药片剂生产的工艺条件,如对含脂肪油及挥发油片剂的制备,如何提高中药片剂的硬度、改善崩解度、片剂包衣等逐渐积累经验,使质量不断提高。

二、中药片剂的类型

按照剂型来分,中药片剂与化学药物片剂相似。按其原料特性,可分为下述四种类型,即提纯片、全粉末片、全浸膏片和半浸膏片。

(一)提纯片

提纯片是指将处方中药材经过提取,得到单体或有效部位,以此提纯物细粉作为原料,加适宜的辅料制成的片剂。如北豆根片、银黄片等。

(二)全粉末片

全粉末片是指将处方中全部药材粉碎成细粉作为原料,加适宜的辅料制成的片剂。如参茸片、安胃片。

(三)全浸膏片

全浸膏片是指将药材用适宜的溶剂和方法提取制得浸膏,以全量浸膏制成的片剂。如通塞脉片等。

(四)半浸膏片

半浸膏片是指将部分药材细粉与稠浸膏混合制成的片剂。如藿香正气片、银翘解毒片等。此类型片剂在中药片剂中占的比例最大。

三、常用辅料

中药提取物是多种活性成分的混合物,且多为难溶性成分。若以中药浸膏为原料制成片剂(普通片、分散片等),一方面原辅料用量太大会影响成型;另一方面浸膏黏性大、吸湿性大,不利于片剂的崩解,难以达到崩解的质量要求。由于一些中草药本身往往兼有辅料的作用,如浸膏可作黏合剂、细粉作为稀释剂和崩解剂,所以一般中药片剂中应用辅料比较少,这一点是中药片剂与化学药片剂显著不同的地方。在中药提取时要尽量从中药提取分离出有效部位,以尽可能地减少片剂原料用量。

在制备中药片剂时,所用的辅料基本上与化学药物的片剂相同。中草药及其提取物组成复杂,在使用辅料时其辅料相容性需要认真研究。由于中药中有效成分难以定量甚至定性,因此进行辅料相容性研究对于中药片剂几乎是空白。以下仅针对中药片剂的特点对其辅料进行描述。

(一)填充剂

中药片剂常选用处方中含淀粉较多的药材如天花粉、淮山药、浙贝母等,粉碎成细粉加入,既是起治疗作用的药物,又起到稀释剂、吸收剂和崩解剂的作用。

中药中质地疏松或纤维性较强的药物制片剂常应用糖粉作稀释剂。这是由于糖粉具有一定的黏性,可减少片剂的松散现象,并能使片剂表面光洁,增加片剂的硬度。糖粉常与淀粉、糊精配合使用,三者选择适当比例配合,可作为乳糖的代用品,用作主药含量少的片剂稀释剂。糖粉有引湿性,酸性及碱性较强的药物能导致蔗糖转化而增加其引湿性,故不宜用于酸、碱性药物。

硫酸钙二水物由于对油类有较强的吸收能力,常作为稀释剂和挥发油的吸收剂。硫酸钙二水物为白色粉末,不溶于水,无引湿性,性质稳定并可与多数药物配伍,制成的片剂外观光洁、硬度、崩解度均好。

磷酸氢钙为白色细微粉末或晶体,呈微碱性,无引湿性,且与引湿药物同用有减低引湿作用。可作为中药浸出物、油类及含油浸膏的良好吸收剂,压成的片剂较坚硬。

氧化镁、碳酸镁、碳酸钙、氢氧化铝凝胶粉及活性炭等都可作为片剂的吸收剂,用来吸收挥发油和脂肪油。中药片剂有些含有丰富的挥发油和脂肪油,不易压成片剂或不甚相同,且稳定性、酸碱性又不一样,应根据处方中组成药物特性试验选用。应用的方法:①吸收剂先与含油类药物混合,使其先吸油,再与其他药物混合;②将吸收剂制成空白颗粒,干燥后与挥发油混合,吸油后再与其他颗粒混匀。吸收剂的用量视药物中含油量而定,一般用量为10%左右。

(二)润湿剂与黏合剂

使用润湿剂与黏合剂的目的是为了将药物细粉润湿、黏合制成颗粒以便于压片。若药物本身具有黏性,如中药浸膏粉及含有黏性成分的药材细粉等,只要加入不同浓度的乙醇或水即能润湿,并诱发其本身的黏性,使聚结成软材,以利于制粒、压片。当药物本身没有黏性或黏性不足,则需另加黏合剂制粒。黏合剂可以是液体或是固体细粉,一般地说,液体的黏合作用较大,容易混匀,而固体黏合剂往往也兼有稀释剂和崩解剂的作用,应根据主药性质、用途和制片方法选用黏合剂。黏合剂的用量要恰当,如果其黏性不足,用量太少,则压成的片剂疏松易碎;如果黏性过强或用量太多,则片剂过于坚硬,不易崩解。中药成分形态、类型复杂,因此,必须通过实践摸索调整。中药片剂中的黏合剂使用有如下较特殊之处。

1. 水

凡药物本身具有一定黏性，如中药半浸膏粉或其他黏性物质，用水润湿能黏结制粒。在转动制粒法中，常以水喷雾润湿制粒，经济实用，但应注意使水分散均匀，以免产生结块现象。

2. 乙醇

凡具有较强黏性的药物，如某些中药浸膏粉等遇水或淀粉浆后，易结成块，不易制成颗粒；或在加热干燥时易引起变质的药物；或药物在水中溶解度大，使制粒操作困难；或颗粒干燥后太硬，压片产生花斑，崩解超时限等，均应采用乙醇为润湿剂，以克服制粒时困难，并缩短受热干燥时间。此外，用大量淀粉、糊精和糖粉作赋形剂又常用乙醇作润湿剂。乙醇浓度视药物和赋形剂的性状、气温高低而定，一般浓度为30%~70%，药物水溶性大、黏性大、气温高，乙醇浓度应高些，反之，则浓度可稍低。乙醇浓度越高，粉料被润湿后黏性越小。用乙醇作润湿剂时应迅速搅拌，并立即制粒，迅速干燥，以免乙醇挥发而使软材结团或使已制得的颗粒变形结团。

3. 糖浆、饴、炼蜜、液状葡萄糖

这四种液体黏性都很强，适合于中药纤维性强的或质地疏松的，或弹性较大的动物组织类药物，因为这些药物本身黏性极差，且各具有特殊性质，必须用黏性较强的黏合剂，才能黏合成颗粒。

蜂蜜在中药制片过程中起到润湿剂和黏合剂的作用。蜂蜜中含有少量蜂蜡，能减少颗粒与冲模之间的摩擦，从而防止颗粒压片时黏冲，使压出的片剂光滑美观。蜂蜜的黏合性经适当调整后，既可适用于质地疏松纤维性强及弹性较强的植物性药物（通常浓度要60%左右），又可用于胶类或黏合性强的药物，通常浓度在30%左右。对于药材中含有挥发油脂肪油以及矿物质较多的黏性差的可用浓度在70%以上的蜂蜜。此外蜂蜜含有一定量的水分，所以蜂蜜有一定的崩解作用。

4. 化学药物片剂中常用的聚维酮及羟丙甲纤维素

这些天然及合成的药用高分子材料在中药片剂的制备中的应用也日趋广泛，对于解决含生药或低黏度中药药材细粉的混合物具有很好的黏合作用。例如，速效银翘片剂中含生药较多（约15%），用提取浸膏与15%的淀粉浆制粒、压片，但片剂硬度不够，包衣过程中常出现掉硅、裂片等现象。实验表明，用3%的羟丙基甲基纤维素（HPMC）乙醇溶液代替15%的淀粉浆，制粒、压片，使素片质量得到明显提高。

（三）崩解剂

中药片剂中除口含片、舌下片、咀嚼片外，一般都要求迅速崩解，需加入崩解剂。中药片剂多半含有药材细粉和浸膏，其本身遇水后能缓缓崩解或溶解，故这种中药片剂不需另加崩解剂。但由于浸膏黏性大、吸湿性大，不利于片剂的崩解，难以达到崩解的质量要求，这类中药片剂通常可使用羧甲基淀粉钠、交联羧甲基纤维素钠、交联聚维酮等作为崩解剂。

四、制备工艺

中药片剂制备工艺技术与化学药基本相似。但中药片剂往往含有大量浸膏和纤维性细粉，故在制粒和压片中都有一些特点。

（一）原料处理的一般原则

中草药应先进行洁净、加工和炮制，选其入药部分（如麻黄去根、夏枯草去叶柄或花梗），要求炮制者则进行炮制。中草药成分复杂,除含有效成分外,还含有大量的无效成分如纤维素、淀粉、糖、树胶、蛋白质等,其中有些可用作制片辅料(稀释剂和崩解剂),使充分发挥其有利的作用以减小片剂的剂量。对各种中草药,视具体品种情况可进行如下处理。

(1)含淀粉较多、用量极少的贵重药材或矿物药材可磨成细粉,作辅料加入稠膏中,如葛根、半夏、麝香、石膏、牛黄等。

(2)对含有挥发性成分的中草药,可用水蒸气蒸馏法提取挥发性成分,其残渣在必要时再加水蒸煮,滤取煎液浓缩成稠浸膏或干浸膏,并与挥发性成分混合备用,如薄荷、陈皮等。如含有挥发性成分较少者可直接粉碎成细粉如砂仁、广木香、连翘等。

(3)含醇溶性成分如生物碱、苷等,可用不同浓度的乙醇,用渗漉法或浸渍法等提取,再回收乙醇,浓缩成稠膏。

(4)含纤维较多或黏性较大的药材,均采用水煎,再浓缩成稠膏备用,如茅根、大腹皮、丝瓜藤、丝瓜络、大枣、熟地、桂圆肉等。

(5)中草药浸膏片、半浸膏片中稠膏一般可浓缩到比重1.2~1.3。如全浸膏片必须将浓缩液喷雾干燥,或将稠膏真空干燥,或在常压下烘干。常压下烘干者干膏较硬,若直接粉碎成颗粒压片,则片剂易产生麻点及崩解困难等缺点。半浸膏浓缩液浓缩的程度应考虑到生成细粉的多少而定,粉多可稀,反之则浓。

(二)制颗粒

湿颗粒制法有以下几种。

1.利用全部中草药细粉制粒

将全部中草药细粉,混匀,加适量的黏合剂或润湿剂制成适宜的软材,再通过适宜的筛网,制粒。此法最适于少量贵重的中草药制片。

2.加部分中草药细粉制粒

将水或其他溶媒提取液浓缩到稠浸膏状时,加入预先留出的部分细粉混匀后制粒。预先留出的量是由浸膏的量及片剂崩解情况来决定的。如浸膏量多而片剂不易崩解时所加细粉量就多些。目前大多为加入处方量的10%~30%。稠浸膏与细粉混匀后,如黏性适中时可直接制成软材,制粒。黏性不足则需加适量的润湿剂或黏合剂制粒。若制成的颗粒在试压出现花斑、麻点,须将稠膏与细粉混匀烘干再粉碎成细粉,然后加润湿剂制成软材,过筛制粒。

3.干浸膏制粒

干浸膏制粒目前生产上有以下三种情况:①若制得的干浸膏有一定黏性,可磨成20~40目大小颗粒。必要时加入挥发油或其他辅料即可压片。此法所制的颗粒较粗且硬,压成的片剂常有麻点、斑点或色泽不匀,如采用真空干燥法,所得的浸膏则疏松易碎。②若浸膏粉黏性较差,不能制得良好片剂,则将浸膏磨成细粉(80~100目),用乙醇为润湿剂,迅速搅拌和制粒。此法制粒的工序虽较复杂,但所制得的颗粒细一些,制成的片剂外表也美观。③若稠浸膏黏性太强或量多,须加部分稀释剂或药材细粉混匀,烘干后直接碎成颗粒。

现在不少生产单位将水煎液浓缩到一定比重后,用喷雾干燥法制浸膏粉,进而制粒压片,这样,不仅大大提高生产率,且所得片剂质量和防止杂菌污染方面都得到提高和改善,是中药片剂生产工艺发展的一个方向。

另外,也可用水煎液浓缩,加醇沉淀除去部分杂质的浸膏制粒。此法制粒所压成的片剂可缩小服用的体积。

(三)湿粒干燥

湿粒干燥温度一般为 60～80 ℃,以免颗粒软化而黏结成块。干粒水分含量通常在 3%～5%。芳香性、挥发性以及含苷成分的中草药应控制在 60 ℃以下,以防有效成分散失。

(四)干粒过筛

中草药干颗粒比化学药物的颗粒要求细些,因浸膏所制的颗粒本身较硬,如颗粒较粗则压成的片剂常出现花斑,所以一般选用 14～22 目筛或更细的颗粒压片。

(五)压片

干粒加入润滑剂或其他辅料混匀,经片重计算后即可进行压片。压片时与化学药物片剂不同的是,片重的计算较为复杂。具体如下所述。

(六)片重计算

若处方中规定了每批药料应制的片数及每片重量时,则将处方中的药料加工制成颗粒,使所得的干粒重恰等于片数与片重之积,即干颗粒总重量(主药+辅药)=片重×片数。若药料的片数及片重未定,可先称出颗粒的总重量相当于若干单服重量,再根据单服重量的颗粒重来决定每服的片数,求得每片的重量:单服颗粒重(g)=干颗粒重量(g)/单服剂数,片重(g)=单服颗粒重(g)/单服片数。

若按原药材服用量及药材提取后所得浸膏重,并根据需要假定一天的服用片数的片重可由下式求得:原材料可服天数=原材料重量/每天服用原材料重量,每天服用浸膏重量=煎煮浓缩后所得浸膏重量/原材料可服天数,每片应含浸膏重量=每天服用浸膏重量/每天服用片数,片重=每片含浸膏重量+平均每片加入辅料的重量。

很多中药片剂在生产过程中常将部分药材浓缩成膏,而将另一部分药材磨成细粉,对于这一类的片重计算可由下式求得:片重=(干颗粒重+压片前加入的辅料重量)/理论片数=(成膏固体重+原粉重+压片前加入的辅料重量)/(原材料总重量/每片含原药材量)=(药材重量×收膏率%×膏中含总固体%+原粉重+压片前加入的辅料重量)/(原材料总重量/每片含原药材量)。

(七)对于挥发油或挥发性物质有特殊的处理方式

挥发油可加在润滑剂与颗粒混合后筛出的部分细粒中,或加入直接从干颗粒中筛出的部分细粉中,再与全部干颗粒混匀。若挥发性药物为固体(如薄荷脑)或量较少,可用适量乙醇溶解,或与其他成分混合研磨共熔后喷入干颗粒中,混匀后,密闭数小时,使挥发性药物渗入颗粒。

(八)中药片剂包衣

我国传统的中药片剂、丸剂、颗粒剂,由于其成分的多样性,都存在吸湿性强,易裂片、霉变,表面颜色深或表面颜色分布不均的缺点。包衣是解决这类问题的最佳手段之一。中药片剂的包衣包括包糖衣和薄膜包衣。包糖衣后能起一定的防潮作用,但由于糖衣含有大量的糖粉和滑石粉,使一些特别是中老年、糖尿病患者不宜长期服用,另外由于糖衣层不稳定,易于出现裂片、吸潮、变色等质量问题。故我国目前中药片剂包衣的大趋势是采用薄膜包衣。但如何通过薄膜包衣技术实现中药的全浸膏、半浸膏片、生药粉片,甚至中药颗粒及微丸,使其具有良好的防潮、遮光、掩色掩味性能且不影响其崩解,是薄膜包衣材料及技术应用的重要问题。

五、中药片剂生产工艺中的问题及解决办法

中药片剂由于含有药粉、浸膏或挥发油,因此在生产中还会遇到一些较特殊的问题,需结合组成中存在的中药成分进行分析。

(一)松片

(1)中药细粉过多,或者因为其中含纤维较多,以及它本身的组织结构特点使药粉具有一定的弹性。压片时不能黏结,导致出现松片。补中益气片中的黄芪、升麻、柴胡就属这一类型。以上情况可将原料粉碎成通过六号筛的细粉,再加适量润湿剂或选用黏性较强的黏合剂如明胶、饴糖、明胶糖浆等重新制粒克服。

(2)片剂原料中含有较多的挥发油、脂肪油等,或从中药中提取的原油压片,易引起松片。可加适当的吸收剂,如磷酸氢钙、碳酸钙、氢氧化铝凝胶粉等来吸油。

(二)黏冲

中药片剂尤其是浸膏片,由于浸膏中含有易引湿的成分,以及室内温度、湿度过高等,均易产生黏冲。处理方法,重新干燥或适当增加润滑剂,室内保持干燥等。

(三)崩解时间超限

崩解迟缓是影响中药片剂质量的主要因素之一。

(1)若浸膏类制成的颗粒过于坚硬,压成的片剂硬度大,可改进浸膏的干燥方法或减少浸膏量,增加药材细粉或增加羧甲基淀粉钠、交联聚维酮等崩解剂解决。

(2)片剂的贮存条件不当,也能影响某些片剂的崩解,如含有阿拉伯胶、蔗糖、葡萄糖、浸膏的片剂贮存温度较高或引湿后,均能明显地延长崩解时间。

改进制粒方法也可改善中药片剂的崩解性能,如紫花杜鹃片(浸膏在颗粒中占80%)分别用混合机与喷雾制粒,两种片剂的崩解时限分别为60分钟、20~30分钟;感冒清片(浸膏在颗粒中占40%)用上述两方法制粒,两种片剂的崩解时限分别为55分钟、23分钟。表明改用喷雾制粒压片,崩解时限明显缩短,产品质量提高。

(四)裂片

(1)颗粒中油类成分过多,减弱了颗粒间的黏合力;或纤维性成分较多,富有弹性而引起裂片,此时可加入吸收剂或糖粉克服。

(2)颗粒过分干燥引起裂片,可喷入适量的乙醇,又可加入含水量较多的颗粒,或在地上洒水使颗粒从空气中吸收适当水分。

(五)变色

中药浸膏类制成颗粒过硬,或所用润滑剂未经过筛混匀,常发生花斑,需返工处理。所用润滑剂需经细筛筛过,并与颗粒充分混匀即可改善。

(六)引湿受潮

中药片剂,尤其是浸膏片在制备过程及压成片剂后,如果包装不严,容易引湿受潮和黏结,甚至霉坏变质。引湿是由浸膏中含有容易引湿的成分如糖、树胶、蛋白质、鞣质、无机盐等引起的,解决方法如下。

(1)在干浸膏中加入适量辅料,如磷酸氢钙、氢氧化铝凝胶粉、淀粉、糊精、活性炭等。

(2)加入部分中药细粉,一般为原药总量的10%~20%。

(3)提取时加乙醇沉淀,除去部分水溶性杂质。

(4)用5%~15%的玉米朊乙醇溶液、聚乙烯醇溶液喷雾或混匀于浸膏颗粒中,待干后进行压片。

(5)片剂包衣,片剂经包糖衣后,可大大减少引湿性。

(6)改进包装,既要严密以防潮气侵入,又要便于使用。另可在包装容器中加放1小包干燥剂。

(七)微生物污染

在制片时,尤其是以中药全部细粉或部分中药细粉压制片剂,由于原料带菌、细粉未经处理或经过处理在生产过程中又重新被细菌等污染,致使达不到《药品卫生标准》,所以要抓住易污染的环节,能灭菌的尽可能灭菌,在制片过程中应尽量注意环境卫生及个人卫生,以保证片剂质量和用药安全。

六、包糖衣可能出现的问题及其解决方法

对于中药片剂,为减少其引湿性、增加药物稳定性或控制药物的释放部位等,需要将片剂进行包衣。20世纪中药片剂的包衣均采用糖包衣,但糖包衣技术具有高耗能性及经验依赖性等缺点。经过近60年的研究发展,随着生产设备和工艺的不断改进和完善,高分子薄膜包衣材料的相继问世及发展,薄膜包衣技术得到了迅速发展,国外基本上以薄膜包衣取代了糖衣。我国目前中药片剂的防潮、掩味、遮色等功能性包衣已基本为薄膜包衣所取代。

中药片剂的薄膜包衣过程和包衣过程中可能出现的问题及解决办法同化学药物片剂相近,在此不再赘述,仅对糖包衣进行描述。

(一)糖浆不粘锅

其原因可能是锅壁上蜡未除尽。办法是洗净锅壁或将锅涂上一层糖浆,撒一层滑石粉再用。

(二)色泽不匀

其原因是片剂粗糙不平;有色糖浆用量过少,加之未搅匀;温度太高,干燥过快,糖浆在平面上析出过快,衣层未经适当干燥,即加蜡打光。解决办法是可用浅色糖浆,增加包衣层数,"勤加少上"并控制温度。洗去蜡料,重新包衣。

(三)膨胀磨片或剥落

其原因是片芯层或糖衣层未充分干燥,崩解剂用量不宜过多。

(四)龟裂或爆裂

其原因是糖浆或滑石粉用量不当,温度太高,干燥过快,析出粗糖晶,使平面留有裂缝。

(五)露边与麻面

其原因是包衣料用量不当,温度过高或吹风过早。

(六)粘锅

其原因是加糖过多,黏性大,搅拌不匀。解决办法是糖浆的含糖量应恒定,一次用量不宜过多,锅温不宜过低。

(七)印字不清

其原因是字迹与糖衣层之间附着力差,解决办法是改进可食性油墨的附力。

(魏昌玲)

第三节 硬 膏 剂

一、定义与分类

硬膏剂相对于软膏剂而言,是将药物溶解或混合于半固体或固体黏性基质中,摊涂于纸、布

或皮革等裱褙材料上,供贴敷于皮肤的半固体外用剂型。

硬膏剂中的膏药是古老剂型之一,膏药一般在常温下为坚韧固体,无显著黏性,用前常需预热软化再粘贴于皮肤上,膏药的种类有多种:以油与黄丹为基质的为黑膏药;以油与宫粉为基质为白膏药;以松香等为基质的为松香膏药。其中黑膏药至今仍以内外兼治作用而较广泛应用。19世纪以后,橡胶膏剂出现并渐多应用。橡胶硬膏可直接粘贴于皮肤上。近来,贴膏剂也日渐应用。

按照基质组成,硬膏剂主要分为以下几类。

(一)以铅肥皂为基质

主要以高级脂肪酸盐为基质。如以植物油、黄丹为原料熬炼成的黑膏药;植物油与一氧化铅作用而制成的铅膏药;以及用植物油、碱式碳酸铅为原料制成的白膏药等。

(二)以橡胶为基质

如橡胶硬膏(俗称胶布)。

(三)以树脂为基质

以高分子聚合物树脂等为基质,又称无丹膏药,如红膏药。

(四)以丙烯酸系和橡胶系为基质

主要是压敏胶剂。

二、作用与特点

硬膏剂具有保护、封闭和治疗的作用。中医药传统理论认为,含有药物的硬膏剂兼有外治(治表)和内治(治里)的作用。用膏药盖贴可使溃疡愈合、隆肿消散、腐肉除去、脓毒吸出等,同时起到止痛、生肌、遮风护肉的作用。内治用于祛风寒、活血、消痞、壮筋骨、通络止痛、主治跌打损伤、风湿痹痛等,以弥补内服药力的不足,其作用比软膏剂持久。硬膏剂贴于穴位对机体经穴给药与传导刺激,调节机体的防卫功能,具有穴位和经皮吸收的双重作用。

从现代医学而言,硬膏剂的作用机制如下。

(一)热疗作用

使用膏药时,须先预热软化,由于膏药的热含量大,传热性小,能使患处受到较长时间的热疗作用。

(二)刺激神经作用

膏药的基质能刺激末梢神经,通过反射,扩张血管,促进局部的血液循环,从而有利于药物的穿透和炎症的消散。

(三)水合作用

由于皮肤的水性分泌物能够被膏药基质吸收,因此使用膏药后,皮肤的含水量由5%~15%增加到50%,大大地增加了皮肤的水合程度。水合作用可使角质层水合膨胀而形成多孔状态,易于药物的扩散穿透。

(四)表面活性作用

铅皂作为表面活性剂,能够增加皮肤的通透性,从而促进药物的被动吸收。

硬膏剂在临床应用中表现出如下特点:①可产生持久的药效,一般可达一天以上,甚至数天换药一次;②可随时中断给药,安全可靠;③使用方便,患者可自行用药。

三、硬膏剂的制备

(一)橡胶硬膏

橡胶硬膏(又称橡皮膏)是以橡胶为主要基质,与树脂、脂肪或类脂性物质(辅料)和药物混匀后,摊涂于布或其他裱褙材料上而制成的一种外用制剂。如不含药的氧化锌橡皮膏,含药的伤湿止痛膏、神经性皮炎膏等。橡胶膏剂的主要特点:①橡胶膏剂黏着力强,无须预热可直接贴用;②能较长时间保持其黏性;③不污染衣物,携带方便,有保护伤口及防止皲裂等作用;④橡胶化学性质比较稳定,也不易与其他药物发生相互作用。其缺点是粘贴时间长,易导致皮肤过敏;膏层较薄,药效维持时间较短。

1. 橡胶硬膏的组成

橡胶膏剂主要由以下三部分组成:①裱褙材料;②膏药料;③膏面覆盖物("内衬")。

(1)裱褙材料:又称底材,是胶质的支持体,与橡胶硬膏的质量有着密切的关系,一般采用漂白细布,又有用聚乙烯、软聚氯乙烯片者。总的来说,底材的发展趋势是倾向于高强度、低表面阻力的薄型材料。

(2)膏药料:是膏药的主要部分,主要由基质、辅料和药物组合而成。

(3)膏面覆盖物:又称保护层,主要起防止胶层氧化降解,阻止挥发性药物挥散的作用。它对胶层的黏着力必须远小于底材对胶层的黏着力。现以塑料薄膜、硬质纱布或玻璃纸用得比较普遍。

2. 橡胶硬膏的基质

(1)橡胶:为基质的主要原料,一般应用天然橡胶或合成橡胶。具有弹性,低传热性,不透气和不透水的性能。

(2)增黏剂:增加膏体的黏性,常选用松香作增黏剂,其软化点一般在70~75 ℃,酸价控制在170~175。但是由于松香容易氧化,故易加速橡胶硬膏的老化。

(3)软化剂:常用的有凡士林、羊毛脂、液状石蜡、植物油等。其作用是使生胶软化,增加可塑性,增加胶浆的柔性和成品的耐寒性,改善膏浆的黏性。当有挥发性物质存在(挥发油、樟脑、冰片、薄荷脑等)时,由于其本身对橡胶有软化作用,故应减少软化剂的用量。

(4)填充剂:常用氧化锌作填充剂。氧化锌能与松香酸生成松香酸的锌盐而使膏料的黏性迅速上升,同时又能减弱松香酸对皮肤的刺激;氧化锌还有缓和的收敛消毒作用。氧化锌应选用药用规格,Mn^{2+}、Cu^{2+}含量应控制在0.000 1%以下。在热压法制备橡胶硬膏时,常用锌钡白(俗称立德粉)作填充剂,特点是遮盖力强,胶料硬度大。

3. 橡胶硬膏的制备

目前,国内制备橡皮膏的生产工艺主要有溶剂法及热熔法。含药橡胶硬膏剂的制备工艺流程图如图1-3、图1-4。

热压法与溶剂法相比,节省汽油、无须溶剂回收装置,较安全;橡胶硬膏黏性适中,老化慢;保存药性,辅料便宜,但耗电量稍大。

(二)压敏胶硬膏

中药压敏胶硬膏是以压敏胶剂作为药物的贮库或载体材料的一类硬膏剂。压敏胶剂,是一类具有对压力有敏感性的含有压敏胶黏剂的压敏胶带。压敏胶的黏附力(胶黏带与被粘表面加压粘贴后所表现的剥离力)必须大于黏着力(即所谓用手指轻轻接触胶黏带时显示出来的手感黏力)。按其主要成分可分为橡胶型和树脂型两类。除主要成分外,还要加入其他辅助成分,如增黏树脂、增塑剂、填料、黏度调整剂、硫化剂、防老剂、溶剂等配合而成。

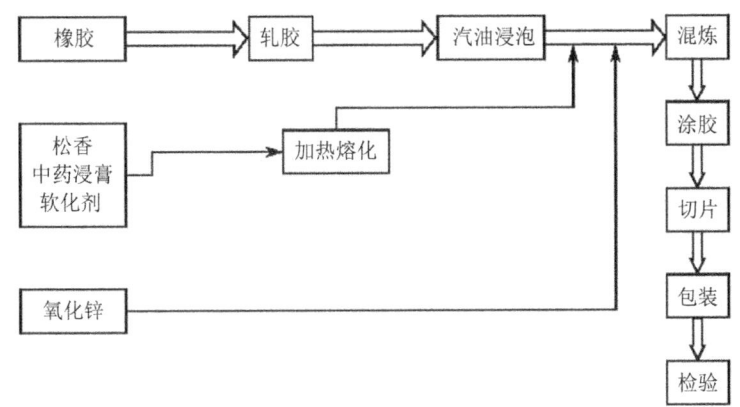

图 1-3 溶剂涂展法(溶剂法)工艺流程

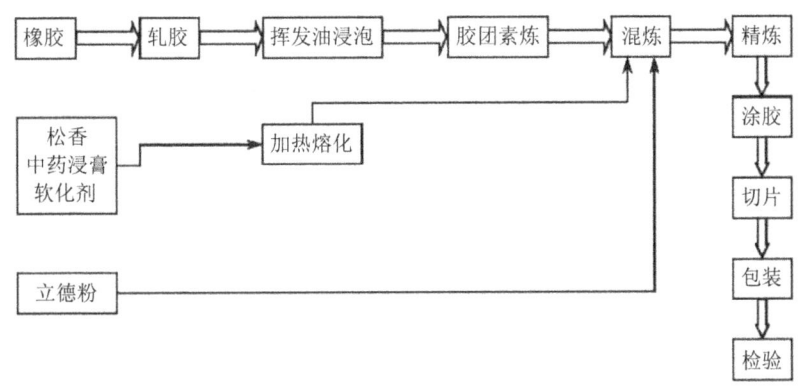

图 1-4 热压涂展法(热压法)工艺流程

近年来,由于高速操作、合理涂布、排除溶剂公害问题的需要,发展了热熔压敏胶。热熔压敏胶是以热塑性聚合物为主的胶黏剂,集热熔胶和压敏胶的特点于一体,无溶剂,无污染,使用比较方便。它在熔融状态下进行涂抹,冷却固化后施加轻度指压就能起到黏合作用。它的应用范围很广,可用于尿布、妇女用品、双面胶带、标签、包装、医疗卫生、书籍装订、表面保护膜、木材加工、壁纸及制鞋等方面,其中,包装用热熔压敏胶消费量最大,几乎占总量的一半。

医学上日常用的橡皮膏和电气绝缘胶即属于压敏胶黏带。

1.压敏胶的组成

压敏胶主要由以下几部分组成:①压敏胶黏剂;②基材;③底层处理剂;④背面处理剂;⑤隔离纸。

2.压敏胶的基质

(1)基材的要求:压敏胶的主要成分包括橡胶型和树脂型,如聚丙烯酸酯或聚乙烯基醚两类,基材要求均匀,伸缩性小,且对溶剂浸润性好,主要有:①织物类的,如棉布、玻璃布或无纺布等;②塑料薄膜类,如 PE、PP、PVC 和聚酯薄膜;③纸类,如牛皮纸、玻璃透明纸等。基材原度在 0.1～0.5 mm。

(2)底层处理剂:其作用是增加胶黏剂与基材间的黏附强度,以便揭除胶黏带时不会导致胶黏剂与基材脱开而玷污被粘表面,并使胶黏带具有复用性。常用的底层处理剂是用异氰酸酯部分硫化的氯丁橡胶,改性的氯化橡胶。

(3)背面处理剂:一般由聚丙烯酸酯、PVC、纤维素衍生物或有机硅化合物等材料配制而成的,可以起到隔离剂作用。双面胶黏带需加一层隔离纸,如半硬 PVC 薄膜、PP 薄膜或牛皮纸。

3.压敏胶的制备

溶剂型压敏胶是橡胶型压敏胶中用途和产量最大的一类。以前一直占据着整个压敏胶的主导地位,后来由于环境保护等原因而萎缩,但在压敏胶与压敏胶制品中仍占有重要地位。其制备工艺主要分为塑炼和涂布,其中塑炼在压敏胶的制备中起着非常重要的作用。

(1)塑炼:塑炼是配制均匀的压敏胶溶液的非常重要的过程,橡胶经过塑炼可以增加其可塑性。塑炼的实质是使橡胶分子链发生断裂,降低橡胶的分子量。断裂作用既可发生于大分子主链,也可发生于侧链。橡胶在塑炼时,受到氧、热、机械力和增塑剂等因素的作用,所以塑炼的机制与这些因素密切相关,上述因素中起重要作用的是氧和机械力。塑炼通常可分为低温塑炼和高温塑炼,前者以机械降解为主,后者以自动氧化降解为主。

经过塑炼的橡胶,分子量很高的大分子以及少量的凝胶成分消失,因而可溶解为均匀的、黏度适于涂布操作的压敏胶溶液。

(2)塑炼的类型及其工艺关键:按塑炼的使用设备的类型,塑炼可分为三种方法:开炼机塑炼、密炼机塑炼和螺杆机塑炼。

开炼机塑炼:开放式炼胶机是使用最早的塑炼方法,其优点是塑炼胶料质量好,收缩小,但生产效率低,劳动强度大。此法适合于胶料变化多和耗胶量少的工厂。开炼机塑炼属于低温塑炼。因此,降低橡胶温度以增大作用力是开炼机塑炼的关键。与温度和机械作用力有关的设备特性和工艺条件都是影响塑炼效果的重要因素。

为了降低胶料温度,开炼机的辊筒需进行有效的冷却。因此辊筒内设有带孔眼的水管,直接向辊筒内表面喷水冷却以降低辊筒的温度。不同的橡胶品种应该选择适宜的辊筒温度。

另外也可采用分段塑炼来降低胶料温度,就是将塑炼过程分成若干段来完成,每段塑炼后保证胶料充分冷却。一般分为2~3段,每段停放冷却4~8小时。可以通过调节两个辊筒的速度比来增大机械作用力,两个辊筒的速度比越大则剪切作用越强,因而塑炼效果越好,但是随着速度比的增大,生胶温升加速,电力消耗增加,所以速度比一般为(1∶1.25)~(1∶1.27)。

缩小辊间距离也可增大机械作用力,提高塑炼效果。生胶通过辊筒后的厚度 b 总是大于辊距 e,其比值 b/e 称为超前系数。超前系数越大,说明生胶在两个辊筒间所受的剪切应力越大,橡胶可塑性增大也越大。对于开放式炼胶机,超前系数多在 2~4。密炼机塑炼的生产能力大、劳动强度较低、电力消耗少;但由于是密闭系统,所以清理较难,适用于胶种变化少的场合。

密炼机塑炼:密炼机的结构较复杂,生胶在密炼室内一方面在转子和空壁之间受到剪切应力和摩擦力的作用,另一方面还受到上顶栓的外压。密炼时生热量极大,物料来不及冷却,所以属于高温塑炼,温度通常高于 120 ℃,甚至在 160~180 ℃。生胶在密炼机中主要是借助于高温下的强烈氧化断链来提高橡胶的可塑性,因而,温度选择是密炼时的关键。塑炼效果随温度的升高而增大。但温度过高也会导致橡胶的物理机械性能下降。天然橡胶密炼时,温度一般不超过 150 ℃,以 110~120 ℃为最好。

密炼时,装胶容量和上顶栓压力也影响塑炼效果,装胶过少或过多都不能使生胶得到充分辗扎。由于塑炼效果在一定范围内随压力增加而增大,因此上顶栓压力一般在 49.0 kPa(368 mmHg)

以上,甚至更高。螺杆机塑炼的特点是在高温下进行连续塑炼,生产效率比密炼机塑炼高,并能连续生产,但在操作运行中产生大量的热,对生胶的物理机械性能破坏较大。螺杆机塑炼时生胶一方面受到强烈的搅拌作用,另一方面由于生胶受螺杆与机筒内壁的摩擦产生大量的热,加速了氧化裂解。

螺杆机塑炼:用螺杆机塑炼时,温度的选择非常重要,生产中,机筒温度以95~110 ℃为宜,机头温度以80~90 ℃为宜。因为机筒温度高于110 ℃,生胶的可塑性没有大的变化,超过120 ℃则排胶温度太高而使胶片发黏,黏辊;低于90 ℃时,设备负荷增大,常出现夹生现象。

橡胶塑料的程度可用威廉可塑度、门尼黏度和德弗硬度等来表示,其中门尼黏度用得较多,门尼黏度表征橡胶试样于一定温度、压力和时间的情况下,在活动面与固定面之间变形时所受的扭力。生胶的门尼黏度随塑炼时间的增加而下降。通常生胶塑炼到门尼黏度为60~75 ℃为宜。门尼黏度越低,表明橡胶分子的分子量下降越多。在制造压敏胶时,生胶塑炼要根据所用目的选择合适的门尼黏度,即如要求压敏胶有较高的持黏力时(如配制重包装带用压敏胶时),门尼黏度可高一些,塑炼的时间就可短一些。但是,如果生胶的门尼黏度过高,配成的压敏胶溶液的黏度就会很高,这就会给涂布操作带来困难。

(三)凝胶膏剂

1.定义与特点

凝胶膏剂(原巴布膏剂),系指药材提取物、饮片或化学药物与适宜的亲水性基质及适宜辅料混匀后,涂布于背衬材料上制得的贴膏剂。它是以水溶性高分子材料为基质的贴膏剂。

凝胶膏剂具有以下特点。

(1)载药量大,水溶性、脂溶性药物均可用,尤其适于中药浸膏。

(2)与皮肤生物相容性好,能提高皮肤的水化作用,透气,耐汗,无致敏,刺激性。

(3)药物释放性好,生物利用度高,有利于药物透皮吸收。

(4)使用方便,不污染衣物。反复贴敷仍能保持原有黏性。是取代现有贴膏的理想换代产品。

(5)凝胶膏剂的缺点为黏附性略差。

2.组成

(1)背衬层:是基质的载体,一般用无纺布、棉布等。

(2)保护层:防止粘连、水分失散,起保护膏体的作用,一般选用聚丙烯及聚乙烯薄膜、聚酯薄膜及防粘纸等。

(3)膏体:为凝胶膏剂的主要部分,由基质和药物构成。基质的性能决定凝胶膏剂的黏着性、舒适性、稳定性。

3.基质

主要包括黏着剂、保湿剂、填充剂及促渗剂。

(1)黏着剂:多为天然、半合成和合成高分子聚合物,如海藻酸钠、西黄耆胶、阿拉伯胶、明胶、甲壳素、甲基纤维素、乙基纤维素、羟丙基甲基纤维素、羟甲基纤维素及其钠盐、聚乙烯醇、丙烯酸类聚合物、聚丙烯酸及其钠盐、聚乙烯吡咯烷酮等。

(2)保湿剂:常用甘油、丙二醇、聚乙二醇、山梨醇等。

(3)填充剂:常用微粉硅胶、白陶土、碳酸钙、氧化锌等。

(4)渗透促进剂:常用氮酮、二甲基亚砜及中药挥发性成分如薄荷油、桉叶油、冰片等。

4.制备

凝胶膏剂属于贴膏剂,其制备工艺因药物的性质、基质的不同而有差异。基质与药物的比例,配制顺序等均影响凝胶膏剂的成型。其制备方法主要有压延机涂布法、热熔涂布法、溶液涂布法等。将膏涂布于载体后,再用层压的方法将膏层与保护层复合。一般贴膏剂的制备流程图如图1-5所示。

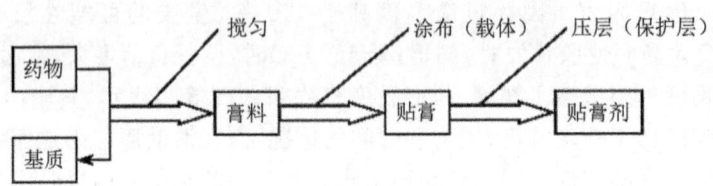

图1-5 制备贴膏剂的一般流程图

一般先将高分子物质胶溶,涂布,再加入黏合剂等其他附加剂,制成均匀基质后,再与药物混匀,覆盖防黏层,分割,包装。

(四)硬膏剂存在的问题

硬膏剂在生产和使用过程中主要存在以下问题。

(1)质量控制,中药硬膏剂,尤其是对于新型制剂,如压敏胶剂,对其质量缺乏有效的控制指标。

(2)对于摊涂,现在一般还不是很重视,但作为外用制剂,一方面应具备至少30万级的洁净要求,另一方面应控制重量差异。

(3)剥离反应橡胶硬膏剥离时产生物理性外伤,能使皮肤出现红斑。但剥离后,反应会迅速消失。

(4)变态反应由于涂料成分的特殊影响而产生变态反应,在贴后24~48小时发生。剥离后炎症能扩展到贴敷区域之外。

(5)刺激反应由于橡胶硬膏剂成分的刺激和膏与皮肤间积存汗液及微生物的增殖所引起。一般随着贴敷时间的增加,炎症也增强,皮肤呈现瘙痒。红斑性丘疹、小水泡、有时有脓包及渗出物。但剥离后消失得较快,且不向外扩展。

(6)黏附性巴布膏剂具有很多优点,但是黏附性差。

针对硬膏剂所存在的上述问题,国内外已采用了很多措施加以改善。并且已经取得了很多成就。

(魏昌玲)

第四节 丸 剂

一、定义与特点

丸剂是指中药材细粉或药材提取物加适宜的黏合剂或其他辅料制成的球形或类球形制剂。丸剂吸收缓慢,药力持久,服用、制作、携带、贮存都比较方便。丸剂一般适用于慢性疾病或久病体虚者,如十全大补丸等。某些作用峻猛,用以治疗瘀血经闭,症瘕积聚,但不宜作汤剂的药物,为使其缓慢发挥药效,也须制成丸剂,如鳖甲煎丸、大黄䗪虫丸等。也有用以方便急救的药物,但含有芳香性成分者,不宜加热煎煮而宜制成丸剂,如安宫牛黄丸、苏合香丸等。此外,一些贵重或难以入煎的药物,或经高温煎煮则破坏药效的药物,都宜制成丸剂。

丸剂为重要传统中药剂型,古典医籍《黄帝内经》《神农本草经》《苏沈良方》中早有丸剂剂型理论、品种、制法及应用等方面的记载。近年来浓缩丸、滴丸、微丸等新类型丸剂得到迅速的发展。用以制备丸剂的药物可以是固体、半固体,又可以是液体;制成后可利用包衣来掩盖药物不良臭味。丸剂生产技术和设备较简单,适于工业化生产。丸剂的特点如下。

(一) 主要优点

(1) 溶散、释放药物缓慢,可延长药效,降低毒性、刺激性,减少不良反应,适用于慢性病治疗或病后调和气血。

(2) 中药原粉较理想的剂型之一,固体、半固体、液体药物均可制成丸剂。

(3) 制法简便,携带储存方便。

(4) 水溶性基质滴丸具有速效作用。

(二) 主要缺点

(1) 某些传统品种的丸剂剂量大,服用不便,尤其不利于儿童服用。

(2) 生产操作不当易致溶散迟缓。

(3) 含原药材粉末较多者卫生标准难以达标。

(4) 生产流程长,污染机会多。

(5) 操作不当影响溶散和疗效。

(6) 有些中成药丸剂的有效成分标准尚不明确。

二、丸剂的分类

丸剂的分类方法很多,目前常用的是按照赋形剂和制备工艺分类。

(一) 按赋形剂分类

按赋形剂不同,丸剂可分为水丸、蜜丸、浓缩丸、糊丸、蜡丸等。此外,凡直径小于 2.5 mm 的各类丸剂统称为微丸。

1. 水丸

水丸是将药物细粉用冷开水、药汁或其他液体为黏合(润湿)剂制成的小球形丸剂。一般用泛制法制备,故又称水泛丸。水丸是在汤剂的基础上发展而成的。开始由处方中一部分药物的煎汁与另一部分药物的细粉以滴水成丸的方法制成煎服丸剂,而后逐渐演变,以各种水溶性液体为黏合剂,用泛制法将方中全部或部分药物细粉制成小丸。因其黏合剂为水溶性,服用后较易崩解、吸收,显效较快。

泛制丸粒体积小,表面致密光滑,既便于吞服,又不易吸潮,有利于保管贮存。水丸使用的赋形种类繁多,由病情、中医辨证施治的要求,酌情选用,以利发挥药效。制备时,又可根据药物性质、气味等可分层泛入,掩盖不良气味,防止芳香成分的挥发。

2. 蜜丸

蜜丸是指药物细粉以炼制过的蜂蜜为黏合剂制成可塑性的固体药剂。蜜丸在中成药中是中医临床应用最广泛的一种。由于蜂蜜含有较丰富的营养成分,具滋补作用;味甜能矫味;并具有润肺止咳,润肠通便,解毒的作用。这些均符合中医学"精不足者,补之以味""除众病、和百药"的论述。蜂蜜还含有大量的还原糖,能防止药材有效成分的氧化变质。蜂蜜炼制后黏合力强,与药粉混合后丸块表面不易硬化,有较大的可塑性,制成的丸粒圆整、光洁、滋润,含水量少,崩解缓慢,作用持久,所以是一种良好的黏合剂。

蜜丸常用于治疗慢性病和需要滋补的疾病。蜜丸的大小因各地习惯的不同而异:有的用塑制法制成大蜜丸(每丸重 3~15 g)或小蜜丸,但由于蜜丸用蜂蜜量较大,制备技术不当,又易吸潮,发霉变质,故有的品种改作水蜜丸或其他剂型。水蜜丸是广大药剂工作者根据水泛丸制作的原理而创制的。该法采用富有营养成分的蜂蜜,加水炼制为黏合剂,且节省蜂蜜,降低成本,易于贮存。此种方法比手工塑制法简单,生产效率高,而丸粒小,又光滑圆整,易于吞服。补益药剂制小蜜丸者,多用水蜜作黏合剂制成水蜜丸。南方气候较湿润的省份,生产水蜜丸者居多。

3.糊丸

糊丸是指将药物细粉用米粉或面粉糊为黏合剂制成的丸剂。糊丸历史悠久,始见于汉代《伤寒论》方中,在宋代广泛使用、糊丸干燥后质较坚硬,在胃内崩解迟缓,可使药物缓缓释放,延长药效,又能减少药物对胃肠道的刺激。《汤液本草·用丸散药例》说:"其丸……稠面糊,取其迟化"。所以一般含有剧毒或刺激性较强的(巴豆、马钱子、生半夏、木鳖子、丹药……)药物的处方,多制成糊丸,取其迟化的噙化丸和磨汁用的丸药也作糊丸。由于所用的糊粉和制糊的方法不同,制成的糊,其黏合力和临床治疗作用也不同,故糊丸也有一定的灵活性,能适应各种处方的特性,充分发挥药物的治疗作用。但若糊粉选用不当,制备技术低劣,所制成的丸剂常常出现崩解度不合格和霉败现象。糊丸在消化道中崩解迟缓,适用于作用峻烈或有刺激性的药物,但由于崩解时限不易控制,现已较少应用。

4.蜡丸

蜡丸是指将药物细粉与蜂蜡混合而制成的丸剂。金代李杲曾说"蜡丸取其难化而旋,旋取效或毒药不伤脾胃。"因为蜂蜡的主要成分软脂酸蜂脂极性小,不溶于水,制成蜡丸后在体内释放药物极缓慢,延长药效。调节一定用蜡量,使丸剂在胃中不溶解而在肠中溶解,以防止药物中毒或对胃起强烈的刺激。所以若方中含有较多剧毒药物,或刺激性强的药物,并要求在肠道吸收以达到疗效的药物,皆可制成蜡丸。但蜡丸制作较难,释放药物过缓,目前此剂型品种不多,有的已改为滴丸。

5.浓缩丸

浓缩丸是指将处方中的部分药物经提取浓缩成膏再与其他药物或适宜的辅料制成的丸剂,可用塑制法或泛制法制备,又称"药膏丸"。一般认为浓缩丸是丸剂改进的一种剂型。浓缩丸是丸剂中较好的一种剂型,有一定的特点,体积较传统的蜜丸、水丸有大幅度的缩小。浓缩丸的特点是服用量少易服,增加了疗效,携带及运输均较方便,又节约了大量的赋形剂,既符合中医用药特点又适于机械化生产,也适用于基层单位生产。但在药材煮提过程中或其他药材处理不当,或粉碎制丸技术低劣,都会破坏部分药材的有效成分和影响其崩解度,从而降低疗效。浓缩丸按赋形剂可分水丸型浓缩丸和蜜丸型浓缩丸两类。此外,根据中医辨证施治的观点,按临床治疗的需要,还可选用其他材料(如红糖、白糖、枣泥、胶汁、脏器、乳汁等)作黏合剂制成各种丸剂。

(二)按制法分类

按制法不同,丸剂可分为塑制丸、泛制丸和滴制丸。

1.塑制丸

药物细粉与适宜黏合剂混合制成的可塑性丸块,经制丸机或丸模制成的丸剂,如蜜丸、糊丸、浓缩丸、蜡丸等。

2.泛制丸

药物细粉以适宜液体为润湿剂或黏合剂泛制而成的圆球形制剂,如水丸、水蜜丸、浓缩丸、糊丸等。

3.滴制丸

滴制丸是将药材提取物与基质用适宜方法制成溶液或混悬液后,经滴头滴入互不相溶的冷却液中,收缩冷凝而制成的制剂,简称滴丸。

三、丸剂常用的赋形剂

理想的赋形剂要求具有稳定的理化性质,无毒副作用,黏性适宜,而且来源广,成本低,便于加工等。丸剂常用的赋形剂主要有润湿剂、黏合剂、稀释剂、吸收剂、崩解剂等。

(一)常用润湿剂

润湿剂主要是用以启发与增加药物的黏性,降低丸块的硬度和防止丸块硬化等,以便丸剂加工成形。适合于本身具有黏性的药粉制丸。常用的润湿剂如下。

1.水

水是泛丸中应用最广,最主要的赋形剂。水本身虽无黏性,但能润湿溶解药物中的黏液质、糖、淀粉、胶质等,润湿后产生黏性,即可泛制成丸。处方中有强心苷类的药物,如洋地黄等,不宜用水作润湿剂,因为水能使原药粉中的酶逐渐分解强心苷。处方中含有引湿性或可溶性成分以及毒剧药等,应先溶解或混匀于少量水中,以利分散,再与其他药物混匀泛丸。为了保证成品的质量,减少微生物的污染,应选用新煮沸放冷的水或蒸馏水,成丸后应立即干燥,以免导致发酵及生霉,从而减少成品中的细菌数,保证丸剂的质量。

2.酒

酒穿透性强,有活血通络,引药上行及降低药物寒性的作用,故舒筋活血之类的处方,常以酒作赋形剂泛丸。各种酒含有不同浓度的乙醇,能润湿药粉中的树脂、油树脂等成分而产生丸块的黏性,是一种良好的润湿剂。但是酒润湿药粉的产生黏性的能力一般没有水强,故用水为润湿剂致黏合力太强而制丸困难者常以酒代之。含醇量高的酒也有杀菌作用,使药物在制丸过程中不至于败坏。酒易于挥发,成丸后容易干燥。因地区习惯和处方中药物性质的不同,常用黄酒(含醇量在12%～15%)及白酒(含醇量在50%～70%)。在某些情况下,也可以用不同浓度的乙醇来代替。

3.醋

药用以米醋为主(含乙酸3%～5%)。中医认为醋能散瘀血、消肿痛、入肝经,故散瘀止痛的药丸常以醋作赋形剂。醋既能润湿药粉产生黏性,又能使药材中生物碱等成分有变成盐类的可能,有助于碱性成分的溶出而提高疗效。

4.水蜜

水蜜是指蜂蜜经加热炼制过滤后,加适量的水(一般水：蜜=3：1)稀释,必要时过滤而成。水蜜不仅有润湿而且也有黏合作用;以水为润湿剂制成的丸剂称为水蜜丸。目前有的厂家生产蜜丸是将赋形剂由纯蜜改为水蜜。由塑制法改为泛制法,借以简化工艺和降低成本。

5.药汁

药汁是指利用处方中某些药物的水煎液(或鲜汁)作润湿剂,既有利于保存药性,又有一定的黏性便于制丸。如含有纤维较多的药材如大腹皮、千年健等可用煎汁加含有新鲜药材生姜、大葱等可压汁制丸；其他如牛胆汁（牛胆苦参丸）、熊胆（梅花点舌丸）、竹沥（竹沥达痰丸）、乳汁（麦门冬丸）均具有一定的生理活性，但需根据处方选择使用。

（二）常用黏合剂

黏合剂主要用于增加药材细粉的黏性，使丸块具有适宜的可塑性而便于丸剂的成型，或者用于丸剂的包衣，使包衣材料易于黏附于丸粒表面。常用的黏合剂如下。

1.蜂蜜

（1）蜂蜜的选择与要求：蜂蜜富含营养成分，具滋补、矫味、润肺止咳、润肠通便解毒等作用。除此之外，蜂蜜中还含有大量还原糖，可防止有效成分氧化。蜂蜜的品种较多，一般以白荆条花、刺槐花、荔枝花、椴树花蜜为优；梨花、芝麻花蜜较佳；苜蓿花、枣花、油菜花等蜜较次，乌桕花及杂花蜜则更次。乌头花、曼陀罗花、雪上一枝蒿等花蜜有毒，切勿药用。

蜂蜜为半透明、带光泽、浓稠的液体，白色至淡黄色或橘黄色至黄褐色，放久或遇冷渐有白色颗粒状结晶析出。气芳香，味极甜。相对密度不得低于 1.349（25 ℃）。含还原糖不得低于 64.0%，酸度、淀粉和糊精等也有要求。

（2）蜂蜜的炼制：传统的炼蜜是指蜂蜜经加热，热炼而成的制品。炼蜜的目的是除去杂质，破坏酵素，杀死微生物，蒸发水分，增强黏性。其方法是：小量生产可用铜锅或直火锅加热，文火炼；大量生产可用蒸汽夹层锅、减压蒸发浓缩锅进行炼制，最后滤除杂质。炼蜜的程度分为嫩蜜、中蜜（炼蜜）、老蜜三种。①嫩蜜：炼蜜温度 105～115 ℃，含水量在 18%～20%，相对密度为 1.34，色泽无明显变化，略有黏性，适用于含淀粉、黏液质、糖类及脂肪较多的药物。②中蜜（炼蜜）：炼蜜温度 116～118 ℃，含水量在 14%～16%，相对密度为 1.37，呈浅红色，炼蜜时表面翻腾着均匀的黄色而有光泽的细泡（俗称"鱼眼泡"），手捻有黏性，两指分开指间无长白丝出现，适用于黏性中等的药粉制丸。③老蜜：炼蜜温度 119～122 ℃，含水量<10%，相对密度为 1.40，呈红棕色，炼制时表面出现较大的红棕色气泡（俗称"牛眼泡"），黏性强，手指捻之较黏，两指分开有白色长丝（俗称"打白丝"），滴入冷水呈球形而不散，多用于黏性差的矿物药或富含纤维的药粉制丸。

炼蜜程度除由制丸药材性质而定外，与药粉含水量、制丸季节气温变有关系，在其他条件相同情况下一般冬季用稍嫩蜜，夏季用稍老蜜。

2.米糊或面糊

米糊或面糊是以黄米、糯米、小麦及神曲等的细粉制成的糊，其中以黏性较强的糯米粉最常用。

糊粉的用量一般为药材细粉总量的 30% 左右，低的仅为药材细粉的 5%～10%，高的可达 50% 以上。制糊的方法不一，以糯米粉为例，将糯米粉加少量温水调匀成浆，冲入沸水，不断搅拌成半透明糊状（冲糊法）；或将糯米粉加适量水混合均匀制成块状，置沸水中煮熟，呈半透明状（煮糊法）；或将糯米粉加适量水混合均匀制成块状，且蒸笼稍蒸熟后使用（蒸糊法）。三种方法均有应用，尤以冲糊法应用最多。

除糯米糊外，米糊、面糊、酒糊、神曲糊、药汁糊、淀粉糊等，均可根据临床需要及药材性质，选择使用。

3.植物性浸膏

植物性稠浸膏通常含水 20%～25%，此外还含糖、糊精等，有较高的黏性，为良好的黏合剂。目前制备浓缩丸时，常把处方中部分药材提取浓缩成稠膏作黏合剂，与另一部分药材的细粉混合制成软硬适宜的丸块,然后再出条,分割成丸。在泛制法中,有的将处方中部分药材提取浓缩成稠膏作黏合剂,与另一部分药材的细粉泛制成丸。

应用干浸膏时,应先将其溶解在水或水与甘油混合物中,使其呈现黏性以适于制丸。若水量不足,干浸膏未充分溶匀,则部分浸膏呈粒状存于丸块中,使丸块难于搓揉、分剂量以及成形。此时可以加入适量的水分及植物性粉末调节。植物性浸膏如非处方中药物组成之一,应选择无显著药理作用或不致影响丸剂应有疗效者,如甘草浸膏等。

(三)稀释剂与吸收剂

稀释剂,主要是使丸剂具有一定的重量和体积,在有润湿剂或黏合剂作用时,又能使丸块具有适宜的可塑性,使丸剂便于成型,吸收剂主要用于吸收药材浸出物或挥发油类的物质,常用于含药材浸出油与挥发油类的丸剂。

中药丸剂中常用药材细粉作为含有药材浸出物或挥发油类丸剂的吸收剂(或小剂量药材的稀释剂)。药材细粉往往为丸剂处方中的组成部分,在丸剂中,氢氧化铝凝胶粉、碳酸钙、甘油磷酸钙及可溶性糖粉又常用作吸收剂。片剂中常用的一些其他稀释剂(比如淀粉、糊精、乳糖等)及吸收剂也可用于丸剂。

(四)崩解剂

片剂中常用的一些崩解剂,如微晶纤维素、低取代羟丙基纤维素。羧甲基淀粉钠等对加速丸剂的溶散也都有一定的作用。

对于油性较强的丸剂可加入适量表面活性剂,如吐温-80等,增加丸剂的可润湿性,从而加速溶散。

(五)包衣材料

丸剂包衣的目的主要是:使丸面平滑美观;掩盖臭、异味,便于吞服;防止主药氧化变质或挥发;防止吸湿及虫蛀;包肠溶衣后,可使丸剂安全通过胃而至肠内再崩解。

丸剂包衣的种类主要有药物衣、保护衣、肠溶衣。除蜜丸外,其他丸剂在包衣前素丸应充分干燥,使之有一定的硬度,以免包衣时碎裂变形,或在包衣后干燥时衣层发生皱缩或脱壳。包药物衣可在包衣锅或匾中进行。包糖衣、薄膜衣、肠溶衣的方法与片剂相同。

1. 药物衣

包衣材料是处方中药物极细粉,既美观,又能正常发挥药效。常见的药物衣有朱砂衣、黄柏衣、雄黄衣、青黛衣、百草霜衣、滑石衣等。

除了片剂中常用的包衣材料(包括糖衣、胃溶包衣、肠溶衣等)可用于丸剂的包衣材料外,还常根据药物的性质来采用某些药物进行包衣,这是中药丸剂的一大特色。药物作为包衣材料是丸剂处方中的组成部分,有明显的药理作用,用以包衣既可首先发挥药效又可保护丸粒增加美感。中成药丸剂包衣的多属此类。常用的有以下几种。

(1)朱砂衣:朱砂有镇静安神的作用;凡镇静、安神、补心类丸剂皆可用此包衣。朱砂衣应用较为广泛,是中成药丸剂最常用的一类包衣。朱砂细粉的用量一般为干丸重量的5%~17%,如朱砂安神丸、天王补心丸、抱龙丸等。朱砂包衣的丸剂多用于治疗慢性病,服用时间较长,但要严格监控丸剂中汞的含量,以免引起汞中毒。

(2)黄柏衣:黄柏有清热燥湿的作用,可用于利湿、渗水、清下焦湿热类丸剂的包衣。其黄柏粉的用量约为干丸重的10%,如四妙丸等。

(3)青黛衣:青黛有清热解毒、凉血、治疮疹痒病流水的作用,可用于清热解毒类丸剂的包衣。

青黛粉的用量约为干丸重量的4%,如千金止带丸、当归芦荟丸。

(4)雄黄衣:雄黄有解毒、杀虫的作用。可用于解毒、杀虫类丸剂的包衣。雄黄细粉的用量,约为干丸重量的6%～7%,如化虫丸等。

(5)百草霜衣:百草霜有清热作用,可用于清热解毒类丸剂的包衣。百草霜粉的用量为干丸重量的5%～20%,如六神丸、牛黄消炎丸。

此外,还有红曲衣(消食健脾),赭石衣(降气、止逆、平肝止血),礞石衣(降气、行滞、祛痰),金衣,银衣(重镇、安神)等,可依处方而选用。

2.保护衣

选取无明显药理作用且性质稳定的物质作为包衣材料,使主药与外界隔绝而起保护作用。其中薄膜衣外观好,省时省工。其他有糖衣、有色糖衣、明胶衣、树脂衣等。

3.肠溶衣

选用肠溶材料将丸剂包衣,使之在胃液中不溶散而在肠液中溶散。肠溶衣主要材料有虫胶、邻苯二甲酸醋酸纤维素(CAP)等。近年来,新型包衣材料Eudragit越来越多应用于肠溶包衣上。

四、丸剂的制备

丸剂的制备方法主要包括塑制法和泛制法两种。这两种制备方法适用的范围有所不同。

(一)塑制法

1.制备工艺

塑制法又称丸块制丸法,是指药材细粉或药材提取物与适宜的赋形剂混匀,制成软硬适宜的塑性丸块,再依次制成丸条、分割及搓圆而制成的丸剂。中药蜜丸、浓缩丸、糊丸等都可采用此法制备。下面以蜜丸为例介绍塑制法制备丸剂的工艺过程。其工艺流程为如下。

物料的准备→制丸块→制丸条→分粒及搓圆→干燥→整丸等。

(1)物料的准备:塑制法制丸常用的黏合剂为蜂蜜,可视处方药物的性质,炼成程度适宜的炼蜜,备用。为了防止药物与工具粘连,并使丸粒表面光滑,在制丸过程中还应用适量的润滑剂。蜜丸所用的润滑剂是蜂蜡与麻油的融合物(油蜡配比一般为7:3),冬、夏天或南、北方,油蜡用量应适当调整。又有用适量的滑石粉或石松子粉作为润滑剂者。物料的准备主要包括:①处方药材粉碎成细粉,过6号药筛。②根据药粉的黏性大小和粗细等性质,将蜂蜜炼制成适宜规格的炼蜜。③机械制蜜丸时常选用药用乙醇为润滑剂,而手工制丸则选用适当比例的麻油与蜂蜡加热熔融制成的专用油。

(2)制丸块:又称和药,取混合均匀的药物细粉,加入适量黏合剂,充分混匀,制成软硬适宜、可塑性较大的丸块的操作。中药行业中习称"合坨"。生产上一般使用捏合机。制丸块是塑制蜜丸的关键工序,影响丸块质量的因素主要有:①炼蜜的程度。应根据药粉的黏性、粉末的粗细、药粉存放时间与含水量以及当时的气温和湿度等决定炼蜜的程度。炼蜜过嫩,黏性不足,粉末黏合不好,丸粒搓不光滑;炼蜜过老,丸块发硬,难以搓丸。②和药的蜜温。一般采用热蜜和药。但含有较多树脂、胶类、糖、黏液质等有较强黏性的药物(如乳香、没药、血竭、阿胶、白及、熟地等)时,应以60～80℃温蜜和药。否则,蜜温过高易使其熔化,所得丸块黏软,不易成形,冷后又变硬,不利制丸,服后又不易溶散。含有冰片、麝香等芳香挥发性药物,也应采用温蜜和药,以免药物挥散。若处方中药物粉末黏性很小,则须用老蜜趁热和药。③用蜜量。药粉与炼蜜的比例一般为

1∶(1～1.5)。用蜜量主要由以下因素决定:一般含胶质、糖类等黏性强的药粉用蜜量应少;含纤维较多而黏性差的药粉用蜜量宜多,甚至可达1∶2以上;夏季用蜜量较少,冬季用蜜量较多;机械制丸用蜜量较少,手工制丸用蜜量较多。

(3)制丸条:丸块应制成粗细适当的丸条以便于分粒。丸块制好后,应放置一定时间,使蜜等黏合剂充分润湿药粉,即可制丸条。制备小量丸条可用搓条板,搓条板由上下两个平板组成,制丸条时将丸块按每次所需成丸粒数称取一定重量,置于搓条板上,手持上板,二板对搓,施以适当压力,使丸块搓成粗细一致而两端平整的丸条。丸条长度由所预定成丸数而定。丸条要求粗细均匀一致,表面光滑,内部充实而无空隙。大量生产常用丸条机。丸条机有螺旋式和挤压式两种,丸条粗细可通过更换出条管出口调节器及出条管来控制。

(4)制丸粒:手工可用搓丸板,操作时将粗细均匀的丸条横放在搓丸机低槽沟上,用有沟槽的压丸板先轻轻前后摆动,逐渐加压,然后继续碾压,直至上下齿端相遇,将丸条切割成小段并搓成光圆的丸粒,即可。大量生产采用轧丸机,有双滚筒式和三滚筒式,在轧丸后立即搓圆。目前药厂多用联合制丸机。此机由出条和分粒两大部分组成。操作时,只需将丸块放入制条器内,丸条即从出条管口出来,经切口取其长度,用输送带和刷子将丸条送入滚筒制成丸粒。

由光电讯号限位控制出条、切丸的 HYZ-14C 型制丸机,PW-1 型蜜丸机,各部动作协调,碾辊型线正确、转速高。药条挤出,采用直流电机无级调速,药丸重量由药条微调嘴调节,丸重差异小,成品圆整。

(5)干燥:蜜丸因所用之蜜已加热炼制,水分已经控制在一定范围之内,一般制成丸剂后可在室内放置适宜时间保持丸药的滋润状态即可包装。以老蜜制成的蜜丸一般无须干燥可立即分装。用嫩蜜或偏嫩中蜜制成的蜜丸,须在60～80 ℃干燥,又可采用微波加热或远红外辐射干燥。水蜜丸因蜜中加水稀释,所成丸粒含水量较高,必须干燥,使含水量不超过12%,否则易发霉变质。同时由于中草药原料常带菌,蜂蜜以及操作过程中可能带来的污染,使制成的丸粒带菌,贮存期间易生虫发霉,因此蜜丸制成后应进行灭菌。目前已采用微波加热,远红外辐射等方法既可干燥又可起到一定的灭菌作用。

(6)包装:目前药厂多采用蜡纸盒或塑料小盒包装丸剂。包装时先将蜜丸用洁净的蜡纸包裹,然后置蜡纸盒或塑料小盒内,扣严,蘸取蜡衣。这种包装操作简便,价廉,且封口严密,防潮效果好。含有名贵药物、芳香挥发性药物或受气候影响较大的蜜丸,以往多用蜡壳包装。蜡壳的组成一般为蜂蜡30%～40%,石蜡60%～70%。

2.塑制法所制得的丸剂常发生的问题

(1)变硬:在贮存过程中变硬,主要由以下原因造成:①用蜜量不足;②蜜炼得过老;③混匀时蜜温较低;④含胶类药比例较多且混合时蜜温过高而使其烊化,冷后又凝固。

针对丸剂变硬的原因,调整用蜜量,合焙时蜜温,以及炼蜜程度即可解决丸剂变硬的情况。

(2)皱皮:蜜丸在一定时间后,其表面会呈现皱褶,称为皱皮或脱皮。主要由以下原因造成:①炼蜜过嫩而含水较多,当水分蒸发后蜜丸萎缩而造成皱皮;②包装不严,蜜丸在湿热季节吸潮,而在干燥季节水分蒸发,使蜜丸反复产生胀缩现象而造成;③润滑剂使用不当。将蜜炼至适宜程度,控制适当的含水量,加强包装使之严密,即可解决皱皮问题。

(3)表面粗糙:有些丸剂在放置一段时间后会出现表面粗糙的现象,这主要是由以下原因造成:①药料中含矿物或贝壳类药过多;②药料中含纤维多;③药粉过粗;④加蜜量少且混合不匀;⑤润滑剂用量不足。

表面粗糙这个问题一般是将药料粉碎得更细些,加大用蜜量,用较老的炼蜜,给足润滑剂等办法解决。又可将纤维多的,矿物药等药味加以提取,浓缩成膏兑入炼蜜中。

(4)空心:将蜜丸掰开时,在中心有一个小空隙,常有饴糖状物析出。主要原因是制丸时揉搓不够。

(5)反砂:蜜丸在放置一定时间后,表面会有糖等结晶析出,此现象称为"反砂"。造成这一现象的原因主要是:①蜂蜜质量不好,含果糖量低;②合坨不均匀;③蜂蜜炼制程度不够。

出现反砂现象,可以用改善蜂蜜质量,合坨充分,控制炼蜜程度等方法解决。

(6)发霉生虫:蜜丸在存放过程中会发生发霉,生虫,生螨,或其他卫生学指标不合格的现象。导致这一现象的主要原因如下:①药料处理不干净,残留微生物或虫卵等;②药料在粉碎、过筛、合坨、制丸及包装等操作中污染;③包装不严密,在贮存中污染。

所以,应严格控制制备过程中的每个细节,减少污染途径。

(二)泛制法

泛制法是将药物细粉与水或其他液体黏合剂(黄酒、醋、药汁、浸膏等)交替润湿及撒布在适宜的容器或机械中不断翻滚,逐层增大的一种方法。制成的丸剂既可小如芥子,又可大如豌豆。

泛制法主要用于水丸的制备,其他丸剂如水蜜丸、糊丸、浓缩丸等也可用泛制法制备。制备过程可分为原料的粉碎与准备、起模、成型、选丸及干燥等步骤。以下以水丸为例介绍泛制法,其工艺流程为:原料的准备→起模→泛制成型→盖面→干燥→选丸→包衣→打光→质量检查→包装。

1.原料的准备

应根据处方药物的性质,采用适宜的方法粉碎、过筛、混合,制得药物的均匀细粉。一般泛丸用药粉应过5~6号筛,起模、盖面或包衣用粉应过6~7号筛。必要时部分药材可经提取、浓缩后作为赋形剂应用。某些纤维性组成较多或黏性过强的药物(如大腹皮、丝瓜络、灯芯草、动物胶、树脂类等)不易粉碎或不适泛丸时,须先将其加水煎煮,提取有效成分的煎汁作润湿剂,以供泛丸应用;动物胶类如阿胶、龟板胶、虎骨胶等,可加水加热熔化,稀释后泛丸应用;树脂类药物如乳香、没药、阿魏、安息香等,可用适量黄酒溶解,以代水作润湿剂泛丸。某些黏性强、刺激性大的药物如蟾酥等,也须用酒溶化后加入泛丸。

处方中适于打粉的药材应经净选,炮制合格后粉碎。如用水作润湿剂,必须是8小时以内新鲜开水或蒸馏水。泛丸用的工具必须充分清洁、干燥。

2.起模

起模是将药粉制成直径0.5~1.0 mm大小丸粒的过程,是水丸制备的关键工序。模子的形状直接影响丸剂的圆整度,其数目和粒度差又影响成型过程中筛选的次数、丸粒的规格。泛丸起模是利用水的湿润作用诱导出药粉的黏性,使药粉相互黏着成细小的颗粒,并在此基础上层层增大而成丸模的过程。因此起模应选用方中黏性适中的药物细粉。黏性太大的药粉,加入液体时,由于分布不均匀,先被湿润的部分产生的黏性较强,且易相互黏合成团,如半夏、天麻、阿胶、熟地等。无黏性的药粉不宜于起模,如磁石、朱砂、雄黄等。起模的用粉量多凭经验,因处方药物的性质不同,有的吸水量大,如质地轻松的药粉,起模用药量宜较少;而有的吸水量少,如质地黏韧的药粉,起模用粉量宜多。成品丸粒大,用粉量少;反之,则用粉量多。

(1)手工起模的方法:在泛丸锅或泛丸匾中,喷刷少量水,使之部分湿润,撒布少量药粉,转动泛丸锅或匾,刷下附着的粉末,再喷水湿润、撒粉吸附,如此反复多次,泛制期间配合"揉""撞""翻"等操作,使丸模增大至直径为0.5~1.0 mm的球形小颗粒,筛去过大或过小以及异形的丸模,即得。该法制得的丸模较紧密,但较费时。

(2)机器起模方法:将起模用药粉与赋形剂按湿法制成颗粒,再经旋转摩擦,撞去棱角成为丸模。该法丸模成型率高,丸模较均匀,但模子较松散。另又有采用包衣造粒机起模,即将雾化浆液喷于粉粒而制得球形母粒。该法不但起模速度快,而且丸模圆整均匀。

起模用粉量应根据药粉的性质和丸粒的规格决定。少量手工泛制起模用粉一般控制在1%~5%。大量生产时可采用下列经验公式计算:

$$X = 0.625 \times D/C$$

式中,C 为成品水丸 100 粒干重(g);D 为药粉总重(kg);X 一般起模用粉量(kg);0.625 为标准丸模 100 粒的重量(g)。

起模方法:可分为药物细粉加水起模、湿粉制粒起模以及喷水加粉起模三种。

药粉加水起模是先将所需起模用粉的一部分置包衣锅中,开动机器;药粉随机器转动用喷雾器喷水于药粉上。借机器转动和人工搓揉使药粉分散,全部均匀地受水湿润,继续转动片刻,部分药粉成为细粒状,再撒布少许干粉,搅拌均匀,使药粉黏附于细粒表面,再喷水湿润。如此反复操作至模粉用完、取出、过筛分等得丸模。

湿粉制粒起模是将起模用的药粉放在包衣锅内喷水,开动机器滚动或搓揉药粉,使粉末均匀润湿,制成手握成团,松之即散的软材状。用 8~10 目筛制成颗粒。将此颗粒再放入糖衣锅内,略加少许干粉,充分搅匀,继续使颗粒在锅内旋转摩擦,撞去棱角成为圆形,取出,过筛分等即得。

喷水加粉起模法是取起模用的冷开水将锅壁湿润均匀,然后撒入少量药粉,使均匀的粘于锅壁上,然后用塑料刷在锅内沿转动相反方向刷下,使它成为细小的颗粒,包衣锅继续转动再喷入冷开水,加入药粉。在加水加粉后搅拌、搓揉,使黏粒分开。如此反复操作,直至模粉全部用完,达到规定标准,过筛分等即得丸模。

3.成型

成型是指将经筛选合格的丸模,逐渐加大至接近成品的操作。加大的方法和粉末泛制起模类似。成型操作时应注意以下几点。

(1)每次加水、加粉量应适当,加水量以丸粒表面润湿而不粘连为宜;加粉量以能被润湿的丸粒完全吸附为度,否则过多的粉末易在下一次润湿时产生新的丸模,随着丸粒增大加水和加粉的量又应逐步增加,且每次应撒布均匀。泛制法制水蜜丸、糊丸和浓缩丸时,所用赋形剂的浓度同样应随着丸粒的增大而提高。

(2)在加速增大的过程中,要注意保持丸粒的硬度和圆整度,滚动时间又应适当,以丸粒坚实致密而不影响溶散为宜。

(3)起模和加大过程中产生的歪粒、粉块、过大过小的丸粒等应随时用水调成糊状泛在丸粒上。

(4)处方中若含有芳香挥发性或特殊气味以及刺激性较大的药材,最好分别粉碎后,泛于丸粒中层,以避免挥发或掩盖不良气味。

(5)含朱砂、硫黄以及酸性药物的丸剂,不能用铜质或铁质泛丸锅起模与加大,以免因化学变化而使丸药表面变色或产生有害成分。此类品种宜用不锈钢制的泛丸锅制作。

模粉用量计算方法主要有以下两种。①模粉比例法:该法适用于工厂大量生产,是按照泛丸的一般规律来推算每吨模子增大至成型时的用粉量(包括模子本身的用粉量),从而计算出本批生产应用多少标准模子(筛选均匀的 3.25 mm 的模子)。例如:5 mm 规格的细丸一般每千克模子可用粉 3 kg 左右,5.5 mm 规格小粒丸一般每千克模子用粉 4 kg 左右;6.25 mm 规格的小粒儿一般每千克模子用粉量6 kg左右,并按粉料的松黏性质灵活伸缩。即质松、吸水率大的用粉量少,质黏吸水率小的用粉量多,如果把每个品种,每次生产的实际用模比例记录下来,作为以后生产的参考,这样更有了可靠的依据,可直接计算出每批粉料所需用模子的重量,即需用模子重量=投料重量/每千克模子成型时的用粉量。②粒数计算法:以成丸粒数为依据,计算使用模子粒数和重量。即筛出标准模子,用数丸板取100粒;精确称定重量,按需用模子重量=每100粒模子重量×成品粒数/100,粒数计算法一般用于细料丸药,如小儿回春丸、牛黄清心丸等。

4.盖面

盖面是指将适当材料(清水、清浆或处方中部分药物的极细粉)泛制于筛选合格的成型丸粒上,使丸粒表面致密、光洁、色泽一致的操作。是泛丸成型的最后一个环节。其作用是使整批投产成型的丸粒大小均匀,色泽一致,并提高其圆整度和光洁度。常用的盖面方法有干粉盖面、清水盖面、浆头盖面、清浆盖面等。这四种盖面方法一般都用于水泛丸,其他泛丸盖面的基本操作与水丸相同,但各有特殊要求。如蜜泛丸盖面所用赋形剂应以厚炼蜜为主,若和以废丸糊,须与蜜液调和匀,做到丸剂盖面用的蜜厚薄一致。最后加蜜润湿,不宜过潮,取出前多滚;至丸面光洁色泽一致为度。较黏的丸剂品种在最后润湿后需加适量麻油润滑。特殊品种可用干粉盖面,最后在干粉全部黏着丸面后再用麻油润湿至丸面光洁呈黑色;待色泽一致,取出及时干燥。

(1)干粉盖面:潮丸干燥后,丸面色泽较其他盖面浅,接近于干粉本色。操作方法除上述步骤外,主要区别在于最后一次湿润和上粉过程。干粉盖面,应在加大前先用100目筛,从药粉中筛取极细粉供盖面用,或根据处方规定,选用方中特定的药物细粉盖面。在撒粉前,丸粒湿润要充分,然后滚动至丸面光滑,再均匀地将盖面用粉撒于丸面,快速转动至粉粒全部黏附于丸面至表面呈湿时,即迅速取出。

(2)清水盖面:方法与干粉盖面相同,但最后不须留有干粉,而以冷开水充分润湿打光,并迅速取出,立即干燥。成品色泽仅次于干粉盖面的丸粒。

(3)浆头盖面:方法与清水盖面相同。可用废丸溶成糊浆稀释使用。但仅适用于一般色泽要求不高的品种。

(4)清浆盖面:某些丸剂对成丸色泽有一定要求,但用干粉和清水盖面都难达到目的时可采用此法。本法与清水盖面相同,唯在盖面用水中加适量干粉,调成粉浆,待使丸面充分润湿后迅速取出。

5.干燥

盖面后的丸粒应及时干燥。干燥温度一般控制在80 ℃以下,含挥发性成分的药丸干燥应控制在60 ℃以下。长时间高温干燥可能影响水丸的溶散速度,可选用间歇干燥或沸腾干燥。沸腾干燥不仅效率较高,且丸剂含菌量较低。

6.选丸

选丸是指除去过大、过小及不规则的丸粒,使丸剂成品大小均一的筛选操作,选丸手工可用手摇筛,大量生产则用振动筛、滚筒筛及检丸器。

7.包衣

根据医疗需要,将水丸表面包裹衣层的操作称为包衣或上衣,包衣后的丸剂称为"包衣丸剂"。

五、滴丸

滴丸是用滴制法制成的丸剂,指用固体或液体药物经溶解、乳化或混悬于适宜的熔融的基质中,通过一适宜的滴管滴入另一与之不相混溶的冷却剂中,由于表面张力作用使液滴成球状并冷却凝固而成丸。由于丸与冷却剂的比重不同,凝固形成之丸徐徐沉于容器底或浮于冷却剂的表面,取出洗去冷却剂,干燥而得。

滴制法制丸早在1933年已应用于药剂上并设计出相应的滴丸设备。1956年Bjoirnsson与Miller报道了用聚乙二醇4000为基质,用植物油为冷却剂制备了苯巴比妥钠滴丸。滴丸技术适用于含液体药物,以及主药体积小或有刺激性的药物。采用滴丸剂型可增加药物的稳定性,减少刺激性,掩盖不良气味。近几年来,我国滴丸品种迅速增加,其产品不仅用于口服,还可用于局部用药,如耳部用药、眼部用药等。随着我国中药生产工艺的提高,大量中成药物采用了滴丸剂型,如速效救心丸与复方丹参滴丸等。

由于中药滴丸具有其他剂型不具备的突出特色,符合人们对现代药物制剂的"三小"(用量小、毒性小、不良反应小),"三效"(高效、长效、速效)和方便用药、方便携带等基本要求,从而更加符合日益发展的临床需要,得以广泛应用于临床。

(一)滴丸的优点

(1)药物稳定性增加。由于基质的使用,使易水解、易氧化分解的药物和易挥发药物包埋后,稳定性增强。

(2)滴丸可用于局部用药。滴丸剂型能克服西药滴剂的易流失、易被稀释,以及中医用散剂的妨碍引流、不易清洗、易被脓液冲出等缺点,从而可广泛用于耳、鼻、眼、牙科的局部用药。在腔道内缓释与控释给药,采用滴丸剂型也可以大大改善疗效。

(3)通过滴丸基质的调节可以使药物根据疾病治疗的需要发挥速效或长效缓释的效果;在治疗急症如心绞痛发作的用药中,增加药物的水溶性,可使其在口腔内迅速溶解,经黏膜吸收后迅速进入血液发挥疗效;复方丹参滴丸对主动脉舒张作用迅速,起效时间优于片剂6倍,血药浓度达到峰值时间几乎在20分钟之内。而需要持续药效的如治疗高血压类药物,则可通过基质发挥缓释效果,平稳控制血压。

(4)可代替肠溶衣、栓剂。使用肠溶基质制成的滴丸,可使药物在胃中不崩解,而到肠中崩解,并可免去包肠溶衣的操作工艺。滴丸同水溶性栓剂一样,可用聚乙二醇等水溶性辅料作基质,与栓剂相比,具有药物生物利用度高、作用快、生产方便、成本低的优点。

(二)滴丸的常用基质

(1)熔点较低或加热(60~100 ℃)能熔化成液体,而遇骤冷后又能凝成固体(在室温下仍保持固体状态),且与主药混合后仍能保持上述物理状态。

(2)与主药无相互作用,不影响主药的疗效。

(3)对人体无毒副作用等。

常用的水溶性基质有聚乙二醇6000或聚乙二醇4000、硬脂酸钠、甘油明胶等。脂溶性基质有硬脂酸、单硬脂酸甘油酯、虫蜡、蜂蜡、氢化植物油等。

(三)滴丸常用的冷却剂

用来冷却滴出的液滴,使之冷凝成固体药丸的液体,称冷却剂。冷却剂的要求如下。

(1)不溶解主药与基质,且相互间无化学作用,不影响疗效。

(2)有适宜的相对密度,即冷却剂与液滴相对密度要相近,以利于液滴逐渐下沉或缓缓上升而充分凝固,使丸形圆整。

(3)有适当的黏度,使液滴与冷却剂间的黏附力小于液滴的内聚力而能收缩凝固成丸。

根据滴丸基质的性质选用冷却剂,水溶性基质的滴丸常选用甲基硅油、液状石蜡、煤油或植物油等作为冷却剂,脂溶性基质的滴丸常选用水或不同浓度的乙醇等作冷却剂。

(四)滴丸的种类

根据各自特点及用途一般有如下几种滴丸。

1. 速释高效滴丸剂

滴丸是利用固体分散体的技术进行制备。当基质溶解时,体内药物以微细结晶、无定形微粒或分子形式释出,所以溶解快、吸收快、作用快、生物利用度高。

2. 缓释控释滴丸

缓释是使滴丸中的药物在较长时间内缓慢溶出,而达长效;控释是使药物在滴丸中以恒定速度溶出,其作用可达数天甚至更多,如氯霉素控释滴丸。

3. 溶液滴丸

片剂所用的润滑剂、崩解剂多为水不溶性,所以通常不能用片剂来配制澄明溶液。而滴丸可用水溶性基质来配制,在水中可崩解为澄明溶液,如氯已定滴丸可用于饮水消毒。

4. 栓剂滴丸

滴丸同水溶性栓剂一样可用聚乙二醇等水溶性基质,用于腔道时由体液溶解产生作用。如诺氟沙星耳用滴丸,甲硝唑牙用滴丸等。滴丸可同样用于直肠,也可由直肠吸收而直接作用于全身,具有生物利用度高、作用快的特点。

5. 硬胶囊滴丸

可装入不同溶出度的滴丸,以组成所需溶出度的缓释小丸胶囊,如联苯双酯的硬胶囊滴丸。

6. 包衣滴丸

同片剂、丸剂一样需包糖衣、薄膜衣等,如联苯双酯滴丸。

7. 脂质体滴丸

脂质体为混悬液体,用聚乙二醇可制成固体剂型,是将脂质体在不断搅拌下加入熔融的聚乙二醇4000中形成混悬液,倾倒于模型中冷凝成型。

8. 肠溶衣滴丸

用在胃中不溶解的基质,如酒石酸锑钾滴丸是用明胶溶液作基质成丸后,用甲醛处理,使明胶的氨基在胃液中不溶解,在肠中溶解。

9. 干压包衣滴丸

以滴丸为中心,压上其他药物组成的衣层,融合了两种剂型的优点,如镇咳祛痰的喷托维林氯化钾干压包衣。前者为滴丸,后者为衣层。

(五)滴丸的制备与举例

1. 滴丸的制备原理与方法

(1)制备原理:滴丸的制备原理是基于固体分散法。固体分散法是利用一种水溶性的固体载体将难溶性药物分散成分子、胶体或微晶状态,然后再制成一定剂型,采用此法制备滴丸的具体操作是选择亲水性基质或水不溶性基质,加热熔融,然后加入药物,搅拌使全溶、混悬或乳化,在保温下滴入与之不相混溶的冷却剂中,控制一定速度,使其固化成圆整的球形。

(2)制备方法。一般按以下流程进行:药材处理→药液配制→滴制→干燥→质检→包装。

药材的处理:应根据所用药物的性质选择适宜的方法进行提取后再进行精制。一般中药材通过提取、精制后即可与基质混匀备用,如将川芎提取精制得到川芎总碱。若为化学纯品,如冰片、薄荷冰等,可不进行处理、直接兑入药液中即可。

药液的配制:将选择好的基质加热熔化,然后将处理好的药物加入其中,可溶解、乳化或混合均匀制成药液,药液应保温在80~90℃,以便滴制。

滴制:滴制前还应选择适当的冷却剂并调节冷却的温度。滴制时要调节滴头的滴速、药液的温度,将药液滴入冷却剂中、凝固形成丸粒。

干燥:从冷却剂中捞出凝固的丸粒,并拣去废丸,先用纱布擦去冷却剂,然后再用适宜的溶液搓洗除去冷却剂,用冷风吹干后,在室温下晾4小时即可。

包装:滴丸包装应注意温度的影响,包装要严密。因滴丸要求在体温时能熔化,故一般采用玻璃瓶或瓷瓶包装,又有用铝塑复合材料包装,贮存在阴凉处。

(3)生产设备:滴丸剂的生产设备在国内起步较晚,尚处于初级发展阶段,且配套水平较低。由于多数设备制造厂家与开发滴丸剂型的科研单位分离,导致滴丸生产设备远远落后于滴丸技术的发展。国内新近研制了DWJ-A型全自动滴丸机,可完成滴丸的全自动化连续生产,符合GMP标准,成功地解决了制备滴丸剂的一系列难题。DWJ-A型全自动滴丸机的基本工作原理如下:将原料与基质放入调料罐的料桶内,通过加热、搅拌制成滴丸的混合药液,经送料管道输送到滴灌。当温度达到设定的条件之后,机器打开滴嘴,药液由滴嘴小孔流出,在端口形成液滴后,滴入下面冷却缸内液状石蜡(冷却剂)中,药滴在表面张力作用下成型。液状石蜡在冷却磁力泵的作用下形成从冷却缸内的上部向下部的流动,滴丸随着液状石蜡从螺旋冷却管下端向上端流动,并在流动中降温定型,最后在螺旋冷凝管的上端出口落到分离机构上,滴丸被传送带送出分离箱(图1-6)。

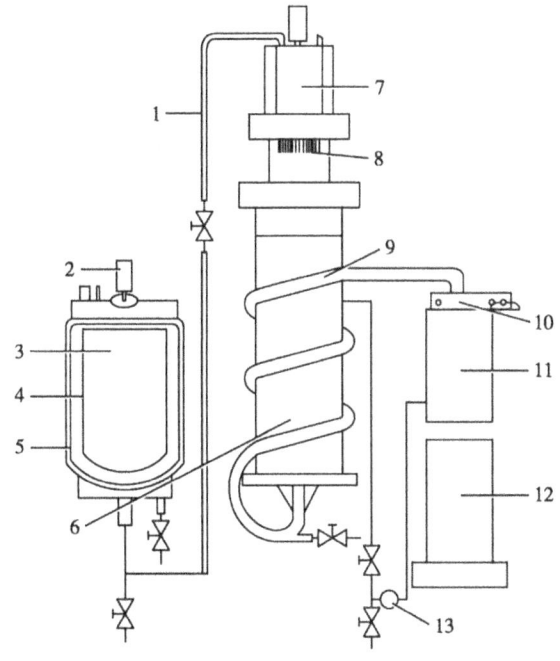

1.输送管道;2.搅拌电机;3.调料罐;4.加热层;5.保温层;6.冷却缸;7.滴罐;
8.滴头;9.螺旋冷却管;10.分离机构;11.分离箱;12.压缩机;13.冷却磁力泵
图1-6 滴丸机基本工作原理简图

(魏昌玲)

第五节　中药注射剂

一、概述

(一)定义与特点

中药注射剂是指以中医药理论为指导,采用现代科学技术和方法,从中药、天然药物的单方或复方中提取的有效物质制成的可供注入体内包括肌内、穴位、静脉注射和静脉滴注使用的灭菌制剂以及供临用前配制溶液的无菌粉末或浓缩液。

与其他传统中药药物剂型相比,中药注射剂具有高效、安全、低毒的特点,是发展中医药,解决中医急症用药的方向,已越来越受到人们的重视。它具有以下特点:①作用迅速,疗效确切,符合"急症重症治疗"的原则要求;②有单方和复方之分,单方中药注射剂制法简单,疗效确切,而复方中药注射剂组成复杂;③有质量控制标准,但制订质量标准较困难、复杂;④对药效试验、安全试验和毒性试验要求较为严格;⑤有些中药注射剂常含有杂质,容易发生沉淀,且制备工艺复杂,批次差异大,质量不易重现;某些中药注射剂药效不稳定;有的有刺激性和过敏性等安全问题。

(二)发展概况

中药注射剂是在传统的中药汤剂基础上发展起来,最早为20世纪30年代的柴胡注射液,用于感冒、发热的治疗;20世纪60年代研制出抗601注射液、茵栀黄注射液、201-2(板蓝根)注射液等20多个品种;20世纪70年代进入大发展时期,在临床上应用的品种达1 400余种,1977年版《中国药典》共收载了疗效确切的中药注射液23种;2000年版《中国药典》一部收载1种:注射用双黄连(冻干);2005年版《中国药典》一部收载4种:止喘灵注射液、灯盏细辛注射液、注射用双黄连(冻干)、清开灵注射液。2010年版《中国药典》一部收载5种:止喘灵注射液、灯盏细辛注射液、注射用双黄连(冻干)、注射用灯盏花素、清开灵注射液。

中药注射剂是以药材或饮片为原料经提取精制后配制而成,但客观上存在杂质,有效物质含量差异较大,容易带进热原等问题。因此,如何提高中药注射剂质量标准,使中药注射剂真正达到安全、有效、可控,将直接关系到中药注射剂发展的兴衰。

(三)中药注射剂的分类

1.按分散系统

可分为注射用溶液剂、注射用混悬剂、注射用乳剂、注射用粉针和冻干制品。

2.按给药途径

可分为皮内注射、皮下注射、肌内注射、静脉注射等。

3.按组成成分

可分为纯有效成分注射剂,有效部分注射剂,复方提取物注射剂。

二、中药注射剂的制备

中药注射剂的制备工艺过程,除对中药材进行预处理和有效成分的提取、精制等工序外,其他步骤与一般注射液生产工艺基本相同。

第一章 药物剂型

(一)中药材的预选与处理

中药材种类众多,成分复杂,其有效成分及含量与原药材的品种、产地、采收季节及贮藏条件等密切相关。因此,在制备中药注射剂时必须先对原药材进行品种鉴定,并经含量测定合格后再作预处理。预处理时首先挑拣去除药材中混杂的异物及非药用部位;然后对其进行淋洗、切片和干燥。有些药材还需经炮制或粉碎成一定粒度后方能使用。

(二)提取与精制

以中药材为原料制备注射剂,提取和精制是关键工序。中药材只有经过提取和精制,尽可能提出有效成分、尽量除去无效杂质,制剂才能达到安全、有效、可控。中药注射剂常用的提取和分离方法有。

1. 蒸馏法

蒸馏法多用于含挥发性成分药材的提取分离。即将药材的粗粉或碎片,加水或通水蒸气蒸馏,药材中的挥发性成分便随水蒸气蒸馏而带出。必要时可将馏出液进行二次蒸馏,以提高馏出液的纯度或浓度,但蒸馏次数不宜过多,以免成分氧化或分解。需要时也可采用减压蒸馏法。为了提高挥发性成分馏出率,可先回流后蒸馏法,或在蒸馏液中加入适量氯化钠提高水溶液沸点后进行水蒸气蒸馏。当蒸馏收集到的挥发油量大时则呈油珠状浮于液面或沉于底层而分离。若挥发油量少可加氯化钠至饱和使挥发油析出。采用分离后的挥发油配液可以克服因药材不同、含量差异大而造成的注射剂质量不稳定。

对于既含挥发性有效成分,又含非挥发性活性组分的药材,多以双提法(蒸馏煮提法)进行提取和精制,即将蒸馏法和水提醇沉法相结合。采用多功能提取罐同时取挥发性和不挥发性的成分,将水提液纯化处理后与挥发油合并配液。

2. 水醇法

水醇法是根据中药有效成分多溶于水又溶于醇的特点,利用它们在水与各种浓度乙醇中溶解度的不同而进行的提取与纯化方法。对于临床疗效确切、有效成分不甚明确的中药,为保持原方疗效,通常采用此法。水醇法又可分为水提醇沉法与醇提水沉法。

(1) 水提醇沉法:即药材用水提取,提取液经浓缩,再加入乙醇使达不同含醇量,某些药物成分在醇溶液中溶解度降低析出沉淀,固液分离后使水提液得以精制的方法。药材经水煎煮后,一些有效成分如生物碱盐、苷类、有机酸盐、氨基酸类可被提取出来,同时也浸出了淀粉、树脂、蛋白质、果胶、黏液质、色素、无机盐等无效成分。将提取液浓缩至每毫升相当于生药1~2 g加入适量乙醇,可将杂质全部或部分除去。当多糖类杂质较多时,乙醇浓度宜稀,以防有效成分损失。通常淀粉在50%~60%的乙醇中即可沉淀,无机盐在60%乙醇中沉淀,多糖类在60%~80%的乙醇中沉淀,蛋白质在75%以上的乙醇中才能沉淀,鞣质可溶于水和乙醇但不溶于无水乙醇。一般水提浓缩液加3~5倍乙醇使含醇量达70%~80%即可将淀粉、多糖、蛋白质、无机盐等沉淀分离,而鞣质、水溶性色素、树脂等却不易去除,要分离除去该类物质,往往在醇沉后回收乙醇,再加水冷藏20小时。为使杂质尽量除尽,醇沉处理常需进行2~3次,醇的浓度宜从低到高。对于如猪苓、香菇等有效成分为多糖的中药,采用分级醇沉可以得到较为精制的多糖组分。

(2) 醇提水沉法:即药材用乙醇提取,将醇提取液回收乙醇,经浓缩后加水沉淀,以除去树脂、色素、油脂等水不溶性杂质的方法。该法可减少药材中黏液质、淀粉、蛋白质等杂质的浸出,故适用于含此类杂质较多的药材的提取与纯化。

以上两种水醇法均未将药液中的杂质除尽,如果直接注入肌肉会引起局部硬结而产生疼痛,同时也会影响注射剂的澄明度和质量,所以必要时需用其他手段和方法对药液作进一步处理。由于乙醇溶出的脂溶性色素较多,故对同样的药材,采用醇提水沉法得到的药液色泽较水提醇沉法为深。但醇提水沉法操作相对简单,受热程度较低,并且对含黏液质、淀粉、蛋白质较多的药材比水提醇沉法容易处理。因此,在保证注射剂质量的情况下,可考虑优先采用醇提水沉法。

3. 酸碱沉淀法

本法是利用中药有效成分在水中的溶解度与溶液 pH 有关的性质而达到提取有效的成分、分离杂质的目的。如高级脂肪酸、芳香酸、多元酚、树脂、多数苷元、内酯以及黄酮苷等酸性、微酸性或中性成分,往往在碱性水溶液中较易溶解。故可用碱性水溶液进行提取,加酸则产生沉淀而析出。又如多数生物碱、有机胺以及钙、镁、铁等盐类通常在酸性水溶液中较易溶解,故可用酸性水溶液提取,加碱则产生沉淀而分离。常用的酸碱有盐酸、硫酸、醋酸、氢氧化钠、碳酸钠、氢氧化钙、氨水等,其使用浓度一般为 0.1%～0.5%,浓度太高易造成有效成分分解。同时,应该注意采用酸水溶液提取可能将药材中所含草酸钙变成草酸而被提出。

此法所得产品往往纯度不高,有时尚需用有机溶剂进一步纯化。如用乙醇处理,可除去蛋白质及多糖;用氯仿处理,可除去脂溶性杂质。

4. 超滤法

超滤法是应用各向异性结构的高分子膜为滤过介质,在常温、低压条件下,将中药浸出液中不同分子量的物质加以分离的新技术。中药有效成分分子量多在 1 000 以下,通过超滤可将低聚物及蛋白质等大分子物质分离除去。用超滤法制备中药注射液,具有以下优点:①工艺流程简单,生产周期短;②不需反复加热和相态转溶,耗能低,有利于保持中药成分的生物活性和物理化学稳定性;③能阻留细菌和热原;④易于除去鞣质等杂质,澄明度较高;⑤不需有机溶剂和化学处理,更能体现传统汤剂和中药复方的特色。

要保证超滤的高质高效,超滤膜的选择是个关键。目前超滤膜的品种主要有醋酸纤维素膜(CA)、聚砜膜(PS)、聚酰胺膜(PA)、聚丙烯腈膜(PAN)等,其中 CA、PS 较为常用,它们截留的分子量分别为 30 000、44 000 左右。在使用时常按标志使用,如标志为 1×10^4 分子量,则该膜能将 1×10^4 以上分子量的物质截留 90% 以上。不同的中药应根据所含有效成分及分子量选择适当的膜。超滤中药药液时,常在膜面形成一层凝胶状膜,它对膜孔的流速及截留均有影响。故在实际工作中,宜选用孔径比实际需要大的滤膜。如黄酮类、生物碱类,其分子量虽多在 1 000 以下,却常因中药复方成分多,分子构型大而选用 $(1～3)\times10^4$ 分子量的滤膜。一般认为截留分子量 $(1～3)\times10^4$ 的膜孔范围,可用于中药注射液的制备。

中药材水煎液含杂质多,浑浊度较高,在超滤前应进行预处理。具体方法有:①预滤,选用滑石粉、硅藻土、滤纸浆等滤材对药液进行粗滤。②离心,根据药液量的多少,选用不同类型的离心机,对提取液直接离心除杂质,然后将上清液浓缩至需要量,再作一次高速离心预处理。第一次离心,因药液量大,速度可低些,通常为 2 000 r/min 左右;第二次离心,速度可调至 $(1～2)\times10^4$ r/min。③调 pH,药液在超滤前调节酸碱度,可增加有效成分的溶解度和稳定性。④醇沉,此法对有效成分尚不完全明确的中药复方较为适用。⑤药液的特殊处理,如脱除无机盐等。

需要指出的是,采用超滤法并不能保证药液中的热原完全除去,要使药液热原等各项检查符合药典要求,必须作反复处理,这又是实际应用中采用多级超滤提高药液质量的原因。另外,超滤时澄明度与有效成分应两者兼顾,在提高了药液澄明度却大大降低有效成分含量情况下,药液宜采用稳定溶胶的方法进行处理,因为往往中药注射液就是一种胶体溶液。

5.反渗透法

反渗透法又是一种膜分离技术。它是在外加压力下使膜两侧静压差大于溶液渗透压,并致溶剂从高浓度一侧向低浓度一侧转移而使不同分子量的溶质截留或滤过的方法。反渗透法既具有分离作用,又可用于浓缩。有效成分遇热不稳定的中药,采用此种技术可大大提高中药注射液的质量。反渗透法所透过的物质是分子量 500 以下的低分子组分。反渗前也应对药液做预处理,方法同超滤。必要时,反渗透法与超滤法联合使用,可获得更好效果。

6.离子交换法

本法利用中药材水浸液中某些成分可离子化,能与离子交换树脂起交换作用的特性而达到分离纯化组分的目的。它具有操作简便、选择性高等优点,但对药液的处理要求也很高。当药液通过离子交换树脂时,其成分可选择性地吸附到树脂上,再用适当溶剂洗脱即可获得所需组分。

(三)中药注射剂的配液与滤过

中药材经过提取和精制后,可按一般注射剂的方法配液。中药注射剂处方中的组分可以是有效成分、有效部位或原药材,因此中药注射液浓度有三种表示方法:有效成分 mg/注射液 mL 表示;有效部位 g/注射液 mL;原药材 g/注射液 mL。为了保证制剂的稳定性,在配液时也可加入一些附加剂。如含挥发油成分的柴胡注射液,为了增加其溶解度、稳定性和提高澄明度,可用复合溶剂或加入增溶剂。如银黄注射液、清开灵注射液等,为了防止氧化变色或产生沉淀,配液时可加入适当的抗氧剂。有些中药注射液含杂质(如鞣质)较多或 pH 偏高或偏低则需考虑加适量止痛剂和 pH 调节剂,甚或等渗调节剂,以减少药液刺激性。

当中药注射液中树脂、黏液质、鞣质、色素等杂质较多时,用一般滤过方法不易获得澄明溶液,且滤过速度极慢,不能适应工业化生产要求。常可用加入助滤剂及微孔滤膜滤过的办法克服。常用的助滤剂有活性炭、纸浆、滑石粉、硅藻土等。活性炭有助滤、脱色和除去细菌、热原的双重作用。使用时,一般与药液一起加热煮沸,稍冷或趁热滤过,其用量为溶液总量的 0.1%～1.0%。为使活性炭吸附作用充分发挥,常将活性炭在 150 ℃活化 3～4 小时。由于活性炭对生物碱、黄酮、挥发油等具有较强吸附作用,因此中药注射液选用活性炭作助滤剂时应慎重,只有在有效成分不被吸附或药液中色素较多时应用。纸浆是一种较好的助滤剂,也有脱色作用,一般对中药有效成分不起反应,故特别适用于处理一些难以滤清的药液,其常用量为 0.5%～0.7%。滑石粉和硅藻土吸附小,对胶质分散作用好,可除去药液中大部分色素、多糖、黏液质以及水溶液中过量的挥发油。凡有效成分易被活性炭吸附者或含树胶黏液质较多者以及蒸馏得到的挥发油溶液等可选用滑石粉或硅藻土助滤,其常用量为 1.0%～2.0%。如复方当归注射液,采用滑石粉助滤,不仅可得到澄明溶液,且能提高滤速。经过初滤的中药材提取液采用微孔滤膜滤过,也可获得滤速快、澄明度好的效果。若在滤过中滤膜出现阻塞,可以在滤膜上加一层滤纸以阻挡药液中的粗粒子,同时在加压或减压抽滤时,应适当控制系统的压力或真空度。

(魏昌玲)

第二章 药品管理

第一节 药品及药品管理

一、药品的基本概念

(一)药品的含义

根据我国《药品管理法》规定"药品是指用于预防、治疗、诊断人的疾病,有目的地调节人的生理功能并规定有适应证或者功能主治、用法和用量的物质,包括中药材、中药饮片、中成药、化学原料药及其制剂、抗生素、生化药品、放射性药品、血清、疫苗、血液制品和诊断药品等。"

(二)药品的分类

从药学的不同角度,对药品有不同的分类方法。这里介绍药事管理角度对药品的分类。

1.现代药与传统药

(1)现代药:"现代药"一般是指19世纪以来发展起来的化学药品、抗生素、生化药品、放射性釜药品、血清疫苗、血液制品等。

(2)传统药:"传统药"一般是指各国历史上流传下来的药物,主要是动、植物和矿物药,又称民族药。我国的传统药即中药。

2.处方药与非处方药

(1)处方药(prescription drugs):《药品管理法实施条例》规定处方药是指"凭执业医师和执业助理医师的处方方可购买、调配和使用的药品。"

(2)非处方药(nonprescription drugs,over-the-counter drugs,即 OTC drugs):《药品管理法实施条例》规定非处方药是指由国务院药品监督管理部门公布的,不需要凭执业医师和执业助理医师处方,消费者可以自行判断、购买和使用的药品。

被列为非处方药的药品具有以下特点;药品适应证可自我诊断、可自我治疗,通常限于自身疾病;药品的毒性在公认的安全范围内,其效用/风险比值大;药品滥用、误用的潜在可能性小;药品作用不掩盖其他疾病;药品不致细菌耐药性;一般公众能理解药品标签的忠告性内容,无须医师监督和实验监测即可使用。根据药品的安全性,非处方药又分为甲、乙两类。

3.新药、仿制药品

(1)新药(new drugs):根据《药品管理法实施条例》,新药是指未曾在中国境内上市销售的药品。而《药品注册管理办法》另规定:"已上市药品改变剂型、改变给药途径、增加新适应证的药品注册按照新药申请的程序申报。"

(2)仿制药品:国家食品药品监督管理局已批准上市的已有国家标准的药品。

4.特殊管理药品

《药品管理法》规定:"国家对麻醉药品、精神药品、医疗用毒性药品、放射性药品,实行特殊管理。"这4类药品被称为特殊管理的药品。

5.国家基本药物、基本医疗保险用药

(1)国家基本药物:国家基本药物系指从国家目前临床应用的各类药物中,经过科学评价而遴选出来的具有代表性的药物,由国家药品监督管理部门公布,国家保证其生产和供应,在使用中首选。

(2)基本医疗保险用药:为了保障城镇职工基本医疗保险用药,合理控制药品费用,规范基本医疗保险用药范围管理,由国务院医疗保险行政管理部门组织制订并发布国家《基本医疗保险药品目录》(以下简称《药品目录》)。纳入《药品目录》的药品是有国家药品标准的品种和进口药品,并符合"临床必需、安全有效、价格合理、使用方便、市场能保证供应"的原则。《药品目录》所列药品包括化学药、中成药、中药饮片。化学药和中成药列入基本医疗保险准予支付的药品目录,采用通用名称并标明剂型。中药饮片列入基本医疗保险不予支付的药品目录。《药品目录》又分为"甲类目录"和"乙类目录"。

二、药品监督管理概述

由于药品直接影响到人的身体健康甚至生命安全,世界各国政府都采取各种手段,对药品及其有关事项进行严格的监督管理,以保证药品质量,维护人民身体健康和用药的合法权益。

(一)药品质量监督管理

药品质量监督管理可简称为药品监督管理,是我国行政监督体系中的一个组成部分。药品监督管理是指行政主体依法定职权,对药品研制、生产、经营、使用、广告、价格等各环节的有关机构和人员等管理相对人遵守药事法律、法规、规章,执行行政决定、命令的情况进行检查,对其生产、经营、使用的药品和质量体系进行抽检、监督,执行行政处罚的行政行为。

(二)药品标准

1.药品标准的含义

药品标准,即药品的质量标准,是指国家对药品质量规格及检验方法等方面所作的技术规定,是药品生产、供应、使用、检验和管理部门共同遵循的法定依据。

凡正式批准生产的药品、辅料以及商品经营的中药材,都要制订标准。

2.国家药品标准

根据《药品管理法》,国家药品标准包括《中华人民共和国药典》和国务院药品监督管理部门颁布的药品标准,但中药饮片中另有一些执行省、自治区、直辖市药品监督管理部门制订的炮制规范。而《药品注册管理办法》规定:"国家药品标准,是指国家为保证药品质量所制订的质量指标、检验方法以及生产工艺等的技术要求,包括国家药品监督管理局颁布的《中华人民共和国药典》、药品注册标准和其他药品标准。"国家药品标准是法定的、强制性标准。

(三)《中华人民共和国药典》简介

《中华人民共和国药典》(the pharmacopoeia of the people's republic of China,英文简写为 Ch.P.),简称《中国药典》,是由国家药典委员会制订和修订,国务院药品监督管理部门颁布的。新中国成立以来,先后共编纂颁布了 11 版《中国药典》,分别为 1953 年版、1965 年版、1977 年版、1985 年版、1990 年版、1995 年版、2000 年版、2005 年版、2010 年版、2015 年版、2020 年版。从 1985 年起,每 5 年修订颁布新版。现行版为《中国药典》2020 年版。

三、我国药品监督管理的主要内容

我国药品的监督管理包括制订和执行药品标准、药品质量的抽查检验、国家基本药物政策、药品注册管理、处方药与非处方药分类管理、药品不良反应报告与监测、药品品种的整顿与淘汰等内容。此处重点介绍国家基本药物政策、处方药与非处方药分类管理、药品不良反应的报告与监测。

(一)国家基本药物政策

(1)国家基本药物的遴选原则:国家基本药物必须是国家药品标准收载的品种,或国家药品监督管理部门批准正式生产的新药及正式批准进口的药品。基本药物在范围上应包括预防、诊断和治疗各类疾病的药物,其数量应占现有上市品种的 40%~50%,各类药物可分为一线药和二线药等。我国遴选国家基本药物的原则是:临床必需、安全有效、价格合理、使用方便、中西药并重。

(2)遴选概况:1979 年,原卫生部开始组织各方面专家组成国家基本药物筛选小组,确定了约 280 种临床常用化学药品为国家基本药物,于 1982 年颁布了以上药品目录。1992 年—1996 年我国原卫生部等五部委共同组织专家再次开展国家基本药物遴选工作,并于 1996 年公布了第一批国家基本药物目录,其中西药 26 类、699 个品种,中药制剂 11 类、1 699 个品种,并同时宣布国家基本药物每 2 年调整 1 次。2004 年调整后,确定的国家基本药物中成药品种,共 11 类1 260 个处方;国家基本药物化学药品、生物制品制剂品种,共 23 类 773 个品种。

(二)处方药与非处方药分类管理

1.我国非处方药的分类

我国的药品分类方式是从所有上市的化学药品和中成药中,遴选出非处方药,发布《国家非处方药目录》,没有入选《国家非处方药目录》的药品均按处方药管理。

我国对化学药品的非处方药分类参照《国家基本药物目录》,根据非处方药遴选原则与特点划分为解热镇痛药、镇静助眠药、抗过敏药与抗眩晕药、抗酸与胃黏膜保护药、助消化药、消胀药、止泻药等 23 类。中成药非处方药分类是参照国家中医药管理局发布的《中医病症诊断疗效标准》,将中成药中符合非处方药遴选原则的 38 种病证分为内科、外科、骨伤科、妇科、儿科、皮肤科、五官科 7 个门类。

2.处方药的管理

(1)处方药的生产与销售管理:处方药生产企业必须具有《药品生产许可证》,其生产品种必须取得药品批准文号。处方药的批发与零售企业必须具有《药品经营许可证》。药品生产、批发企业不得以任何方式直接向病患者推荐、销售处方药。

处方药的销售和购买必须由执业医师或执业助理医师处方,可在医疗机构药房调配、购买、使用,也可凭处方在有《药品经营许可证》的零售药房购买使用。销售处方药的医疗机构与零售药店必须配备驻店执业药师或者药师以上药学技术人员。执业药师或者药师必须对医师处方进行审核。签字后依据处方正确调配、销售处方药。处方药不得采用开架自选方式销售,处方药与非处方药应当分柜台摆放,处方药与非处方药均不得采用有奖销售、附赠药品或礼品销售等方式销售。

(2)处方药的包装、标签、说明书的管理:处方药的包装、标签、说明书的管理必须符合《药品管理法》的规定。国家食品药品监督管理局于2006年颁布了《药品说明书和标签的管理规定》,使处方药包装、标签、说明书的管理有了具体的、可操作性的法规规范。

3.非处方药的管理

(1)非处方药的生产与销售管理:与处方药相同,非处方药的生产企业也必须具有《药品生产许可证》,其生产品种必须取得药品批准文号。凡列入《国家非处方药目录》的品种必须按规定进行审核登记,未经过审核登记的非处方药品种将被停止生产。

经营非处方药品的批发企业和甲类非处方药的零售企业必须具有《药品经营许可证》。经过省级药监部门批准的普通商业企业可以零售乙类非处方药,必须开设专柜,并且配备高中以上文化程度、经专业培训合格的人员。非处方药可以不凭医师处方销售、购买,但患者可以要求在执业药师或药师的指导下购买使用,执业药师或药师应该对患者选购非处方药提供用药指导或提出寻求医师治疗的建议。非处方药可采用开架自选方式销售,但不得采用有奖销售、附赠药品或礼品销售等方式。医疗机构可以根据医疗需要使用或推荐使用非处方药。任何非处方药销售企业均应从合法的渠道采购药品。

(2)非处方药的包装、标签、说明书的管理:非处方药的标签和说明书是指导患者"正确判断适应证、安全使用药品"的重要文件,对其管理必须严格和规范。非处方药的标签和说明书必须经国家食品药品监督管理局批准,非处方药的每个销售单元包装必须附有标签、说明书。非处方药的标签说明书应科学、简明,通俗易懂,便于消费者自行判断、选择和使用。非处方药的包装、标签或说明书上必须印有以下警示语或忠告语:"请仔细阅读药品说明书并按说明书使用或在药师指导下购买和使用"。

(3)非处方药标识的要求:国家规定非处方药必须有特定的标识。我国非处方药专有标识的图案为椭圆形背景下的 OTC 三个英文字母,分为红色(红底白字)和绿色(绿底白字),红底白字的图案用于甲类非处方药,绿底白字的图案用于乙类非处方药以及经营非处方药的企业指南性标志。

4.处方药的广告管理

处方药不得在大众媒体上发布广告,除特殊情况外可以在国家主管部门批准的医药专业媒体上发布广告。

(三)药品不良反应报告与监测

1.药品不良反应(adverse drug reaction,ADR)的概念

根据《药品不良反应报告和监测管理办法》,药品不良反应是指合格药品在正常用法用量下出现的与用药目的无关的或意外的有害反应。新的药品不良反应是指药品说明书中未载明的不良反应。药品严重不良反应是指因服用药品引起以下损害情形之一的反应:①引起死亡。②致癌、致畸、致出生缺陷。③对生命有危险并能够导致人体永久的或显著的伤残。④对器官功能产生永久损伤。⑤导致住院或住院时间延长。

2.我国药品不良反应报告和监测制度

(1)主管部门:国家食品药品监督管理局主管全国药品不良反应监测工作,省、自治区、直辖

市人民政府(食品)药品监督管理局主管本行政区域内的药品不良反应监测工作,各级卫生主管部门负责医疗卫生机构中与实施药品不良反应报告制度有关的管理工作。建立国家和各省级药品不良反应监测中心,负责药品不良反应报告资料的收集、核实、评价、反馈、上报及其他有关工作。

(2)药品不良反应的报告:我国对药品不良反应实行逐级、定期报告制度,必要时可以越级报告。

报告的范围:新药监测期内的药品应报告该药品发生的所有不良反应;新药监测期已满的药品,报告该药品引起的新的和严重的不良反应。进口药品自首次获准进口之日起5年内,报告该进口药品发生的所有不良反应;满5年的,报告该进口药品发生的新的和严重的不良反应。

报告程序:药品生产、经营企业和医疗卫生机构必须指定专(兼)职人员负责本单位生产、经营、使用药品的不良反应报告和监测工作,发现可能与用药有关的不良反应应详细记录、调查、分析、评价、处理,并填写《药品不良反应/事件报告表》,每季度集中向所在地的省、自治区、直辖市药品不良反应监测中心报告,其中新的或严重的药品不良反应应于发现之日起15天内报告,死亡病例须及时报告;群体不良反应,应立即向所在地的省、自治区、直辖市(食品)药品监督管理局、卫生厅(局)以及药品不良反应监测中心报告。进口药品在其他国家和地区发生新的或严重的不良反应,代理经营该进口药品的单位应于不良反应发现之日起1个月内报告国家药品不良反应监测中心。个人发现药品引起的新的或严重的不良反应,可直接向所在地的省、自治区、直辖市药品不良反应监测中心或(食品)药品监督管理局报告。

(张胜群)

第二节　药物制剂管理

一、物料管理

(1)制定制剂配制所用物料和中药材的购入、储存、发放与使用等管理制度。原辅料不得对制剂质量产生不良影响,并应合理储存与保管。

(2)各种物料要严格管理:①合格物料、待验物料及不合格物料应分别存放,并有易于识别的明显标志。②各种物料应按其性能与用途合理存放。对温度、湿度等有特殊要求的物料,应按规定条件储存。挥发性物料的存放,应注意避免污染其他物料。各种物料不得露天存放。③物料应按规定的使用期限储存,储存期内如有特殊情况应及时检验。不合格的物料,应及时处理。

(3)制剂的标签、使用说明书必须与药品监督管理部门批准的内容、式样、文字相一致,不得随意更改,并应专柜存放,专人保管。

二、卫生管理

(1)制剂室应有防止污染的卫生措施和卫生管理制度,并由专人负责。配制间不得存放与配制无关的物品,配制中的废弃物应及时处理。更衣室、浴室及盥洗室的设置不得对洁净室产生污染。配制间和制剂设备、容器等应有清洁规程,洁净室应定期消毒,使用的消毒剂不得对设备、物料和成品产生污染。消毒剂品种应定期更换,防止产生耐药菌株。

(2)工作服的选材、式样及穿戴方式应与配制操作和洁净度级别要求相适应。洁净室工作服的质地应光滑、不产生静电、不脱落纤维和颗粒性物质。无菌工作服必须包盖全部头发、胡须及脚部,能阻留人体脱落物,并不得混穿。不同洁净度级别房间使用的工作服应分别定期清洗、整理,必要时应消毒或灭菌,洗涤时不应带入附加的颗粒物质。

(3)洁净室仅限于在该室的配制人员和经批准的人员进入。进入洁净室的人员不得化妆和佩戴饰物,不得裸手直接接触药品。

(4)配制人员应建立健康档案,每年至少体检一次。传染病、皮肤病患者和体表有伤口者不得从事制剂配制工作。

三、文件管理

(1)制剂室应根据有关法规要求建立和制订制剂文件系统。建立文件的管理制度,文件的制订、审查和批准的责任应明确,并有责任人签名。

(2)制剂室应有《医疗机构制剂许可证》及申报文件、验收、整改记录;制剂品种申报及批准文件,制剂室年检、抽验及监督检查文件及记录应装订成册,备查。

(3)医疗机构制剂室应有配制管理、质量管理的各项制度和记录:①制剂室操作间、设施和设备的使用、维护、保养等制度和记录。②物料的验收、配制操作、检验、发放、成品分发和使用部门及患者的反馈、投诉等制度和记录。③配制返工、不合格品管理、物料退库、报损、特殊情况处理等制度和记录。④留样观察制度和记录。⑤制剂室内外环境、设备、人员等卫生管理制度和记录。

(4)制剂配制管理文件:①制定配制规程和标准操作规程。配制规程包括制剂名称、剂型、处方、配制工艺的操作要求,原料、中间产品、成品的质量标准和技术参数及储存注意事项,成品容器、包装材料的要求等。标准操作规程:配制过程中涉及的单元操作(如加热、搅拌、振摇、混合等)具体规定和应达到的要求。②配制记录,包括编号、制剂名称、配制日期、制剂批号、有关设备名称与操作记录、原料用量、成品和半成品数量、配制过程的控制记录及特殊情况处理记录和各工序的操作者、复核者、清场者的签名等。配制记录应完整归档,至少保存2年备查。

(5)配制制剂主要的质量管理文件:物料、半成品、成品的质量标准和检验操作规程,制剂质量稳定性考察记录,检验记录,质量检验记录应完整归档,至少保存2年备查。

四、配制管理

(1)制剂配制规程和标准操作规程不得任意修改,如需修改时必须按规定程序办理修订、审批手续。

(2)每批制剂均应编制制剂批号。应按投入和产出的物料平衡对每批制剂进行检查。同批制剂在规定限度内应具有同一性质和质量。

(3)每次配制后应清场,并填写清场记录,每次配制前应确认无上次遗留物。不同制剂的配制操作不得在同一操作间同时进行;如确实无法避免时,必须在不同的操作台配制,并应采取防止污染和混淆的措施。

(4)每批制剂均应有反映配制各个环节的完整记录,操作人员应及时填写记录,填写字迹清晰、内容真实、数据完整,并由操作人、复核人及清场人签字。记录应保持整洁,不得撕毁和任意涂改。需要更改时,更改人应在更改处签字,并需使被更改部分可以辨认。

(5)新制剂的配制工艺及主要设备应按验证方案进行验证。当影响制剂质量的主要因素(如配制工艺或质量控制方法、主要原辅料、主要配制设备等)发生改变,以及配制一定周期后,应进行再验证。所有验证记录应归档保存。

五、质量管理

(1)质量管理组织应负责制剂配制全过程的质量管理。

(2)药检室负责制剂配制全过程的检验。主要包括:①制定和修订物料、中间品和成品的内控标准和检验操作规程,制定取样和留样制度。②制定检验用设备、仪器、试剂、试液、标准品(或参考品)、滴定液与培养基及试验动物等管理办法。③对物料、中间品和成品进行取样、检验、留样,并出具检验报告。④监测洁净室(区)的微生物数和尘粒数。⑤评价原料、中间品及成品的质量稳定性,为确定物料储存期和制剂有效期提供数据。

(3)质量管理组织应按预定的程序和规定的内容定期组织自检,自检应有记录并写出自检报告,包括评价及改进措施等。

六、使用管理

(1)按照食品药品监督管理部门制定的原则并结合剂型特点、原料药的稳定性和制剂稳定性试验结果规定制剂使用期限,并得到批准。

(2)制剂配发必须有完整的记录或凭据。内容包括领用部门、制剂名称、批号、规格、数量等。制剂在使用过程中出现质量问题时,制剂质量管理组织应及时进行处理,出现质量问题的制剂应立即召回,并填写召回记录。召回记录应包括制剂名称、批号、规格、数量、召回部门、召回原因、处理意见及日期等。

(3)制剂使用过程中发现的不良反应,应按《药品不良反应报告和监测管理办法》的规定予以记录,填表上报。保留病历和有关检验、检查报告单等原始记录至少1年备查。

(4)医疗机构制剂一般不得在医疗机构间调剂使用。发生灾情、疫情、突发事件或者临床急需而市场没有供应时,需要调剂使用的,必须提出申请,说明使用理由、期限、数量和范围,并报送有关资料。属省级辖区内医疗机构制剂调剂的,必须经所在地省、自治区、直辖市食品药品监督管理部门批准;属国家食品药品监督管理总局规定的特殊制剂及省、自治区、直辖市之间医疗机构制剂调剂的,必须经国家食品药品监督管理总局批准。

取得制剂批准文号的医疗机构应当对调剂使用的医疗机构制剂的质量负责。接受调剂的医疗机构应当严格按照制剂的说明书使用制剂,并对超范围使用或者使用不当造成的不良后果承担责任。

七、《医疗机构制剂许可证》的管理

(1)《医疗机构制剂许可证》是医疗机构配制制剂的法定凭证,应当载明证号、医疗机构名称、医疗机构类别、法定代表人、制剂室负责人、配制范围、注册地址、配制地址、发证机关、发证日期和有效期限等项目。其中由食品药品监督管理部门核准的许可事项:制剂室负责人、配制地址、配制范围、有效期限。任何单位和个人不得伪造、编造、买卖、出租和出借《医疗机构制剂许可证》。

(2)《医疗机构制剂许可证》变更分为许可事项变更和登记事项变更:①许可事项变更是指制

剂室负责人、配制地址、配制范围的变更。登记事项变更是指医疗机构名称、医疗机构类别、法定代表人、注册地址等事项的变更。②医疗机构变更《医疗机构制剂许可证》许可事项的,在许可事项发生变更前30天,向原审核、批准机关申请变更登记。原发证机关应当自收到变更申请之日起15个工作日内作出准予变更或者不予变更的决定。③医疗机构增加配制范围或者改变配制地址的,应当按规定提交材料,经省、自治区、直辖市食品药品监督管理部门验收合格后,办理《医疗机构制剂许可证》变更登记。④医疗机构变更登记事项的,应当在有关部门核准变更后30天内,向原发证机关申请《医疗机构制剂许可证》变更登记,原发证机关应当在收到变更申请之日起15个工作日内办理变更手续。⑤《医疗机构制剂许可证》变更后,原发证机关应当在《医疗机构制剂许可证》副本上记录变更的内容和时间,并按变更后的内容重新核发《医疗机构制剂许可证》正本,收回原《医疗机构制剂许可证》正本。

(3)《医疗机构制剂许可证》有效期届满需要继续配制制剂的,医疗机构应当在有效期届满前6个月,向原发证机关申请换发《医疗机构制剂许可证》。

(4)医疗机构终止配制制剂或者关闭的,由原发证机关缴销《医疗机构制剂许可证》,同时报国家食品药品监督管理总局备案。

(5)遗失《医疗机构制剂许可证》的,持证单位应当在原发证机关指定的媒体上登载遗失声明并同时向原发证机关申请补发。遗失声明登载满1个月后原发证机关在10个工作日内补发《医疗机构制剂许可证》。

(6)医疗机构制剂室的关键配制设施等条件或药检室负责人及质量管理组织负责人发生变更的,应当在变更之日起30天内报所在地省、自治区、直辖市食品药品监督管理部门备案。

(魏昌玲)

第三章 神经系统临床用药

第一节 促 智 药

促智药又称认知增强剂,是一类改善记忆障碍、智力损害,促进认知功能恢复的药物。主要用于治疗阿尔茨海默病(Alzheimer's disease,AD)、血管性痴呆、混合性痴呆及轻度认知功能损害。鉴于 AD 病因不明,故目前临床应用的治疗药物仍以对症为主,包括胆碱酯酶抑制剂、抗氧化剂、脑细胞代谢激活剂、脑血循环促进剂、谷氨酸受体阻滞剂和雌激素等。但这些药物治疗 AD 的作用机制尚不确切,作用靶位又不专一,疗效有限,还有待开发新型药物。

一、胆碱酯酶抑制剂

(一)概述

胆碱酯酶抑制剂(acetyl cholin esterase inhibitor,AChEI)是一类间接增强乙酰胆碱(acetyl choline,ACh)功能药物。AChEI 能与乙酰胆碱酯酶(acetyl cholinesterase,AChE)结合,形成水解较慢的复合物,使 AChE 活性受抑制,导致末梢释放的 ACh 不被水解,产生拟胆碱作用。

自 1993 年美国食品和药品监督管理局(FDA)批准他克林作为治疗 AD 的第一个药物,从此引发世界对治疗 AD 药物的开发与应用研究热潮。他克林属于 AChEI,通过阻断 AChE,改善患者的认知功能。AChEI 可分为三类。①非共价结合的抑制剂:与 AChE 的活性位点以可逆的、非共价的形式结合。对 AChE 的亲和力较强,亲脂性强,易透过血-脑屏障,可抑制中枢神经系统内 AChE 的活性,并有作用时间长的特点。包括吖啶类他克林、哌啶类多奈哌齐。②氨甲酰类抑制剂:如利斯的明,也具有易通过血-脑屏障,作用时间长的特点。③菲样生物碱类:包括加兰他敏等。

AD 病因不明,其发病机制复杂。病理学研究显示,AD 患者大脑皮质弥漫性萎缩、沟回增深、脑室扩大,神经元大量减少。并可见老年斑、神经元纤维缠结,颗粒性空泡小体等病理性改变,胆碱乙酰化酶和 ACh 含量显著减少。20 世纪 70 年代以来,发现 AD 患者脑胆碱能神经元功能障碍,它的退变成为疾病过程的中心问题之一。由此,提出 AD 的胆碱能假说,这种假说认为,AD 的认知障碍与中枢胆碱能功能缺陷相关。其根据:①皮质和海马胆碱能神经元减少。

②脑的胆碱乙酰转移酶(choline acetyltransferase,ChAT)活性减少。③胆碱能缺陷与认知损害密切相关。在研究学习、记忆障碍的动物模型中,用物理或化学方法破坏基底前脑复合体的胆碱能神经元的胞体,可引起动物学习、记忆能力下降。病理研究显示,迈纳特基底核胆碱能神经元明显减少,神经元丢失的程度与学习、记忆障碍的程度密切相关。④AChEI 能改善 AD 患者的症状。中枢胆碱能功能的缺陷,可由 ACh 前体物质缺乏,ChAT 活性降低,AChE 活性增加,或突触后 ACh 受体和受体后信号转导过程障碍等原因所致。实际上,上述各环节都有不同程度的缺陷。AD 的治疗能通过纠正这些缺陷,来改善胆碱能神经元功能。

可采用以下 3 种方法。①增加胆碱能前体和促 ACh 释放剂:胆碱和卵磷脂是合成 ACh 的前体,因 AD 患者脑内缺少 ChAT,目前临床试验结果并不令人满意;促 ACh 释放剂孟替瑞林正处于临床试验阶段。②受体激动剂:AD 的重要病理变化是胆碱能系统退行性变,其中以前脑基底部到海马和皮质的投射部位特别明显,这些区域退行性变的程度和认知功能的丧失相关。在海马和皮质的突触后毒蕈碱受体大部分无损害,应用毒蕈碱激动剂直接刺激突触后受体,使胆碱功能得到部分恢复。早期临床试验中,用槟榔碱、氧化震颤素、甲氨酰甲基胆碱等毒蕈碱激动剂的结果令人失望。新药有呫诺美林、米拉美林和 SB202026 等,正处在临床试验的早期。③AChEI:目前认为,最有效的药物作用靶位是抑制胆碱酯酶活性,即 AChEI。

经国际多中心、随机对照试验,AChEI 被认为是当前治疗 AD 的主要药物。其应用范围为早、中期 AD 患者,AChEI 可改善认知功能,延缓病程 1~2 年,并不能阻止疾病的进展。AChEI 对 AD 治疗仅是对症治疗,使 ACh 在突触维持一定水平。有关轻度认知障碍及其他痴呆的应用效果还需进一步研究。目前,虽然对 AD 治疗尚无肯定有效的治愈方法,近 10 年来 AChEI 的发展带来一些希望。但这些药物的前景尚难预测,疗效、不良反应、价格三大因素是决定药物前景的关键。他克林因其肝脏毒性严重、高剂量、半衰期短等原因,在我国临床应用已趋淘汰。多奈哌齐、利斯的明和加兰他敏,经过系统和规范的临床研究证实,确有临床疗效,目前已成为治疗 AD 的主要药物。

(二)多奈哌齐

多奈哌齐(安理申)属六氧吡啶类氧化物,是一种有哌啶基的可逆性胆碱酯酶抑制剂。由日本卫材公司开发,是 1996 年 11 月美国食品和药品监督管理局(FDA)批准上市的第 2 个 AChEI。化学名为(±)-2,3-双羟基-5,6-二甲氧基-2-[(1-苯甲基-4-哌啶基)甲基]-1H-茚-1-酮盐酸盐。分子结构见图 3-1。

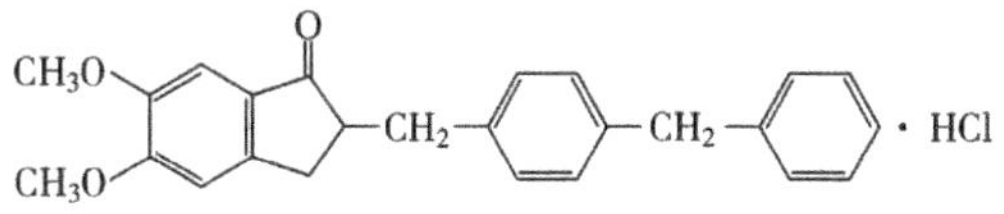

图 3-1 盐酸多奈哌齐分子结构式

1.药理学

多奈哌齐主要作用机制为可逆性、高度选择性抑制脑内乙酰胆碱酯酶对乙酰胆碱的水解,使突触间隙的乙酰胆碱增加,增强中枢神经系统乙酰胆碱能作用。中枢乙酰胆碱主要分布海马、脑皮质和杏仁核等区,参与大脑的学习和记忆功能。

多奈哌齐的选择性作用,主要作用于中枢神经系统,而对外周心肌、小肠平滑肌等无作用。胆碱酯酶按生化性质可分为两种,即乙酰胆碱酯酶(AChE)和丁酰胆碱酯酶(Butyryl Cholinesterase,BuChE）。BuChE 分布广泛,包括心血管、呼吸、消化、生殖和泌尿等系统,对中枢神经系统功能影响小。药理学研究,多奈哌齐对 AChE 的半数抑制浓度（IC_{50}）为 $(5.70±0.2)$ nmol/L,对 BuChE 的 IC_{50} 为 $(7\,138.0±133)$ nmol/L,BuChE 与 AChE 的比值为 1 250,由此可以看出多奈哌齐对 AChE 的选择性好。BuChE 与外周胆碱能作用有关,表明多奈哌齐具有良好的中枢神经系统效应,而很少有外周胆碱能的不良效应。口服多奈哌齐对脑内胆碱酯酶产生抑制作用,呈剂量效应关系,而对心脏和消化道中胆碱酯酶没有显著的抑制作用,明显优于他克林和毒扁豆碱。AD 患者服用多奈哌齐 3 mg/d 及 5 mg/d,12 周后发现对红细胞中的 AChE 的产生明显的抑制作用。当药物达稳态浓度时,对 AChE 的抑制作用分别为 44% 及 64%,并与认知功能的改善有关。对 AChE 抑制效应的研究,Rogers 报道多奈哌齐的血浆浓度和红细胞 AChE 抑制作用之间的关系,血浆浓度在 50～75 ng/mL,酶活性抑制在 76.7%～83.5% 是药物治疗有效的标志。

2.药代学

口服吸收良好,进食不影响药物的吸收,生物利用度为 100%。达峰浓度时间（t_{max}）3～4 小时。不同剂量和曲线下面积（AUC）呈线性关系。血浆浓度达到一定水平后,再增加浓度并不能明显抑制红细胞的 AChE 活性。表明血浆中达到相当高浓度后,就不需要增加剂量,而只需要维持量即可。稳态分布容积为 12 L/kg。血浆蛋白结合率为 96%,主要是清蛋白（75%）和 $α_1$ 酸性糖蛋白（21%）。多次给药可在 15 天内达到稳态。消除半衰期（$t_{1/2}$）约 70 小时。在肝脏内由 CYP3D4 和 2D6 代谢,并经葡萄糖醛酸化过程。在给药 10 天后,多奈哌齐原型及其 4 种代谢产物,从尿中排出占 57%,从肠道排出占 15%。其代谢产物 6-O-去甲基-多奈哌齐（11%）具有药理活性,其他代谢产物的作用尚未明确。有肝脏疾病（酒精性肝硬化）的患者肝脏清除率比健康人低 20%。肾脏病对清除率无影响。

3.临床药物试验

Rogers 等在美国 20 个单位 473 例患者入组,分为多奈哌齐 5 mg/d 组、10 mg/d 组和安慰剂组,进行为期 24 周的双盲对照试验。入组符合 DSMⅢ-R AD 诊断标准。评定工具应用阿尔茨海默病评定量表认知分量表（alzheimer's disease assessment scale-cognitive subscale,ADAS-cog）、临床医师问卷为基础加照料者反应的病情改变的印象（clinician's inter view-based impression of change plus caregiver in put,CIBIC plus）、简易智力状态检查（mini-mental status examination,MMSE）、boxes 测量法临床痴呆评分总和（clinical dementia rating-sum of the boxes measure,CDR-SB）和日常生活能力量表（activities of daily living assessment,ADL）。24 周后结果,多奈哌齐治疗组患者的 ADAS-cog 评分比安慰剂组患者高。其中 5 mg/d 组与 10 mg/d 组之间差异没有统计意义。CIBIC plus 评分在统计学上也有利于多奈哌齐组。其他各项评定结果药物治疗组均有改善。

另有三篇报道应用剂量的研究,研究一收集 161 例,年龄 55～85 岁,分为多奈哌齐 1 mg/d 组、3 mg/d 组、5 mg/d 组和安慰剂组,治疗 12 周,应用 ADAS-cog、ADL、MMSE、CDR-SB 评定,结果 5 mg/d 组在改善认知功能比其他三组有效。研究二在 24 个中心进行 15 周双盲临床试验,468 例,年龄≥50 岁,分为多奈哌齐 5 mg/d、10 mg/d 和安慰剂组,应用 ADAS-cog、CIBIC plus 评定,结果 5 mg/d 组和 10 mg/d 组均能改变认知功能,但 5 mg/d 组与 10 mg/d 组之间 ADAS-cog 评分无显著性差异。研究三有 450 例患者,分为多奈哌齐 5 mg/d、10 mg/d 和安慰剂,使用 ADAS-cog、CIBIC plus、MMSE 和 CDR-SB 评定,结果 5 mg/d 和 10 mg/d 均改善认知功能,两组间无明显差别。治疗效果在停药后 6 周减少。

多奈哌齐的临床疗效评价,多数研究报道认为用于治疗轻至中度的 AD 患者,在改善认知功能方面有肯定效果。但曾由英国卫生部支持"AD2000"的临床试验,是一项随机、双盲、安慰剂对照,历时 5 年的研究。共纳入 565 例轻、中度 AD,随机分为多奈哌齐和安慰剂组。结果显示,在治疗最初 2 年内,多奈哌齐组患者的认知功能和生活能力有所改善。但在治疗 3 年后,多奈哌齐组有 42% 和安慰剂组有 44% 被送入专业护理机构而中止研究,两组生活能力丧失的速度没有差异,两组疾病进展率分别为 58% 和 59%,表明远期效果并不理想。有关长期疗效尚需进一步研究。

4.剂量和用法

多奈哌齐片剂,白色为 5 mg,黄色为 10 mg。起始剂量,每天 5 mg,一次服。通常在晚上服用,血浆峰浓度出现在入睡后,可减少消化道的不良反应。对于有失眠的患者,则在白天服用。根据临床开放试验,用 6 周时间将剂量加至 10 md/d 时,其不良反应发生率与 5 mg/d 组没有显著差异。一般治疗剂量为 5 mg/d,部分患者需要 10 mg/d。老年患者因其药代学改变导致半衰期延长,使用 5 mg/d 的剂量更为适宜。有轻度肝肾功能损害,不需调整剂量。

5.不良反应

常见有腹泻、恶心、呕吐、失眠、肌肉痛性痉挛、疲倦和厌食。这些不良反应通常很轻,持续短暂,继续治疗可缓解。总体来看,多奈哌齐耐受性较好。用 5 mg/d 治疗时,因不良反应而停止治疗的发生率与安慰剂接近。临床试验中,中止治疗常见的不良反应是恶心、腹泻和呕吐。多奈哌齐通常不引起肝脏毒性反应,这明显优于他克林。对心脏疾病、室上性心律失常、哮喘或阻塞性肺部疾病有影响,有增加消化道出血危险。与抗胆碱能药、琥珀酰胆碱类肌肉松弛药可能有相互作用。

(三)利斯的明

利斯的明(卡巴拉汀,艾斯能)是氨基甲酸类衍生物,属于第二代胆碱酯酶抑制剂(AChEI)。由瑞士诺华公司开发。化学名称:(S)-氮-乙基-3-[(1-二甲氨基)乙基]-氮-甲氨基甲酸苯酯。分子结构式如图 3-2。

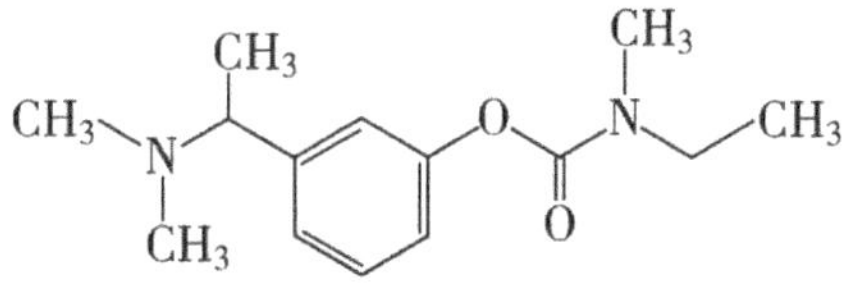

图 3-2 利斯的明分子结构

1.药理学

(1)选择性作用:在体内、外试验证明,利斯的明在中枢神经系统对 AChE 抑制具有选择性。动物试验表明,本品抑制皮质和海马的作用明显强于脑的其他部位。在健康志愿者研究中,顿服 3 mg,1.5 小时内,脑内 AChE 活性抑制近 40%。对脑 AChE 的亲和力是外周的 10 倍,而外周红细胞和血浆中 AChE 活性几乎不受影响,表明本品引起心血管系统和肌肉痉挛等外周不良反应较少。AChE 存在不同亚型,在脑内以 G_1 和 G_4 亚型最丰富。在 AD 患者脑中 G_1 和 G_4 之比较正常人升高。有研究显示,本品对 G_1 型有选择性作用,对 G_1 型的抑制作用是 G_4 型的 6 倍。

(2)对 BuChE 的抑制作用:BuChE 主要分布在周围器官,在中枢神经系统含量很少,但 BuChE 可能与 AChE 一起协同调节中枢 ACh 水平。Kenndey 等研究显示,应用利斯的明后,脑脊液中 BuChE 明显减少，认知功能显著改善。由此推测本品作用机制具有中枢 AChE 与 BuChE 双重抑制作用。

（3）作用时间长：利斯的明是一种新型"假性不可逆性"AChE 抑制剂，它与 AChE 的酯侧结合，并使其降解，在与 AChE 形成氨基甲酰化复合物时，AChE 处于被抑制状态，直到酯位上的甲酰基部分被羟基取代才恢复其活性。利斯的明的氨基甲酸酯分子与酶的酯化位点拆离缓慢，即产生所谓的"假性不可逆"性抑制。结果在 10 小时内阻止了 ACh 的进一步水解，使其作用时间延长。

2.药代学

口服吸收迅速，几乎完全被吸收。服后 1 小时达峰浓度，与食物同用，血浆峰浓度延后 90 分钟。老年人吸收缓慢，1～2 小时达峰浓度。服用 3 mg 绝对生物利用度约 36%，生物利用度随剂量增高。蛋白结合率 40%。易通过血-脑屏障，表观分布容积为 1.8～27 L/kg，大于全身水体积，表明分布到血管外腔隙。

代谢主要通过胆碱酯酶代谢，本品与 AChE 作用产生酚类降解物，这种降解物仅有微弱（<10%）的胆碱酯酶抑制作用。对代谢酶影响小，其代谢不依赖肝微粒体 P450 酶灭活，很少发生药物相互作用。半衰期为 10 小时，每天 2 次给药。其代谢物主要由肾脏排泄，服用示踪标记的本品 24 小时内>90% 经肾脏迅速排出，尿中未发现原型药物。仅 1% 由粪便排泄。快速清除，而无蓄积作用，停药 24 小时内可恢复正常 AChE 功能。

在肝硬化患者，利斯的明及其代谢产物的曲线下面积（AUC）比正常人分别高 23 倍和 0.8 倍。说明肝损害时代谢减少，严重肝损害时应注意。轻、中度肾损害患者的 AUC 比健康人高 2 倍，根据个体耐受调整剂量后，未见两组间 AUC 存在显著差异。

3.临床药物试验

Anand 等设计主要用以评价利斯的明治疗 AD 的有效性和安全性方案，有 3 300 例纳入为期 6 个月，双盲、对照和长期随访研究。结果：①利斯的明能改善认知功能，6 个月试验后，统计结果显示疗效显著。轻到中度 AD 患者的认知功能临床上有相对提高，包括语言能力、单词回忆、单词识认、定向和记忆测验。ADAS-cog 评分均值有显著提高，在第 6 个月，服用 6～12 mg/d 治疗组与安慰剂组比较 ADAS-cog 评分平均相差 4.9 分。②日常生活活动能力，应用进展性恶化量表（PDS），是一种区域特异性 ADL 评价方法。6 个月后，PDS 评分安慰剂组下降 5.2 分，利斯的明组下降 1 分，表明利斯的明治疗可使 ADL 衰退延缓。③总体执行功能，是对认知、行为和执行功能进行的临床评估，常用工具 CIBIC-plus。服用 6～12 mg/d 组与安慰剂组相比，证实有明显改善。

Rosler 等在欧洲和南美洲 45 个中心进行前瞻性、双盲对照，把 725 例轻、中度 AD 患者随机分为利斯的明 1～4 mg/d 低剂量组 243 例，6～12 mg/d 高剂量组 243 例，安慰剂组 239 例。经 6 个月治疗，结果 ADAS-cog 评分改变高剂量组（24%）显著高于安慰剂组（16%），CIBIC-plus 高剂量组（37%）显著高于安慰剂组（20%）。PDS 衡量改善状况，两组间具有统计学意义的差异（$P<0.01$）。

Spenser 等综合三篇Ⅱ、Ⅲ期临床试验，有 1 479 例接受不同剂量利斯的明治疗，并以安慰剂 647 例做对照。结果显示，利斯的明能明显改善患者的认知功能，减缓总体功能衰退，延长日常生活能力的时间，并减轻病情严重程度。剂量 6～12 mg/d 疗效最显著，一般在第 12 周起效。

4. 剂量和用法

利斯的明胶囊剂,有 1.5 mg、3 mg、4.5 mg 和 6 mg 四种规格。本品适用于轻度、中度阿尔茨海默病。对血管性痴呆的治疗尚未见报道。

开始剂量 1.5 mg,每天 2 次。两周后耐受良好,剂量递增到 3~6 mg,每天 2 次。调整剂量时,注意患者耐受能力。加药过程中出现不良反应,应减量。最高治疗剂量为 6 mg,每天 2 次。推荐在早、晚进食时服用。

注意:①病态窦房结综合征或伴严重心律失常患者慎用。②溃疡患者应注意观察。③不宜与拟胆碱能药合用。

5. 不良反应

常见不良反应恶心、呕吐、食欲缺乏、眩晕、腹泻和头痛。多为轻到中度,持续时间有限,常发生在治疗开始的前几周,继续治疗症状可消失。采用进食时服药可以改善。如症状明显,不能耐受则减少剂量。不良反应发生频率与程度和剂量相关。

对心电图及肝功能无影响,不需特殊监护。肝肾功能减退的患者一般不必调整剂量。

本品安全性高,服药过量,出现恶心、呕吐和腹泻,多数不需要处理。乙酰胆碱酯酶抑制作用周期约 9 小时,对无症状的用药过量患者,在随后 24 小时内不应继续用药。严重过量患者可使用阿托品,初始剂量为 0.03 mg/kg 静脉注射。1 例一次服用 46 mg,24 小时内完全恢复正常。目前未见因服过量中毒死亡的报道。

二、抗氧化剂

AD 患者脑内老年斑的核心成分是 β 淀粉样蛋白,它能引起自由基大量产生,可导致神经细胞死亡。氧化代谢生成的自由基和其他一些含氧化合物如过氧化氢等总称为活性氧物质。活性氧物质在神经退行性疾病中发挥重要作用。机体在代谢过程中可产生自由基,由于它带有不成对电子,因此很容易与蛋白和脂质发生反应而破坏细胞膜和组织。抗氧化剂具有减少自由基生成和保护神经元免受自由基损害的作用。

(一)维生素 E

维生素 E(vitamin E,生育酚)有很强的抗氧化作用,能够清除自由基,保护细胞内过氧化氢酶和过氧化物酶的活性,减少脑细胞中脂褐素的形成,有助于延缓衰老过程。动物试验显示,维生素 E 能延缓神经细胞损害和死亡,可促进人体新陈代谢,增强机体活力,推迟细胞衰老。

临床研究认为,维生素 E 对延缓衰老和痴呆的进展有效。一项流行病学调查结果,高剂量维生素 E 与 AD 的低发生率有显著相关性。支持抗氧化剂能延缓 AD 的观点。另一项多中心、双盲随机临床试验,应用维生素 E 1 000 U,每天 2 次,治疗中度 AD 患者,结果可使患者病情进展延缓 7 个月,但不能改善患者总体情况。Sano 等对 341 例门诊 AD 患者随机分为维生素 E 2 000 U/d 组,司来吉兰 10 mg/d 组,两药联合组和安慰剂组。结果显示,三个治疗组与安慰剂比较在死亡、住院和日常活动能力的终点时间有显著的延迟。与安慰剂比较维生素 E 组延长 230 天,司来吉兰组 215 天,联合治疗组 145 天。但三个治疗组的认知功能均没有显著性改变。

胶丸剂:5 mg;100 mg。每次口服 10~100 mg,每天 2~3 次。

大剂量可引起恶心、呕吐、唇炎、口角炎、眩晕和视力模糊、性腺功能障碍,低血糖等。

长期大剂量(200~600 mg/d),可引起血栓性静脉炎、肺栓塞和下肢水肿等。因此,应限制大剂量应用。

(二)银杏叶提取物

银杏叶提取物(金纳多、天保宁、达纳康和舒血宁)能阻止自由基所致的损害,是一种抗氧化剂。有效成分为银杏黄酮苷和萜类化合物。

Packer等提出,银杏叶提取物具有抗氧化和拟胆碱能作用。它可以清除体内过多的自由基,抑制细胞膜的脂质过氧化反应,保护细胞膜,防止自由基对机体的损害。通过刺激儿茶酚胺的释放和抑制其降解及刺激前列环素和内皮舒张因子的形成而产生动脉舒张作用,增加血流量。增加缺血组织对氧及葡萄糖的供应量,增加中枢毒蕈碱受体数量,增强中枢胆碱能系统的功能。

口服易吸收,生物利用度60%~70%,半衰期4~5小时,大部分经肾脏排出,29%从粪便排出。

Le Bar等对263例符合DSM-Ⅲ-R AD诊断标准入组,有137例完成52周观察,结果银杏叶组有78例(50%),对照组有59例(38%)在日常生活和社会行为评估中有轻微提高,对照组相对于基线显示有明显恶化,结果有统计意义。而CGI-C和ADAS-cog量表中未见显著性差异。

临床上适用于AD,血管性痴呆和混合性痴呆,可改善认知功能,但对严重痴呆者效果不显著。

剂量与用法:片剂,每片40 mg;针剂,17.5 mg/5 mL。口服剂量40~80 mg,每天3次。静脉注射,每次5~10 mL,每天1~2次。静脉滴注时用生理盐水,葡萄糖或右旋糖酐-40稀释。

不良反应:少见,可有易激惹、情绪不稳,罕有胃肠不适、头痛、血压下降和变态反应。静脉注射时应变换注射部位,以防静脉炎。

(三)司来吉兰

司来吉兰(司立吉林、克金平)是单胺氧化酶-B抑制剂。老年人单胺氧化酶-B(MAO-B)的活性增高,以海马、顶叶和颞叶皮质最明显。MAO-B在脑内参与生物源性脱氨作用,通过抑制MAO-B活性减少自由基形成,具有神经元保护作用。又可增加儿茶酚胺水平,增强记忆功能。

有六项随机双盲临床试验,应用司来吉兰治疗500例痴呆患者,研究期限为1~24个月。其中Sano等样本最大,以司来吉兰、维生素E与安慰剂对照研究。结果显示,司来吉兰与维生素E在延缓病情进展疗效相似,均比安慰剂好。另有五项自身交叉对照研究,均证实司来吉兰的疗效。一项对341例中度痴呆患者的多中心、双盲对照试验,单用维生素E 1 000 U,每天2次。单用司来吉兰5 mg,每天2次。经2年观察,均可延缓痴呆的进展速度。

司来吉兰可用于治疗痴呆患者,尤其适用于不宜应用胆碱酯酶抑制剂的患者。

片剂:每片5 mg。每次5 mg,每天2次,早、午服用。推荐剂量5~10 mg/d,分次服。

不良反应:主要是直立性低血压,严重者不能耐受。部分患者可出现焦虑、易激惹、眩晕、失眠、口干、腹痛、恶心、呕吐。

本品不宜与5-羟色胺再摄取抑制剂、三环类抗抑郁剂、哌替啶配伍使用,联合应用可出现精神症状、癫痫、高血压危象严重的相互作用。

三、促脑代谢及脑循环药

(一)吡拉西坦

吡拉西坦(脑复康,吡乙酰胺,酰胺吡酮)是氨基丁酸的衍生物。在促智药临床研究中,常作为阳性对照药物。

吡拉西坦直接作用于大脑皮质,具有激活、保护和修复神经细胞的功能。通过激活腺苷酸激酶,促使脑内 ADP 转化为 ATP。增加大脑对氨基酸、蛋白质、葡萄糖的吸收和利用,促进脑细胞代谢,改善脑功能。它影响胆碱能神经元兴奋传递,促进乙酰胆碱合成,具有改善学习、记忆和回忆功能。

其适用于治疗轻度认知功能障碍,轻、中度痴呆,以及脑缺氧、脑外伤、脑卒中、药物中毒、一氧化碳中毒引起的记忆、思维障碍。

口服吸收快,30～40 分钟达峰浓度,生物利用度大于 90%,易透过血-脑屏障及胎盘屏障,半衰期为 5～6 小时。98% 以原形从尿排出,仅 2% 从粪便排出。

剂量和用法如下。片剂:0.4 g、0.8 g;胶囊:0.2 g;口服液:0.4 g∶10 mL、0.8 g∶10 mL;注射剂:1 g∶5 mL、2 g∶10 mL、3 g∶15 mL、4 g∶20 mL。

口服 0.8～1.6 g,每天 3 次,6 周为 1 个疗程。静脉滴注 8 g/d。

不良反应轻微,偶有口干、食欲缺乏、呕吐、失眠、荨麻疹等。大剂量时出现失眠、头晕、呕吐、过度兴奋,停药后恢复。锥体外系疾病、亨廷顿病禁用。

(二)茴拉西坦

茴拉西坦(阿尼西坦,三乐喜,脑康酮)属于 2-吡咯烷酮衍生物。1978 年由瑞士 Roche 公司开发,1988 年在日本上市。化学名为 1-(4-甲氧基苯酰基)-2-吡咯烷酮。

选择性作用于大脑,促进和增强记忆。动物模型研究中,被动或主动逃逸、选择性行为反应和迷宫学习试验,均显示茴拉西坦对学习和记忆的作用。研究表明,本品可以激活丘脑网状结构的胆碱能通路,增加 ACh 释放。ACh 是通过胆碱受体兴奋中枢运动神经元的兴奋介质,与学习记忆有关。口服茴拉西坦 100 mg/kg,可增加大鼠海马 ACh 释放,使海马 ACh 水平下降得以恢复。能刺激中枢神经系统中谷氨酸受体而产生促智作用。本品没有镇静或兴奋作用,也没有血管扩张作用。

口服吸收完全,口服后 1 小时达峰浓度。生物利用度 0.2%。能透过血-脑屏障,药物浓度-时间曲线下面积(AUC)与剂量无线性关系。蛋白结合率约 66%,在体内主要分布在胃肠道、肾、肝、脑和血液。在肝脏代谢,对肝药酶无明显影响,主要代谢产物为对甲氧基苯甲酰氨基丁酸(ABA)和 2-吡咯烷酮。半衰期为 35 分钟。代谢产物的 84% 由尿排出,0.8% 经粪便排泄,11% 随 CO_2 呼出。

茴拉西坦用于治疗 AD,可改善认知功能,长短记忆及学习能力。Senin 等(1991)对 109 例轻到中度认知功能损害的 AD 患者进行多中心、双盲随机对照研究,应用茴拉西坦治疗 6 个月,结果治疗组的心理测量评分较对照组有显著提高。

临床用于治疗健忘症、记忆减退、AD 及血管性痴呆患者。

剂量和用法:片剂,100 mg、200 mg、750 mg、1 500 mg。口服,每次 200 mg,每天 2～3 次。治疗剂量为 600～1 500 mg/d。有明显失眠、焦虑不安的患者,建议每天晨 1 次服。1～2 个月为 1 个疗程。

本品安全性和耐受性良好,偶有失眠、激动、头痛、眩晕、腹泻、上腹痛、皮疹和口干等。反应轻微,一般不需停药。在人体研究中尚未发现与其他药物相互作用。严重肾功能不全者,每天剂量减至 750 mg。

(三)双氢麦角碱

双氢麦角碱(安得静和海特琴)由双氢麦角可宁、双氢麦角汀和 α,β 二氢麦角隐亭甲磺酸盐组成的混合物。

本品能增加ACh的合成,增加胆碱能受体数量,可改善记忆。它能抑制ATP酶和腺苷酸环化酶的活性,增加神经细胞内ATP水平,使神经细胞能量增加。本品为α受体阻滞剂,能抑制血管紧张,使血管扩张。同时,作用于中枢多巴胺和5-羟色胺受体,缓解血管痉挛,改善脑的微循环,能增加脑血流量和对氧的利用,改善脑细胞代谢功能。

口服吸收25%,服药后1小时达峰浓度,生物利用度为5%～12%。血浆蛋白结合率为31%,半衰期为4小时,主要由肝代谢。随胆汁经粪排出,仅2%以原形排出。

适用于血管性痴呆,动脉硬化症及卒中后遗症。对297例AD患者治疗结果显示,神经心理和行为症状的疗效评价有改善,但总体疗效无显著意义。

剂量和用法如下。片剂:每片1 mg,口服,3～6 mg/d,12周为1个疗程。注射剂:0.3 mg/mL。静脉滴注:2～4 mg/d。

不良反应轻微,偶有恶心、呕吐、鼻塞和面部潮红。

避免与吩噻嗪类、利尿剂和降压药伍用。急慢性精神病、低血压、心脏器质性损害、严重心动过缓和肾功能不全禁用。

(四)都可喜/萝巴新

都可喜/萝巴新是由都可喜与萝巴新组成的复方制剂。

都可喜作用于颈动脉体化学感受器,兴奋呼吸,从而增强气体交换,增加动脉氧分压和血氧饱和度。萝巴新可增加大脑线粒体的氧利用,增强都可喜作用强度和作用时间。二药合用可使脑组织氧供应和利用增强,促进代谢,有改善脑代谢和微循环的作用。

本品适用于记忆下降及脑卒中后的功能恢复。

常用片剂:每片含都可喜30 mg和萝巴新10 mg。口服每次1片,每天2次,餐后服。

不良反应:极少数可有恶心、呕吐和头晕。忌与单胺氧化酶抑制剂合用。孕妇及哺乳期妇女慎用。

(五)吡硫醇

吡硫醇(脑复新)为维生素B_6的类似物,能促进脑内新陈代谢,增加脑血流量,改善脑功能。用于脑动脉硬化,阿尔茨海默病。每次口服100～200 mg,每天3次。不良反应可有恶心、皮疹。

(六)环扁桃酯

环扁桃酯(抗栓丸)对照研究表明,本品能提高AD患者注意力,改善情绪。剂量600～900 mg/d,分3～4次服。维持量300～400 mg/d。不良反应为颜面潮红、皮肤灼热感,头痛和胃肠反应。

(七)萘呋胺

萘呋胺能增加脑细胞ATP合成,增加脑细胞的葡萄糖利用率。有报道能增进记忆,提高智力测验评分。剂量300 mg/d,分3次服。有失眠、胃不适反应。

(八)脑蛋白水解物

脑蛋白水解物(脑活素,丽珠赛乐,优尼泰,Cerebrolysin)用标准化控制的酶分解而来,含游离谷氨酸和多肽,其中具有活性的多肽可透过血-脑屏障,进入神经细胞,促进蛋白质合成,改善脑能量代谢,并影响突触的可塑性及传递。有报道用于轻、中度AD患者对记忆、注意力的改善有效。肌内注射,每次2～5 mL,每天1次。静脉滴注,每次10～30 mL,稀释于250 mL静脉滴注液中,缓慢滴注。2～4周为1个疗程。偶有变态反应。癫痫发作、肾功能不全患者及孕妇禁用。

四、谷氨酸受体阻滞剂

谷氨酸是脑皮质和海马的主要兴奋性神经递质,在学习与记忆功能中具有重要作用。早在20世纪80年代提出AD发病的谷氨酸能神经功能异常假说,神经元受到谷氨酸异常强烈的作用,引起大量的Ca^{2+}内流,产生活性氧物质,可能会导致神经元变性死亡。这种由氨基酸兴奋引起的毒性称为兴奋性神经毒性。谷氨酸受体过多的激活会引起神经元变性和丧失,试验证明,兴奋性毒性在神经退行性疾病中起重要作用。

N-甲基-D-天冬氨酸(N-methyl-D-aspartate,NMDA)受体阻滞剂可以阻止过量的神经递质谷氨酸传递而达到保护神经元作用;另一方面,增加NMDA受体数量和功能有助于增强和调节认知功能。

美金刚(二甲金刚胺)是一种NMDA受体阻滞剂。由德国Merz药厂出品,已在欧洲批准用于治疗中、重度AD。其主要成分为盐酸1-氨基-3,5-二甲基金刚烷。

临床前试验表明,本品具有神经保护作用,长期应用能保护海马免受NMDA特异性内源性神经毒剂——喹啉酸毒性作用。在大鼠缺血模型试验中,本品对大脑和局灶具有保护缺血过度损伤作用。

本品对NMDA拮抗作用像Mg^{2+}一样占据NMDA通道,增加动作电位。主要是通过直接利用电压依赖方式,阻断NMDA受体,防止大量Ca^{2+}内流,因此具有保护神经元免受谷氨酸兴奋性毒性作用。

本品对谷氨酸能神经递质具有双重调节作用:①对α氨基-3羟基-5-甲基-4异噁唑丙酸(AMPA)受体作用:阿尔茨海默病谷氨酸释放异常减少,美金刚对AMPA受体具有促进作用,而保证正常的谷氨酸能神经传导,促使学习和记忆功能的恢复。②对NMDA作用。在突触前谷氨酸释放病理性增加时,如脑缺血时,美金刚通过突触后膜阻断谷氨酸调节的离子通道(NMDA通道)而抑制谷氨酸的作用,从而减少谷氨酸的兴奋性毒性作用。

口服吸收迅速、完全。单次口服剂量为10~40 mg,3~7.7小时达峰浓度,其曲线下面积和达峰浓度与剂量呈线性关系。在体内分布广泛,对肺、肝、肾脏有特殊亲和力,能透过血-脑屏障,脑脊液浓度是血浆浓度的1/20。血浆蛋白结合率为42%~45%,清除半衰期为67~104小时。主要通过肾脏排泄,少量存在粪便中。

动物试验表明,小剂量NMDA受体阻滞剂治疗AD,对改善认知功能有效。近年来,美金刚在欧洲用于治疗各种形式、各个阶段的痴呆,临床资料也证实了动物试验。

Pante等对60例中重痴呆患者进行4周随机双盲对照试验,应用美金刚剂量为20 mg,结果显示认知障碍及动力缺乏治疗有效反应率为70%。另一项160例重度痴呆患者进行12周随机双盲对照试验,其中151例完成12周观察,75例为治疗组,76例为对照组。结果治疗组临床总体印象评定反应率为76%,对照组为45%,两组有显著性差异。

有5项双盲、对照的临床研究,应用美金刚4~6周,进行有效性评价。结果均证实,在改善认知功能、驱动力和情感状态,日常生活中的运动功能方面有效,使患者的社会功能、独立能力得到改善。

Reisberg等用美金刚治疗中度和重度AD患者的双盲对照研究显示,美金刚在改善AD患者认知功能、社会功能方面明显优于安慰剂。

剂量和用法：起始剂量 5 mg/d，第 2 周加量到 10 mg/d，第 3 周为 15 mg/d，第 4 周为 20 mg/d，疗程 4 个月。剂量大时，应分 2 次服，午后宜在 4 点前用药，以减少失眠。不宜与抗胆碱能药伍用。

大量临床试验表明，本品无明显毒副作用，耐受性良好，其不良反应轻微，常见有兴奋、激越、失眠、不安和运动增多。

五、雌激素

流行病学调查表明，经绝后妇女 AD 的发病率比同龄组男性高 1.5～3 倍。据报道，雌激素能促进胆碱能神经元生长和生存，减少脑内淀粉样蛋白沉积。脑内存在特定神经元有雌激素受体的表达，其分布与 AD 患者脑内病理改变区一致。AD 女性患者雌激素水平较健康同龄妇女低。这说明雌激素缺乏可能与 AD 有关。

临床试验证实，雌激素可降低绝经期后妇女 AD 的危险度，并减轻痴呆程度，改善 AD 的症状。Rice 观察雌激素治疗 829 例，发现单用雌激素比雌孕激素联合治疗，在改善认知功能效果更好。另有研究应用雌激素替代疗法，治疗 3 周，AD 患者的症状显著好转，以记忆力，时间空间定向力和计算力的提高明显。一旦停药，各项评定指标又恢复治疗前状况，总病程还有恶化。目前认为，雌激素替代治疗，只能减轻症状，延缓疾病进程，不能达到治愈的目的。近期研究表明，长期联合应用雌激素和孕激素存在诸多危险，使乳腺癌、子宫内膜癌、冠心病、卒中和静脉血栓等发生率增高，这些影响不容忽视。因此，雌激素在预防、延缓 AD 的价值，尚待研究。

六、抗 β 淀粉样蛋白药

AD 病理学特征是脑内存在老年斑、神经纤维缠结及选择性神经元死亡。老年斑的核心成分是 β 淀粉样蛋白（amyloid β-protein，Aβ）。Aβ 由细胞分泌，在细胞基质沉淀聚集后可产生很强的神经毒性。目前认为，Aβ 是 AD 患者脑内老年斑周边神经元变性和死亡的主要原因。研究发现，环境或基因突变可引起 β 淀粉样前体蛋白（APP）代谢异常。在神经细胞外导致 Aβ 沉积，形成老年斑，造成神经元损伤。采取抑制与 Aβ 形成有关的蛋白酶，恢复神经元对 APP 代谢的正常调节，阻止 Aβ 形成有毒性的聚合体，保护神经元免遭 Aβ 的神经毒性，修复损伤的基因，可达到治疗 AD 的目的。

抗 β 折叠多肽（$iA\beta_{11}$）是一种含有 11 个氨基酸的多肽，它与 Aβ 结合的亲和力很高，离体试验中能抑制淀粉样肽形成。有一种 $iA\beta_{11}$ 的 5 个氨基酸的衍生物，命名为 $iA\beta_5$，它对已形成的 Aβ 具有更强的抑制和灭活作用。新近研制成功 Aβ"疫苗"，已进入临床试验阶段。Schenk 等在美国完成 24 例剂量效应研究的Ⅰ期临床试验，初步结果提示，"疫苗"安全性好，为 AD 治疗带来了希望。2001 年开始了Ⅱ期临床试验，可能是因免疫引起的中枢神经系统炎症反应，而于 2002 年停止试验。虽然 Aβ 肽免疫疗法临床试验受到挫折，但免疫抗体疗法仍然具有重大潜力，是一种新药开发快捷途径。

（张志平）

第二节 中枢兴奋药

中枢兴奋药是指能选择性地兴奋中枢神经系统,从而提高其功能活动的一类药,当中枢神经处于抑制状态或功能低下、紊乱时使用此类药物。中枢兴奋药与抢救危重症密切相关。这类药物主要作用于大脑皮质、延髓和脊髓,具有一定程度的选择性。主要包括苏醒药、精神兴奋药(如哌甲酯、苯丙胺、托莫西汀、莫达非尼、匹莫林等也都具有中枢神经兴奋作用)及大脑复健药(γ-氨基丁酸)等。苏醒药常用的有尼可刹米、二甲弗林、洛贝林、戊四氮、乙胺硫脲、细胞色素C等,用于治疗疾病或药物引起的呼吸衰竭及中枢抑制。

一、主要兴奋大脑皮质的药物

(一)咖啡因

1.别名

咖啡碱,无水咖啡因,甲基可可碱。

2.作用与应用

本品中枢兴奋作用较弱。小剂量咖啡因增强大脑皮质兴奋过程,振奋精神,减轻疲劳,改善思维;较大剂量可直接兴奋延髓呼吸中枢及血管运动中枢,当其处于抑制状态时,作用更为明显。此外,还有弱利尿作用(增加肾小球的血流量,减少肾小管的重吸收)。口服后容易吸收,峰浓度及血药浓度随用量而异。用于以下情况。

(1)解救因急性感染中毒、催眠药、麻醉药、镇痛药中毒引起的呼吸及循环衰竭。

(2)与溴化物合用治疗神经症,使大脑皮质的兴奋、抑制过程恢复平衡。

(3)与阿司匹林、对乙酰氨基酚组成复方制剂治疗一般性头痛,与麦角胺合用治疗偏头痛。

(4)小儿多动症(注意力缺陷综合征)。

(5)防治未成熟新生儿呼吸暂停或阵发性呼吸困难。

3.用法与用量

(1)皮下或肌内注射:安钠咖注射液解救中枢抑制,成人1次1~2 mL,1天2~4 mL;极量1次3 mL,1天12 mL。小儿1次8 mg/kg,必要时可每4小时重复1次。

(2)口服:安钠咖片治疗中枢性呼吸及循环衰竭,1次1片,1天4次,餐后服;极量1次2片(咖啡因0.3 g),1天10片(咖啡因1.5 g)。麦角胺咖啡因片用于偏头痛,1次1~2片,1天总量不超过6片。调节大脑皮质活动,口服咖溴合剂,1次10~15 mL,1天3次,餐后服。

4.注意事项

(1)胃溃疡患者禁用。孕妇慎用(动物试验表明本品可引起仔鼠先天性缺损,骨骼发育迟缓)。

(2)偶有过量服用可致恶心、头痛或失眠,长期过多服用可出现头痛、紧张、激动、焦虑,甚至耐受性。过量的表现为烦躁、恐惧、耳鸣、视物不清、肌颤、心率增快及期前收缩。

(3)咖啡因的成人致死量一般为10 g,有死于肝性脑病的报道。

(4)婴儿高热宜选用不含咖啡因的复方制剂。

(5)用药过量时宜静脉滴注葡萄糖氯化钠注射液,同时静脉注射20%甘露醇注射液,以加快药物排泄;烦躁不安或惊厥时可用短效巴比妥类药进行控制,同时给予相应的对症治疗和支持疗法。

5.药物相互作用

(1)异烟肼和甲丙氨酯能提高本品的组织浓度达55%,使作用增强。

(2)口服避孕药可减慢本品的清除率。

(二)甲氯芬酯

1.别名

氯酯醒,遗尿丁,特维知。

2.作用与应用

本品是一种中枢兴奋药,对于抑制状态的中枢神经系统有明显的兴奋作用。主要作用于大脑皮质,能促进脑细胞的氧化还原代谢,增加对糖的利用,并能调节细胞代谢。用于:①颅脑外伤性昏迷、新生儿缺氧症及其他原因所致的意识障碍。②酒精中毒及某些中枢和周围神经症状。③老年性精神病、儿童遗尿症等。

3.用法与用量

(1)口服:1次0.1~0.3 g,1天3次,1天最大剂量可达1.5 g;儿童1次0.1 g,1天3次。

(2)肌内注射:1次0.25 g,1天1~3次;儿童1次0.06~0.10 g,1天2次。

(3)静脉滴注:1次0.25 g,溶于5%葡萄糖注射液250~500 mL中滴注,1天1~3次。儿童静脉滴注剂量同肌内注射。新生儿可注入脐静脉。新生儿缺氧症,1次0.06 g,每2小时1次。

4.注意事项

(1)对本品过敏、长期失眠、易激动或精神过度兴奋、锥体外系疾病、有明显炎症患者禁用。高血压患者慎用。

(2)可见胃部不适、兴奋、失眠、倦怠、头痛等;发生中毒的症状是焦虑不安、活动增多、共济失调、惊厥、心悸、心率加快、血压升高等。

(3)本品水溶液易水解,注射液应在肌内注射或静脉滴注前现配现用。

二、主要兴奋延髓呼吸中枢的药物(呼吸兴奋药)

代表药物为尼可刹米。

(一)别名

可拉明,二乙烟酰胺,烟酸乙胺,烟酸二乙胺,尼可拉明。

(二)作用与应用

本品选择性地直接兴奋延髓呼吸中枢,也可通过作用于颈动脉体和主动脉体化学感受器反射性地兴奋呼吸中枢,提高呼吸中枢对二氧化碳的敏感性,使呼吸加深、加快。对血管运动中枢有微弱的兴奋作用。对阿片类药物中毒的解救效力较戊四氮好,对吸入性麻醉药中毒次之,对巴比妥类药物中毒的解救不如印防己毒素及戊四氮。作用时间短暂,一次静脉注射仅可维持作用5~10分钟。本品对呼吸肌麻痹者无效。用于中枢性呼吸及循环衰竭、麻醉药及其他中枢抑制药中毒。

(三)用法与用量

皮下注射、肌内注射或静脉注射:1次0.25~0.50 g,必要时每1~2小时重复用药。极量

1次1.25 g。儿童1次10～15 mg/kg,必要时每30分钟可重复1次;或4～7岁1次175 mg,1岁1次125 mg,6月龄以下婴儿1次75 mg。

(四)注意事项

(1)抽搐及惊厥患者、小儿高热而无中枢性呼吸衰竭时禁用。急性卟啉症者慎用。本品对呼吸肌麻痹者无效。

(2)用药时须配合人工呼吸和给氧措施。

(3)不良反应少见。大剂量可致血压升高、心悸、出汗、呕吐、震颤及肌僵直,应及时停药以防惊厥,给予对症和支持治疗,静脉滴注10%葡萄糖注射液,促进药物排泄;如出现惊厥,应及时静脉注射苯二氮䓬类药或小剂量硫喷妥钠。

(五)药物相互作用

(1)与其他中枢兴奋药合用可引起惊厥。

(2)与鞣酸、有机碱的盐类及各种金属盐类配伍均可能产生沉淀;遇碱类物质加热可水解,并脱去乙二胺基生成烟酸盐。

三、主要兴奋脊髓的药物

代表药物为士的宁。

(一)别名

番木鳖碱,士的年。

(二)作用与应用

本品对脊髓有选择性兴奋作用,可提高骨骼肌的紧张度,对大脑皮质、呼吸和循环中枢也有一定的兴奋作用。用于以下情况。

(1)巴比妥类药物中毒,效果不及贝美格且不安全。

(2)偏瘫、瘫痪及因注射链霉素引起的骨骼肌松弛、弱视症等。因安全范围小,过量易产生惊厥,现已少用。

(三)用法与用量

1.皮下注射

1次1～3 mg,极量1次5 mg。

2.口服

1次1～3 mg,1天3次。对抗链霉素引起的骨骼肌松弛,1次1 mg,1天1次。

(四)注意事项

(1)癫痫、吗啡中毒、高血压、动脉硬化、肝肾功能不全、破伤风、突眼性甲状腺肿患者、孕妇及哺乳期妇女禁用。

(2)过量时有腹部或胃部不适、惊厥、呼吸麻痹。

(3)本品排泄缓慢,有蓄积作用,故使用时间不宜过长。

(4)如出现惊厥,可立即静脉注射戊巴比妥钠0.3～0.4 g,或用较大量的水合氯醛灌肠。如呼吸麻痹,须人工呼吸。

(5)口服本品中毒时,待惊厥控制后,以0.1%高锰酸钾溶液洗胃。

四、其他

如他替瑞林,为合成的促甲状腺素释放激素(TRH)类似物。本品经由脑TRH受体对中枢神经系统(CNS)产生强而持久的多重作用。本品对 CNS 的兴奋作用比 TRH 强 10～100 倍,作用持续时间比 TRH 长约 8 倍。本品对 TRH 受体的亲和力约为 TRH 的 1/11,因而本品的内分泌作用比 TRH 弱,但本品在体内比 TRH 稳定。另外,本品对促甲状腺素(TSH)释放的作用为 TRH 的 1/11～1/6。TSH 释放是由一个包括甲状腺素的强负反馈系统调节的,该负反馈系统也会抑制本品潜在的内分泌作用。目前本品仅在欧洲上市。用于改善脊髓小脑变性患者的共济失调。

(闫秀丽)

第三节 镇 痛 药

一、吗啡

(一)别名

美菲康,美施康定,路泰,锐力通,史尼康。

(二)作用与应用

本品为阿片受体激动剂。主要作用于中枢神经系统、胃肠道、胆道平滑肌、心血管系统及免疫系统。用于以下情况。

(1)吗啡对多种原因引起的疼痛均有效,可缓解或消除严重创伤、烧伤、手术等引起的剧痛及晚期癌症疼痛;对内脏平滑肌痉挛引起的绞痛,如胆绞痛、肾绞痛加用解痉药(如阿托品)可有效缓解;对心肌梗死引起的剧痛,除能缓解疼痛和减轻焦虑外,其扩血管作用可减轻患者心脏负担;但对神经压迫性疼痛疗效较差。吗啡镇痛效果与个体对药物的敏感性及疼痛程度有关,应根据不同患者对药物的反应性来调整用量。久用易成瘾,除癌症剧痛外,一般仅短期应用于其他镇痛药无效时。诊断未明前慎用,以免掩盖病情而延误诊断。

(2)心源性哮喘对于左心衰竭突发急性肺水肿所致的呼吸困难(心源性哮喘),除应用强心苷、氨茶碱及吸入氧气外,静脉注射吗啡可迅速缓解患者的气促和窒息感,促进肺水肿液的吸收。其机制可能是由于吗啡扩张外周血管,降低外周阻力,减轻心脏前、后负荷,有利于肺水肿的消除;其镇静作用又有利于消除患者的焦虑、恐惧情绪。此外,吗啡降低呼吸中枢对二氧化碳的敏感性,减弱过度的反射性呼吸兴奋,使急促浅表的呼吸得以缓解,也有利于心源性哮喘的治疗。对其他原因(如尿毒症)引起的肺水肿也可应用。

(3)麻醉前给药,以保持患者安静并进入嗜睡状态。与麻醉药合用增强麻醉药的麻醉效果。

(4)偶用于恐惧性失眠、镇咳、止泻(适用于减轻急、慢性消耗性腹泻症状,可选用阿片酊或复方樟脑酊;如伴有细菌感染,应同时服用抗生素)。

(三)用法与用量

1.口服

成人 1 次 5～15 mg,1 天 15～60 mg;极量 1 次 30 mg,1 天 100 mg;缓释片和控释片 1 次 10～20 mg,每 12 小时整片吞服,视镇痛效果调整剂量。

2.皮下注射

成人 1 次 5～15 mg,1 天 15～40 mg。极量 1 次 20 mg,1 天 60 mg。儿童 1 次 0.1～0.2 mg/kg。

3.静脉注射

成人1次5～10 mg。

4.硬脊膜外腔注射

成人手术后镇痛,自腰椎部位注入硬脊膜外间隙,1次极量5 mg,胸脊部位1次2～3 mg,按一定的间歇时间可重复给药多次。

5.静脉滴注

小儿较大手术后镇痛,1次0.02～0.25 mg/(kg·h)。

6.舌下给药

儿童扁桃体切除术后镇痛,0.1 mg/kg。

(四)注意事项

(1)对本品或其他阿片类药物过敏、颅内压增高或颅脑损伤、慢性阻塞性肺疾病、支气管哮喘、急性左心衰竭晚期伴呼吸衰竭、肺源性心脏病代偿失调、前列腺肥大、排尿困难等患者和孕妇、哺乳期妇女、新生儿、婴儿、诊断不明的疼痛及分娩止痛(吗啡对抗缩宫素对子宫的兴奋作用而延长产程,且能通过胎盘屏障或经乳汁分泌,抑制新生儿和婴儿呼吸)患者禁用。心律失常、胃肠道手术后肠蠕动未恢复时、惊厥或有惊厥史、精神失常有自杀倾向、肝功能不全患者、肾功能不全患者、老年人及小儿慎用。

(2)治疗量可引起眩晕、恶心、呕吐、便秘、呼吸抑制、尿少、排尿困难(老年人多见)、胆道压力升高甚至胆绞痛、直立性低血压(低血容量者易发生)和免疫抑制等。偶见烦躁不安等情绪改变。

(3)长期反复应用易产生耐受性和药物依赖性。后者表现为生理依赖性,一旦停药则产生难以忍受的戒断症状,如兴奋、失眠、流泪、流涕、出汗、呕吐、腹泻,甚至虚脱、意识丧失等。患者出现病态人格,有明显强迫性觅药行为,即出现成瘾性(因用药出现的欣快、心情舒畅、情绪高涨及飘飘欲仙等而产生瘾癖)。成瘾者有一种内在的渴求,驱使用药者不顾一切不断地寻觅和使用该药,以达到享受用药带来的欣快感和避免停药所致的戒断症状的目的。由此导致药物滥用,给社会带来极大的危害。

(4)按常规剂量连用2～3周即可产生耐受性,剂量越大,给药间隔越短,耐受发生越快越强,且与其他阿片类药物有交叉耐受性。

(5)本品为国家特殊管理的麻醉药品,必须严格按相关规定管理。

(6)硬脊膜外腔注射时,应监测呼吸(24小时)及循环(12小时)功能。

(7)过量可致急性中毒,主要表现为昏迷、深度呼吸抑制、瞳孔极度缩小(针尖样瞳孔),常伴有血压下降、严重缺氧及尿潴留。呼吸麻痹是致死的主要原因。抢救措施为人工呼吸、给氧及静脉或肌内注射阿片受体阻滞剂纳洛酮0.4～0.8 mg,必要时2分钟后可重复1次;或将纳洛酮2 mg溶于0.9%氯化钠注射液或5%葡萄糖注射液500 mL内静脉滴注。

(8)控(缓)释片必须整片完整地吞服,切勿嚼碎或掰开服用。

(五)药物相互作用

(1)与吩噻嗪类、镇静催眠药、三环类抗抑郁药、抗组胺药、硫喷妥钠、哌替啶、可待因、美沙酮、芬太尼等合用,可加剧和延长本品的呼吸抑制作用。

(2)与抗高血压药(如胍乙啶、美卡拉明)、利尿剂(如氢氯噻嗪)、左旋多巴、金刚烷胺、利多卡因、普鲁卡因胺等同用,可发生直立性低血压。

(3)与二甲双胍合用,增加乳酸性酸中毒的危险。

(4)与M胆碱受体阻滞剂(尤其阿托品)合用,便秘加重,增加麻痹性肠梗阻和尿潴留的危险性。

(5)与西咪替丁合用可引起呼吸暂停、精神错乱、肌肉抽搐等。

(6)与头孢菌素类、林可霉素、克林霉素、青霉素等合用可诱发假膜性肠炎,出现严重的水样腹泻。

(7)本品可增强氮芥、环磷酰胺的毒性。

(8)与纳曲酮、卡马西平合用出现阿片戒断症状。

(9)本品注射液禁与氯丙嗪、异丙嗪、氨茶碱、巴比妥类、苯妥英钠、碳酸氢钠、肝素、哌替啶、磺胺嘧啶等药物混合注射,以免发生浑浊和沉淀。

二、阿片受体部分激动剂与激动-阻滞剂

主要代表药物为布托啡诺。

(一)别名

环丁羟吗喃,环丁甲二羟吗喃,丁啡喃,诺扬。

(二)作用与应用

本品为阿片受体部分激动剂,即激动κ受体,对μ受体有弱的竞争性拮抗作用。镇痛效力和呼吸抑制作用是吗啡的3.5～7倍,但呼吸抑制程度不随剂量增加而加重。对胃肠道平滑肌的兴奋作用较吗啡弱。本品可增加外周血管阻力和肺血管阻力而增加心脏做功,故不能用于心肌梗死的疼痛。口服可吸收,首过消除明显,生物利用度低(<17%)。肌内注射吸收迅速而完全,10分钟起效,作用持续4～6小时。可透过胎盘和乳汁。主要经肝脏代谢,大部分代谢物和少量原形(5%)随尿排出。用于:①缓解中、重度疼痛,如术后、创伤和癌症疼痛及平滑肌痉挛引起的疼痛(肾或胆绞痛)等,对急性疼痛的止痛效果好于慢性疼痛。②作麻醉前用药。③各种原因引起的干咳。

(三)用法与用量

1.口服

1次4～16 mg,每4小时1次。

2.肌内注射

一般1次1～4 mg,必要时间隔4～6小时重复1次。麻醉前用药,于手术前60～90分钟肌内注射2 mg。

3.静脉注射

1次0.5～2 mg。

4.经鼻喷药

一般初始剂量1 mg,若1～1.5小时未有较好的镇痛效果,可再喷1 mg。必要时,给予初始剂量后3～4小时可再次给药。用于剧痛,初始剂量可为2 mg。患者可在止痛后休息和保持睡意,这种情况下4小时内不要重复给药。

(四)注意事项

(1)对本品过敏者、对那可丁依赖(因本品具有阿片拮抗特性)及18岁以下的患者禁用。

(2)不良反应主要为嗜睡、头晕、恶心和/或呕吐、出汗。较少见头痛、眩晕、飘浮感、精神错乱。偶见幻觉、异常梦境、人格解体感、心悸、皮疹。

(3)用药期间应避免饮酒,不宜从事机械操作或驾驶。
(4)久用产生依赖性。
(5)对阿片类药物依赖的患者,本品可诱发戒断症状。
(6)纳洛酮可拮抗本品的呼吸抑制作用。

(五)药物相互作用

(1)与中枢神经系统抑制药(如乙醇、巴比妥类、安定药、抗组胺药)合用会导致抑制中枢神经系统的作用加强。

(2)与影响肝脏代谢的药物(如西咪替丁、红霉素、茶碱等)合用应减小起始剂量并延长给药间隔时间。

三、其他镇痛药

如布桂嗪,为速效镇痛药,镇痛作用约为吗啡的1/3,但比解热镇痛药强。口服30分钟后或皮下注射10分钟后起效,持续3~6小时。对皮肤、黏膜和运动器官的疼痛有明显的抑制作用,对内脏器官疼痛的镇痛效果较差。呼吸抑制和胃肠道作用较轻。此外,尚有中枢抑制、镇咳、降压、增加下肢及脑血流量、抗组胺、利胆和麻醉等作用。有成瘾性。用于偏头痛、三叉神经痛、炎症性及创伤性疼痛、关节痛、痛经及晚期癌症疼痛等。

曲马多为非阿片类中枢性镇痛药、合成的可待因类似物,具有较弱的 μ 受体激动作用,与μ 受体的亲和力为吗啡的1/6 000,并能抑制去甲肾上腺素和5-羟色胺再摄取。镇痛效力与喷他佐辛相当。有镇咳作用,镇咳效力为可待因的1/2。呼吸抑制作用弱,对胃肠道无影响,也无明显的心血管作用。因对呼吸和心血管系统影响较小,本品较适用于老年人和患有呼吸道疾病患者的镇痛。用于急性胰腺炎患者的镇痛较安全。长期应用也可成瘾。口服、注射吸收均好,口服后10~20分钟起效,25~30分钟达峰值,作用维持4~8小时。用于中、重度急、慢性疼痛,如手术、创伤、分娩和晚期癌症疼痛,心脏病突发性痛,关节痛,神经痛,劳损性疼痛,骨折和肌肉骨骼疼痛,牙痛等;也可作为肾结石和胆结石体外电击波碎石术中的重要辅助用药。

(韩　涛)

第四节　镇静催眠药

一、苯二氮䓬类

(一)长效类

典型代表药物有地西泮。

1.别名

安定,苯甲二氮䓬。

2.作用与应用

本品为苯二氮䓬(BDZ)类药物的代表药。BDZ类药物为中枢神经抑制药,小剂量有抗焦虑作用,随着剂量的渐增可显示镇静、催眠、抗惊厥、抗癫痫及中枢性肌肉松弛作用。BDZ类药物

主要是通过加强 γ-氨基丁酸(GABA)能神经元的抑制效应发挥作用。可通过促进 GABA 与 GABAA 受体的结合,也可通过提高 Cl⁻ 通道开放频率增强 GABA 对 GABAA 受体的作用,发挥中枢抑制效应。主要用于:①焦虑症及各种功能性神经症。②失眠:尤其对焦虑性失眠疗效极佳。③癫痫:静脉注射控制癫痫持续状态,同时需用其他抗癫痫药巩固与维持;又可与其他抗癫痫药合用,治疗癫痫强直阵挛发作或失神发作。④各种原因引起的惊厥:如子痫、破伤风、小儿高热、药物中毒等引起的惊厥。⑤缓解局部肌肉或关节炎症引起的反射性肌肉痉挛,上运动神经元的病变、手足徐动症和僵人综合征的肌肉痉挛,颞颌关节病变引起的咬肌痉挛,脑卒中或脊髓损伤性中枢性肌强直或腰肌劳损、内镜检查等。⑥作为麻醉前给药:可缓解患者对手术的恐惧情绪,减少麻醉药用量,增加其安全性,使患者对手术中的不良刺激在术后不复记忆,这些作用优于吗啡和氯丙嗪。⑦其他:偏头痛、紧张性头痛,呃逆,惊恐症,酒精戒断综合征,家族性、老年性及特发性震颤等。

3.用法与用量

(1)口服:抗焦虑,1 次 2.5~10.0 mg,1 天 3 次。催眠,5~10 mg 睡前服。麻醉前给药,1 次 10 mg。急性酒精戒断,第 1 天 1 次 10 mg,1 天 3~4 次,以后按需要减少到 1 次 5 mg,1 天 3~4 次。抗惊厥,抗癫痫,1 次 2.5~10.0 mg,1 天 2~4 次。缓解肌肉痉挛,1 次 2.5~5.0 mg,1 天 3~4 次。儿童,1 岁以下 1 天 1.0~2.5 mg;幼儿 1 天不超过 5 mg;5~10 岁 1 天不超过 10 mg,均分 3 次服。

(2)静脉注射:成人基础麻醉,10~30 mg。癫痫持续状态,开始 5~10 mg,每隔 5~10 分钟可按需要重复,达 30 mg 后必要时每 2~4 小时重复治疗。静脉注射要缓慢。儿童 1 次 0.25~0.50 mg/kg,但 1 次不能超过 20 mg,缓慢注射。

4.注意事项

(1)本品可致嗜睡、轻微头痛、乏力、运动失调,与剂量有关。老年患者更易出现以上反应。偶见低血压、呼吸抑制、视物模糊、皮疹、尿潴留、忧郁、精神错乱、白细胞减少。用药过量可出现持续的精神错乱、严重嗜睡、颤抖、语言不清、蹒跚、心动过缓、呼吸急促或困难、严重乏力。少数人出现兴奋不安。久用可产生耐受性和依赖性,故不宜长期应用。不可突然停药,否则可出现反跳现象和戒断症状(出现失眠、焦虑、兴奋、心动过速、呕吐、出汗及震颤,甚至惊厥)。宜从小剂量用起。

(2)静脉注射时速度宜慢,至少用时 5 分钟注完,否则可引起心血管和呼吸抑制,静脉注射后应卧床观察 3 小时以上。在注射过程中患者出现嗜睡现象时,应立刻停止注射。

(3)剂量不宜过大,必要时可分次使用,分次注射时,总量应从初量算起;因属于长效药,原则上不应做连续静脉滴注。注射液不宜与其他药物或溶液混合。误入动脉可引起动脉痉挛,导致坏疽。

5.药物相互作用

(1)与中枢神经系统抑制药(如乙醇、全麻药、镇痛药、吩噻嗪类药物、单胺氧化酶 A 型抑制药、三环类抗抑郁药)、可乐定、简箭毒碱、加拉碘铵合用,作用相互增强。

(2)与抗高血压药和利尿降压药合用,降压作用增强。

(3)与地高辛合用,地高辛的血药浓度增加。

(4)与左旋多巴合用,左旋多巴的疗效降低。

(5)与影响肝药酶细胞色素 P450 的药物合用,可发生复杂的相互作用:卡马西平、苯巴比妥、苯妥英、利福平为肝药酶的诱导剂,可增加本品的消除,使血药浓度降低;异烟肼为肝药酶的抑制药,可减少本品的消除,使半衰期延长。

(6)茶碱可逆转本品的镇静作用。高剂量咖啡与地西泮同服可干扰其抗焦虑作用。

(7)酗酒可明显增强地西泮的中枢抑制作用。吸烟可使地西泮的血浆半衰期明显缩短,疗效降低。

(8)与其他易成瘾的药物合用时,成瘾的危险性增加。

(二)中效类

如艾司唑仑,又称舒乐安定、三唑氯安定,为高效苯二氮䓬类镇静催眠药,作用与地西泮相似,具有较强的镇静、催眠、抗惊厥、抗焦虑作用,及较弱的肌肉松弛作用。本品作用于BDZ受体,加强中枢神经内GABA受体作用,影响边缘系统功能而抗焦虑。可明显缩短或取消非快动眼睡眠(NREM)的第4期(减少发生于此期的夜惊或梦游症),阻滞对网状结构的激活,产生镇静催眠作用,且具有广谱抗惊厥作用,对癫痫强直阵挛发作、失神发作有一定疗效。口服吸收较快,2小时血药浓度达峰值,$t_{1/2}$为10~24小时,2~3天血药浓度达稳态。血浆蛋白结合率约为93%。在肝脏中主要经CYP3A代谢,经肾脏排泄缓慢。可通过胎盘,分泌入乳汁中。用于:①各种类型的失眠;催眠作用强,口服后20~60分钟可入睡,维持5~8小时。②焦虑、紧张、恐惧及癫痫强直阵挛发作、失神发作。③术前镇静、创伤性和神经性疼痛。

(三)短效类

如奥沙西泮,又称舒宁,去甲羟基安定,羟苯二氮䓬,氯羟氧二氮䓬。本品为地西泮、氯氮䓬的主要活性代谢产物,属短、中效的BDZ类药,作用与地西泮相似,但较弱,嗜睡、共济失调等不良反应较少。对焦虑、紧张、失眠、头晕及部分神经症均有效。对控制癫痫强直阵挛发作、失神发作也有一定作用。口服吸收后2~3小时血药浓度达峰值,$t_{1/2}$为4~15小时。能透过胎盘屏障,并能从乳汁中分泌。用于焦虑障碍、伴有焦虑的失眠,并能缓解急性酒精戒断症状。

(四)超短效类

如咪达唑仑,又称速眠安、咪唑安定,咪唑二氮䓬具有典型的苯二氮䓬类药理活性,可产生抗焦虑、镇静、催眠、抗惊厥及肌肉松弛作用。肌内注射或静脉注射后可产生短暂的顺行性记忆缺失,使患者不能回忆起在药物高峰期间所发生的事情。本品作用特点为起效迅速,而持续时间短。可缩短入睡时间(一般只需20分钟),延长总睡眠时间,而对快波睡眠(REM)无影响,次晨醒后患者可感到精力充沛、轻松愉快。无耐受性和戒断症状或反跳。毒性小,安全范围大。本品口服与肌内注射均吸收迅速而完全,血浆蛋白结合率为97%,消除半衰期为1.5~2.5小时(充血性心力衰竭患者$t_{1/2}$可延长2~3倍)。长期用药无蓄积作用。用于:①治疗失眠症。②外科手术或器械性诊断检查(如心血管造影、心律转复、支气管镜检查、消化道内镜检查等)时作诱导睡眠用。③全麻或局部麻醉时辅助用药。

二、巴比妥类

(一)长效类

如苯巴比妥,又称鲁米那,为长效巴比妥类,随着剂量的增加,其中枢抑制的程度和范围逐渐加深和扩大,可依次出现镇静、催眠、抗惊厥和抗癫痫、麻醉等作用。大剂量对心血管系统也有抑制作用,10倍的催眠量可引起呼吸中枢麻痹而致死。由于安全性差,易发生依赖性,其应用已日渐减少。本品还能增强解热镇痛药的作用,并能诱导肝脏微粒体葡萄糖醛酸转移酶活性,促进胆红素与葡萄糖醛酸结合,降低血浆胆红素浓度,治疗新生儿高胆红素血症(核黄疸)。因具有肝药酶诱导作用,不仅加速自身的代谢,还可加速其他多种药物的代谢。用于以下情况。①镇静:如焦虑不安、烦躁、甲状腺功能亢进、高血压、功能性恶心、小儿幽门痉挛等症。②催眠:偶用于顽固性失眠症,但醒后往往有疲倦、嗜睡等后遗效应。③抗惊厥:能对抗中枢兴奋药中毒或高热、破伤风、脑炎、脑出血等疾病引起的惊厥。④抗癫痫:对癫痫强直阵挛发作、简单部分发作(出现作用快)及癫痫持续状态有良效;对癫痫失神发作疗效差;而对复杂部分发作则往往无效,且单用本品治疗时还可能使发作加重。⑤麻醉前给药。⑥与解热镇痛药配伍,以增强其作用。⑦治疗新生儿高胆红素血症。⑧鲁米托品片用于自主神经功能失调所致的头痛、呕吐、颤抖、胃肠道紊乱性腹痛等。

(二)中效类

如异戊巴比妥,作用与苯巴比妥相似,但起效快(15～30分钟),且持续时间较短(3～6小时)。对中枢神经系统的抑制作用因剂量不同而表现为镇静、催眠、抗惊厥等。主要用于镇静、催眠(适用于难入睡者)、抗惊厥(如小儿高热、破伤风惊厥、子痫、癫痫持续状态等)及麻醉前给药。

(三)短效类

如司可巴比妥,又称速可眠,为短效巴比妥类,因剂量不同而表现为镇静、催眠、抗惊厥作用。其催眠作用与异戊巴比妥相同,作用快(15～20分钟起效),持续时间短(约3小时)。主要用于入睡困难的失眠患者;也可用于镇静、抗惊厥(小儿高热惊厥、破伤风惊厥、子痫、癫痫持续状态)及麻醉前给药。

(四)超短效类

如硫喷妥钠,为超短时间作用的巴比妥类药物,脂溶性高。静脉注射后迅速通过血-脑屏障,对中枢神经系统产生抑制作用,起效迅速,持续时间短,主要具有全身麻醉作用。可用于静脉麻醉、诱导麻醉、基础麻醉和抗惊厥。

三、其他镇静催眠药

如水合氯醛、唑吡坦、佐匹克隆等。

(张志平)

第五节 抗癫痫药

癫痫是一种由各种原因引起的脑灰质的偶然、突发、过度、快速和局限性放电而导致的神经系统临床综合征,尽管近年来手术方法对难治性癫痫的治疗取得了很大进展,但80%的癫痫患者仍然可通过抗癫痫药物获得满意疗效。随着人们对抗癫痫药物的体内代谢和药理学参数的深入研究,临床医师能更加有效地使用抗癫痫药物,使抗癫痫治疗的效益和风险比达到最佳水平。

根据化学结构可将抗癫痫药物分为以下几类。①乙内酰脲类:苯妥英、美芬妥英等。②侧链脂肪酸类:丙戊酸钠、丙戊酰胺等。③亚氏胺类:卡马西平。④巴比妥类:巴比妥钠、异戊巴比妥、甲苯比妥、扑米酮。⑤琥珀酰亚胺类:乙琥胺、甲琥胺、苯琥胺等。⑥磺胺类:乙酰唑胺、舒噻美等。⑦双酮类:三甲双酮、双甲双酮等。⑧抗癫痫新药:氨乙烯酸、氟氯双胺、加巴喷丁、拉莫三嗪、非尔氨酯、托吡酯。⑨激素类:ACTH,泼尼松。⑩苯二氮䓬类:地西泮、氯硝西泮等。

一、苯妥英钠

苯妥英钠别名大仓丁,二苯乙内酰脲,Dilantin,Diphenylhydantoin。

(一)药理作用与应用

该药能稳定细胞膜,调节神经元的兴奋性,抑制癫痫灶内发作性电活动的传播和扩散,阻断癫痫灶对周围神经元的募集作用。对于全身性强直阵挛发作、局限性发作疗效好,对精神运动性发作次之,对小发作无效。是临床上应用最广泛的抗癫痫药物之一。口服主要经小肠吸收,成人单剂口服后 t_{max} 为 3~8 小时,长期用药后 $t_{1/2}$ 为 10~34 小时,平均 20 小时。有效血浓度为 10~20 μg/mL,开始治疗后达到稳态所需时间为 7~11 天。

(二)不良反应

1.神经精神方面

神经症状有眩晕、构音障碍、共济失调、眼球震颤、视力模糊和周围神经病变。精神症状包括智力减退、人格改变、反应迟钝和神经心理异常。

2.皮肤、结缔组织和骨骼

可有麻疹样皮疹、多形性红斑、剥脱性皮炎和多毛。齿龈增生常见于儿童和青少年。小儿长期服用可引起钙磷代谢紊乱、骨软化症和佝偻病。

3.造血系统

巨红细胞贫血、再生障碍性贫血、白细胞计数减少等。

4.代谢和内分泌

该药可作用于肝药酶,加速皮质激素分解,也可抑制胰岛素分泌、减低血中 T_3 的浓度。

5.消化系统

可有轻度厌食、恶心、呕吐和上腹疼痛,饭后服用可减轻症状。

6.致畸作用

癫痫母亲的胎儿发生颜面和肢体远端畸形的危险性增加,但是否与服用苯妥英钠有关目前尚无定论。

(三)注意事项

应定期检查血常规和齿龈的情况,长期服用时应补充维生素 D 和叶酸。妊娠哺乳期妇女和肝肾功能障碍者慎用。

(四)禁忌证

对乙内酰脲衍生物过敏者禁用。

(五)药物相互作用

(1)与卡马西平合用,可使两者的浓度交互下降。

(2)与苯巴比妥合用,可降低苯妥英钠的浓度,减低疗效。

(3)与扑米酮合用,有协同作用,可增强扑米酮的疗效。

(4)与丙戊酸钠合用,可使苯妥英钠的血浓度降低。

(5)与乙琥胺和三甲双酮合用,可抑制苯妥英钠的代谢,使其血浓度增高,增加毒性作用。

(6)与三环类抗抑郁药合用,可使两者的作用均增强。

(7)与地高辛合用,可增加地高辛的房室传导阻滞作用,引起心动过缓。地高辛能抑制苯妥英钠的代谢,增加其血浓度。

(8)不宜与氯霉素、西咪替丁、磺胺甲噁唑合用。

(9)与地西泮、异烟肼、利福平合用时,应监测血浓度,并适当调整剂量。

(10)与孕激素类避孕药合用时可降低避孕药的有效性。

(六)用法与用量

成人,50～100 mg,每天 2～3 次,一般 200～500 mg/d,推荐每天 1 次给药,最好晚间服用,超大剂量时可每天 2 次。儿童每天 5～10 mg/kg,分 2 次给药。静脉用药时,缓慢注射(＜50 mg/min),成人 15～18 mg/kg,儿童 5 mg/kg,注射时须心电图监测。

(七)制剂

(1)片剂:100 mg。

(2)注射剂:5 mL：0.25 g。

(3)粉针剂:0.1 g,0.25 g。

二、乙苯妥英

乙苯妥英别名皮加隆,乙妥英,Peganone。

(一)药理作用与应用

本药类似苯妥英钠,但作用及不良反应均比苯妥英钠小。临床常与其他抗癫痫药合用,对全身性发作和复杂部分性发作有较好疗效。

(二)不良反应

本药不良反应比苯妥英钠少,有头痛、嗜睡、恶心、呕吐、共济失调、多毛和齿龈增生少见。

(三)用法与用量

口服,成人,开始剂量 0.5～1 g/d,每 1～3 天增加 0.25 g,最大可达 3 g/d,分 4 次服用。儿童,1 岁以下 0.3～0.5 g/d,2～5 岁 0.5～0.8 g/d,6～12 岁 0.8～1.2 g/d。

(四)制剂

片剂:250 mg,500 mg。

三、甲妥英

甲妥英别名美芬妥英,Methenytoin,Methoin。

(一)药理作用与应用

与苯妥英钠相似,但有镇静作用。主要用于对苯妥英钠效果不佳的患者,对小发作无效。

(二)不良反应

毒性较苯妥英钠强,有嗜睡、粒细胞计数减少、再生障碍性贫血、皮疹、中毒性肝炎反应。

(三)用法与用量

成人,50～200 mg,每天 1～3 次。儿童,25～100 mg,每天 3 次。

(四)制剂

片剂 50 mg,100 mg。

四、丙戊酸钠

丙戊酸钠别名二丙二乙酸钠,抗癫灵,戊曲酯,Convulex,Depakene,Depakine,Epilim,Leptilan,

(一)药理作用与应用

本药可能通过增加脑内抑制性神经递质 GABA 的含量,降低神经元的兴奋性,或直接稳定神经元细胞膜而发挥抗癫痫作用。口服吸收完全,t_{max} 为 1~4 小时,$t_{1/2}$ 为 14 小时,达到稳态所需时间 4 天,有效血浓度为 67~82 μg/mL。本品是一种广谱抗癫痫药,对各型小发作、肌阵挛发作、局限性发作、大发作和混合型癫痫均有效,对复杂部分性发作、单纯部分性发作和继发性全身发作的效果不如其他一线抗癫痫药。此外本药还可用于治疗小舞蹈病、偏头痛、心律失常和顽固性呃逆。

(二)不良反应

1.消化系统症状

消化系统症状有恶心、呕吐、厌食、消化不良、腹泻、便秘等。治疗过程中还可发生血氨升高,少数患者可发生脑病。在小儿及抗癫痫药合用的情况下容易发生肝肾功能不全,表现为头痛、呕吐、黄疸、水肿和发热。一般情况下肝毒性的发生率很低,约为 1/50 000。严重肝毒性致死者罕见。

2.神经系统

神经系统常见震颤,也可有嗜睡、共济失调和易激惹症状。认知功能和行为障碍罕见。

3.血液系统

由血小板计数减少和血小板功能障碍导致的出血时间延长、皮肤紫斑和血肿。

4.致畸作用

妊娠初期服药可致胎儿神经管发育缺陷和脊柱裂等。

5.其他

偶见心肌劳损、心律不齐、脱发、内分泌异常、低血糖、急性胰腺炎。

(三)注意事项

服用 6 个月以内应定期查肝功能和血常规。有先天代谢异常者慎用。

(四)禁忌证

肝病患者禁用。

(五)药物相互作用

(1)丙戊酸钠为肝药酶抑制剂,合用时能使苯巴比妥、扑米酮、乙琥胺的血浓度增高,而苯巴比妥、扑米酮、苯妥英钠、乙琥胺、卡马西平又可诱导肝药酶,加速丙戊酸钠的代谢,降低其血浓度。

(2)与阿司匹林合用可使游离丙戊酸钠血浓度显著增高,半衰期延长,导致丙戊酸钠蓄积中毒。

(六)用法与用量

1.抗癫痫

成人维持量为 600~1 800 mg/d,儿童体重 20 kg 以上时,每天不超过 30 mg/kg,体重 <20 kg 时可用至每天 40 mg/kg,每天剂量一般分 2 次口服。

2.治疗偏头痛

1200 mg/d,分 2 次口服,维持 2 周可显效。

3.治疗小舞蹈病

口服,每天 15~20 mg/kg,维持 3~20 周。

4.治疗顽固性呃逆

口服,初始剂量为每天 15 mg/kg,以后每 2 周每天剂量增加 250 mg。

(七)制剂

(1)丙戊酸钠片剂:100 mg,200 mg,250 mg。

(2)糖浆剂:5 mL：250 mg;5 mL：500 mg。

(3)丙戊酸胶囊:200 mg,250 mg。

(4)丙戊酸氢钠(肠溶片):250 mg,500 mg。

(5)丙戊酸/丙戊酸钠(控释片):500 mg。

五、丙戊酸镁

(一)药理作用与应用

新型广谱抗癫痫药,药理作用同丙戊酸钠。适用于各种类型的癫痫发作。

(二)不良反应

嗜睡、头昏、恶心、呕吐、厌食胃肠道不适,多为暂时性。

(三)注意事项

孕妇、肝病患者和血小板计数减少者慎用。用药期间应定期检查血常规。

(四)药物相互作用

本药与苯妥英钠和卡马西平合用可增加肝脏毒性,应避免合用。

(五)用法与用量

口服,成人,200～400 mg,每天 3 次,最大可用至 600 mg,每天 3 次。儿童每天 20～30 mg/kg,分 3 次服用。

(六)制剂

片剂:100 mg,200 mg。

六、丙戊酰胺

丙戊酰胺别名丙缬草酰胺,癫健安,二丙基乙酰胺。

(一)药理作用与应用

其抗惊厥作用是丙戊酸钠的 2 倍,是一种作用强见效快的抗癫痫药。临床用于各型癫痫。

(二)不良反应

头痛、头晕、恶心、呕吐、厌食和皮疹,多可自行消失。

(三)用法与用量

口服,成人,0.2～0.4 g,每天 3 次。儿童每天 10～30 mg/kg,分 3 次口服。

(四)制剂

片剂:100 mg,200 mg。

七、唑尼沙胺

唑尼沙胺别名 Exogran。

(一)药理作用与应用

具有磺酰胺结构,对碳酸酐酶有抑制作用,对癫痫灶放电有明显的抑制作用。本品口服易吸收,t_{max}为5~6小时,$t_{1/2}$为60小时。临床主要用于全面性发作、部分性发作和癫痫持续状态。

(二)不良反应

主要为困倦、焦躁、抑郁、幻觉、头痛、头晕、食欲缺乏、呕吐、腹痛、白细胞计数减少、贫血和血小板计数减少。

(三)注意事项

不可骤然停药,肝肾功能不全者、机械操作者、孕妇和哺乳期妇女慎用。定期检查肝肾功能和血常规。

(四)用法与用量

成人初量100~200 mg,分1~3次口服,逐渐加量至200~400 mg,分1~3次口服。每天最大剂量600 mg。儿童2~4 mg/kg,分1~3次口服,逐渐加量至8 mg/kg,分1~3次口服,每天最大剂量12 mg/kg。

(五)制剂

片剂:100 mg。

八、三甲双酮

三甲双酮别名 Troxidione。

(一)药理作用与应用

在体内代谢成二甲双酮起抗癫痫作用,机制不明。口服吸收好,t_{max}为30分钟以内,二甲双酮 $t_{1/2}$ 为10天或更长。主要用于其他药物治疗无效的失神发作,也用于肌阵挛和失张力发作。

(二)不良反应

有骨髓抑制、嗜睡、行为异常、皮疹、胃肠道反应、肾病综合征、肌无力综合征和脱发。有严重的致畸性。

(三)禁忌证

孕妇禁用。

(四)用法与用量

口服,成人维持量为750~1 250 mg/d,儿童每天20~50 mg/kg。

(五)制剂

(1)片剂:150 mg。
(2)胶囊剂:300 mg。

(张志平)

第六节 抗胆碱药

一、M受体阻滞剂

常用的药物有阿托品、东莨菪碱、山莨菪碱、后阿托品、丙胺太林和哌仑西品等,以阿托品为例进行介绍。

(一)药物作用

能选择性阻断 M 受体,对抗乙酰胆碱或拟胆碱药的 M 样作用。

(二)临床用途

1.解除平滑肌痉挛

对过度兴奋的胃肠平滑肌松弛作用明显,用于缓解胃肠绞痛及膀胱刺激症状。

2.抑制腺体分泌

对汗腺、唾液腺作用最明显,用于全麻前给药、严重盗汗和流涎症。

3.眼科用药

散瞳、升眼压、导致远视(调节麻痹)。临床可用于虹膜睫状体炎、虹膜晶状体粘连(与缩瞳药交替使用)和小儿验光。

4.兴奋心脏

较大剂量时使心率加快和房室传导加快,常用于治疗窦性心动过缓和房室传导阻滞。

5.扩血管

大剂量时能解除小血管痉挛,用于治疗感染中毒性休克。

6.对抗 M 样作用

用于解救有机磷中毒。有机磷中毒的患者对阿托品的敏感性远比正常人低,其用量不受药典规定的极量限制,使用总量随中毒程度不同可相差很大。要及早、足量、反复注射阿托品,直至达到"阿托品化"。"阿托品化"的主要指征是瞳孔扩大不再缩小,口干及皮肤干燥、颜面潮红,肺部湿啰音消失,轻度躁动不安及心率加快等。对以上指征需全面观察,综合分析,灵活判断。

(三)不良反应

1.外周反应

常见口干,皮肤干燥,潮红,视近物模糊,瞳孔扩大,心率加快,体温升高等外周症状。

2.中毒反应

阿托品过量中毒除外周症状加重外,还可出现中枢兴奋症状,如烦躁、谵妄、幻觉甚至惊厥等。严重中毒时由兴奋转入抑制而出现昏迷、呼吸麻痹。

(四)禁忌证

青光眼、前列腺肥大、高热患者禁用。

二、胆碱酯酶复活药

以氯解磷定(BAM-CI)氯解磷定又名氯磷定、氯化派姆为例进行介绍。

(一)药物作用

1.使胆碱酯酶复活

与磷酰化胆碱酯酶中的有机磷结合,使胆碱酯酶与有机磷解离,恢复胆碱酯酶的活性。

2.与游离的有机磷结合

防止中毒进一步加深。

(二)临床用途

用于解救有机磷中毒。对有机磷的解毒作用有一定选择性。对内吸磷、对硫磷中毒疗效较好;对敌敌畏、敌百虫中毒效果较差;对乐果中毒则无效。对轻度有机磷中毒,可单独应用氯解磷定或阿托品以控制症状;中度、重度中毒时则必须合并应用阿托品。

三、用药监护

(一)用药监测

(1)阿托品治疗量时应观察心率变化,心率每分钟高于100次,体温高于38 ℃及眼内压高的患者不宜用阿托品。

(2)用药期间注意监测阿托品化指征的出现。

(3)大剂量应用阿托品时应严密观察外周和中枢中毒症状的出现。如出现呼吸加快,瞳孔扩大,中枢兴奋症状及猩红热样皮疹时,多为阿托品中毒,应及时报告医师,及时处理。外周症状可用拟胆碱药毛果芸香碱或新斯的明对抗治疗。有机磷中毒使用阿托品过量时不能用新斯的明。中枢兴奋症状可用镇静药苯巴比妥或地西泮对抗治疗。

(4)应用解磷定期间应观察患者的体液平衡情况,如有脱水,需补充体液。

(二)用药护理

(1)应用阿托品常见外周轻症在停药后可逐渐消失,不需特殊处理。但在用药前应向患者或家属说明药物可能引起的不良反应,并介绍一些简便的防治措施,如口干可少量多次饮水,解除口腔黏膜干燥感。

(2)阿托品滴眼时应压迫内眦,防止药液经鼻腔黏膜吸收产生不良反应。

(3)应用阿托品等抗胆碱药前应劝患者排尿排便,用药后多饮水及多食含纤维食物,减少尿潴留及便秘的发生。

(4)有机磷农药中毒时应及早使用胆碱受体阻滞剂,防止胆碱酯酶老化。

(5)胆碱酯酶复活药(氯解磷定)在体内迅速被分解,维持时间短(仅1.5~2小时),应根据病情需要反复给药,彻底解毒。

(6)阿托品中毒除按一般中毒处理外,必须及时用4%鞣酸溶液清除体内过量药物,并用毛果芸香碱0.25~0.5 mL皮下注射,每10~15分钟1次,至中毒症状消失。

(7)一旦怀疑有机磷酸酯类中毒,应立即除去被污染的衣物,用清水或肥皂水彻底清洗皮肤,减少农药经皮肤黏膜吸收;若为口服中毒,应马上用2%$NaHCO_3$或1%盐水反复洗胃,再用硫酸镁导泻。敌百虫口服中毒不能用碱性溶液洗胃,对硫磷中毒忌用高锰酸钾洗胃。

(8)有机磷酯酯类中毒抢救时,一定要保持患者呼吸道的通畅,防止肺水肿、脑水肿、呼吸衰竭,积极预防感染。

(闫秀丽)

第七节 拟胆碱药

拟胆碱药可激动胆碱受体,产生与乙酰胆碱类似的作用。按药物作用机制分为直接拟胆碱药和间接拟胆碱药两大类,直接激动胆碱受体,称胆碱受体激动剂;抑制胆碱酯酶活性,间接升高受体部位乙酰胆碱的浓度,提高内源性乙酰胆碱的生物效应,称胆碱酯酶抑制药(或称抗胆碱酯酶药)。若按药物对胆碱受体作用的选择性,分为M、N胆碱受体激动剂,M胆碱受体激动剂和N胆碱受体激动剂。

一、M胆碱受体激动剂

M胆碱受体激动剂可分为两类,即胆碱酯类和天然的拟胆碱生物碱。胆碱酯类主要包括乙酰胆碱、卡巴胆碱、醋甲胆碱和贝胆碱。天然的拟胆碱生物碱有毛果芸香碱、槟榔碱和毒蕈碱。

(一)乙酰胆碱(ACh)

乙酰胆碱为胆碱能神经递质,性质不稳定,极易被体内乙酰胆碱酯酶(AChE)水解破坏,其能特异性作用于各类胆碱受体,选择性差,故无临床实用价值;但其为内源性神经递质,分布较广,具有非常重要的生理功能,因而必须熟悉该递质的作用。其作用如下所述。

1.M样作用

激动M胆碱受体,表现出兴奋胆碱能神经全部节后纤维所产生的作用,如心脏抑制、腺体分泌增加、血管扩张、瞳孔缩小。

(1)扩张血管,降低血压。

(2)抑制心脏,减慢心肌收缩力和心率。

(3)兴奋内脏平滑肌使其收缩。兴奋胃肠道、泌尿道平滑肌并可促进胃、肠分泌,导致恶心、嗳气、呕吐、腹痛及排便、排尿等症状。

(4)腺体分泌增加,如出汗、流涎。

(5)使瞳孔括约肌和睫状肌收缩,致瞳孔缩小,调节痉挛。

2.N样作用

(1)激动N_N受体(N_1受体)相当于兴奋神经节,使节后神经兴奋。表现为交感神经和副交感神经同时兴奋所产生的作用,同时兴奋肾上腺素髓质分泌肾上腺素。总体表现为胃肠道、膀胱等处的平滑肌收缩加强,腺体分泌增加,心肌收缩力加强和小血管收缩,血压上升。

(2)激动N_M受体(N_2受体):本品激动运动终板的N_M受体,使骨骼肌收缩。

(二)毛果芸香碱

毛果芸香碱属M胆碱受体激动剂,是从毛果芸香属植物中提出的生物碱。本品选择性地激动M胆碱受体,产生M样作用。对眼和腺体的作用强,而对心血管的作用小。其作用和临床应用如下所述。

1.眼

滴眼后可引起缩瞳、降低眼内压和调节痉挛等作用(图3-3)。

(1)缩瞳:激动虹膜瞳孔括约肌的M胆碱受体,使虹膜瞳孔括约肌收缩,瞳孔缩小。局部用药后作用可持续数小时至1天。

(2)降低眼内压:通过缩瞳作用可使虹膜向中心拉动,虹膜根部变薄,从而使处于虹膜周围的前房角间隙扩大,房水易于经滤帘进入巩膜静脉窦,使眼内压下降。

(3)调节痉挛:毛果芸香碱激动动眼神经支配的M受体。使睫状肌向瞳孔中心方向收缩,导致牵拉晶状体悬韧带松弛,晶状体由于本身弹性变凸,屈光度增加,此时远距离物体不能清晰地成像于视网膜上,故视远物模糊,视近物清楚。这一作用称为调节痉挛。

2.腺体

毛果芸香碱激动腺体的M受体,皮下注射10~15 mg可使汗腺、唾液腺分泌明显增加。

3.临床应用

全身用于抗胆碱药如阿托品中毒的抢救,局部用于治疗青光眼。

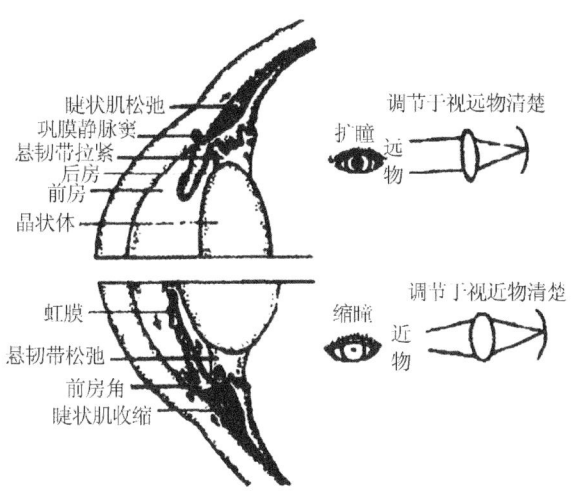

图 3-3　M 胆碱受体激动剂和阻滞剂对眼的作用

箭头表示房水流通及睫状肌收缩或松弛方向。上：胆碱受体阻滞剂对眼的作用；下：胆碱受体激动剂对眼的作用

(1)治疗青光眼：青光眼有闭角型及开角型两种，毛果芸香碱均适用。低浓度的毛果芸香碱（2%以下）可滴眼用于治疗闭角型青光眼（充血性青光眼）；本品对开角型青光眼（单纯性青光眼）的早期也有一定疗效，但机制未明，常用1%～2%溶液滴眼。

(2)治疗巩膜炎：与散瞳药阿托品交替使用，使瞳孔扩张收缩交替出现，从而防止虹膜睫状体发炎时虹膜与晶状体粘连。

4.不良反应

本品滴眼药液浓度过高（2%以上）或过量吸收后出现 M 胆碱受体过度兴奋症状，可用阿托品拮抗。

5.用药注意及禁忌证

(1)滴眼时应压迫内眦，避免药液流入鼻腔后吸收中毒。

(2)禁用于急性虹膜炎。

(三)卡巴胆碱

卡巴胆碱对 M、N 胆碱受体的作用与乙酰胆碱相似，但其不易被胆碱酯酶水解，作用时间较长。本品对膀胱和肠道作用明显，故可用于术后腹胀气和尿潴留，仅用于皮下注射，禁止静脉注射给药。该药不良反应较多，且阿托品对它的解毒效果差，故目前主要用于局部滴眼治疗青光眼。

二、抗胆碱酯酶药

胆碱酯酶是一种水解乙酰胆碱的特殊酶，主要存在于胆碱能神经元、神经肌肉接头及其他某些组织中，此酶对于生理浓度的乙酰胆碱作用最强，特异性也较高。抗胆碱酯酶药与胆碱酯酶的亲和力比乙酰胆碱大得多，分为易逆性抗胆碱酯酶药和难逆性抗胆碱酯酶药。

(一)易逆性抗胆碱酯酶药

1.新斯的明

(1)抑制胆碱酯酶，产生 M 和 N 样作用：新斯的明可与乙酰胆碱竞争与胆碱酯酶的结合，抑制胆碱酯酶的活性,使胆碱能神经末梢释放的乙酰胆碱破坏减少,突触间隙中的乙酰胆碱积聚,表现出 M 样和 N 样作用。

(2)直接激动 N_M 受体(N_2 受体):新斯的明除了抑制胆碱酯酶的作用外,还能直接与骨骼肌运动终板上 N_M 受体结合,促进运动神经末梢释放乙酰胆碱,加强骨骼肌收缩作用。故对骨骼肌作用最强,对胃肠道和膀胱等平滑肌作用较强,对心血管、腺体、眼和支气管平滑肌作用较弱。

(3)治疗重症肌无力:本病为神经肌肉接头传递障碍所致慢性疾病,这是一种自身免疫性疾病,主要症状是骨骼肌呈进行性收缩无力,临床表现为受累骨骼肌极易疲劳。新斯的明为治疗重症肌无力常规使用药物,用来控制疾病症状。

(4)治疗术后腹气胀及尿潴留:新斯的明能加快肠蠕动及增加膀胱张力,从而促进排气排尿。

(5)用于阵发性室上性心动过速:新斯的明 M 样作用使心率减慢。

(6)用于非去极化型肌肉弛缓药的解毒:如用于筒箭毒碱中毒的解救。

(7)不良反应较少,过量可产生恶心、呕吐、腹痛、出汗、心动过缓、肌肉震颤和无力。

(8)治疗重症肌无力时,可口服给药,也可皮下或肌内注射给药。静脉注射给药时有一定危险性,特别要防止剂量过大引起兴奋过度而转入抑制,致使肌无力症状加重。

(9)使用前应先测心率,如心动过缓先用阿托品使心率增至 80 次/分后再用本品。

(10)解救筒箭毒碱中毒时应先给患者吸氧,并备好阿托品。

(11)禁用于支气管哮喘、机械性肠梗阻、泌尿道梗阻及心绞痛等患者。

2.毒扁豆碱

毒扁豆碱是从西非毒扁豆的种子中提取的一种生物碱,现已人工合成。

(1)毒扁豆碱作用与新斯的明相似,但无直接兴奋作用;眼内局部应用时,其作用类似于毛果芸香碱,但奏效快、作用强而持久,表现为瞳孔缩小,眼内压下降,可维持 1~2 天。吸收后外周作用与新斯的明相似,表现为 M、N 胆碱受体激动作用;进入中枢后又可抑制中枢 AChE 活性而产生作用,表现为小剂量兴奋、大剂量抑制。

(2)局部用于治疗青光眼,常用 0.05% 溶液滴眼。

(3)本品滴眼后可致睫状肌收缩而引起调节痉挛,出现头痛。大剂量中毒时可致呼吸麻痹。

(4)与毛果芸香碱相比,毒扁豆碱刺激性较强,长期给药时,患者不易耐受。临床应用时,可先用本品滴眼数次,后改用毛果芸香碱维持疗效。滴眼时应压迫内眦,以免药液流入鼻腔后吸收中毒。

3.吡斯的明

吡斯的明作用与新斯的明类似,口服吸收较差,故临床应用时剂量较大,起效缓慢,作用时间较长。主要用于治疗重症肌无力,疗程通常少于 8 周,又可用于治疗麻痹性肠梗阻和术后尿潴留。不良反应与新斯的明相似,但 M 胆碱受体效应较弱。

4.加兰他敏

加兰他敏是一种从石蒜科植物中提取的生物碱,其作用类似新斯的明,用于治疗重症肌无力和脊髓灰质炎后遗症,也可用于治疗竞争性神经肌肉阻滞剂过量中毒。

5.安贝氯铵

安贝氯铵作用类似新斯的明,但较持久,主要用于重症肌无力的治疗,尤其适用于不能耐受新斯的明或吡斯的明的患者。

(二)难逆性抗胆碱酯酶药

1.有机磷酸酯类

有机磷酸酯类能与胆碱酯酶牢固结合,且结合后不易水解,因此酶的活性难以恢复,致使体内乙酰胆碱持久积聚而引起中毒。有机磷酸酯类对人畜均有毒性,主要用作农作物及环境杀虫,常见的有敌百虫、马拉硫磷、乐果、敌敌畏等。有些剧毒物质,如沙林、塔崩及梭曼还被用作化学战争的神经毒气,在应用时,如管理不妥或防护不严均可造成人畜中毒。因此必须掌握他的中毒表现及防治解救方法。

2.烟碱

烟碱是 N 胆碱受体激动剂的代表。由烟草中提取,可兴奋自主神经节和神经肌肉接头的 N 胆碱受体。其对神经节的 N 受体作用呈双相性,小剂量激动 N 受体,大剂量却阻断 N 受体。烟碱对神经肌肉接头 N 受体作用与其对神经节 N 受体作用类似,由于烟碱作用广泛、复杂,无临床实用价值。

(闫秀丽)

第八节 抗 抑 郁 药

抗抑郁药是一类具有抗抑郁作用的药物。它不仅能治疗各类抑郁症,而且对焦虑、强迫、慢性疼痛、疑病及恐怖等都有一定疗效。抗抑郁药根据化学结构及作用机制的不同分为以下几类。①三环类抗抑郁药:阿米替林、丙咪嗪、氯米帕明、多塞平等。②四环类抗抑郁药:马普替林。③选择性 5-HT 再摄取抑制药:氟西汀、帕罗西汀、舍曲林、氟伏沙明、西酞普兰。④5-HT 及去甲肾上腺素再摄取抑制药:文拉法辛。⑤去甲肾上腺素能及特异性 5-HT 能抗抑郁药:米氮平。⑥单胺氧化酶抑制药:吗氯贝胺。⑦5-HT 受体阻滞剂/再摄取抑制药:曲唑酮。⑧选择性去甲肾上腺素再摄取抑制药:瑞波西汀。⑨其他:噻萘普汀、贯叶连翘提取物等。

传统的三环类抗抑郁药疗效明确,因其作用位点多,故易产生多种不良反应。如自主神经系统、中枢神经系统、心血管系统等不良反应。现较广泛使用的四环类抗抑郁药有马普替林,其疗效与三环类药物相当,但不良反应较轻。近年来,新型抗抑郁药在临床得到广泛应用,主要因为这些药物较传统的抗抑郁药更为安全和有效。

一、阿米替林

(一)别名

氨三环庚素,盐酸阿米替林,Amitid,Amitril。

(二)作用与用途

三环类抗抑郁药,选择性抑制神经中枢突触部位对去甲肾上腺素(NA)和 5-羟色胺(5-HT)的再摄取,使突触间 NA 和 5-HT 的含量增加,并增强突触后膜 5-HT_2 受体的敏感性。口服吸收完全,8～12 小时达血药浓度峰值。吸收后分布于全身,可透过胎盘屏障。血浆蛋白结合率为 96%。药物经肝脏代谢,主要活性代谢产物为去甲替林。本药主要经肾脏缓慢排泄,也可从乳汁排泄。血中半衰期为 32～40 小时。临床用于治疗各型抑郁症或抑郁状态,对抑郁性神经症又有效。也用于治疗小儿遗尿症。

(三)注意事项

(1)不良反应:常见口干、嗜睡、便秘、视物模糊、排尿困难、心悸及心动过速。偶见心律失常、眩晕、运动失调、癫痫发作、直立性低血压、肝损害和迟发性运动障碍等。用量较大时对敏感者可引起谵妄。

(2)禁忌证:本品不得与单胺氧化酶抑制药合用。患者有转向躁狂倾向时应立即停药。对本药及其他三环类药物过敏者,严重心脏病、高血压患者,青光眼患者,排尿困难、前列腺肥大、尿潴留者,甲状腺功能亢进者,重症肌无力患者,急性心肌梗死恢复期患者,癫痫患者,肝功能不全者,6岁以下儿童禁用。支气管哮喘患者,心血管疾病(除严重心脏病、高血压)患者,严重肾功能不全者,孕妇慎用。哺乳期妇女用药期间应停止哺乳。

(3)本药可导致光敏感性增加,应避免长时间暴露于阳光或日光灯下。

(4)维持治疗时,可每晚顿服,但老人、儿童与心脏病患者仍宜分次服用。

(四)用法与用量

1.成人

(1)口服:初始剂量为每次25 mg,一天2～3次;可酌情增至一天150～250 mg,分3次服用;最大剂量不超过一天300 mg,维持剂量为一天50～150 mg。

(2)肌内注射:严重抑郁症、抑郁状态,每次20～30 mg,一天2次,可酌情增量;患者能配合治疗后改为口服给药。

2.老年人

口服:一天50 mg,分次服或晚间顿服,可酌情减量。

3.儿童

口服:①6岁以上小儿遗尿症,每次25 mg,睡前顿服。②青少年抑郁症,一天50 mg,分次服或晚间顿服。

(五)制剂与规格

片剂:10 mg;25 mg。缓释片:50 mg。注射液:2 mL:20 mg。

二、多塞平

(一)别名

多虑平,凯塞,凯舒,普爱宁。

(二)作用与用途

本品为三环类抗抑郁药,作用机制同阿米替林。除抗抑郁外,本药有一定的抗焦虑作用,但抗胆碱作用较弱。口服易吸收,2～4小时血药浓度达峰值。局部外用后,也可在血中检测到药物。多塞平在体内分布较广,可透过血-脑屏障和胎盘屏障。在肝脏代谢,生成活性代谢物去甲基多塞平。药物可泌入乳汁。血中半衰期为8～25小时。临床用于治疗焦虑性抑郁症或抑郁性神经症。也可用于镇静、催眠。本药乳膏剂用于治疗慢性单纯性苔藓、湿疹、特应性皮炎、过敏性接触性皮炎等引起的瘙痒。

(三)注意事项

(1)不良反应:轻微的有唇干、口干、口腔异味、恶心、呕吐、食欲缺乏、消化不良、便秘、腹泻、头痛、头晕、嗜睡、疲劳、失眠、烦躁、多汗、虚弱、体重增加或减少、视物模糊等。可随机体对药物的适应自行消失。局部症状有烧灼感和/或刺痛感、瘙痒加重、湿疹加重及皮肤干燥、发紧、张力增高、感觉异常、水肿、激惹、脱屑和龟裂。严重的不良反应有兴奋、焦虑、发热、胸痛、意识障碍、排尿困难、乳房肿胀、耳鸣、痉挛、惊厥、脱发、手足麻木、心悸、癫痫、咽痛、紫癜、震颤、眼睛或皮肤黄染等。

(2)禁忌证:对本药及其他三环类药物过敏者、严重心脏病患者、心肌梗死恢复期患者、甲状腺功能亢进患者、谵妄者、尿潴留者、癫痫患者、青光眼患者、肝功能不全者禁用。心血管疾病患者,前列腺肥大、排尿困难者,眼压高者,肾功能不全者,儿童,老人,孕妇,哺乳期妇女慎用。

(3)停用单胺氧化酶抑制药2周后,才能使用本药。

(4)本药乳膏只用于局部未破损皮肤,不能用于眼部及黏膜。用药部位不可使用密闭敷料。连续使用本药乳膏不得超过1周,以防药物蓄积。

(四)用法与用量

(1)口服抗抑郁,初始剂量为每次 25 mg,一天 2~3 次;逐渐增至一天 100~250 mg;最大剂量不超过一天 300 mg。

(2)肌内注射重度抑郁症,每次 25~50 mg,一天 2 次。

(3)局部外用于患处涂一薄层,一天 3 次,每次涂布面积不超过总体表面积的 5%,2 次使用应间隔 4 小时。

(五)制剂与规格

片剂:25 mg;50 mg;100 mg。注射液:1 mL:25 mg。乳膏:10.0 g:0.5 g。

三、氯米帕明

(一)别名

安拿芬尼,海地芬,氯丙咪嗪,Anafranil。

(二)作用与用途

本药为三环类抗抑郁药,通过抑制突触前膜对去甲肾上腺素(NA)与 5-羟色胺(5-HT)的再摄取而产生抗抑郁作用,其抑制 5-HT 再摄取的作用强于其他三环类抗抑郁药。本药具中度抗胆碱作用,同时还有抗焦虑与镇静作用。口服吸收迅速而完全,生物利用度为 30%~40%,进食对吸收无影响。药物可广泛分布于全身,也可分布于脑脊液中,能透过胎盘屏障。血浆蛋白结合率高达 96%~97%。在肝脏有首过代谢,活性代谢产物为去甲氯米帕明。血中半衰期为 21~31 小时。临床用于内因性抑郁症、心因性抑郁症、抑郁性神经症及各种抑郁状态;伴有抑郁症状的精神分裂症。用于强迫症、恐惧症。也用于多种疼痛。

(三)注意事项

(1)不良反应:常见过度嗜睡。其他主要不良反应有精神紊乱、口干、出汗、眩晕、震颤、视物模糊、排尿困难、直立性低血压、性功能障碍(见于男性)、恶心及呕吐等。偶见皮肤过敏、粒细胞减少。罕见肝损伤、发热、癫痫发作。大剂量时可产生焦虑、心律不齐、传导阻滞、失眠等。

(2)禁忌证:严重心脏病、心肌梗死急性发作期、癫痫、青光眼、尿潴留及对三环类药物过敏者,6岁以下儿童禁用。肝肾功能不全、前列腺肥大、心血管病患者,以及老年人、孕妇及哺乳期妇女慎用。

(3)不得与单胺氧化酶抑制药合用。

(4)只有在治疗抑郁症、强迫症或恐惧症的起始阶段,口服给药不可行或不合适时,方可采用肌内注射或静脉滴注给药。

(四)用法与用量

1.口服

(1)治疗抑郁症:①成人:起始剂量为每次25 mg,一天2～3次;或服缓释片,一天75 mg,每晚顿服;可在1～2周缓慢增加至最适剂量;门诊患者最大剂量为一天250 mg,住院患者为300 mg。②老年人:口服起始剂量为一天20～30 mg,剂量可酌情缓慢增加,以不超过一天75 mg为宜。③儿童:6岁以上者,起始剂量为一天10 mg;10天后,6～7岁儿童可增至一天20 mg,8～14岁儿童可增至一天20～25 mg,14岁以上儿童可增至一天50 mg。最大剂量为一天200 mg。

(2)治疗强迫症:起始剂量为一次25 mg,一天1次;前2周逐渐增加至一天100 mg,数周后可再增加,最大剂量为一天250 mg。儿童患者口服用量同抑郁症。

(3)治疗恐惧症:成人,一天75～150 mg,分2～3次服。

(4)治疗慢性疼痛:成人,一天10～150 mg,宜同时服用镇痛药。

2.静脉滴注

成人,严重抑郁症者,开始一天25～50 mg溶于250～500 mL葡萄糖氯化钠注射液中,一天1次,在1.5～3.0小时输完;可缓慢增加至一天50～150 mg,最大剂量一天不超过200 mg。

(五)制剂与规格

片剂:10 mg;25 mg。缓释片:75 mg。注射液:2 mL:25 mg。

四、马普替林

(一)别名

甲胺丙内乙蒽,路滴美,路地米尔,马普智林,麦普替林。

(二)作用与用途

马普替林为四环类抗抑郁药,与三环类抗抑郁药具有相似的药理作用。本药可选择性地抑制中枢神经元突触前膜对去甲肾上腺素的再摄取,但不能阻断对5-羟色胺的再摄取。其抗抑郁效果与阿米替林相似,且起效较快、不良反应较少。此外,本药还有抗胆碱作用。口服后吸收完全,血药浓度达峰时间为12小时。起效时间通常为2～3周,少数可在7天内起效。口服片剂的生物利用度为100%。马普替林在肝脏代谢,代谢产物有去甲基马普替林和马普替林-N-氧化物,均有药理活性。母体药物血中半衰期为27～58小时,老年人为66.1小时。活性代谢物血中半衰期为60～90小时。临床主要用于治疗各型抑郁症。

(三)注意事项

1.不良反应

与三环类药物相似,但轻微而短暂。

2.禁忌证

对本药过敏者,急性心肌梗死患者,束支传导阻滞者,癫痫患者或有惊厥史者,闭角型青光眼患者,尿潴留者,乙醇、安眠药、止痛药或抗精神病药物急性中毒者,6岁以下儿童,哺乳期妇女禁用。心血管疾病者、前列腺肥大者、排尿困难者、有眼内压升高病史者、甲状腺功能亢进者或同服甲状腺激素者、肝肾功能不全者、老年人、孕妇慎用。

(四)用法与用量

口服。

1.成人

开始每次 25 mg,一天 2~3 次,根据病情需要隔天增加 25~50 mg;有效治疗量一般为一天 75~150 mg;维持剂量一天 50~150 mg,分 1~2 次口服。

2.老年

起始剂量为每次 10 mg,一天 3 次;或一次 25 mg,一天 1 次;或一次 12.5 mg,一天 1 次。然后逐渐增至一天 50~75 mg 维持。老年人维持治疗时不宜在晚间睡前单次服药,仍以分次服药为宜。

(五)制剂与规格

片剂:10 mg;25 mg;50 mg;75 mg。注射液:5 mL∶25 mg。滴剂:50 mL∶1 mg。

五、氟西汀

(一)别名

百优解,氟苯氮苯胺,氟苯氧丙胺,氟胺苯胺丙醚,氯苯氟丙胺。

(二)作用与用途

本药为选择性 5-羟色胺(5-HT)再摄取抑制药(SSRIs),可特异性地抑制 5-HT 的再摄取,增加突触间隙 5-HT 的浓度,从而起到抗抑郁的作用。本药对 5-HT 再摄取的抑制作用强于对去甲肾上腺素或多巴胺再摄取的抑制作用。其抗副交感神经的作用和抗组胺的作用较弱。口服吸收良好,用药后 1~2 周即可起效。治疗抑郁症时,4 周可达最大效应;而治疗强迫症时,需 5 周或更长时间才能达到最大效应。本药有首过效应,生物利用度为 100%。在体内分布广泛,可透过血-脑屏障。血浆蛋白结合率高达 95%。本药主要在肝脏经细胞色素 P4502D6 酶代谢,主要代谢产物为有活性的去甲氟西汀,其他还有少量葡萄糖醛酸结合物。药物主要经肾随尿排出,少量随粪便排出,另有部分随乳汁分泌。氟西汀和去甲氟西汀的血中半衰期分别为 1~3 天、4~16 天,两者均不能通过透析清除。临床用于治疗各种抑郁性精神障碍,包括轻型或重型抑郁症、双相情感障碍的抑郁症、心因性抑郁症及抑郁性神经症。国外已批准用于治疗强迫症,还用于治疗贪食症、经前紧张症。

(三)注意事项

(1)不良反应:常见厌食、焦虑、腹泻、倦怠、头痛、失眠及恶心等。可见昏睡、多汗、皮疹等。少见咳嗽、胸痛、味觉变化、呕吐、胃痉挛、食欲缺乏或体重下降、便秘、视力改变、多梦、注意力集中困难、头晕、口干、心率加快、乏力、震颤、尿频、痛经、性功能减退及皮肤潮红。罕见皮肤变态反应、低血糖症、低钠血症、躁狂发作或癫痫发作。

(2)禁忌证:对本药过敏者禁用。肝肾功能不全者、儿童、孕妇慎用。不推荐哺乳期妇女使用。

(3)本药及其活性代谢产物的血中半衰期较长,停药时无须逐渐减量停药,但应考虑药物的蓄积作用。停药后其作用可持续 5 周,因此在停药期间应继续观察服药期间的所有反应。

(四)用法与用量

口服。

1.一般用法

(1)成人,起始剂量为一天 20 mg,早餐后服用为宜;如数周后疗效不明显,可每周增加

20 mg;通常有效治疗剂量为每次 20～40 mg,一天 1 次;最大剂量不应超过一天 60 mg。

(2)老年人,起始剂量为一天 10 mg,应延长服药间隔时间,缓慢增加剂量。

2.难治性抑郁症

可用至每次 60 mg,一天 1 次;维持量为每次 20 mg,一天 1 次;或每次 20 mg,每 2～3 天 1 次。

3.强迫症、贪食症

用量略高于抑郁症的治疗剂量,可能需要用至每次 40～60 mg,一天 1 次。

(五)制剂与规格

片剂:10 mg;20 mg。分散片:20 mg。胶囊:20 mg。

六、帕罗西汀

(一)别名

氟苯哌苯醚,帕罗克赛,赛乐特。

(二)作用与用途

本药为抗抑郁药,能选择性抑制 5-羟色胺(5-HT)的再摄取,提高神经突触间隙内 5-HT 的浓度,从而产生抗抑郁作用。对去甲肾上腺素与多巴胺的再摄取抑制作用很微弱。本药不与肾上腺素 α_1、α_2 或 β 受体发生作用,也不与多巴胺 D_2 或组胺 H_1 受体结合,不抑制单胺氧化酶。口服吸收良好,有首过效应。口服本药 30 mg,10 天内可达稳态血药浓度,达峰时间为 5.2 小时,血药浓度峰值为 61.7 ng/mL。生物利用度为 50%～100%。吸收不受食物或抗酸药的影响。本药可广泛分布于各种组织和器官,仅 1% 出现在体循环中。血浆蛋白结合率高达 95%。药物经肝脏 CYP450 同工酶代谢,代谢产物无活性。本药大部分经肾随尿排出,其中 2% 为原形;约 36% 由粪便排出;也可经乳汁排泄。健康人的血中半衰期为 24 小时,个体间存在显著差异。临床主要用于治疗抑郁症及其伴发的焦虑症状和睡眠障碍,也可用于惊恐障碍、社交恐惧症及强迫症。

(三)注意事项

(1)不良反应:常见乏力、便秘、腹泻、头晕、头痛、口干、视物模糊、多汗、失眠、性功能减退、震颤、尿频或尿潴留、呕吐、恶心、嗜睡、激动及胃肠胀气等。较少见焦虑、食欲改变、心悸、感觉障碍、味觉改变、体重变化、肌痛、肌无力、直立性低血压、血管神经性水肿、肝功能异常、心动过速、低钠血症、皮疹。罕见的不良反应有锥体外系反应,如静坐不能、肌张力低下、肌张力不协调、构音不连贯等。

(2)禁忌:对本药过敏者禁用。癫痫患者、癫痫或躁狂病史者、严重心脏疾病患者、闭角型青光眼患者、肝功能不全者、肾功能不全者、孕妇、哺乳期妇女慎用。

(3)帕罗西汀:服用 1～3 周才能充分显效。用药时间应足够长以巩固疗效,抑郁症痊愈后维持治疗时间至少数月,强迫症和惊恐障碍的维持治疗时间更长。

(4)用药期间不宜驾驶车辆、操作机械或高空作业。

(四)用法与用量

口服。建议每天早餐时顿服,勿咀嚼药片。

1.抑郁症、社交恐惧症/社交焦虑症

一天 20 mg;2 周后根据患者反应,每周可将一天剂量增加 10 mg,最大剂量可达一天 50 mg。

2.强迫症

初始剂量为一天 20 mg,每周可将一天剂量增加 10 mg;常规剂量为一天 40 mg,最大剂量可达一天 60 mg。

3.惊恐障碍

初始剂量为一天 10 mg，每周可将一天剂量增加 10 mg；常规剂量为一天 40 mg，最大剂量可达一天 50 mg。

(五)制剂与规格

片剂：20 mg。

七、舍曲林

(一)别名

珊特拉林，左洛复。

(二)作用与用途

本药是选择性 5-羟色胺(5-HT)再摄取抑制药，对 5-HT 再摄取的抑制强化了 5-HT 受体神经传递。本药与毒蕈碱受体、5-羟色胺能受体、多巴胺受体、肾上腺素受体、组胺受体、γ-氨基丁酸受体及苯二氮䓬类受体无亲和作用。口服易吸收，6～8 小时血药浓度达峰值。在体内分布广泛，血浆蛋白结合率约为 98%。药物通过肝脏代谢，形成活性较弱的代谢产物 N-去甲舍曲林。舍曲林和去甲基舍曲林在体内代谢完全，最终代谢产物随粪便和尿液等量排泄，只有少量原形药随尿排出。舍曲林在血中的平均半衰期为 22～36 小时，N-去甲基舍曲林的血中半衰期为 62～104 小时。临床主要用于治疗抑郁症，或预防其发作，也用于治疗强迫症。

(三)注意事项

(1)不良反应：有胃肠道不适，如恶心、厌食、腹泻等。又可出现头痛、不安无力、嗜睡、失眠、头晕或震颤等。少见不良反应有过敏性皮疹及性功能减退。大剂量时可能诱发癫痫。突然停药可有撤药综合征，如失眠、焦虑、恶心、出汗、震颤、眩晕或感觉异常等。

(2)禁忌证：对本药过敏者、严重肝功能不全者禁用。有癫痫病史者、闭角型青光眼患者、严重心脏病患者、轻至中度肝功能不全者、肾功能不全者、儿童、孕妇、哺乳期妇女慎用。

(3)出现癫痫发作应停药。

(4)用药期间不宜驾驶车辆、操作机械或高空作业。

(四)用法与用量

口服。

1.抑郁症

每次 50 mg，一天 1 次，治疗剂量范围为一天 50～100 mg。

2.强迫症

开始剂量为每次 50 mg，一天一次；逐渐增加至一天 100～200 mg，分次口服。

(五)制剂与规格

片剂：50 mg；100 mg。密封，30 ℃以下保存。

八、氟伏沙明

(一)别名

氟甲沙明，氟戊肟胺，兰释。

(二)作用与用途

本药具有抗抑郁作用,可抑制脑神经元对 5-羟色胺的再摄取,但不影响对去甲肾上腺素的再摄取和单胺氧化酶的活性,对心血管系统影响小,很少引起直立性低血压。口服吸收迅速而完全。单次服用100 mg,2～8 小时达血药浓度峰值。用药后 10 天内达稳态血药浓度。进食对药物吸收的影响不明显。血清总蛋白结合率为 77%。药物在肝脏代谢,肾脏排泄占总排泄量的 94%,少量经乳汁分泌。母药的血中半衰期为 15.6 小时。临床用于治疗各类抑郁症和强迫症。

(三)注意事项

(1)不良反应:本药耐受良好,常见的不良反应有困倦、恶心、呕吐、口干、过敏等,连续使用 2 周后可逐渐消失。也可见心动过缓、可逆性血清肝酶浓度升高。偶见惊厥。

(2)禁忌证:对本药过敏者、哺乳期妇女禁用。癫痫患者、患躁狂症或处于轻度躁狂状态的患者、孕妇慎用。不推荐儿童使用,但 8 岁以上儿童可酌情使用。

(3)服用本药期间禁止驾驶车辆或操作机械。

(4)本药治疗抑郁症伴焦虑状态、烦躁、失眠时,如疗效不佳,可与苯二氮䓬类药合用,但禁止与单胺氧化酶抑制药(MAOI)合用。停用本药 2 周后才可使用 MAOI。

(四)用法与用量

口服。

1. 抑郁症

推荐起始剂量为一天 50～100 mg,晚间顿服,再逐渐增加;常规剂量为一天 100 mg,可酌情调整,剂量超过一天 150 mg 时可分次服。

2. 抑郁症复发

推荐剂量为一天 50～100 mg。

3. 强迫症

推荐的起始剂量为一天 50 mg,睡前服,连服 3～4 天,再逐渐增加;常规剂量为一天 100～300 mg;最大剂量为一天 300 mg。儿童强迫症:8 岁以上儿童的起始剂量为一天 50 mg,睡前服;最大剂量为一天 200 mg。

(五)制剂与规格

片剂:50 mg;100 mg。干燥,避光处保存。

九、西酞普兰

(一)别名

氰酞氟苯胺,喜普妙。

(二)作用与用途

本药是一种二环氢化酞类衍生物,为选择性 5-羟色胺(5-HT)再摄取抑制药。通过抑制 5-HT 再摄取,提高突触间隙 5-HT 浓度,增强 5-HT 的传递功能而产生抗抑郁作用。口服吸收好,2～4 小时达血药峰浓度,食物不影响其吸收。一天 1 次给药,约 1 周内血清浓度达稳态。绝对生物利用度约 80%。药物在肝脏代谢,主要代谢产物有 3 种,均有活性,但它们的选择性、活性都比母体化合物差,在血清中的浓度也较低。血中半衰期较长,正常成人半衰期约 35 小时。血液透析不能清除本药。临床用于各种类型的抑郁症。

(三)注意事项

(1)不良反应:本药的不良反应通常短暂而轻微,在治疗开始的第1~2周比较明显,随着抑郁状态的改善,不良反应逐渐消失。常见恶心、呕吐、口干、腹泻、多汗、流涎减少、震颤、头痛、头晕、嗜睡或睡眠时间缩短。可引起激素分泌紊乱、躁狂、心动过速及直立性低血压、性功能障碍。有引起癫痫发作的个案报道。

(2)禁忌证:对本药过敏者禁用。对其他SSRI过敏者、心血管疾病患者、有自杀倾向者、肝功能不全者、严重肾功能不全者、有躁狂病史者、有癫痫病史者、孕妇、哺乳期妇女慎用。

(3)使用本药不应同时服用含乙醇的制品。

(4)服用本药期间,患者从事需精神高度集中的工作(包括驾驶汽车)时应谨慎。

(5)本药通常需经过2~3周的治疗方可判定疗效。为防止复发,治疗至少持续6个月。为避免出现戒断症状,需经过1周的逐步减量后方可停药。

(四)用法与用量

口服。初始剂量为每次20 mg,一天1次;必要时可增至最大剂量每次60 mg,一天1次;增量需间隔2~3周。肝功能不全者、65岁以上的患者初始剂量为每次10 mg,一天1次;推荐剂量为一天20 mg,最大剂量为一天40 mg。

(五)制剂与规格

片剂:20 mg。

十、文拉法辛

(一)别名

博乐欣,凡拉克辛,万拉法新,怡诺思。

(二)作用与用途

文拉法辛及其活性代谢物是神经系统5-羟色胺和去甲肾上腺素(NA)再摄取抑制药,通过抑制5-HT和NA的再摄取而发挥抗抑郁作用。本药及其活性代谢产物对多巴胺的再摄取有轻微的抑制作用,对单胺氧化酶无抑制作用。口服经胃肠道吸收迅速而良好,有首过效应。在肝脏中代谢的主要活性产物为。O-去甲基文拉法辛(ODV),其抗抑郁作用与母体药相似。多次给药,文拉法辛和ODV在3天内达到稳态血浆浓度。文拉法辛和ODV的血浆蛋白结合率分别为27%和30%;血中半衰期分别为5小时、11小时。本药及其代谢产物主要经肾脏排泄。临床用于治疗各种抑郁症及抑郁伴发的焦虑,国外还用于治疗广泛性焦虑症。

(三)注意事项

(1)不良反应:有胃肠道不适、头痛、无力、嗜睡、失眠、头晕或震颤等;少见过敏性皮疹及性功能减退;可引起血压升高,且与剂量呈正相关;大剂量时可诱发癫痫;突然停药可见撤药综合征。

(2)禁忌证:对本品过敏者禁用。闭角型青光眼、癫痫、严重心脏疾病、高血压、甲状腺疾病、血液病患者,以及有自杀倾向者、肝功能不全者、肾功能不全者、老年患者、孕妇及儿童慎用。

(3)本药缓释胶囊应于每天相同的时间在进餐时服用,一天1次,以水送服。不得将其弄碎、嚼碎或溶解在水中服用。

(4)用药期间驾车或操纵机器应谨慎。

(四)用法与用量

口服。起始剂量为一天37.5 mg,分2~3次进餐时服;剂量可酌情增加,通常最大剂量为一天225 mg,分3次服;增加的剂量达一天75 mg时,至少应间隔4天。对严重抑郁症患者,剂量可增至一天375 mg;轻至中度肾功能不全者,日剂量应降低25%。中度肝硬化患者,日剂量应降低50%。

(五)制剂与规格

片剂:25 mg;37.5 mg;50 mg;75 mg;100 mg。胶囊:25 mg;50 mg。缓释胶囊:75 mg;150 mg。

十一、曲唑酮

(一)别名

苯哌丙吡唑酮,美抒玉。

(二)作用与用途

本药为三唑吡啶类抗抑郁药。本药可选择性地抑制5-羟色胺(5-HT)的再吸收,并可微弱地阻止去甲肾上腺素再吸收。本药无抗胆碱不良反应,对心血管系统的毒性小,但能引起血压下降,此作用与剂量相关。本药还具有中枢镇静作用和轻微的肌肉松弛作用,但无抗痉挛和中枢兴奋作用。此外,本药能阻断$5-HT_2$受体,改善睡眠,并能显著缩短抑郁症患者入睡的潜伏期,延长整体睡眠时间,提高睡眠效率。口服吸收良好。由肝脏的微粒体酶广泛代谢,其代谢产物仍有明显的活性。本药及其代谢产物均易透过血-脑屏障,极少量可透过胎盘屏障。本品血中半衰期平均为4.1小时,但个体差异较大,故某些患者可能会出现药物蓄积。临床主要用于治疗各种抑郁症,也可用于治疗伴有抑郁症状的焦虑症。

(三)注意事项

(1)不良反应:常见嗜睡、疲乏、头昏、头痛、失眠、紧张、震颤、视物模糊、口干、便秘、过度镇静及激动等。少见直立性低血压、心动过速、恶心、呕吐。偶见高血压、腹痛、共济失调、白细胞和中性粒细胞计数降低。极少见肌肉骨骼疼痛、多梦、静坐不能、变态反应、贫血、胃胀气、排尿异常、性功能障碍和月经异常等。

(2)禁忌证:对本药过敏者、严重肝功能不全者、严重心脏病或心律失常者、意识障碍者禁用。癫痫患者、轻至中度肝功能不全者、肾功能不全者、孕妇、哺乳期妇女慎用。

(3)本药与降压药合用,需要减少降压药的剂量。

(4)服用本药应从低剂量开始,逐渐增加剂量并观察治疗反应。如出现嗜睡,须减量或将每天的大部分药调至睡前服。通常在治疗第1周内症状有所减轻,在2周内出现较好的抗抑郁效果,25%的患者达到较好的疗效需要2~4周。

(5)本药宜在餐后立即服用。禁食或空腹服药可能会加重头晕。

(四)用法与用量

口服。

1.成人

初始剂量为一天50~100 mg,分次服;3~4天,门诊患者剂量以一天200 mg为宜,分次服;住院患者较严重者剂量可增加,最高剂量不超过一天400 mg,分次服。长期用药,维持量为最低有效剂量。一旦产生足够的疗效,可酌情逐渐减量。建议持续治疗数月以上。

2.老年人

初始剂量为每次25 mg,一天2次;经3~5天逐渐增至每次50 mg,一天3次;剂量很少超过一天 200 mg 的。

(五)制剂与规格

片剂:50 mg;100 mg。

十二、米氮平

(一)别名

米塔扎平,瑞美隆。

(二)作用与用途

为四环类抗抑郁药。该药是 α_2-肾上腺素和 5-HT 受体阻滞剂,可阻断突触前的 α_2-受体,强化去甲肾上腺素和 5-HT 的释放,对组胺 H_1 受体、外周 α_1-受体及胆碱能受体也有一定的阻滞作用。口服吸收快而完全,生物利用度约为 50%。约 2 小时达血药浓度峰值,血清蛋白结合率约为 85%。本药主要在肝脏代谢,主要经肾脏排泄。女性患者的血中半衰期(平均 37 小时)显著长于男性患者(平均 26 小时)。中度和重度肾功能不全时,本药的清除率分别下降 30% 和 50%。临床用于治疗抑郁症。

(三)注意事项

(1)不良反应:主要为嗜睡、食欲增加、体重增加、头晕、便秘及口干,少见意识错乱、焦虑、情绪不稳、兴奋、皮疹、水肿、呼吸困难、低血压、肌痛、感觉迟钝、疲乏、眩晕、噩梦、恶心、呕吐、腹泻、尿频。尚可诱发双相情感障碍者的躁狂发作、惊厥发作、震颤、肌痉挛、水肿、急性骨髓抑制及血清氨基转移酶升高。

(2)禁忌证:对本品过敏者禁用。肝功能不全者、肾功能不全者,传导阻滞、心绞痛及心肌梗死等心脏病患者,癫痫患者,粒细胞缺乏者,高胆固醇血症者,孕妇和哺乳期妇女不宜使用。

(3)应避免本药与地西泮及其他中枢抑制药联用,用药期间禁止饮酒。

(四)用法与用量

口服。成人每天 15 mg,逐渐加至有效剂量每天 15~45 mg,睡前服 1 次或早晚各 1 次。

(五)制剂与规格

片剂:15 mg、30 mg。避光干燥处(2~30 ℃)。

十三、噻奈普汀

(一)别名

达体郎,Tatinol。

(二)作用与用途

为三环类抗抑郁药,作用于 5-羟色胺系统,对心境紊乱有较好的作用。对躯体不适症状具有较显著作用,特别是对与焦虑和心境紊乱有关的胃肠道不适症状效果较明显。对酒精依赖患者在戒断过程中出现的性格和行为异常有缓解作用。本药对睡眠和注意力、心血管系统没有影响,也无抗胆碱作用和药物成瘾性。口服吸收迅速且完全。口服 12.5 mg 后,0.79~1.80 小时可达血药浓度峰值。体内分布迅速,血浆蛋白结合率高达 94%。在肝脏代谢,主要以代谢产物形式从尿中排出。血中半衰期为 2.5 小时。长期用药的老年人及肾功能不全患者,半衰期延长 1 小时;对肝功能不全者未见不良影响。临床用于治疗各种抑郁症,如神经源性的反应性抑郁症、躯体(特别是胃肠道)不适的焦虑抑郁症及酒精依赖患者在戒断过程中出现的焦虑抑郁状态等。

(三)注意事项

(1)不良反应:少见,通常有轻度上腹不适、腹痛、口干、厌食、恶心、呕吐、便秘、腹胀;心动过速、期前收缩、心前区疼痛;失眠、嗜睡、噩梦、无力、眩晕、头痛、晕厥、震颤、发热、面部潮红;呼吸困难、喉部堵塞感、咽部发痒;肌痛、腰痛。

(2)禁忌证:对本药过敏者、15岁以下儿童禁用。不宜与单胺氧化酶抑制药(MAOI)类药物合用。心血管疾病患者、胃肠道疾病患者、严重肾功能不全者、老年患者、有三环类抗抑郁药过敏史者、孕妇慎用。用药期间不宜哺乳。

(3)手术前24小时或48小时需停服本药。不要突然停药,需7~14天逐渐减量。正服用单胺氧化酶抑制药,需停药2周,才可服用本药;本来服用噻奈普汀改为MAOI类药物治疗的患者,只需停服噻奈普汀24小时。用药后不宜驾驶或操纵机器。

(四)用法与用量

口服。推荐剂量为一次12.5 mg,一天3次,于早、中、晚餐前服用。肾功能不全者、老年人应减少剂量,最大剂量不超过一天25 mg。

(五)制剂与规格

片剂:12.5 mg。低于30 ℃保存。

(张志平)

第九节 抗 焦 虑 药

抗焦虑药是一大类主要用于减轻焦虑、紧张、恐惧、稳定情绪兼有镇静催眠作用的药物。这一类药发展很快,20世纪以前仅有溴剂、水合氯醛。20世纪初出现了巴比妥类,是20世纪50年代以前主要的镇静催眠、抗焦虑药。

1955年,科学家成功研制了新药氯氮䓬。1960年,第1种苯二氮䓬类(BDZ)抗焦虑药问世,在抗焦虑药发展史上具有划时代意义,迅速取代巴比妥类,成为当代抗焦虑首选药。1963年后出现了地西泮系列产品,因其优良的药理学性能,被广泛用于包括精神科、神经科在内的临床各学科。

BDZ的主要药理作用:①抗焦虑;②镇静催眠;③抗惊厥;④骨骼肌松弛。各种BDZ的药理作用基本相似,只有强弱之分,无本质差异。例如,地西泮的抗焦虑和肌松作用较强,氯硝西泮抗惊厥和镇静作用强,临床有不同用途。

BDZ促进γ-氨基丁酸(GABA)中介的神经传导,因而其作用类似间接γ-氨基丁酸受体激动剂。脑中有两种BDZ受体,BDZ(ω-1)和BDZ(ω-1)。地西泮是它们的激动剂,具有抗焦虑、抗痉挛作用,杏仁核BDZ受体密度很高,提示可能是抗焦虑药重要作用部位。

目前BDZ仍是抗焦虑的首选药。一类新的非BDZ抗焦虑药(如丁螺环酮、坦度螺酮)于近年问世,其优点是镇静作用较轻,无滥用风险,但起效较慢。

一、劳拉西泮

(一)别名
氯羟安定,氯羟二氮䓬,氯羟去甲安定,罗拉。

(二)作用与用途
本药为中效的苯二氮䓬类中枢神经抑制药,可引起中枢神经系统不同部位的抑制,随着用量的增加,可引起自轻度的镇静到催眠,甚至昏迷。本药口服吸收良好、迅速;肌内注射吸收迅速、完全。血药浓度达峰时间口服为1～6小时,肌内注射为1～1.5小时。本药在血浆中及脑中有效浓度可维持数小时,作用较地西泮持久。血药浓度达稳态时间为2～3天。本药易通过胎盘屏障,但胎儿的血药浓度并不更高。本药的血浆蛋白结合率约为85%。经肝脏代谢,代谢产物无药理活性。血中半衰期为10～18小时。重复给药蓄积少。临床主要用于抗焦虑,包括伴有精神抑郁的焦虑,但不推荐用于原发性抑郁症;可用于镇静催眠、抗惊厥及癫痫持续状态、紧张性头痛;可用作麻醉前及内镜检查前的辅助用药;注射剂可用于癌症化疗时止吐。

(三)注意事项
(1)不良反应:可出现疲劳、共济失调、肌力减弱、恶心、胃不适、头痛、头晕、乏力、定向障碍、抑郁、食欲改变、睡眠障碍、激动、眼功能障碍及便秘等。偶见不安、精神紊乱、视物模糊等。有发生血管升压素分泌增多、性欲丧失(男性)的报道。长期用药可有巴比妥-乙醇样依赖性;骤然停药偶可产生惊厥。大剂量用药可出现无尿、皮疹、粒细胞减少。静脉注射可引起静脉炎、静脉血栓形成。

(2)禁忌证:对苯二氮䓬类药物过敏者、重症肌无力患者、青光眼患者禁用。中枢神经系统处于抑制状态的急性酒精中毒者,有药物滥用或成瘾史者,癫痫患者,运动过多症患者,低蛋白血症患者,严重精神抑郁者,严重慢性阻塞性肺疾病患者,伴呼吸困难的重症肌无力患者,肝功能不全者、肾功能不全者,哺乳期妇女慎用。18岁以下患者应避免肌内注射或静脉注射本药。除用于抗癫痫外,妊娠期间应避免使用本药。

(3)服药期间应避免驾车及操纵机器。

(4)停药应逐渐减量,骤然停药会出现戒断综合征。

(四)用法与用量

1.口服

抗焦虑:每次1～2 mg,一天2～3次。镇静催眠:每次2～4 mg,睡前服。

2.肌内注射

抗焦虑、镇静催眠:按体重0.05 mg/kg,最大剂量为4 mg。癫痫持续状态:1～4 mg。

3.静脉注射

注射速度应<2 mg/min。①癌症化疗止吐:2～4 mg,在化疗前30分钟注射;必要时重复注射,可与奋乃静合用。②癫痫持续状态:每次0.05 mg/kg,最大剂量为4 mg;如果癫痫持续发作或复发,10分钟之后可按相同剂量重复注射;如再经10分钟后仍无效,须采用其他措施;12小时内用量通常不超过8 mg。

(五)制剂与规格
片剂:0.5 mg;1 mg;2 mg。注射液:1 mL∶2 mg;1 mL∶4 mg;2 mL∶2 mg;2 mL∶4 mg。

二、溴西泮

(一)别名
滇西泮,宁神定,溴安定,溴吡啶安定,溴吡三氮䓬,溴氮平,溴梦拉。

(二)作用与用途
本药是一种苯二氮䓬类抗焦虑药,作用类似地西泮,但疗效较强。作用机制参见地西泮。口服吸收较快,1~4小时达血药浓度峰值。生物利用度为84%。药物在肝脏广泛代谢。给药量的70%经肾脏由尿排泄,2%~6%经粪便排泄。母体的血中半衰期为8~20小时。重复用药蓄积少。临床主要用于抗焦虑,也可用于镇静、催眠。

(三)注意事项
(1)不良反应:大剂量用药时有嗜睡、乏力等。长期用药可致依赖。中毒症状及解救参见地西泮。

(2)禁忌证:对本药过敏者、闭角型青光眼患者、重症肌无力患者、哺乳期妇女禁用。中枢神经系统受抑制的急性酒精中毒者、昏迷或休克者、有药物滥用或成瘾史者、多动症患者、低蛋白血症患者、严重抑郁患者、严重慢性阻塞性肺气肿患者、肝功能不全者、肾功能不全者慎用。妊娠早期使用可增加致畸胎的危险;孕妇长期使用可产生依赖,使新生儿出现戒断症状;妊娠末数周用于催眠,可使新生儿中枢神经系统受抑制;分娩前或分娩时使用,可导致新生儿肌张力减弱。

(3)对本药耐受较差、清除较慢的患者应采用较低的起始剂量。

(4)本药应避免长期大量应用,停药前应缓慢减量。用药期间应避免驾驶、操作机械和高空作业等。

(四)用法与用量
口服。成人每次1.5~3 mg,一天2~3次;可根据疗效和病情调整剂量,重症患者可用至一天18 mg,分次服。年老体弱者由一天3 mg开始,按需调整剂量。

(五)制剂与规格
片剂:1.5 mg;3 mg;6 mg。

三、丁螺环酮

(一)别名
丁螺旋酮,盐酸布螺酮,盐酸丁螺环酮。

(二)作用与用途
本药为氮杂螺环癸烷二酮化合物,是一种新型抗焦虑药。在脑中侧缝际区与5-羟色胺(5-HT)受体高度结合,具有$5-HT_{1A}$受体激动作用,抗焦虑作用可能与此有关。本药不具有抗惊厥及肌肉松弛作用,无明显地镇静作用与依赖性。本药与苯二氮䓬受体无亲和性,也不对γ-氨基丁酸(GABA)受体产生影响。经胃肠道吸收迅速、完全,40~90分钟血药浓度达峰值,有首过效应。本药的蛋白结合率高达95%,但不会置换与蛋白结合的其他药物。经肝脏代谢,代谢产物有一定生物活性。肝肾功能不全时可影响本药的代谢及清除率。血中半衰期为2~3小时。临床用于治疗广泛性焦虑症及其他焦虑障碍。

(三)注意事项
(1)不良反应:常见头晕、头痛、恶心、不安、烦躁,可见多汗、便秘、食欲缺乏,少见视物模糊、注意涣散、萎靡、口干、肌痛、肌痉挛、肌强直、耳鸣、胃部不适、疲乏、梦魇、多梦、失眠、激动、神经过敏、腹泻、兴奋,偶见心电图异常、血清ALT轻度升高,罕见胸痛、精神紊乱、抑郁、心动过速、肌无力、肌肉麻木。

(2)禁忌证:对本药过敏者、癫痫患者、重症肌无力患者、急性闭角型青光眼患者、严重肝肾功能不全者、孕妇、哺乳期妇女、儿童禁用。心功能不全者,轻至中度肝肾功能不全者,肺功能不全者慎用。

(3)本药显效时间为2周(少数患者可能更长),故达到最大剂量后应继续治疗2~3周。

(4)用药期间不宜驾驶车辆和操作机器。

(四)用法与用量

口服。成人每次5~10 mg,一天3次;根据病情和耐受情况调整剂量,可每隔2~3天增加5~15 mg;常用剂量为一天20~40 mg,最大剂量为一天60 mg。

(五)制剂与规格

片剂:5 mg;10 mg。

四、坦度螺酮

(一)别名

枸橼酸坦度螺酮。

(二)作用与用途

本药为嘧啶哌嗪的氮杂螺酮衍生物,属5-HT_{1A}受体的部分激动剂,对5-HT_{1A}受体有高度亲和力,可激动海马锥体细胞突触后5-HT_{1A}受体和中缝核突触前5-HT_{1A}受体,从而产生抗焦虑效应。和苯二氮䓬类药(BDZ)相比,本药作用的靶点相对集中,抗焦虑作用的选择性更高,因而免除了BDZ的肌松、镇静、催眠作用和对认知、运动功能的损害。此外,本药又可较强地抑制多巴胺能神经的兴奋作用。长期使用时,可使5-HT_{1A}受体下调,这可能与其抗抑郁作用有关。口服吸收良好,达峰时间为0.8小时。在肝脏代谢为1-嘧啶-哌嗪,后者的血药浓度为本药的2~8倍。经肾排泄率为70%,仅有0.1%以原形排出,约20%随粪便排出,血中半衰期为1.2小时,1-嘧啶-哌嗪的血中半衰期为3~5小时。临床用于多种神经症所致的焦虑状态,如广泛性焦虑障碍。又用于原发性高血压、消化性溃疡等疾病伴发的焦虑状态。

(三)注意事项

(1)不良反应:少而轻。较常见心动过速、头痛、头晕、嗜睡、乏力、口干、食欲缺乏、出汗。

(2)禁忌证:对本药及1-嘧啶-哌嗪过敏和有过敏史者禁用。对其他氮杂螺酮衍生物(如丁螺环酮、伊沙匹隆、吉哌隆)有过敏史者,器质性脑功能障碍患者,中度或重度呼吸功能衰竭患者,心功能不全患者,肝肾功能不全患者慎用。

(3)本药一般不作为抗焦虑的首选药,如需使用不得随意长期应用。

(4)对病程较长(3年以上),病情严重或对BDZ无效的难治性焦虑患者,本药可能也难以产生疗效。

(5)用药期间不得从事有危险性的机械性作业。

(四)用法与用量

口服。成人一次10~20 mg,一天3次;可根据病情适当增减剂量,一天最大剂量60 mg。老年人用药时应从小剂量开始。

(五)制剂与规格

片剂:10 mg。

(张志平)

第四章 心血管系统临床用药

第一节 降血压药

一、雷米普利

(一)剂型规格
片剂:1.25 mg、2.5 mg、5 mg、10 mg。

(二)适应证
(1)用于原发性高血压,可单用或与其他降压药合用。
(2)用于充血性心力衰竭,可单用或与强心药、利尿剂合用。
(3)急性心肌梗死(2~9 天)后出现的轻至中度心力衰竭(NYHAⅡ和 NYHAⅢ)。

(三)用法用量

1.成人常规剂量

口服给药。①原发性高血压:开始剂量为每次 2.5 mg,一天 1 次晨服。根据患者的反应,如有必要在间隔至少 3 周后将剂量增至一天 5 mg。维持量为一天 2.5~5 mg,最大用量为 20 mg。如本药 5 mg 的降压效果不理想,应考虑合用利尿剂等。②充血性心力衰竭:开始剂量为每次 1.25 mg,一天 1 次,根据需要 1 周后剂量加倍,一天 1 次或分 2 次给药。一天最大用量不超过 10 mg。③急性心肌梗死后(2~9 天)轻到中度心力衰竭患者:剂量调整只能在住院的情况下对血流动力学稳定的患者进行。必须非常严密监测合并应用抗高血压药的患者,以免血压过度降低。起始剂量常为每次 2.5 mg,早晚各 1 次。如果该起始剂量患者不能耐受(如血压过低),应采用每次 1.25 mg,早晚各 1 次。随后根据患者的情况,间隔 1~2 天剂量可加倍,至最大日剂量 10 mg,早晚各 1 次。本药应在心肌梗死后 2~9 天服用,建议用药时间至少 15 个月。

2.肾功能不全时剂量

开始剂量为一天 1.25 mg,最大日剂量为 5 mg。

3.肝功能不全时剂量

肝功能不全者对本药的反应可能升高或降低,在治疗初始阶段应密切监护。一天最大用量为2.5 mg。

4.老年人剂量

老年患者(大于65岁)应考虑采用低起始剂量(1天1.25 mg),并根据血压控制的需要仔细调整用量。

5.其他疾病时剂量

有血压大幅度降低危险的患者(如冠状血管或者脑血供血管狭窄者)应考虑采用低起始剂量(1天1.25 mg)。

(四)注意事项

1.禁忌证

(1)对本药或其他ACEI过敏者。

(2)血管神经性水肿,包括:①使用其他ACEI曾引起血管神经性水肿。②遗传性血管性水肿。③特发性血管性水肿。

(3)孕妇。

(4)哺乳期妇女。

(5)孤立肾、移植肾、双侧肾动脉狭窄而肾功能减退者。

(6)原发性醛固酮增多症患者。

(7)血流动力学相关的左心室流入流出障碍(如主动脉或二尖瓣狭窄)或肥厚型心肌病患者。

(8)急性心肌梗死后出现轻至中度心力衰竭,伴有以下情况时禁用本药:①持续的低血压[收缩压低于12.0 kPa(90 mmHg)]。②直立性低血压[坐位1分钟后收缩压降低≥2.7 kPa(20 mmHg)]。③严重心力衰竭(NYHA Ⅳ)。④不稳定性心绞痛。⑤威胁生命的室性心律失常。⑥肺源性心脏病。

(9)因缺乏治疗经验,本药还禁用于下列情况:①正接受甾体、非甾体抗炎药物、免疫调节剂和/或细胞毒化合物治疗的肾病患者。②透析患者。③原发性肝脏疾病或肝功能损害患者。④未经治疗的、失代偿性心力衰竭患者。⑤儿童。

2.慎用

(1)多种原因引起的粒细胞减少(如中性粒细胞减少症、发热性疾病、骨髓抑制、使用免疫抑制药治疗、自身免疫性疾病如胶原性血管病、系统性红斑狼疮等引起者)。

(2)高钾血症。

(3)脑或冠状动脉供血不足(血压降低可加重缺血,血压如大幅度下降可引起心肌梗死或脑血管意外)。

(4)肾功能障碍(可致血钾增高、白细胞减少,并使本药潴留)。

(5)严重心力衰竭或血容量不足。

(6)肝功能不全。

(7)严格饮食限制钠盐或进行透析治疗者(首剂可能出现突然而严重的低血压)。

(8)主动脉瓣狭窄或肥厚性心肌病。

(9)缺钠的患者(应用本药可能突然出现严重低血压与肾功能恶化)。

(10)外科手术/麻醉。

3.药物对儿童的影响

未对本药进行儿童用药的研究,故本药禁用于儿童患者。

4.药物对老年人的影响

老年患者(大于65岁)对ACEI的反应较年轻人明显,同时使用利尿剂、有充血性心力衰竭或肝肾功能不全的老年患者,应慎用本药。

5.药物对妊娠的影响

孕妇(尤其是妊娠中晚期)可能导致胎儿损伤甚至死亡,故孕妇禁用本药。美国食品药品监督管理局(FDA)对本药的妊娠安全性分级为C级(妊娠早期)和D级(妊娠中晚期)。

6.药物对哺乳的影响

本药可通过乳汁分泌,哺乳期妇女禁用。

7.用药前后及用药时应当检查或监测

(1)建议短期内检查血清电解质、肌酸酐浓度和血常规(尤其是白细胞计数),尤其是在治疗开始时,以及处于危险中的患者(肾功能损害和结缔组织疾病患者),或者使用其他可能引起血常规变化的药物治疗的患者(如免疫抑制药、细胞抑制药、别嘌醇、普鲁卡因胺)。肾功能障碍或白细胞缺乏者,在最初3个月内应每2周检查白细胞计数及分类计数1次,此后定期检查。用药期间,如有发热、淋巴结肿大和/或咽喉疼痛症状,应立即检查白细胞计数。

(2)尿蛋白检查,每月1次。

(3)用药前和用药期间,应定期检查肝功能。

(4)在较高肾素-血管紧张素系统活性患者,由于ACE的抑制,存在突然明显血压下降和肾功能损害的危险。在这种情况下,如果第一次使用本药或者增加剂量,应严密监测血压,直到预期不会出现进一步的急性血压下降。

(五)不良反应

在使用本药或其他ACEI治疗期间,可能发生下列不良反应。

1.心血管系统

当本药和/或利尿剂增量时,偶可见血压过度降低(低血压、直立性低血压),表现为头晕、注意力丧失、出汗、虚弱、视觉障碍等症状,尤其是在使用本药治疗的初始阶段和伴有盐和/或体液流失的患者(如已采用利尿治疗)、心力衰竭患者(尤其是急性心肌梗死后)和严重高血压患者;罕见晕厥。可能与血压明显下降相关的不良反应还有心动过速、心悸、心绞痛、心肌梗死、短暂性脑缺血(TIA)发作、缺血性脑卒中。可能出现心律失常或心律失常加重。血管狭窄引起的循环紊乱可以加重。还可能出现血管炎。

2.泌尿生殖系统

偶见肾损害或肾损害加重,个别病例可出现急性肾衰竭。罕见蛋白尿及蛋白尿伴肾功能恶化。有肾血管疾病(如肾动脉狭窄)、肾移植或伴有心力衰竭的患者容易出现这种情况。原来有蛋白尿的患者尿蛋白可能增加,但糖尿病肾病患者蛋白的排泄也可能减少。本药也有出现阳痿和性欲降低的报道。

3.代谢/内分泌系统

偶见血钠降低及血钾升高,后者主要发生在肾功能不全者或使用保钾利尿剂的患者。在糖尿病患者可观察到血钾浓度的升高。本药极少引起男子乳腺发育。

4.呼吸系统

可出现刺激性干咳,夜间和平卧时加重,在妇女和非吸烟者中更常见。少见支气管痉挛、呼吸困难、支气管炎、鼻窦炎或鼻炎、血管神经性水肿所致喉、咽和/或舌水肿(黑种人ACEI治疗期间血管水肿的发生率较非黑种人高)。还可能出现支气管痉挛(特别是刺激性咳嗽的患者)。

5.消化系统

可见胃痛、恶心、呕吐、上腹部不适(某些病例胰酶升高)和消化功能紊乱。少见呕吐,腹泻,便秘,食欲丧失,口腔黏膜、舌或消化道炎症,口腔发干,口渴,肝功能异常(包括急性肝功能不全)、肝炎、胰腺炎和肠梗阻(不全梗阻)。罕见致命性肝坏死。如果出现黄疸或显著的肝功能升高,必须停药并进行监护治疗。

6.皮肤

可见皮疹(个别病例为斑丘疹或苔藓样疹或黏膜疹)、风疹、瘙痒症,或者累及唇、面部和/或肢体的血管神经性水肿,此时需停药。也可能发生较轻微的非血管神经性的水肿,如踝关节周围水肿。少见多形性红斑、Stevens-Johnson综合征或者中毒性表皮坏死溶解。罕见天疱疮、银屑病恶化、银屑病样或天疱疮样皮肤或者黏膜病损、皮肤对光过敏、颜面潮红、脱发、甲癣及加重或诱发雷诺现象。某些皮肤反应可能伴有发热、肌肉痉挛、肌痛、关节痛、关节炎、血管炎、嗜酸性粒细胞增多和/或抗核抗体滴度增加。如发生严重的皮肤反应则应立即停药。

7.精神神经系统

少见头痛和疲劳,罕见困倦和嗜睡、抑郁、睡眠障碍、性欲减退、感觉异常、平衡失调、意识模糊、焦虑、神经质、疲乏、颤抖、听力障碍(如耳鸣)、视物模糊和味觉紊乱或者短暂丧失。

8.血液

可出现红细胞计数和血红蛋白浓度或血小板计数偶有下降,尤其在肾功能损害,结缔组织病或同时服用别嘌醇、普鲁卡因胺或一些抑制免疫反应的药物的患者。罕见贫血、血小板减少、中性粒细胞减少、嗜酸性粒细胞增多,个别患者出现粒细胞减少症或全血细胞减少(可能为骨髓抑制所致)、葡萄糖-6-磷酸脱氢酶缺乏症(G-6-PD)H缺乏相关的溶血及溶血性贫血。

9.其他

尚未发现本药有致突变或致癌作用。

(六)药物相互作用

1.药物-药物相互作用

(1)与其他降压药合用时降压作用加强。其中,与引起肾素释放或影响交感活性的药物同用,较两者的相加作用大;与β受体阻滞药合用,较两者的相加作用小。

(2)与催眠药、镇静药、麻醉药合用血压明显下降。

(3)与其他扩血管药合用可能导致低血压,如合用,应从小剂量开始。

(4)与钾盐或保钾利尿剂(如螺内酯、氨苯蝶啶、阿米洛利)合用可能引起血钾过高,合用时须严密监测血钾浓度。

(5)本药能增强口服降糖药(如磺胺类及双胍类)和胰岛素的降糖效果,应注意可能引起血糖过度降低。

(6)与锂盐合用可降低锂盐的排泄,由此增强锂的心脏和神经毒性,故应密切监测血锂浓度。

(7)非甾体抗炎药物、镇痛药(如吲哚美辛、阿司匹林):可能减弱本药的降压效果,还可能增加肾功能损害和血清钾浓度升高的危险。

(8)麻黄含麻黄碱和伪麻黄碱,可降低抗高血压药的疗效。使用本药治疗的高血压患者应避免使用含麻黄的制剂。

(9)本药与地高辛、醋硝香豆素无明显相互作用。

（10）氯化钠可减弱本药的降压作用和缓解心力衰竭症状的效果。

（11）拟交感类血管升压药（如肾上腺素）：可能减弱本药的降压效果（推荐严密监测血压）。

（12）与别嘌醇、普鲁卡因胺、细胞生长抑制药、免疫抑制药（如硫唑嘌呤）、有全身作用的皮质醇类和其他能引起血常规变化的药物合用，增加血液学反应的可能性，尤其血液白细胞计数下降，白细胞减少。

（13）与环孢素合用可使肾功能下降。

（14）与别嘌醇合用可引起超敏反应。

（15）与肝素合用，可能升高血清钾浓度。

（16）服用本药同时使用昆虫毒素脱敏治疗，存在严重过敏样反应的危险（如威胁生命的休克）。

2.药物-乙醇-尼古丁相互作用

乙醇可提高本药的降压能力，本药可加强乙醇的效应。

3.药物-食物相互作用

从饮食中摄取过量的盐可能会减弱本药的降压效果。

二、缬沙坦

（一）剂型规格
胶囊：40 mg、80 mg、160 mg。

（二）适应证
用于治疗各类轻至中度高血压，尤其适用于对 ACEI 不耐受的患者。可单独或与其他抗高血压药物（如利尿剂）联合应用。

（三）用法用量

1.成人常规剂量

口服给药：推荐剂量为每次 80 mg，一天 1 次，可以在进餐时或空腹服用，建议每天在同一时间用药（如早晨）。降压作用通常在服药 2 周内出现，4 周时达到最大疗效。对血压控制不满意的患者，2~4 周后可增至每次 160 mg，一天 1 次，也可加用利尿剂。维持量为每次 80~160 mg，一天 1 次。

2.肾功能不全时剂量

轻至中度肾功能不全患者无须调整剂量。

3.肝功能不全时剂量

非胆管源性及胆汁淤积性肝功能不全患者无须调整剂量。轻至中度肝功能不全患者本药剂量不应超过一天 80 mg。

4.老年人剂量

老年患者不需调整给药剂量。

（四）注意事项

（1）禁忌证：①对本药或其他血管紧张素受体拮抗药过敏者。②孕妇。③对严重肾衰竭（肌酐清除率<10 mL/min）患者（尚无用药经验）。

（2）慎用：①肝肾功能不全者。②单侧或双侧肾动脉狭窄者。③低血钠或血容量者。④胆汁淤积或胆管阻塞者。⑤主动脉瓣或左心房室瓣狭窄患者。⑥血管神经性水肿患者。⑦冠状动脉疾病患者。⑧肥厚型心肌病患者。⑨需要全身麻醉的外科手术患者。

(3)药物对儿童的影响:本药在小儿中的用药安全性和疗效尚不明确。尚无儿童用药的经验。

(4)药物对老年人的影响:尽管本药对老年人的全身性影响多于年轻人,但并无任何临床意义。

(5)药物对妊娠的影响:动物试验本药可致胎仔发育损害和死亡。尽管目前尚无人类用药经验,鉴于ACEI的作用机制,不能排除对胎儿的危害:胎儿从妊娠中期开始出现肾灌注,后者依赖于肾素-血管紧张素-醛固酮系统(RAAS)的发育,妊娠中、晚期应用本药,风险增高。因此,同任何直接作用于RAAS的药物一样,本药不能用于孕妇。美国食品药品监督管理局(FDA)对本药的妊娠安全性分级为C级(妊娠早期)和D级(妊娠中、晚期)。

(6)药物对哺乳的影响:动物试验本药可经乳汁排泌,但尚不明确在人体是否如此,故哺乳期妇女不宜用药。

(7)用药前后及用药时应当检查或监测血压、肾功能。

(五)不良反应

患者对本药耐受良好,不良反应较少且短暂、轻微,一般不需中断治疗。与ACEI比较,本药很少引起咳嗽。

(1)发生率大于1%的不良反应:头痛、头晕、病毒感染、上呼吸道感染、疲乏、眩晕、腹泻、腹痛、恶心、关节痛等。

(2)发生率小于1%的不良反应:水肿、虚弱无力、失眠、皮疹、性欲减退,尚不知这些反应是否与本药治疗有因果关系。

(3)罕见血管神经性水肿、皮疹、瘙痒及其他超敏反应(如血清病、血管炎等过敏性反应)。

(4)实验室检查发现,极个别患者发生血红蛋白和血细胞比容降低、中性粒细胞减少,偶见血清肌酐、血钾、总胆素和肝功能指标升高。

(5)尚未观察到本药有致突变、致畸或致癌作用。

在临床试验中,极少数患者可出现关节炎、乏力、肌肉痛性痉挛、肌肉痛。

(6)其他:少数患者可导致病毒感染。

(六)药物相互作用

(1)与利尿剂合用可增强降压作用。

(2)与保钾利尿剂(如螺内酯、氨苯蝶啶、阿米洛利)、补钾药或含钾盐代用品合用时,可使血钾升高。

(3)本药可增加锂剂的毒性反应,可能是增加锂剂在肾脏近曲小管的重吸收所致。

(4)麻黄含有麻黄碱和伪麻黄碱,可降低抗高血压药的疗效。使用本药治疗的高血压患者应避免使用含麻黄的制剂。

(5)尽管本药有较高血浆蛋白结合率,但体外实验表明,本药与其他血浆蛋白结合率高的药物(如双氯芬酸、呋塞米和华法林)之间无血浆蛋白结合方面的相互作用。

(6)与地高辛、西咪替丁、阿替洛尔、氨氯地平、吲哚美辛、氢氯噻嗪、格列本脲等联合用药时,未发现有临床意义的相互作用。

(7)由于本药基本不被代谢,所以它与细胞色素P450酶系统的诱导剂或抑制药通常不会发生有临床意义的相互作用。

(宋小红)

第二节 硝酸酯类药

硝酸酯类药是临床上应用的最古老的心血管药物之一,问世一百多年以来广泛应用于临床。1867年,英国爱丁堡的一名医师Lauder Brunton发现亚硝酸戊酯有扩张小血管的作用,建议用于抗心肌缺血治疗。1879年William Murrell首次将硝酸甘油用于缓解心绞痛发作,并首先在Lancet上发表了硝酸酯类药缓解心绞痛的文章,这一年也因此被确立为硝酸酯的首次临床应用年。随着时间的推移,人们对硝酸酯类药的作用机制不断有了新的认识,如扩张冠状动脉血管的作用、扩张静脉血管的作用和抑制血小板聚集作用。近年来随着内皮源性舒张因子(EDRF)的研究进展,一氧化氮的形成在硝酸酯类作用机制中的地位日益受到重视,从而使硝酸酯成为与其他抗心绞痛药有不同作用机制的一类药物。

随着对其作用机制的逐步认识,硝酸酯类药物的临床应用也越来越广泛。最初仅用于心绞痛的防治,后来扩大到心力衰竭和高血压的治疗。现在临床上硝酸酯类药主要应用于:心肌缺血综合征——心绞痛、冠状动脉痉挛、无痛性心肌缺血、急性心肌梗死等;充血性心力衰竭——急性或慢性;高血压——高血压急症、围术期高血压、老年收缩期高血压等。迄今为止,硝酸酯类药仍是治疗冠心病中应用最广泛,疗效最可靠的一线药物。

硝酸酯类药的常用剂型包括口服剂、舌下含化剂、吸入剂、静脉注射剂、经皮贴膜及贴膏等。目前国内外仍不断有新的不同的硝酸酯剂型的研制,硝酸酯在临床的应用仍大有前途。

目前将一氧化氮和不含酯键的硝普钠称为无机硝酸盐,而将含有酯键的硝酸酯类药称为有机硝酸盐。

一、硝酸酯的作用机制

(一)血管扩张作用

硝酸酯能扩张心外膜狭窄的冠状动脉和侧支循环血管,使冠脉血流重新分布,增加缺血区域尤其是心内膜下的血流供应。在临床常用剂量范围内,不引起微动脉扩张,可避免"冠脉窃血"现象的发生。同时硝酸酯能降低肺静脉压力和肺毛细血管楔压,增加左心衰竭患者的每搏输出量和心排血量,改善心功能。

不同剂量的硝酸酯类药作用于血管可产生不同的效应。

1.小剂量

扩张容量血管(静脉),使静脉回流减少,左心室舒张末压(LVEDP)下降。

2.中等剂量

扩张传输动脉(如心外膜下的冠状动脉)。

3.大剂量

扩张阻力小动脉,可降低血压。

(二)血管受体作用

硝酸酯是非内皮依赖性的血管扩张剂,无论内皮细胞功能是否正常,均可发挥明确的血管平滑肌舒张效应。因此,"硝酸酯受体"可能位于平滑肌细胞而不是在内皮细胞。硝酸酯进入血液循环后,通过特异性的代谢酶转化为活性的一氧化氮分子(NO),与血管平滑肌细胞膜上 NO 受体结合后,激活细胞内鸟苷酸环化酶(sGC),使环磷酸鸟苷(cGMP)浓度增加,Ca^{2+} 水平下降,引起血管平滑肌舒张。

(三)降低心肌氧耗量

硝酸酯扩张静脉血管,使血液贮存于外周静脉血管床,从而减少回心血量,降低心脏前负荷和室壁张力;扩张外周阻力小动脉,使动脉血压和心脏后负荷下降,从而降低心肌氧耗量。

(四)抗血小板作用

硝酸酯具有抗血小板聚集、抗栓、抗增殖、改善冠脉内皮功能和主动脉顺应性、降低主动脉收缩压等机制,又可能在硝酸酯的抗缺血和改善心功能等作用中发挥协同效应。

新近研究表明,以治疗剂量静脉滴注硝酸甘油可在健康志愿者、不稳定性心绞痛及急性心肌梗死中抑制血小板聚集,但临床并未能证实其改善了心肌梗死患者的预后,说明硝酸酯这种抗血栓的作用临床意义十分有限。除静脉滴注给药途径外,硝酸甘油贴片又可有效抑制血小板聚集,但口服硝酸甘油给药途径未能证实有抑制血小板聚集的作用。

二、硝酸酯类药的分类与特点

(一)硝酸酯的生物利用度和半衰期

不同的硝酸酯剂型有不同的特点,因区别很大必须区别对待。作为一类药物,硝酸酯可以从黏膜、皮肤和胃肠道吸收。其基本剂型硝酸甘油的药代动力学特点很独特,半衰期仅有几分钟,可迅速从血液中消失,大部分在肝脏外转化为更长效的活性二硝基硝酸酯——二硝基异山梨醇酯。但是后者必须首先在肝脏转化为单硝基硝酸酯,其半衰期变为 4~6 小时并最终经肾脏排泄。因此单硝基硝酸酯制剂没有肝脏首过效应,生物利用度完全,目前被临床广泛应用。

(二)硝酸酯的分类与药代动力学特点

1.硝酸甘油

硝酸甘油经皮肤和口腔黏膜吸收,较少从消化道吸收。有舌下含片、静脉、口腔喷剂和透皮贴片等多种剂型。口服硝酸甘油,药物在肝脏内迅速代谢("首关效应"),生物利用度极低,约为 10%,因此口服硝酸甘油无效。舌下含服该药吸收迅速完全,生物利用度可达 80%,2~3 分钟起效,5 分钟达最大效应,作用持续 20~30 分钟,半衰期仅数分钟。硝酸甘油在肝脏迅速代谢为几乎无活性的两个中间产物 1,2-二硝酸甘油和 1,3-二硝酸甘油经肾脏排出,血液透析清除率低。

硝酸甘油含片性质不稳定,有效期约 3 个月,需避光保存于密闭的棕色小玻璃瓶中,每 3 个月更换一瓶新药。如舌下黏膜明显干燥需用水或盐水湿润,否则含化无效。含服时应尽可能取坐位,以免加重低血压反应。对心绞痛发作频繁者,应在大便或用力劳动前 5~10 分钟预防性含服。

硝酸甘油注射液须用 5% 的葡萄糖注射液或生理盐水稀释混匀后静脉滴注,不得直接静脉注射,且不能与其他药物混合。由于普通的聚氯乙烯输液器可大量吸附硝酸甘油溶液,使药物浓度损失达 40%~50%,因而需适当增大药物剂量以达到其血药浓度,或选用玻璃瓶及其他非吸附型的特殊输液器,静脉给药时须同时尽量避光。静脉滴注硝酸甘油起效迅速,清除代谢快,剂量易于控制和调整,加之直接进入血液循环,避免了肝脏首关清除效应等优点,因此在急性心肌缺血发作,急性心力衰竭和肺水肿等治疗中占据重要地位,但大量或连续使用可导致耐药,因而需小剂量、间断给药。长期使用后需停药时,应逐渐减量,以免发生反跳性心绞痛等。因药物过量而导致低血压时,应抬高双下肢,增加静脉回流,必要时可补充血容量及加用升高血压药物。

硝酸甘油贴膏是将硝酸甘油储在容器或膜片中经皮肤吸收向血中释放,给药 60～90 分钟达最大血药浓度,有效血药浓度可持续 2～24 小时或更长。尽管贴膏中硝酸甘油含量不一样,但 24 小时内释放的硝酸甘油量取决于贴膏覆盖的面积而不是硝酸甘油的含量。无论其含量如何,在 24 小时内所释放的硝酸甘油总量是 0.5 mg/cm^2。

硝酸甘油喷雾剂释放量为每次 0.4 mg,每瓶含 200 次用量。

2.硝酸异山梨酯

硝酸异山梨酯的常用剂型包括口服平片、缓释片、舌下含片以及静脉制剂等。口服吸收完全,肝脏的首关清除效应明显,生物利用度为 20%～25%,平片 15～40 分钟起效,作用持续 2～6 小时;缓释片约 60 分钟起效,作用可持续 12 小时。舌下含服生物利用度约 60%,2～5 分钟起效,15 分钟达最大效应,作用持续 1～2 小时。硝酸异山梨酯母药分子的半衰期约 1 小时,活性弱,主要的药理学作用源于肝脏的活性代谢产物 5-单硝酸异山梨酯,半衰期 4～5 小时,而另一个代谢产物 2-单硝酸异山梨酯几乎无临床意义。代谢产物经肾排出,不能经血液透析清除。其静脉注射、舌下含服和口服的半衰期分别为 20 分钟、1 小时和 4 小时。

3.5-单硝基异山梨醇酯

5-单硝酸异山梨酯是晚近研制的新一代硝酸酯药物,临床剂型有口服平片和缓释片,在胃肠道吸收完全,无肝脏首关清除效应,生物利用度近乎 100%。母药无须经肝脏代谢,直接发挥药理学作用,平片 30～60 分钟起效,作用持续 3～6 小时,缓释片 60～90 分钟起效,作用可持续约 12 小时,半衰期为 4～5 小时。在肝脏经脱硝基为无活性产物,主要经肾脏排出,其次为胆汁排泄。肝病患者无药物蓄积现象,肾功能受损对本药清除又无影响,可由血液透析清除。

由于 5-单硝酸异山梨酯口服无肝脏首关清除效应,静脉滴注的起效、达峰和达稳态的时间又与同等剂量的口服片相似,因此 5-单硝酸异山梨酯静脉剂型缺乏临床应用前景,欧美国家又无该剂型用于临床。

三、硝酸酯的应用范围与选用原则

(一)冠状动脉粥样硬化性心脏病

1.急性冠状动脉综合征

硝酸酯在急性 ST 段抬高型、非 ST 段抬高型心肌梗死以及不稳定性心绞痛中的使用方法相似。对无禁忌证者应立即舌下含服硝酸甘油 0.3～0.6 mg,每 5 分钟重复 1 次,总量不超过 1.5 mg,同时评估静脉用药的必要性。在最初 24～48 小时内,进行性缺血、高血压和肺水肿可静脉滴注硝酸甘油,非吸附性输液器起始剂量 5～10 μg/min(普通聚氯乙烯输液器 25 μg/min),每 3～5 分钟以 5～10 μg/min 递增剂量,剂量上限一般不超过 200 μg/min。剂量调整主要依据缺血症状和体征的改善以及是否达到血压效应。缺血症状或体征一旦减轻,则无须增加剂量,否则逐渐递增剂量至血压效应,既往血压正常者收缩压不应降至 14.7 kPa(110 mmHg)以下,基础为高血压者,平均动脉压的下降幅度不应超过 25%。连续静脉滴注 24 小时,即可产生耐药,临床若需长时间用药,应小剂量间断给药,缺血一旦缓解,即应逐渐减量,并向口服药过渡。在应用硝酸酯抗缺血治疗的同时,应尽可能加用改善预后的 β 受体阻滞剂和/或 ACEI。当出现血压下降等限制上述药物合用的情况时,应首先减停硝酸酯,为 β 受体阻滞剂或 ACEI 的使用提供空间。

在溶栓未成为急性心肌梗死常规治疗前的 10 个随机临床试验结果显示,硝酸酯可使急性心肌梗死病死率降低 35%。而 GISSI-3 和 ISIS-4 两项大规模溶栓临床研究结果显示,在溶栓的基础上,加用硝酸酯没有进一步显著降低急性心肌梗死的病死率。PCI围术期应用硝酸酯能否降低心肌梗死的病死率尚需更多临床研究证实。但因硝酸酯抗缺血、缓解心绞痛症状、改善心功能等作用明确,因此仍是目前急性心肌梗死抗缺血治疗不可或缺的药物之一。

2.慢性稳定性心绞痛

在慢性稳定性心绞痛的抗缺血治疗中,应首选β受体阻滞剂,当其存在禁忌证,或单药疗效欠佳时,可使用硝酸酯及或钙通道阻滞剂。临床实践中,通常采用联合用药进行抗心绞痛治疗。β受体阻滞剂与硝酸酯联合可相互取长补短。硝酸酯降低血压和心脏后负荷后,可反射性增加交感活性,使心肌收缩力增强、心率增快,削弱其降低心肌耗氧量的作用,而β受体阻滞剂可抵消这一不良反应;β受体阻滞剂通过抑制心肌收缩力、减慢心室率等,可显著降低心肌做功和耗氧量,但心率减慢,伴随舒张期延长,回心血量增加,使左心室舒张末期容积和室壁张力增加,部分抵消了其降低心肌氧耗的作用,硝酸酯扩张静脉血管,使回心血量减少,可克服β受体阻滞剂的这一不利因素。因此,两者合用较单独使用其中的任何一种可发挥更大的抗缺血效应。表4-1列出了用于心绞痛治疗的常用硝酸酯药物及剂量。

表4-1 常用硝酸酯的抗心绞痛剂量

药物名称	常用剂量(mg)	起效时间(min)	作用持续时间
硝酸甘油			
舌下含服	0.3~0.6 mg	2~3	20~30 分钟
喷剂	0.4 mg	2~3	20~30 分钟
透皮贴片	5~10 mg	30~60	8~12 小时
硝酸异山梨酯			
舌下含服	2.5~15 mg	2~5	1~2 小时
口服平片	5~40 mg,2~3 次/天	15~40	4~6 小时
口服缓释制剂	40~80 mg,1~2 次/天	60~90	10~14 小时
5-单硝酸异山梨酯			
口服平片	10~20 mg,2 次/天	30~60	3~6 小时
口服缓释制剂	60~120 mg,1 次/天	60~90	10~14 小时
	或 50~100 mg,1 次/天	同上	同上

3.无症状性心肌缺血

无症状性心肌缺血又称隐匿性心肌缺血,是指患者存在明确的缺血客观依据而无相应的临床症状,广泛存在于各类冠心病中。有典型心绞痛症状的心肌缺血仅是临床缺血事件的一小部分,大部分缺血事件均为隐匿性的,尤以老年、糖尿病、女性和合并心力衰竭时多见。大量研究证明,频繁发作的一过性缺血(大部分为隐匿性)是急性冠脉综合征近期和远期不良预后的一个显著独立预测因素,可使死亡、再梗和再次血管重建术的危险增加3~5倍。因而,在临床实践中,尤其针对高危患者制定诊断和治疗策略时,只要缺血存在,无论是有症状的,还是隐匿性的,都应使用β受体阻滞剂、硝酸酯和/或钙通道阻滞剂等进行长期的抗缺血治疗。

预防和控制缺血发作是各类冠心病治疗的重要目标,硝酸酯是其中的重要组成部分,与改善生活方式,积极控制危险因素,合并使用抗血小板药、他汀、β受体阻滞剂和ACEI或ARB等药物,以及在高危患者中实施血管重建手术等综合措施联合应用,可明确改善冠心病患者的生活质量和预后。

(二)心力衰竭

1.慢性心力衰竭

在β受体阻滞剂、ACEI 或 ARB 及利尿剂等标准治疗的基础上,对仍有明显充血性症状的慢性收缩性心力衰竭患者可加用硝酸酯,以减轻静息或活动时的呼吸困难症状,改善运动耐量。临床研究证实肼屈嗪与硝酸异山梨酯联合应用(H-ISDN)可降低非洲裔美国慢性收缩性心力衰竭患者的病死率。因而目前指南推荐,左心室射血分数≤40%的中重度非洲裔美国心力衰竭患者,在β受体阻滞剂、ACEI 或 ARB 和利尿剂等标准治疗的基础上,如仍然存在明显临床症状,可加用 H-ISDN 改善预后。对于因低血压或肾功能不全无法耐受 ACEI 或 ARB 的有症状性心力衰竭患者,可选用 H-ISDN 作为替代治疗。但对于既往未使用过 ACEI 或 ARB,或对其可良好耐受者,不应以 H-ISDN 取而代之。硝酸酯又可减轻左心室射血分数正常的舒张性心功能不全患者的呼吸困难等症状。

2.急性心力衰竭

硝酸甘油对不同原因包括 AMI 引起的急性肺水肿,有显著的疗效,但也含有加重血压下降及引起心动过速或过缓的危险。静脉硝酸甘油主要通过扩张静脉血管,降低心脏前负荷而迅速减轻肺瘀血,是治疗急性心力衰竭最为广泛的血管扩张药物之一,尤其适宜于合并高血压、冠状动脉缺血和重度二尖瓣关闭不全者。静脉应用硝酸甘油可以迅速根据临床和血流动力学反应增加或减少滴入量,常以 10~20 μg/min 作为起始剂量,最高可增至 200 μg/min。硝酸酯与常规方法联合应用治疗急性肺水肿已经成为临床常规疗法。

(三)高血压危象和围术期高血压

静脉硝酸甘油是指南推荐的为数不多的治疗高血压危象的静脉制剂之一,从 5 μg/min 起始,用药过程中持续严密监测血压,逐渐递增剂量,上限一般为 100 μg/min,尤其适用于冠状动脉缺血伴高血压危象者,但切忌使血压急剧过度下降。静脉硝酸甘油又常用于围术期的急性高血压治疗,尤其是实施冠状动脉旁路移植术者。

(四)不良反应与硝酸酯耐药性

1.不良反应及硝酸酯治疗无效

无效的原因很多,或因心绞痛严重性增加;或由于患者对硝酸酯治疗心肌缺血产生耐药性;也可能由于药片失效;或用法不当(有些含化剂不能口服,有些口服剂不能含化);动脉低氧血症,特别是在慢性肺部疾病(由于静脉血混入增加引起);以及不能耐受(通常由于头痛)。也可能因口腔黏膜干燥影响药物吸收。硝酸酯若能在预计心绞痛发作前给予则更有效。当由于心动过速而影响硝酸酯疗效时,加用β受体阻滞剂结果更佳。在预防性应用长效作用硝酸酯时,耐受性往往是失效的原因。硝酸酯的常见不良反应见表 4-2。

使用长效硝酸酯失效的两个主要原因如下。

(1)出现耐药性:处理办法是逐渐减少给药剂量和次数直到造成没有硝酸甘油的间期。

(2)病情加重:处理办法是在去除诱因如高血压、房颤或贫血的同时联合用药,以及考虑介入或手术治疗。

2.硝酸酯耐药性

硝酸酯的耐药性是指连续使用硝酸酯后血流动力学和抗缺血效应的迅速减弱乃至消失的现象。可分为假性耐药、真性耐药又称血管性耐药以及交叉性耐药三类。假性耐药发生于短期

(1天)连续使用后,可能与交感-肾素-血管紧张素-醛固酮系统等神经激素的反向调节和血管容量增加有关。血管性耐药最为普遍,发生于长期(3天以上)连续使用后引起血管结构和功能的改变。交叉性耐药是指使用一种硝酸酯后,抑制或削弱其他硝酸酯或NO供体性血管扩张剂及内源性NO等的作用,两者发生机制相似,可能与血管内过氧化物生成过多以及生物活化/转化过程异常等有关,如巯基耗竭可导致硝酸酯在血管内的生物转化异常而引发耐药。硝酸酯一旦发生耐药不仅影响临床疗效,而且可能加剧内皮功能损害,对预后产生不利影响,因此长期使用硝酸酯时必须采用非耐药方法给药。

表 4-2 硝酸酯应用中的不良反应与禁忌证

项目	分类	内容
不良反应	严重不良反应	前后负荷减少可引起晕厥和低血压;若饮酒或与其他血管扩张剂合用尤甚,须平卧治疗。心动过速常见,但偶在 AMI 时见到意外的心动过缓。低血压可引起脑缺血。长期大剂量应用可引起罕见正铁血红蛋白血症,须用静脉亚甲蓝治疗。大剂量静脉硝酸酯,可引起对肝素的耐药性。
	其他不良反应	头痛、面潮红等,舌下用药可引起口臭,少见的皮疹
	产生耐受性	连续性疗法及大剂量频繁疗法可导致耐受性,低剂量间断疗法可避免,不同类型的硝酸酯之间存在交叉耐受性
	减药综合征	已见于军火工人,减去硝酸酯后可加重症状及猝死,临床也可见到类似证据因此,长期硝酸酯治疗必须逐渐停药。用偏心剂量法时,停药间期心绞痛复发率很低。
禁忌证	绝对禁忌证	对硝酸酯过敏;急性下壁合并右心室心肌梗死;收缩压<12.0 kPa(90 mmHg)的严重低血压状态;肥厚性梗阻型心肌病伴左心室流出道重度固定梗阻;重度主动脉瓣和二尖瓣狭窄;心脏压塞或缩窄性心包;已使用磷酸二酯酶抑制剂者;颅内压增高
	相对禁忌证	循环低灌注状态;心室率<50次/分,或>110次/分;青光眼;肺心病合并动脉低氧血症;重度贫血

任何剂型的硝酸酯使用不正确均可导致耐药,如连续24小时静脉滴注硝酸甘油,或不撤除透皮贴剂,以非耐药方式口服几个剂量的硝酸异山梨酯或5-单硝酸异山梨酯等。早在1888年这一现象即被报道,随着硝酸酯的广泛应用,这一问题日益突出,但确切机制目前仍未明确。已有大量的证据说明,如果持续维持血液中高浓度硝酸酯则必定出现对硝酸酯的耐药性,因此偏心剂量法间歇治疗已成为标准治疗法。

3.硝酸酯耐药性的预防

预防硝酸酯耐药性的常用方法如下。

(1)小剂量、间断使用静脉硝酸甘油及硝酸异山梨酯,每天提供10~12小时的无药期。

(2)每天使用12小时硝酸甘油透皮贴剂后及时撤除。

(3)偏心方法口服硝酸酯,保证10~12小时的无硝酸酯浓度期或低硝酸酯浓度期,给药方法可参考表4-3。上述方法疗效确切,在临床中使用最为广泛。

(4)有研究表明,巯基供体类药物、β受体阻滞剂、他汀、ACEI或ARB以及肼屈嗪等药物可能对预防硝酸酯的耐药性有益,同时这些又多是改善冠心病和心力衰竭预后的重要药物,因此提倡合并使用。在无硝酸酯覆盖的时段可加用β受体阻滞剂,钙通道阻滞剂等预防心绞痛和血管效应,心绞痛一旦发作可临时舌下含服硝酸甘油等终止发作。

表 4-3 避免硝酸酯耐药性的偏心给药方法

药物名称	给药方法
硝酸甘油	
静脉滴注	连续滴注 10～12 小时停药,空出 10～12 小时的无药期
透皮贴片	贴敷 10～12 小时撤除,空出 10～12 小时的无药期
硝酸异山梨酯	
静脉滴注	连续滴注 10～12 小时停药,空出 10～12 小时的无药期
口服平片	每天 3 次给药,每次给药间隔 5 小时;如 8 AM,1 PM,6 PM
	每天 4 次给药,每次给药间隔 4 小时;如 8 AM,12 AM,4 M,8 PM
口服缓释制剂	每天 2 次给药;8 AM,2 PM
5-单硝酸异山梨酯	
口服平片	每天 2 次给药间隔 7～8 小时;如 8 AM,3 PM
口服缓释制剂	每天 1 次给药;如 8 AM

* AM:上午,PM:下午。

四、药物间的相互作用

(一) 药代动力学相互作用引起低血压

硝酸酯的药物相互作用主要是药代动力学方面的,如心绞痛三联疗法(硝酸酯、β 受体阻滞剂和钙通道阻滞剂)的合用疗效可能因其降压作用相加导致低血压而减弱,这种反应的个体差异很大。有时仅用两种抗心绞痛药如地尔硫䓬和硝酸酯就可以引起中度低血压。另外常见的低血压反应是在急性心肌梗死,如发病早期 ACEI 与硝酸酯合用时,在下壁心梗或与 β 受体阻滞剂或溶栓剂合用时。

(二) 与西地那非(伟哥)相互作用

硝酸酯与伟哥合用可引起严重的低血压,以至于伟哥的药物说明书中将其合用列为禁忌证。伟哥的降低血压作用平均可以达到 1.1/0.7 kPa(8.4/5.5 mmHg),当与硝酸酯合用时下降更多。性交的过程本身对心血管系统是增加负荷,若同时应用两药导致低血压时,偶可引起急性心肌梗死的发生。慎用伟哥的患者包括有心梗史、卒中史、低血压、高血压 22.7/14.7 kPa (170/110 mmHg)以及心力衰竭或不稳定心绞痛史者。当硝酸酯与伟哥合用发生低血压反应时,α 受体阻滞剂或甚至肾上腺素的应用都有必要。近期服用伟哥的患者发生急性冠脉综合征包括不稳定心绞痛时,24 小时内最好不要用硝酸酯以防止低血压不良反应的发生。

(三) 大剂量时与肝素相互作用

在不稳定心绞痛硝酸酯与肝素合用时,肝素的用量有可能会加大,原因是静脉硝酸酯制剂常含有丙二醇,大剂量应用可引起肝素抵抗。如静脉硝酸甘油＞350 μg/min 时,会见到上述反应,而低剂量如 50～60 μg/min 或用二硝酸异山梨酯时,均未见到肝素抵抗现象。

(四) 与 tPA 的相互作用

有报告应用 tPA 溶栓的过程中,如果静脉应用较大剂量硝酸甘油(＞100 μg/min)时,tPA 疗效下降,再灌注率减低,临床事件增多,但尚需要更多的临床资料证实。

(宋小红)

第三节 抗心律失常药

心律失常的治疗目的是减轻症状或延长生命,只有症状明显时心律失常才需要治疗。而对心律失常的有效治疗则来源于对心律失常发生机制及抗心律失常药电生理特性的了解。

一、心脏电生理特性及其离子流基础

根据生物电特性,心肌细胞可分为快反应细胞和慢反应细胞,前者包括浦肯野纤维、束支、希氏束、心房肌、心室肌以及房室间异常传导纤维;后者包括窦房结、房室结、房室环的心肌纤维、二尖瓣和三尖瓣的瓣叶。心肌细胞的电生理特性包括自律性、兴奋性和传导性,其基础都是细胞膜的离子运动。静息状态下心肌细胞内电位比膜外电位要负(窦房结-60 mV,房室结-90 mV),称静息电位(resting membrane potential,RMP),主要是钾离子跨膜运动达到膜内外电位平衡形成。当心肌受到刺激引起兴奋便可出现动作电位(action potential,AP),通常按时间顺序分为0、1、2、3 和 4 五相。

0 相:为除极化期。快钠通道开放,大量钠离子由细胞外快速进入细胞内(快钠内流,I_{Na}),膜内电位由负值迅速变为+20~+30 mV。慢反应细胞的 0 相除极则依赖于钙离子为主的缓慢内向电流。

1 相:为快速复极初期。钠通道关闭,钾离子外流,Cl^- 离子内流,使膜内电位迅速降至 0 mV。

2 相:为缓慢复极期,平台期。慢通道开放,钙离子及少量钠离子内流,与外流的钾离子处于平衡状态,使膜内电位停滞于 0 mV。

3 相:为快速复极期。钙离子内流停止,钾离子外流增强,膜内电位较快的恢复到静息水平。

4 相:静息期。细胞膜通过离子泵 Na^+、Ca^{2+} 主动转运机制排出 Na^+、Ca^{2+},摄回 K^+,使细胞内外各种离子浓度恢复到兴奋前状态。非自律细胞的膜电位维持一个相对稳定的水平;而自律细胞在复极达到最大舒张电位(MDP)后开始逐渐递增的缓慢自动除极,直至膜电位达到阈电位形成一次动作电位。这种舒张期自动除极的形成,在慢反应细胞以 K^+ 外向电流的衰减为基础,有超极化激活的非特异性 Na^+ 内向离子流(If)及 Na^+、Ca^{2+} 交换引起的缓慢内向电流($I_{Na/ca}$)参与形成;在快反应细胞则主要是 Na^+ 内向离子流(If)引起。

心肌细胞传导性的重要决定因素是 0 相上升速度与幅度(V_{max}),快反应细胞取决于 Na^+ 的内流速度。0 相上升速度快,振幅大,除极扩布的速度即激动传导速度也快。

心肌细胞的自律性取决于舒张期自动除极化速度,常以 4 相坡度表示。快反应细胞主要是 Na^+ 内向离子流引起,慢反应细胞则以 K^+ 外向电流的衰减及 Ca^{2+} 内流为基础。

心肌细胞的兴奋性呈周期性变化,动作电位时程(APD)代表了心肌除极后膜电位的恢复时间,可分为以下各期:从 0 相开始到复极达-60 mV 的期间刺激心肌细胞不能引起可以扩布的动作电位,称为有效不应期(ERP),ERP 代表了心肌激动后兴奋性的恢复时间。ERP 延长,ERP/APD 比值增大,折返兴奋到达时不应期尚未完毕,利于折返激动消除。从 ERP 完毕至复极基本完成(-80 mV)为相对不应期(RRP),强化刺激可引起扩布性期前兴奋,但其传导慢,不

应期短。在 RRP 开始的很短时间内，心肌各细胞群的应激性恢复有先后不同，故易形成折返而引起心肌颤动，称易损期。RRP 延长，易损期又延长，是易致心律失常因素。从 $-80\sim-90$ mV 为超常期，表现为兴奋性增高。

临床心律失常的产生可由于激动起源和/或传导异常引起，不管其机制如何，最终均与心肌细胞膜上离子转运过程的异常有关，而绝大多数的抗心律失常药也是通过对不同的离子通道的不同作用达到治疗目的。

根据电生理特性和功能的不同，国际药理联合会对 Na^+、K^+、Ca^{2+} 三大类细胞膜离子通道进行了最新命名。其中 Na^+ 通道分为 Ⅰ、Ⅱ、Ⅲ、μ_1 和 h_1 型，除 h_1 型外，均对河豚毒素敏感，当细胞电位低于 $-80\sim-90$ mV 时很容易激活，而高于 -50 mV 时则迅速灭活。在一定的刺激下表现为较大的快速内向电流，与动作电位 0 相除极的产生和传导密切相关。

细胞膜钙离子通道分为 L、N、T、P 型，N 型和 P 型主要存在于神经系统组织中，在心血管系统中意义不大。T 型通道是低电压（通常为 $-100\sim-60$ mV）时钙离子进入细胞的通道，与细胞的自律性和起搏有关。L 型通道是高电压激活的通道，当膜电位处于 -40 mV 时很容易激活，是细胞钙离子内流的主要通道，也是迄今为止研究最多的钙离子通道。

细胞膜钾离子通道种类很多，已命名的功能明确的亚型有十余个，其活性也多受膜电位影响，如延迟整流钾离子通道（RV）的主要功能是启动复极化过程，在膜电位高于 -50 mV 时方能激活；快速延迟整流性钾流（I_{Kr}）是心动过缓时主要复极电流，而缓慢延迟整流性钾流（I_{Ks}）则在心动过速时加大；再如内向整流钾电流 I_R（IR），随着超极化程度的增加，内向电流的幅度增加，而除极化时，则变为外向电流，这对保持稳定的膜电位水平至关重要。另外，除了瞬间外向钾离子通道（K_A）外，多数钾离子通道不能自动失活，必须使膜电位复极化导致通道失活。

每种离子通道均具有激活、灭活和静息 3 种状态，与此相对应，心肌细胞也经历应激、绝对不应期和相对不应期的周期性改变。药物可选择性的作用于一种或多种状态的离子通道，并表现其阻断特性。这种阻断作用可随离子通道的开、关频率而改变，称为频率依赖性或使用依赖性。一般来说，钠通道阻滞剂对舒张期时处于静息状态的钠通道亲和力低，而对激活或灭活状态下（相当于动作电位的平台期）的通道亲和力高。每次激动可使药物与通道受体结合，而静息时从结合中解离。不同的药物对钠通道受体的结合和解离速率又不一样，以利多卡因为代表的 I_b 类药物的动力学速率最快，1 秒钟；以氟卡尼为代表的 Ⅰc 类药的动力学速率最慢，16 秒钟；以奎尼丁为代表的 Ⅰa 类药物则处于中间为 5～10 秒钟。因此心率越快可使越多的药物与通道结合，而没有足够的时间解离，从而使 V_{max} 下降，兴奋性和传导性降低，使心律失常终止。钙通道阻滞剂维拉帕米与 L 型通道的结合部位已经发现位于 L 型通道细胞膜的内侧，在除极化刺激引起通道开放时，维拉帕米经通道进入细胞膜，与通道蛋白结合并阻塞通道，因此心率增快，钙离子通道开放频率增加，药物的通道阻断作用增加。

二、抗心律失常药的分类

目前，国际上应用最为广泛的抗心律失常药的分类方法是 1970 年由 Vaughan Wil-liams 提出，1983 年经 Harrison 加以改良，主要根据药物对心肌细胞的电生理效应特点，将众多药物划分为 4 类：膜稳定剂、β受体阻滞剂、延长动作电位时程药及钙通道阻滞剂。需要指出的是，许多抗心律失常药的作用不是单一的，如奎尼丁是Ⅰ类药的代表性药物，又有Ⅲ类药物作用；索他洛尔既是β受体阻滞剂（Ⅱ类），同时兼具延长 Q-T 间期作用（Ⅲ类）。

三、抗心律失常药的治疗选择

(一)心律失常的处理原则

心律失常的治疗目的是减轻症状或延长生命,因此治疗时必须做到以下几点。

(1)对极快或极慢的严重心律失常,应尽快明确其性质、发生机制,选择有效治疗措施尽快终止发作。选择何种药物进行治疗,应根据医师自己对心律失常的认识水平及对使用药物的掌握情况而定。

(2)寻找病因和诱发因素,给予及时的治疗,并避免再发。

(3)及时纠正心律失常引起的循环障碍和心肌供血不足,减少危害,避免发生严重后果。

(4)有些心律失常需选用非药物治疗,如射频消融术(适用于阵发性室上性心动过速、室上速伴预激综合征、室速、房扑和房颤)。改良窦房结术、电复律术(室颤和室扑、房颤、房扑、室速和室上速等)。人工心脏起搏术(缓美西律失常)以及带有自动除颤功能的起搏器(AICD)。

(二)抗心律失常药的选择

1.窦性心动过速

可用镇静剂、β受体阻滞剂、维拉帕米和地尔硫䓬。有心功能不全者,首选洋地黄制剂。

2.期前收缩

(1)无自觉症状,无心脏病者的良性、偶发期前收缩,可不予治疗。必须时可服用镇静剂、小檗碱、β受体阻滞剂、普罗帕酮和安他唑啉(每次 0.1~0.25 mg,一天 3 次)等。

(2)伴有心力衰竭患者的期前收缩,首选洋地黄制剂。

(3)风湿性心脏病二尖瓣病变后期发生的频发房性期前收缩,可能是心房颤动的先兆,如有心功能不全,首选洋地黄制剂。如心功能尚好,可选用维拉帕米、胺碘酮、β受体阻滞剂、丙吡胺、奎尼丁、又可选用妥卡尼、安他唑啉和普罗帕酮等。

(4)频发、连发、多形、多源和 R-on-T 形室性期前收缩,明确不伴有器质性心脏病的不主张常规抗心律失常药治疗,可使用镇静剂或小剂量β受体阻滞剂。个别需要者可短时间选用美西律、阿普林定、丙吡胺、安他唑啉和普罗帕酮等。伴有器质性心脏病的患者应首先治疗原发病,祛除诱发因素,在此基础上可选用β受体阻滞剂、胺碘酮,非心肌梗死的器质性心脏病患者可选用普罗帕酮、美心律。

(5)急性心肌梗死急性期伴发的室性期前收缩,首选β受体阻滞剂、利多卡因。以后可选用胺碘酮、索他洛尔等;不宜选用Ⅰc类药物、如普罗帕酮等。

(6)洋地黄中毒引起的室性期前收缩,首选苯妥英钠、又可选用利多卡因、美西律等。

3.阵发性室上性心动过速

终止发作应首选非药物治疗方法。抗心律失常药首选维拉帕米、普罗帕酮。又可选用 ATP、β受体阻滞剂、阿普林定、丙吡胺、普鲁卡因胺和毛花苷 C 等。上述药物无效者,可选用胺碘酮;还可联合用药。预激综合征合并室上速时,不宜使用洋地黄制剂及维拉帕米。

4.心房颤动

控制心室率时,可选用洋地黄制剂(如毛花苷 C 静脉注射)、β受体阻滞剂、维拉帕米、地尔硫䓬等。若洋地黄与维拉帕米或地尔硫䓬合用时,洋地黄的剂量应减少 1/3。药物转复心房颤动时,有器质性心脏病的患者可首选胺碘酮,不伴有器质性心脏病的患者可首选Ⅰ类药。

5. 心房扑动

药物治疗原则同房颤。洋地黄制剂转复成功率为40%～60%,奎尼丁转复成功率为30%～60%。减慢心室率可选用洋地黄制剂、β受体阻滞剂或维拉帕米等。

6. 室性心动过速

室速伴明显血流动力学障碍,对抗心律失常药治疗反应不佳者,应及时行同步直流电转复。药物复律胺碘酮安全有效,心功能正常者可选用利多卡因、普罗帕酮、普鲁卡因胺。无器质性心脏病的患者可选用维拉帕米、普罗帕酮、β受体阻滞剂、利多卡因。尖端扭转型室性心动过速病因各异,治疗方法各不相同,发作时首先寻找并处理诱发因素,药物转律首选硫酸镁,其次利多卡因、美心律或苯妥英,无效行心脏起搏。获得性Q-T延长综合征、心动过缓所致扭转型室性心动过速无心脏起搏条件者可慎用异丙肾上腺素。

7. 心室纤颤

首选溴苄胺。又可选用胺碘酮、利多卡因,但心室纤颤波纤细者可选用肾上腺素,使其转变为粗颤波。心室纤颤最有效的治疗方法是非同步电除颤。

8. 缓美西律失常

可选用阿托品、山莨菪碱、异丙肾上腺素;病窦综合征患者,还可选用烟酰胺、氨茶碱、硝苯砒啶、肼苯达嗪等。

四、抗心律失常药的致心律失常作用

早在20世纪60年代已认识到奎尼丁所致晕厥是由于尖端扭转型室速、心室颤动引起,多发生于用药早期。80年代初期,临床及电生理检查证实,应用抗心律失常药后患者可出现新的心律失常,或原有的心律失常恶化,并可危及生命。1987年ACC会议将其命名为致心律失常作用,但以往认为发生率低而被忽视。1989年心律失常抑制试验(Cardiac Arrhythmia Suppression Trial,CAST)结果发表,对心脏病学界产生了强烈震动,使传统的药物治疗观念发生了明显改变。CAST的目的是评价心肌梗死后抗心律失常药的治疗效果及对预后的影响,美国10个心血管病研究中心选用恩卡尼、氟卡尼和莫雷西嗪治疗心肌梗死后6个月至2年内伴有室性心律失常的患者,经过长期、随机、双盲对照观察,结论是用药组室性心律失常能被有效控制,但病死率比对照组高3倍。这种结果提示致心律失常作用并非只发生在用药初期,某些短期应用疗效很好的药物却在长期治疗中室性期前收缩明显减少时诱发致命性心律失常,并引起死亡率增加。

迄今为止,还没有一种药物只有抗心律失常作用而没有致心律失常作用,致心律失常作用的发生率为5%～15%,并且药物促发的心律失常可以表现为所有的心律失常的临床类型,如缓慢性心律失常(窦性心动过缓、窦性停搏、窦房传导阻滞及房室传导阻滞等)和快速性心律失常(室上性和室性)。大多数的抗心律失常药均可以引起缓慢性心律失常,如β受体阻滞剂,钙通道阻滞剂。Ⅰ类及Ⅲ类药物、洋地黄类引起在传导障碍基础上的快速心律失常,最具代表性的是房性心动过速伴房室传导阻滞、非阵发性交界性心动过速伴房室分离及多形性室性期前收缩二联律。引起室性心律失常的药物多为延长Q-T间期药物(如Ⅰa类和Ⅲ类,以及强力快钠通道抑制剂,如Ⅰc类),室性心动过速是最常见的表现,特别是尖端扭转型室性心动过速,常常有致命的危险。Dhein等实验观察常用抗心律失常药低、中、高治疗浓度的致心律失常作用,证实致心律失常作用的排列顺序:氟卡尼＞普罗帕酮＞奎尼丁＞阿吗灵＞丙吡胺＞美西律＞利多卡因＞索他洛尔,并发现普萘洛尔可降低氟卡尼的致心律失常作用。近年来,加拿大及欧洲相继应用胺碘酮治疗心肌梗死后伴室性期前收缩患者,观察结果令人鼓舞,认为可显著抑制室性期前收缩,并可降低死亡率。

致心律失常作用的发生机制涉及心律失常产生的所有机制,如冲动的产生异常和/或传导异常。主要机制有两种:①Q-T间期延长(Ⅰa类药物及Ⅲ类药物),Q-T间期延长本身是药物有效治疗作用的一个组成部分,但若延长>500毫秒或Q-Tc>440毫秒时,尤其是合并电解质紊乱(如低血钾、低血镁)或与其他延长Q-T间期的药物合用时,可引起早期后除极触发尖端扭转型室速;②传导减慢促使折返发生,Ⅰc类药物可强有力的抑制快钠通道,导致心肌电生理效应的不均一性增加,产生折返活动,形成单向宽大畸形的室性心动过速。

致心律失常作用的诱发因素包括:①心功能状态,心力衰竭时抗心律失常药的疗效减低,而致心律失常作用的发生率明显增加,可能与组织器官灌注不足,药物在体内分布、代谢与排泄受阻有关。因此,心力衰竭合并心律失常时治疗的重点应着重于改善患者心功能,纠正缺氧、感染、低钾、低镁以及冠脉供血不足等诱发因素,如确实需要使用抗心律失常药时,应在严密观察下选用有关药物。②电解质紊乱,低钾、低镁等可引起Q-T间期延长、增高异位节律点的自律性,诱发包括扭转型室速、室颤在内的恶性心律失常。低钾也可引起房室传导阻滞。低钾、低镁患者服用Ⅰa类药物、胺碘酮或洋地黄时,致心律失常作用明显增加。③药物的相互作用,抗心律失常药联合应用时,致心律失常作用明显增加。已知奎尼丁、维拉帕米和胺碘酮等与地高辛合用,可明显增高地高辛的血浓度,诱发洋地黄中毒。维拉帕米与胺碘酮合用、维拉帕米与普萘洛尔合用、硫氮䓬酮与地高辛或美西律合用,都有诱发窦性停搏等严重心律失常的报告。Ⅰa类与Ⅰc类合用,Ⅰa类与Ⅲ类药合用,洋地黄与钙通道阻滞剂合用以及抗心律失常药与强利尿剂合用时都有可能发生致心律失常作用。④血药浓度过高,包括药物剂量过大或加量过速,或虽按常规剂量给药,但患者存在药物代谢及排泄障碍。如肝肾功能不全时,易发生药物蓄积作用。⑤急性心肌缺血、缺氧,如急性心肌梗死早期,由于存在心肌电不稳定性,易发生药物致心律失常作用。肺心病时由于明显低氧血症,抗心律失常药也极易出现致心律失常作用。⑥其他,包括心脏自主神经功能紊乱及药物的心脏致敏作用。

致心律失常作用的诊断主要根据临床表现进行判断。在应用某种药物的过程中,出现新的心律失常或原有的心律失常加重或恶化,特别是其发生与消失同药物剂量的改变、药代动力学密切相关时,应高度怀疑是药物的致心律失常作用。当出现以下情况时,则大致可以肯定为致心律失常作用:室性期前收缩增加3~10倍,室性心动过速的周期缩短10%,出现多形性室速或扭转型室速,非持续性室速变为持续性室速以及用药过程中出现的病窦综合征,房室传导阻滞等。

为预防药物致心律失常作用的发生应严格掌握抗心律失常药的适应证,对无器质性的心脏病的室性心律失常,经长期观察无血流动力学症状者不应抗心律失常治疗。对潜在致命性或致命性室性心律失常应积极治疗,包括纠正心力衰竭,心肌缺血和电解质紊乱等,但预后不良。对有可能发生致心律失常作用和心律失常猝死的患者,应最大程度限制使用抗心律失常药。由于β受体阻滞剂是目前唯一被证实对心肌梗死后室性心律失常和死亡率有积极作用的抗心律失常药,有人建议心肌梗死患者应首选β受体阻滞剂,其次为胺碘酮,无效可分别依次试用Ⅰa、Ⅰc或仍无效可以Ⅰb类药物分别与上述药物联合应用或考虑非药物治疗。用药"个体化",根据病情慎重选择药物及剂量,防止不恰当的联合用药。用药过程中应密切监测血钾、血镁、血钙及血药浓度,常规监测心电图Q-T间期、QRS间期、P-R间期及心率与心律的改变。

致心律失常作用一经确定,应立即停用有关药物,注意纠正可能的诱发因素,心肌缺血、低氧血症、心功能不全等,低钾、低镁应迅速纠正。对症处理,缓美西律失常可给予阿托品或异丙基肾上腺素,无效应考虑安置人工心脏起搏器。尖端扭转型室速应用缩短 Q-T 间期的药物,如异丙肾上腺素和硫酸镁,但注意异丙肾上腺素对缺血性心脏病和先天性 Q-T 间期综合征属于禁用药,临时心脏起搏器对尖端扭转型室速效果肯定、安全。快速性室性心律失常如伴有明显血流动力学障碍应尽快电复律,并坚持持续人工心肺复苏,才可能挽救患者生命。

五、妊娠期间抗心律失常药的选择

(一)妊娠期间药代动力学变化

妊娠期间影响药物浓度的主要因素如下。

(1)妊娠期间孕妇血容量增加,药物要达到治疗水平的血浆浓度就必须增加药物的负荷剂量。

(2)血浆浓度下降可减少药物-蛋白的结合,导致药物总浓度下降,而其游离的药物浓度不变。

(3)妊娠期间,随着心排血量的增加,伴随肾血流量增加,使肾脏的药物清除率上升。

(4)黄体酮的激活使肝脏的代谢增加,故也增加了某些药物的清除率。

(5)由于胃肠吸收发生变化,从而导致药物血浆浓度升高或降低。

妊娠期间没有任何药物是绝对安全的,所以应尽量避免药物治疗。但是,若药物治疗是必须的,则最好静脉治疗,这样可使药物迅速达到有效治疗浓度,妊娠期间使用抗心律失常药的最大顾虑是药物的致畸作用。胚胎期间(即受精后的前 8 周)药物的致畸危险性最大,以后因胎儿的器官已基本形成,对胎儿的危险性也就降低了。

(二)妊娠期间抗心律失常药的选择

1. Ⅰ类抗心律失常药

奎尼丁、普鲁卡因胺、利多卡因、氟卡尼、普罗帕酮比较安全,苯妥英钠有致畸作用,故禁止在妊娠期间使用。

2. Ⅱ类抗心律失常药

β受体阻滞剂可用于妊娠妇女,$β_1$受体阻滞剂(美多心安和阿替洛尔)更适合于妊娠期间使用。但有报告普萘洛尔可引起胎儿宫内生长迟缓、心动过缓、低血糖、呼吸暂停、高胆红素血症,并能增加子宫活力,有引起早产的可能,但与对照组比较差异无显著性。

3. Ⅲ类抗心律失常药

索他洛尔比较安全;溴苄胺对胎儿的影响所知甚少;胺碘酮可引起胎儿甲低、生长迟缓和早产,故不宜使用。

4. Ⅳ类抗心律失常药

维拉帕米已用于治疗母子室上速,但可引起母体或胎儿心动过缓,心脏传导阻滞,心肌收缩抑制和低血压,并可使子宫的血流量减少,故妊娠期间应尽量避免使用,尤其是在使用过腺苷的情况下。

5. 其他药物

地高辛相当安全,腺苷也常用于母子室上速,其剂量为 6～18 mg 于 0.5 分钟内静脉注射。

六、各类抗快速性心律失常药

(一)膜稳定剂

膜稳定剂又称钠通道阻滞剂。主要作用抑制钠离子通道的开放,降低细胞膜对钠离子的通透性,使动作电位 V_{max} 降低,传导延缓,应激阈值增高,心房和心室肌的兴奋性降低,延长有效不应期,使 ERP/APD 比值增大,使舒张末期膜电位的负值更大,有利于折返激动的消除。通过阻滞 Na^+ 的 4 相回流,减慢几乎所有自律细胞的舒张期自动除极化速度,抑制细胞自律性而消除异位心律。

由于窦房结的正常起搏活动主要通过缓慢的内向钙离子流完成,因此大多不受Ⅰ类药物影响。

1. 药理作用

对钠、钾离子通道同时具较强的抑制作用。其抑制钠通道开放的作用,可使快反应纤维的动作电位 V_{max} 减慢,异位起搏点细胞动作电位 4 相坡度减低;而由于钾离子通道的阻滞,使细胞复极化减慢,同时延长 ERP 和 APD,但在延长程度上 APD<ERP,ERP/APD 比值增大,变单向阻滞为双向阻滞。对受损的或快反应心肌细胞部分除极引起的缓慢传导,Ⅰa 类药物的抑制作用更为明显,因而可使发生于缺血部位心肌的折返活动得到终止。另外,此类药物还可使房室附加通路(旁路)的不应期延长,传导速度减慢,抑制预激综合征合并的室上性心动过速,在预激综合征伴房扑或房颤时可减慢心室率。

由于钾离子通道的阻滞作用可使 APD 延长,导致 Q-T 间期延长,T 波增宽、低平,在某些敏感患者可能诱发尖端扭转型室性心动过速或多形性室性心动过速,最为严重的反应即为"奎尼丁晕厥"。

Ⅰa 类药物均可竞争性抑制毒蕈碱型胆碱受体,具有抗迷走神经和轻度的 α 受体阻滞作用,其电生理效应明显受其受体阻断作用影响。对于慢反应纤维,电生理作用微弱,抗胆碱作用较明显,尤其是在血药浓度较低时,可以引起窦性心动过速,促进房室传导,在房扑或房颤时增加心室率。当血药浓度达到稳态后,其对快反应纤维的电生理作用趋于优势,但其抗胆碱效应常成为临床不良反应的主要原因。

Ⅰa 类药物可抑制心肌收缩力,其作用以丙吡胺最强,奎尼丁次之,普鲁卡因胺只有轻度的抑制作用。对心功能损害的患者可引起左心室舒张末压的明显升高和心排血量的降低,而导致严重的心力衰竭。只有 N-乙酰卡尼作用相反,具正性肌力作用。

Ⅰa 类药物对外周血管的作用并不一致,奎尼丁与普鲁卡因胺可抑制血管平滑肌,引起外周血管阻力降低,这种外周血管的扩张作用部分是由于 α 肾上腺素受体的阻断。外周血管阻力降低伴心排血量减少可使脉压降低。丙吡胺对外周血管有直接收缩作用,可使外周血管阻力增加,尽管同样的心脏抑制作用使心排血量降低,但动脉血压仍可得到良好的维持。

2. 临床应用

Ⅰa 类药物具有广谱的抗心律失常作用,可用于消除房性、交界性和室性期前收缩;转复和预防房扑、房颤;对许多包括预激综合征在内产生的室上性心动过速有效,在预激综合征并房扑或房颤时可减慢心室率;还可用于预防和终止室性心动过速。

根据 Hondeghem 的调节受体理论,Ⅰa 类药物与钠通道的结合与解离速率相对较为缓慢,因此药物与受体结合的动力状态的不同,决定了临床效应又有所不同,奎尼丁主要阻滞激活状态的钠通道,结合于动作电位 0 位相,常作为转复房扑和房颤的药物,并用于复律后维持正常窦律。普鲁卡因胺、丙吡胺等对失活钠通道的亲和力最大,失活＞激活＞静息,对房性心律失常作用较弱,而主要用于治疗各种室性期前收缩和室性心动过速(在美国丙吡胺仅允许用于室性心律失常),可预防室速/室颤的发生,在急性心肌梗死患者疗效不亚于利多卡因;也可用于治疗预激综合征合并的心律失常,预防复发性房性心律失常,包括房颤电转复后的复发。

Ⅰa 类药物的禁忌证:Q-T 间期延长引起的室性心律失常,严重窦房结病变,房室传导阻滞,双束支或三束支室内传导阻滞,充血性心力衰竭和低血压,洋地黄中毒,高血钾,重症肌无力及妊娠期妇女。

3.不良反应与防治

Ⅰa 类药物的心脏毒性作用主要包括抑制心血管以及促心律失常作用。其负性肌力作用对于已有心功能损害的患者可能诱发或加重心力衰竭。外周血管舒张引起低血压常发生于静脉用药时,主要是过量和/或给药速度过快所致。对心肌传导的抑制可引起室内传导阻滞、心室复极明显延迟、室性心律失常,严重者出现尖端扭转型室性心动过速,可发展为室颤或心脏停搏,而导致患者晕厥或心律失常性猝死。其发生可能与低血钾、心功能不全或对药物敏感等因素有关,与剂量关系不明确。预防的方法是用药期间连续测定心电图的 QRS 时间和 Q-T 间期,若前者超过 140 毫秒或较用药前延长 25%,Q-T 间期或 QTC 超过 500 毫秒或较用药前延长 35%～50% 时应停药。注意补钾、补镁。一旦发生尖端扭转型室性心动过速应立即进行心肺复苏处理,静脉应用异丙基肾上腺素、阿托品、硫酸镁、氯化钾治疗,持续发作者可临时心脏起搏或电复律治疗。

治疗剂量时最常见的不良反应是胃肠道反应(腹泻、恶心、呕吐等)和神经系统症状(头晕、头痛等),个别患者可有皮疹、血小板计数减少、白细胞计数减少、低血糖、肝功能损害等。

(二)β受体阻滞剂

β受体阻滞剂的出现是近 30 多年来药理学的一大进展,迄今已有 20 余种,且新品还在不断研制成功。此类药物通过竞争性阻断心脏 β 肾上腺素受体,抑制外源性及内源性交感胺(儿茶酚胺)对心脏的影响而间接发挥抗心律失常作用。其共同的药理特征是通过抑制腺苷酸环化酶的激活,抑制了钙离子通道的开放,使心肌细胞,尤其是慢反应细胞 4 相自动除极化速率降低,V_{max} 减慢,激动的传导减慢,缩短或不改变 APD,相应延长 ERP(尤其是房室结),使 ERP/APD 比值增加,所以能消除因自律性增高和折返激动所致的室上性及室性心律失常,抑制窦性节律和房室结传导。由于此作用是通过竞争性阻滞出现的,因此用药期间安静状态下窦性心律无明显下降,只有当交感神经明显兴奋如运动和紧张状态,窦性心律的升高才被抑制。对希-浦系统及心室肌的不应期及传导性影响不大,但在长期用药、大剂量或缺血缺氧状态下可使之有意义的延长及减慢,明显的提高心室致颤阈值。其中的某些药物尚具有直接膜抑制性,但需要较高的浓度才可出现,在抗心律失常作用中可能具有一定的临床意义。心脏选择性、内源性拟交感活性对抗心律失常作用意义不大。唯一的一个例外是索他洛尔,它具有抑制复极化、延长动作电位时程的作用,已归于Ⅲ类抗心律失常药范围。

β受体阻滞剂还具有抑制心肌收缩力,降低心肌耗氧量作用,常用于治疗心绞痛和高血压。

作为抗心律失常药,β受体阻滞剂适用于下列情况:①不适当的窦性心动过速;②情绪激动或运动引起的阵发性房性心动过速;③运动诱发的室性心律失常;④甲状腺功能亢进和嗜铬细胞瘤引起的心律失常;⑤遗传性 Q-T 间期延长综合征;⑥二尖瓣脱垂或肥厚性心肌病引起的快速性心律失常;⑦心房扑动,心房颤动时用以减慢心室率。另外,β受体阻滞剂特别适用于高血压、劳累性心绞痛和心肌梗死后患者的心律失常。虽然β受体阻滞剂抑制心室异位活动的作用较弱,近期效果不如其他抗心律失常药,但经过几个大系列的临床试验,发现其不良反应少,几乎没有致心律失常作用,特别是它可明确的减少心肌梗死后心律失常事件、缺血事件的发生率和死亡率,是目前确认的可降低急性心肌梗死存活者猝死率的抗心律失常药,因此若无禁忌证,可广泛应用。但需注意长期用药不可突然停药以避免发生突然停药综合征。

β受体阻滞剂禁用于:①缓慢性心律失常如严重窦性心动过缓、窦房传导阻滞、窦性静止、慢快综合征和高度房室传导阻滞;②心源性休克;③非选择性药物如普萘洛尔禁用于支气管哮喘;④重度糖尿病、肾功能不全患者应慎用;⑤慢性充血性心力衰竭与低血压不是β受体阻滞剂的禁忌证,但应用宜谨慎。

常用β受体阻滞剂的用法用量如下。

普萘洛尔:10~20 mg,3~4 次/天。

美托洛尔:12.5~100 mg,2 次/天,静脉注射总量 0.15 mg/kg,分次注射。

阿替洛尔:12.5~200 mg,1 次/天。静脉注射 2.5 毫克/次,总量<10 mg。

比索洛尔:2.5~20 mg,1 次/天。

醋丁洛尔:100~600 mg,2 次/天。

噻吗洛尔:5~10 mg,2 次/天,可增至 40 mg/d。

吲哚洛尔:5~10 mg,2~3 次/天,最大量 60 mg/d。

氧烯洛尔:40~80 mg,2~3 次/天,最大量 480 mg/d。

阿普洛尔:25~50 mg,3 次/天。最大量 400 mg/d。静脉注射 5 毫克/次,注射速度<1 mg/min。

艾司洛尔:负荷量 0.5 mg/kg,1 分钟内静脉注射,继以每分钟 50 μg/kg 滴注维持,无效 5 分钟后重复负荷量,并将维持量增加 50 μg。最大维持量 200 μg/(kg·min),连续应用不超过 48 小时。

氟司洛尔:静脉注射每分钟 5~10 μg/kg 体重。

(三)延长动作电位时程药物

1.药理作用

延长动作电位时程药又称复极化抑制药,对钾、钠和钙离子通道均有一定抑制作用,对电压依赖性钾离子通道的抑制作用最强。主要通过对延迟整流钾离子流 I_k(平台期外向钾流)的阻滞作用,可使 2 相平台期延长,动作电位时程延长,同时 ERP 也随心肌复极过程的受抑制而延长,尤其是原来 APD 较短的组织延长更为明显,从而使心肌细胞间的不应期差异缩小,动作电位趋于一致,有利于消除折返性心律失常。该类药物对房室旁路组织的作用更强,无论前传逆传都受到抑制,临床上常作为预激综合征的治疗用药。该类药物还可提高心室致颤阈值,预防恶性室性心律失常转为心室颤动或猝死。另外,该类药物往往兼有其他的作用效应,如胺碘酮同时具有Ⅰ、Ⅱ、Ⅲ、Ⅳ类药物作用特点,另一药物索他洛尔兼有Ⅱ、Ⅲ类抗心律失常药作用特点。而溴苄胺的突出特点是提高心室致颤阈而具有化学性除颤作用,它对交感神经具双重作用。

Ⅲ类药物对血流动力学的影响不尽一致。胺碘酮对血管平滑肌有特异性松弛作用,大剂量静脉注射时有负性肌力作用,口服剂量对心功能无明显影响。索他洛尔兼有 β 受体阻滞剂的作用,但有轻度的正性肌力作用,可能由于动作电位延长、钙内流时间增加,胞质内钙增高所致。溴苄胺又可增加心肌收缩力,但对心肌梗死患者可导致心肌耗氧增加而加重心肌缺血,其对交感神经的双重作用可能导致暂时的血压升高,但以延迟出现的低血压更为常见,对心排血量及肺毛细血管楔压并无明显影响。

2.临床应用

Ⅲ类药物属于广谱抗心律失常药,是迄今认为最有效的抗心律失常药,对预防致命性室速、室颤、复发性心房扑动、心房颤动、阵发性室上性心动过速以及预激综合征伴发的心律失常均高度有效。CAST 试验显示Ⅰ类药物用于心肌梗死后患者,非但没有降低死亡率,相反还增加了死亡的危险性。多项临床药物研究均显示Ⅲ类药物可使心肌梗死后猝死率降低。

Ⅲ类药物的禁忌证:显著心动过缓、心脏传导阻滞、Q-T 延长综合征、低血压、心源性休克患者禁用。另外,甲状腺功能障碍及碘过敏患者禁用胺碘酮。

3.不良反应与防治

Ⅲ类药物的不良反应,与剂量大小及用药时间长短成正比。窦性心动过缓很常见,窦房传导阻滞、房室传导阻滞又有发生。索他洛尔由于具有相反的频率依赖性,当心动过缓时,APD 的延长更明显,因此比较容易引起尖端扭转型室速。Ⅲ类药物静脉注射过快可导致低血压,加重心力衰竭相对罕见。

Ⅲ类药物的心外不良反应主要为消化道症状(如恶心、便秘、口干、腹胀、食欲缺乏、肝损害、肝大等)和中枢神经系统反应(头痛、头晕、乏力等)。

(四)钙通道阻滞剂

这一类药品种繁多,达几十种,主要用于抗高血压等。用于抗心律失常的钙通道阻滞剂主要包括苯烷基胺类如维拉帕米、苯噻氮䓬类如地尔硫䓬,以及苄普地尔,它们能选择性阻滞细胞膜 L 型通道,防止细胞外钙离子进入细胞内,阻止细胞内储存的钙离子释放。因为慢反应细胞的电生理活动主要依赖缓慢内向的 Ca^{2+} 流,因而它们的电生理作用表现为抑制窦房结、房室结,降低 4 相自动除极斜率,升高除极阈值,使窦房结的自律性下降,心率减慢(这一作用可因外围血管扩张,血压下降,交感神经张力反射性升高而抵消)。抑制 V_{max},减慢冲动的传导,延长房室结有效不应期,变单向阻滞为双向阻滞,从而终止折返激动,但对房室旁路无明显抑制作用。抑制触发激动,阻断早期后除极的除极电流,减轻延迟后除极的细胞内钙超负荷,对部分由于触发激动而产生的室性心律失常有效。当心房肌因缺血等致膜电位降低而转变为慢反应细胞时,钙通道阻滞剂又有一定疗效。苄普地尔对房室旁路有抑制作用,同时具有膜稳定作用,尚可抑制钾外流而延长动作电位时程及不应期,因而抗心律失常作用较强。

钙通道阻滞剂还具有扩张外周血管及冠状动脉,抑制心肌收缩力的作用,可用于降血压及冠心病心绞痛(尤其是变异性心绞痛)的治疗,但可能会使心力衰竭加重。

钙通道阻滞剂主要用于室上性心律失常,终止房室结折返所致的阵发性室上性心动过速极为有效,对预激综合征合并的无 QRS 波群增宽的室上性心动过速又有较好疗效。对房性和交界性期前收缩有一定效果。对心房扑动和心房颤动可减慢心室率,但复律的可能性较小。对触发活动导致的室性心律失常,如急性心肌梗死、运动诱发的室性心律失常,分支型室性心动过速(无心脏病证据,发作时心电图呈右束支传导阻滞合并电轴左偏图形,或呈左束支传导阻滞伴电轴右偏或左偏),维拉帕米静脉注射可取得理想效果。地尔硫䓬则认为对迟发后除极引起的室性心律失常有效,尤其是心肌缺血引起者。对大多数折返机制引起的室性心律失常,钙通道阻滞剂无效甚至有害(苄普地尔除外)。

钙通道阻滞剂的禁忌证:病态窦房结综合征、二度或三度房室传导阻滞,心力衰竭、心源性休克患者忌用。预激综合征合并房扑、房颤时,由于钙通道阻滞剂仅抑制房室结传导而不影响旁路的传导,从而使更多的心房激动经旁路传入心室导致心室率增加,患者血流动力学状态恶化,甚至诱发心室颤动,因此应属禁忌。

常用钙通道阻滞剂的用法用量如下。

维拉帕米:40~120 mg,3 次/天,可增至 240~320 mg/d。缓释剂 240 mg,1~2 次/天。最大剂量 480 mg/d。静脉注射 5~10 毫克/次,缓慢注射,必要时 15 分钟后可重复 5 mg,静脉注射。

地尔硫䓬:30~90 毫克/次,3 次/天。静脉注射 0.25~0.35 mg/kg,稀释后缓慢注射,随后 5~15 mg/h 静脉滴注维持,静脉应用过程中应监测血压。

(五)其他药物

1.洋地黄类药物

洋地黄类药物的品种繁多,历史久远,对心律失常的治疗作用主要源自其电生理效应和拟自主神经作用,治疗剂量的洋地黄可增强迷走神经张力和心肌对乙酰胆碱的敏感性,降低窦房结自律性,降低心房肌应激性,缩短心房肌的不应期,而延长房室结细胞的有效不应期,减慢房室传导(延长 A-H 间期);缩短房室旁路的有效不应期增加其传导;降低浦肯野细胞和心室肌细胞膜钾离子通透性,延长复极时间。大剂量可刺激交感神经、释放心源性儿茶酚胺使窦房结下起搏点自律性明显增强,浦肯野纤维及心室肌细胞膜钾离子通透性增加,复极加快,舒张期除极坡度变陡,后电位振荡幅度增大,而诱发异位性心律失常。

洋地黄适用于阵发性室上性心动过速,快速室率的心房颤动或扑动以及心力衰竭所致的各种快速性心律失常。

由于洋地黄可使房室旁路的传导增快,因此禁用于预激综合征伴发的室上性心动过速、房颤或房扑。洋地黄还禁用于病窦综合征、二度到三度房室传导阻滞、室性心动过速和肥厚型梗阻性心肌病等。

常用洋地黄的用法用量如下。①毛花苷 C:0.4~0.8 mg,静脉注射,必要时 2~4 小时重复注射 0.2~0.4 mg。24 小时不超过 1.2 mg。②地高辛:0.25 mg,1~2 次/天,维持量 0.125~0.25 mg/d。③甲基地高辛:负荷量 0.9 mg,分 2~3 天服用,维持量 0.1~0.2 mg/d。

2.硫酸镁

镁是人体中仅次于钾、钠、钙位居第 4 位的阳离子,是细胞内仅次于钾的重要阳离子。可激活各种酶系,参与体内多种代谢过程,是心肌细胞膜上 Na^+,K^+-ATP 酶的激活剂,具有阻断钾、钙离子通道,保持细胞内钾含量、减少钙流作用。对心肌细胞的直接电生理作用是抑制窦房结自律性和传导性,抑制房内、室内及房室结的传导性,抑制折返和触发活动引起的心律失常。镁对交感神经有阻滞作用,可提高室颤、室性期前收缩阈值,有利于控制异位心律。

镁制剂对洋地黄中毒引起的快速性心律失常及尖端扭转型室性心动过速疗效甚好,有人认为尖端扭转型室速可首选硫酸镁。对房扑和房颤可部分转复,对各种抗心律失常药疗效不佳的顽固性室性期前收缩可能有效,对原有低镁血症者疗效更佳。

镁制剂禁用于肾功能不全、高镁血症、昏迷和呼吸循环中枢抑制的患者。

临床常用的镁制剂为硫酸镁,一般采用 10%~20%硫酸镁 20 mL 稀释 1 倍后缓慢注射,以后 2~3 g/d 静脉滴注,连用几天。

镁盐使用过量可致中毒,引起血压下降,严重者导致呼吸抑制、麻痹甚至死亡。钙剂是镁中毒的拮抗剂,可对抗镁引起的呼吸、循环抑制。用法:10%葡萄糖酸钙或氯化钙 10 mL,稀释后静脉注射。

七、治疗缓美西律失常药物

(一)抗胆碱能药物

抗胆碱能药物阻断 M 型胆碱反应,消除迷走神经对心脏抑制作用,缩短窦房结恢复时间,改善心房内和房室间传导,从而使心率增加,适用于迷走神经兴奋性增高所致的窦性心动过缓、窦性静止、窦房传导阻滞和房室传导阻滞以及 Q-T 间期延长所伴随的室性心律失常。

用药方法:阿托品 0.3~0.6 mg,口服,3 次/天;1 mg,皮下或静脉注射。山莨菪碱 5~10 mg,口服,3 次/天;10~20 mg,静脉注射或静脉滴注。溴丙胺太林 10~30 mg,口服,3 次/天。

(二)β受体兴奋剂

β受体兴奋剂增强心肌收缩力,加快心率和房室传导,增加心排血量,降低周围血管阻力。此外尚有扩张支气管平滑肌作用。适用于窦房结功能低下所致的缓美西律失常如窦性心动过缓、窦性静止、窦房传导阻滞及房室传导阻滞。其中异丙肾上腺素兴奋心脏作用强烈,可消除复极不匀,促使延长的 Q-T 间期恢复,还可用于治疗缓慢室性心律失常和 Q-T 间期延长引起的尖端扭转性室性心动过速。沙丁胺醇的心脏兴奋作用较弱,仅为异丙肾上腺素的 1/10~1/7,而作用时间较长,宜于口服。

用药方法:异丙肾上腺素 1~2 mg 入液静脉滴注,滴速 1~3 μg/min;10 mg 吞下含化,3~4 次/天。沙丁胺醇 2.4 mg,口服,3~4 次/天。

(三)糖皮质激素

糖皮质激素具有抑制炎症反应,减轻局部炎症水肿的作用;故临床上常用于治疗急性病窦综合征、急性房室传导阻滞等。常用药物有地塞米松:10~20 mg 加入液体中静脉注射,一天 1~2 次。首次最大剂量可用至 80 mg。连用不应超过 7 天,否则应逐渐减量,缓慢停药。又可给予相当剂量的氢化可的松静脉滴注或泼尼松口服。

(宋小红)

第四节 抗休克药

一、概述

休克是由各种有害因素的强烈侵袭作用于机体内而导致的急性循环功能不全综合征,临床主要表现为微循环障碍、组织和脏器灌注不足以及由此而引起的细胞和器官缺血、缺氧、代谢障碍和功能损害。如不及时、恰当地进行抢救,休克可逐渐发展到不可逆阶段甚至引发死亡。因此,临床必须采取紧急措施进行处理。近年来,随着研究的逐渐深入,对休克复杂的病理生理过程的认识不断提高,尤其是休克病程中众多的体液因子包括神经递质和体内活性物质、炎症介质及细胞因子等在休克发生发展中作用的确立,使休克的治疗水平跃上了一个崭新的台阶。如今,对休克的治疗已不再单纯局限于改善血流动力学的处理,而是以稳定血压为主、全面兼顾的综合治疗措施。

(一)休克的病理生理与发病机制

休克的发生机制较为复杂,不同原因引起的休克其病理生理变化也不尽一致。然而,无论休克的病因如何,在休克初期均可因心排血量减少、循环血量不足或血管扩张而出现血压降低。于是,机体迅速启动交感肾上腺素能神经系统的应激反应,使体内儿茶酚胺分泌急剧增加而引起细小动、静脉和毛细血管前后括肌痉挛,周围血管阻力增加并促进动静脉短路开放。此外,肾素-血管紧张素-醛固酮系统的兴奋、抗利尿激素分泌增多以及局部缩血管物质的产生,均有助于血压和循环血量的维持以及血流在体内的重新分配,以保证重要脏器供血(此阶段常被冠之为"微循环痉挛期",也称为"休克代偿期")。若初期情况未能及时纠治,则微循环处于严重低灌注状态,此时,组织中糖的无氧酵解增强,乳酸等酸性代谢产物堆积而引起酸中毒。微动脉和毛细血管前括肌对酸性代谢产物刺激较为敏感呈舒张效应,而微静脉和毛细血管后括肌则对酸性环境耐受性强而仍呈持续性收缩状态,因而毛细血管网开放增加,大量体液淤滞在微循环内,使有效循环血量锐减。随着组织细胞缺血、缺氧的加重,微血管周围的肥大细胞释放组胺增加,ATP分解产物腺苷以及从细胞内释放出的K^+也增加,机体应激时尚可产生内源性阿片样物质(如内啡肽),这些物质均有血管扩张作用,可使毛细血管通透性增大,加之毛细血管内静水压显著增高,大量体液可渗入组织间隙,由此引起血液流变性能改变;此外,革兰阴性杆菌感染释放内毒素以及机体各种代谢产物也加剧细胞和组织损伤、加重器官功能障碍(此阶段常被冠之为"微循环淤滞期",也称为"休克进展期")。若此时休克仍未获治疗则继续发展进入晚期,由于持续组织缺氧和体液渗出,可使血液浓缩和黏滞性增高;酸性代谢产物和体液因素,如各种血小板因子激活、血栓素A_2释放,均可使血小板和红细胞易于聚集形成微血栓;肠、胰及肝脏的严重缺血可导致休克因子(如MDF)的释放,进而加剧组织和器官结构及功能的损伤。此外,损伤的血管内皮细胞使内皮下胶原纤维暴露,进而可激活内源性凝血系统而引起弥散性血管内凝血,使休克更趋恶化、进入到不可逆阶段(此期被冠之为"微循环衰竭期",也称为"休克难治期")。

总之,休克是致病因子侵袭与机体内在反应相互作用的结果,机体在抵御这些侵害因素并作出调整、代偿和应激反应的过程中,常常伴发一系列的病理生理变化,同时,在这些病理生理过程中相随产生和释放的许多血管活性物质、炎症介质、休克因子等又反过来作用于机体,进一步加剧循环障碍及组织、器官功能损害,使休克进入恶性循环,这就是休克的发生机制。

(二)休克的治疗原则

1.一般治疗

(1)患者应置于光线充足、温度适宜的房间,尤其冬季病房内必须温暖,或在患者两腋下及足部放置热水袋,但要注意避免烫伤,急性心肌梗死患者应尽可能在冠心病监护病房(CCU)内监测,保持安静并避免搬动。

(2)除气喘或不能平卧者外,应使患者处于平卧位并去掉枕头,以有利于脑部供血。

(3)给氧,可低流量鼻导管给氧,或酌情采用面罩吸氧。

(4)镇痛,尤其是急性心肌梗死或严重创伤等并发剧烈疼痛引起休克时应注意止痛,一般可用吗啡 5~10 mg 或哌替啶 50~100 mg 肌内注射,必要时可给予冬眠疗法。

(5)昏迷、病情持续时间较长或不能进食的重症患者最好尽早插入胃管,给予清淡饮食或混合奶,能由胃管给的药尽量从胃管给,为防止呕吐,可给予甲氧氯普胺、吗丁啉或西沙必利。这样,不仅能使患者自然吸收代谢,有利于水电解质平衡,增加患者营养,减低因大量静脉输液而给心脏带来过度负荷以防心力衰竭,同时对保持肺部清晰、预防肺部感染、防止呼吸衰竭也有一定好处。另外,通过胃管给清淡饮食将胃酸或胃肠道消化液冲淡或稀释,对预防消化道应激性溃疡或消化道糜烂以及消化道大出血也不无裨益。

2.特殊治疗

某些重要脏器的功能障碍或衰竭,往往成为休克的始动因素或其发展过程中的关键环节,在休克的治疗中,借助于某些特殊方法或在药物治疗难以奏效时将这些方法应用于休克,可能会起到令人满意的治疗效果。这些特殊治疗如下。

(1)机械辅助通气:机械通气给氧并不适于一般的休克患者,因使用机械通气,尤其是应用呼气末正压(PEEP)及持续气道正压(CPAP)时,由于胸腔压力增加,可明显减少回心血量及肺循环血量,从而可能加剧休克和缺氧。但若二氧化碳潴留及缺氧明显,出现顽固性低氧血症(如ARDS)以及由于中毒或药物作用出现呼吸抑制时,则应果断建立人工气道,进行机械通气。应用人工气道时要注意清洁口腔、固定插管、防止管道及气囊压迫造成黏膜损伤,合理选择通气模式及正确调控参数,并做好呼吸道湿化、及时吸除呼吸道分泌物及定时更换或消毒机器管道、插管、气管套管、雾化器等,以防止交叉感染。

(2)机械性辅助循环:对心源性休克或严重休克继发心功能衰竭者,可应用主动脉内气囊反向搏动术(Intra-aortic ballon counterpulsation therapy,IABP)、左心室或双室辅助循环,以帮助患者渡过难关、赢得时间纠治病因。

(3)溶栓及心脏介入性治疗:对急性心肌梗死并心源性休克者尽早行溶栓或经皮冠脉腔内成形术(PTCA)开通闭塞血管、挽救濒死心肌、改善心脏功能,新近应用证明已取得显著效果;单纯二尖瓣狭窄导致急性肺水肿、心源性休克时,可急诊行经皮球囊二尖瓣扩张术(PBMV);若明确心源性休克由心脏压塞引起时应立即行心包穿刺抽液。

(4)血液净化疗法:休克并发肾衰竭时,除药物治疗外,可采用腹膜透析来纠正肾衰竭。

(5)手术治疗:外科疾病导致的感染性休克,如化脓性胆管炎、肠梗阻、急性胃肠穿孔所致的腹膜炎、深部脓肿等,必须争取尽早手术。出血性休克患者,在经药物治疗难以止血时也应尽快手术;心源性休克由急性心肌梗死、心脏压塞或二尖瓣狭窄引起者,一旦介入性治疗失败或不能介入治疗解决时,宜迅速行冠脉搭桥术(CABG)、心包切开术或二尖瓣闭式分离术。

3.药物治疗

药物治疗是休克处理中最为关键的措施之一,针对不同的休克类型及具体情况选择用药,及时祛除病因,维持适宜的血压水平,在提高血压水平的同时维持好末梢循环,注意保持水、电解质及酸碱平衡,保证心、脑、肾等重要脏器的供血并预防弥散性血管内凝血和多器官功能衰竭,这是各型休克药物治疗的共同原则,具体治疗措施有以下几项。

(1)祛除病因和预防感染:休克发生后,针对病因及时用药可以阻止休克发展甚或使休克逆转,如失血性休克的止血、止痛,感染性休克的抗感染治疗,过敏性休克的抗过敏等。应该指出,抗生素不仅适用于感染性休克,其他休克患者也应选用适当的抗生素预防感染,尤其是病情较重或病程较长者,在选药中必须注意选择不良反应小、对肾脏无明显影响的抗生素,一般可选用哌拉西林2~4 g静脉滴注,一天2次,也可选用其他抗生素。感染性休克则应根据不同的感染原进行抗感染治疗。

(2)提高组织灌流量、改善微循环。

补充血容量:低血容量性休克存在严重的循环血量减少,其他各型休克也程度不同地存有血容量不足问题,这是因为休克患者不仅向体外丢失液体,毛细血管内淤滞和向组织间隙渗出也使体液在体内大量分流,若不在短期内输液,则循环血量难以维持。因而,各型休克均需补充循环血量,心源性休克在补充液体时虽顾虑有加重心脏负荷的可能,但也不能列为补液的禁忌。有条件者最好监测 CVP 和 PCWP 指导补液。一般说来,CVP<3.9 kPa(4 cmH$_2$O)或 PCWP<1.1 kPa(8 mmHg)时,表明液量不足;CVP 在 2.9~8.8 kPa(3~9 cmH$_2$O)时可大胆补液,PCWP<1.5 kPa(15 mmHg)时补液较为安全;但当 PCWP 达 2.0~2.4 kPa(15~18 mmHg)时补液宜慎重,若 CVP>1.5 kPa(15 cmH$_2$O)、PCWP>2.7 kPa(20 mmHg)时应禁忌补液。无条件监测血流动力学指标时,可根据患者临床表现酌情补液,若患者感口渴或口唇干燥、皮肤无弹性、尿量少、两下肢不肿,说明液体量不足,应给予等渗液;若上述情况好转,且两肺部出现湿啰音和/或两小腿水肿,表明患者体内水过多,宜及时给予利尿剂或高渗液,或暂停补液观察,切忌输入等渗或低渗液体。

合理应用血管活性药物:血管活性药物有稳定血压、提高组织灌注、改善微循环血流及增加重要脏器供血作用,包括缩血管药和扩血管药。在实际应用过程中,应注意以下两点:①血管活性药物的浓度不同,作用迥异,应予密切监测,并适时适度调整。例如,血管收缩药去甲肾上腺素及多巴胺高浓度静脉滴注时常引起血管强烈收缩,而低浓度时则可使心排血量增加、外周血管阻力降低。根据多年的临床经验,去甲肾上腺素应低浓度静脉滴注,以防血管剧烈收缩、加剧微循环障碍和肾脏缺血,诱发或加剧心肾功能不全。②血管收缩药与血管扩张药虽作用相反,但在一定条件下又可能是相辅相成的,两者适度联用已广泛用于休克的治疗。多年的临床实践经验证明,单用血管收缩药或血管扩张药疗效不佳以及短时难以明确休克类型和微循环状况的患者,先后或同时应用两类药物往往能取得较好效果。

纠正酸中毒、维持水电平衡:酸中毒是微循环障碍恶化的重要原因之一,纠正酸中毒可保护细胞、防止弥散性血管内凝血的发生和发展。碱性药物可增强心肌收缩力、提高血管壁张力及增加机体对血管活性药物的反应。扩容时应一并纠正酸中毒。常用碱性药物为 5% 碳酸氢钠,一般每次静脉滴注 150~250 mL,或根据二氧化碳结合力和碱剩余(BE)计算用量,先给 1/3~1/2,其余留待机体自身调整,过量则损害细胞供氧、对机体有害无益。此外,尚应注意水电平衡、防止电解质紊乱。

应用细胞保护剂:除糖皮质激素外,细胞保护剂尚包括自由基清除剂、能量合剂、莨菪碱等。其中,莨菪类药物(尤其是山莨菪碱)对感染性休克具有多方面保护作用,可提高细胞对缺氧的耐受性、稳定溶酶体膜、抑制血栓素 A2 生成及血小板、白细胞聚集等,宜早期足量应用。辅酶 A、细胞色素 C、极化液等可为组织和细胞代谢提供能量,对休克有一定疗效。自由基清除剂也已用于休克治疗,其疗效尚待评价。

纠正弥散性血管内凝血:弥散性血管内凝血一旦确立,应及早给予肝素治疗。肝素用量为 0.5~1.0 mg/kg 静脉滴注,每 4~6 小时一次,保持凝血酶原时间延长至对照的 1.5~2.0 倍,弥散性血管内凝血完全控制后可停药。感染性休克患者,早期应用山莨菪碱有助于防治弥散性血管内凝血。此外,预防性治疗弥散性血管内凝血尚可给予双嘧达莫 25 mg,每天 3 次;或阿司匹林肠溶片 300 mg,每天 1 次;或华法林 2.5 mg,每天 2 次;或噻氯匹定 250 mg,每天 1~2 次。如果出现纤溶亢进时,应加用抗纤溶药物治疗。

(3)防治多器官功能衰竭:休克时如出现器官功能衰竭,除了采取一般治疗措施外,尚应针对不同的器官衰竭采取相应措施,如出现心力衰竭时,除停止或减慢补液外,尚应给予强心、利尿和扩血管药物治疗;如发生急性肾功能不全,则可采用利尿甚或透析治疗;如出现呼吸衰竭时,则应给氧或呼吸兴奋剂,必要时使用呼吸机,以改善肺通气功能;休克合并脑水肿时,则应给予脱水、激素及脑细胞保护剂等措施。

二、抗休克药分类

抗休克药是指对休克具有防治作用的许多药物的共称,过去常单纯指血管活性药物。所谓血管活性药物,可概括地分为收缩血管抗休克药(血管收缩剂)和舒张血管抗休克药(血管扩张剂)。目前,休克治疗中除选择性使用上述两类药物外,还常应用强心药物、糖皮质激素、阿片受体阻滞剂等,此外,还有一些药物已试用于临床,初步结果表明效果良好,有的尚处于实验阶段,或疗效不能肯定,距离临床仍有一段距离。

三、舒张血管抗休克药

(一)血管扩张药的抗休克作用

(1)扩张阻力血管和容量血管,使血管总外围阻力及升高的中心静脉压下降,心肌功能改善,心搏量及心脏指数增加,血压回升。

(2)可扩张微动脉、解除微循环痉挛,使血液重新流入真毛细血管,增加组织血流供应、减轻细胞缺氧、改善细胞功能,使细胞代谢障碍及酸血症的情况好转。

(3)促进外渗的血浆逆转至血管内,有助于恢复血容量,改善肺水肿,脑水肿及肾脏功能。

(4)使毛细血管内血流灌注量增加,流速增快,血液淤滞解除,血浆外渗减少,且代谢及酸血症状改善。从而使休克时血液浓缩,红细胞凝聚的现象得以纠正,有助于防治弥散性血管内凝血。

(二)血管扩张药的应用指征

(1)冷休克或休克的微血管痉挛期,常有交感神经过度兴奋,体内儿茶酚胺释放过多,毛细血管中的血流减少,组织缺血缺氧。临床表现为皮肤苍白、四肢厥冷、发绀、脉压低、脉细、眼底小动脉痉挛、少尿甚至无尿。

(2)补充血容量后,中心静脉压已达到正常值或升高至 1.47 kPa,无心功能不全的临床表现,且动脉血压仍持续低下,提示有微血管痉挛。

(3)休克并发心力衰竭、肺水肿、脑水肿、急性肾功能不全或发生弥散性血管内凝血者。

(三)血管扩张药的应用注意事项

(1)用药前必须补足血容量,用药后血管扩张,血容量不足可能再现,此时应再补液。

(2)血管扩张后淤积于毛细血管床的酸性代谢物可较大量地进入体循环,导致 pH 明显下降,应予补碱,适当静脉滴注碳酸氢钠注射液。

(3)用药过程中,应密切注意药物的不良反应,并注意纠正电解质紊乱。

(4)用药过程中如出现心力衰竭,可给予毛花苷 C 0.4 mg,以 25% 葡萄糖注射液 20 mL 稀释后缓慢静脉注射。

(5)如用药后疗效不明显或病情恶化,应及时换用其他药物治疗。

四、血管收缩药

(一)血管收缩药的应用指征

(1)休克早期,限于条件无法补足血容量,而又需维持一定的血压,以提高心、脑血管灌注压力,增加其血流量。

(2)已用过血管扩张药,并采取了其他治疗措施而休克未见好转。

(3)由于广泛的血管扩张,血管容积和血容量间不相适应,全身有效循环血量急剧降低,血压下降,如神经源性休克和过敏性休克。

(二)血管收缩药在各类休克中选择应用

(1)低血容量休克早期,一般不宜应用血管收缩药。但在一些紧急情况下,由于血压急剧下降,而有明显的心、脑动脉血流量不足或伴有心、脑动脉硬化时,在尚未确立有效的纠正休克的措施之前,可应用小剂量血管收缩药如间羟胺或去甲肾上腺素,以提高冠状动脉和脑动脉灌注压,防止因严重供血不足而危及生命。但此仅为一种临时紧急措施,不能依靠其维持血压,否则弊多利少。

(2)心源性休克时,心肌收缩力减弱,心排血量下降,全身有效循环血量减少。小剂量血管收缩药(间羟胺或去甲肾上腺素)对低阻抗型心源性休克,可避免外周阻力过度下降,且能使心排血量增高。但收缩压升至 11.97 kPa 以上,心排血量将降低。因此,收缩压必须控制在 11.97 kPa。对高阻抗型的心源性休克,可并用酚妥拉明治疗。

(3)对感染性休克使用血管收缩药,应注意以下几点:①应在积极控制感染、补充血容量、纠正酸中毒及维持心、脑、肾、肺等主要器官功能的综合治疗基础上适当选用;②除早期轻度休克或高排低阻型休克可单独应用外,凡中、晚期休克或低排高阻型休克,宜采用血管扩张药或将血管收缩药与血管扩张药并用;③血管收缩药单独应用时宜首选间羟胺,但也可以用去甲肾上腺素,两者的剂量均不宜大,以既能维持一定的血压又不使外周阻力过度上升并能保持一定尿量的最低剂量为宜;④血压升高不宜过度,宜将收缩压维持在 11.97~13.3 kPa(指原无高血压者),脉压维持在 2.66~3.99 kPa;⑤当病情明显改善,血压稳定在满意水平持续 6 小时以上,应逐渐减量(可逐渐减慢滴速或逐渐减低药物浓度),不可骤停。

(4)神经源性休克与过敏性休克时,由于小动脉扩张,外周阻力降低,血压下降。给予血管收缩药可得到很好的疗效。神经源性休克可选用间羟胺或去甲肾上腺素,过敏性休克应首选肾上腺素。由于这两类休克均有相对血容量不足,所以同时补充血容量是十分必要的。

五、阿片受体阻滞剂

随着神经内分泌学的发展及对休克病理生理研究的不断深入,内源性阿片样物质在休克发病中的作用越来越受到重视。内源性阿片样物质包括内啡肽和脑啡肽等,前者广泛存在于脑、交感神经节、肾上腺髓质和消化道,休克时其在脑组织及血液内含量迅速增多,作用于 u、k 受体,可产生心血管抑制作用,表现为心肌收缩力减弱,心率减慢、血管扩张和血压下降,进而使微循环瘀血加剧,因此,内啡肽已被列为一类新的休克因子。1978 年,Holoday 和 Faden 首次报道阿片受体阻滞剂——纳洛酮治疗内毒素性休克取得较好疗效,其后,Gullo 等(1983 年)将纳洛酮应用于经输液、拟交感胺药物及激素治疗无效的过敏性休克患者也获得显著效果,使纳洛酮已成为休克治疗中重要而应用广泛的药物之一。

(一)治疗学

1.药理作用

阻断内源性阿片肽与中枢和外周组织阿片受体的结合,抑制脑垂体释放前阿皮素和外周组织释放阿片肽。

拮抗内源性阿片肽与心脏阿片受体的直接结合,逆转内阿片肽对心脏的抑制作用,加强心肌收缩力、增加心排血量,提高动脉压及组织灌注,改善休克的血流动力学。

明显改善休克时的细胞代谢,预防代谢性酸中毒,对休克伴发的电解质紊乱(如高血钾)有调节作用、纠正细胞缺血缺氧。

通过稳定组织细胞的溶酶体膜、抑制中性粒细胞释放超氧自由基对组织的脂氧化损伤,从细胞水平上发挥抗休克作用。

纠正微循环紊乱、降低血液黏度,改善休克时细胞内低氧和膜电位,促进胞内 cAMP 增多,有利于心肌细胞的能量代谢。

纳洛酮通过上述机制逆转了 β-内啡肽大量释放产生的低血压效应,并防止低血容量和休克所致的肾功能衰退,增加重要器官的血流量,缩短休克病程,迅速改善休克症状并降低死亡率。

2.临床应用

纳洛酮对各种原因所致的休克均有效,尤其适用于感染中毒性休克,对经其他治疗措施无效的心源性、过敏性、低血容量性、创伤性及神经源性休克也有较好疗效。有研究认为早期、大剂量、重复使用,在休克出现 3 小时内使用效果最好。

3.用法及用量

首剂用 0.4～0.8 mg 稀释后静脉注射,继后可以 4 mg 加入 5％葡萄糖液中持续维持静脉滴注,滴速为每小时 0.25～0.3 μg/kg。

(二)不良反应与防治

治疗剂量无明显的毒性作用,超大剂量应用时尚可阻断 δ 受体,对呼吸和循环系统产生轻微影响。偶见恶心、呕吐、血压升高、心动过速甚或肺水肿等。对于需要麻醉性镇痛药控制疼痛、缓解呼吸困难的病例,不宜使用本品,因为止痛效果可为本品对抗。

(三)药物相互作用

(1)儿茶酚胺类药物如肾上腺素、异丙肾上腺素及 ACEI(卡托普利)对纳洛酮有协同效应;布洛芬干扰机体前列腺素合成,可加强纳洛酮的药理作用。

(2)胍乙啶(交感神经节阻滞剂)、普萘洛尔(β受体阻滞剂)可降低交感神经兴奋性和肾上腺素的作用,拮抗纳洛酮的药理效应;维拉帕米可阻滞细胞膜的钙离子通道而干扰纳洛酮的作用。

(四)制剂

注射剂:0.4 mg(1 mL)。

(宋小红)

第五节 血管扩张药

血管扩张药是一类直接或间接舒张血管平滑肌,减低血管外周阻力的药物。

一、血管扩张药的分类

按作用机制及方式可分为如下几种。

(1)作用于受体类药物,包括:α受体阻滞剂、M受体阻滞剂、$β_2$受体兴奋剂、血管紧张素Ⅱ

（AngⅡ）受体阻滞剂、多巴胺（DA）受体兴奋剂、内皮素（ET）受体阻滞剂。其他还有组胺受体、5-HT受体、阿片受体及嘌呤受体等于血管均有分布，其激动剂或阻滞剂可引起血管舒缩效应。

（2）作用于离子通道类药物，包括：钙通道阻滞剂、钾离子通道开放剂。

（3）ACEI，如卡托普利、依那普利、培哚普利、赖诺普利等。

（4）直接作用于血管平滑肌药物，如硝酸酯类、肼屈嗪、硝普钠、烟酸及其衍生物等。

（5）交感神经抑制剂：包括中枢性交感神经抑制剂（如可乐定）、神经节阻滞剂（如六烃季铵），节后交感神经阻滞剂（如利血平）及单胺氧化酶抑制剂（如帕吉林）等。

（6）其他：如近年来发现的多种局部舒血管物质，包括前列环素（PGI_2）、内皮依赖性舒张因子（EDRF）、腺苷、缓激肽等，这些物质多由血管内皮细胞分泌，局部产生舒血管效应，作用时间短暂且很快失活。现已人工合成并试用于临床治疗。

二、血管扩张药的临床应用

血管扩张药现已应用于多种心脏、血管疾病的治疗。应用血管扩张药时必须严格其适应指征；多数血管扩张药对心脏及心脏以外的其他脏器和组织也有不同影响（包括直接作用和间接作用），如 $α_1$ 受体阻滞剂、硝酸酯类及二氢吡啶类钙通道阻滞剂有反射性加快心率作用，维拉帕米、硫氮䓬酮等有电生理作用的钙通道阻滞剂可减慢心率及心肌收缩力，阿托品类药物除引起心率增快外尚可使瞳孔散大、胃肠道平滑肌松弛，某些血管扩张药能降低血小板黏附、聚集等，凡此种种，临床选药时应加以注意。大多数血管扩张药初用时，由于血管扩张作用患者可有心悸、头痛、头晕、面红及直立性低血压等。血管扩张药在临床上主要用于治疗以下疾病。

（一）高血压病

血管扩张药、β受体阻滞剂和利尿剂已成为降压治疗的三大基础药物，其中以血管扩张药应用最多、发展最快。WHO/ISH 正式推荐用于降压的血管扩张药为 ACEI、钙通道阻滞剂、$α_1$ 受体阻滞剂及 AngⅡ受体拮抗剂。AngⅡ受体阻滞剂正不断投入临床，可望使高血压的药物治疗更加令人鼓舞。这些血管扩张药与传统的利尿剂和β受体阻滞剂相比，不仅降压作用平稳、可靠，且对血脂、血糖及电解质无不良影响，多数血管扩张药尚可逆转心肌肥厚，保护肾脏功能及改善胰岛素抵抗，显示出良好的治疗前景。

（二）充血性心力衰竭

血管扩张药已同心肌正性肌力药物、利尿剂一起，构成了强心、利尿、扩血管等治疗心力衰竭的三大有效措施，自 20 世纪 70 年代开始应用于临床，已使一些过去认为是难治性心力衰竭的症状和预后均有所改善，从而使心力衰竭的治疗取得了重大进展。血管扩张药可通过扩张容量血管和周围阻力血管减轻心脏前、后负荷，增加每搏量、降低心室充盈压。不同机制的血管扩张药对 CHF 的远期疗效存在着较大差异。

（三）休克

某些血管扩张药物如酚妥拉明、阿托品、山莨菪碱、多巴胺、硝普钠、异丙肾上腺素等可降低小动脉及微动脉阻力，改善微循环及增加重要脏器血供量，从而纠正休克时的异常病理生理变化，使休克好转。

（四）冠心病

用于治疗冠心病的血管扩张药大多取其直接扩张冠状动脉作用，如双嘧达莫、尼可地尔、胺碘酮等，其中后者因在治疗冠心病过程中发现有治疗心律失常作用现已转作抗心律失常药物。

然而,最常用于心绞痛治疗和预防的为硝酸酯类和钙通道阻滞剂。

(五)脑血管疾病

用于治疗脑血管疾病的血管扩张药主要是指有选择性脑血管扩张作用的药物,这些药物对其他部位的血管影响较小,又称为脑血管扩张剂,根据其化学结构不同可分为哌嗪类(如桂利嗪、氟桂利嗪)、二氢吡啶类(如尼莫地平、尼卡地平)和麦角类等多种类型,前两类药物可参见"钙通道阻滞剂"。此外,作用于其他部位血管的药物对脑血管也有扩张作用,同样,脑血管扩张剂的选择性也是相对的,当应用剂量较大时,对其他部位的血管也有松弛作用。

(六)肺动脉高压及周围血管病

肺动脉高压可用α受体阻滞剂(如酚妥拉明)或部分钙通道阻滞剂(如硝苯地平)治疗,周围血管疾病(如雷诺氏病)除用上述药物治疗外尚可给予地巴唑、烟酸、山莨菪碱等,这些药物均有一定疗效。

三、血管扩张药在高血压病治疗中的应用

下列高血压病患者需采用降压药物治疗:①中重度高血压者;②轻度高血压者经非药物治疗半年以上疗效不显著者;③所有伴有心血管危险因素的高血压患者,不论属中重度高血压还是轻度高血压,都应给予降压药物治疗。降压治疗的目标:①将血压降至理想水平<18.0/11.3 kPa(135/85 mmHg);有糖尿病者,降至<16.0/10.7 kPa(120/80 mmHg)。②逆转靶器官损害。③减少心血管事件及降低死亡率。④提高生活质量。降压药物的治疗应坚持以下原则。

(一)长期化治疗原则

除非高血压患者发生心肌梗死、脑卒中等心脑血管病后血压可不再升高,否则,患者应长期坚持乃至终身服药,以使血压保持在理想水平,即收缩压<18.7 kPa(140 mmHg)、舒张压<11.3 kPa(85 mmHg)。

(二)血压平稳控制原则

在降压治疗中,宜先选用作用缓和的药物,无效时再用作用强烈的药物或联合用药。有条件时宜选用长效或缓释制剂,用药过程中应经常复查血压,不断调整用药剂量,避免血压过度波动,除高血压急症外,降压速度不宜过快,降压幅度不宜过大,以使血压保持平稳控制,切忌突用突停,导致血压忽高忽低。为了评价药物是否具有稳定的降压疗效。1988年美国食品和药品监督管理局曾引入降压谷峰值比率(T∶P)的概念作为衡量药物降压的理想尺度,T∶P又即降压药最小与最大疗效之比,理想的降压药 T∶P 应≥50%。此外,服药过程中尚应注意观察降压药物的不良反应,必要时可及时调换。

近年来通过使用动态血压检测的研究表明,高血压所致的靶器官损害不仅与偶测的或舒张压的高低及病程有关,而且与 24 小时平均动脉压及血压变异性有关。有学者观察到,血压变异性越大的患者,靶器官损害越严重,即血压变异性与靶器官损害的程度呈正相关。因此,减少血压变异性也是治疗的目标之一。

(三)选药个体化原则

选药个体化原则包括选药个体化原则及剂量个体化原则。

(1)选药个体化原则:对于某一具体患者选用何种药物降压必须根据患者病情决定。

(2)剂量个体化原则:高血压患者在确定所服药物后,应选择合适剂量,既要根据血压升高程度,又要结合个体对药物的敏感性及反应性,因人而异,切不可照本宣科,千篇一律。初开始服用

降压药时,宜从小剂量开始并逐渐增量,达到治疗目的后,可改为维持量巩固疗效。老年人用药剂量宜偏小。

降压药物种类繁多、作用各异。1993年WHO/ISH建议下列五类药物为一线降压药:利尿剂、β受体阻滞剂、钙通道阻滞剂(CCB)、ACEI和α_1受体阻滞剂;1998年WHO/ISH推荐ATⅡ拮抗剂为抗高血压的常用药物。其中利尿剂和β受体阻滞剂已被许多国际上进行过的临床试验所证实,既有确切降压疗效,又可减少心、脑血管事件,延长患者寿命、减低病死率;ACEI的降压效果已被确认;目前国内多数学者认为CCB仍不失为一种降压疗效较好的药物,多主张使用长效或缓释(或控释)CCB,以防引起血压明显波动和继发性交感神经兴奋。

单独使用一种降压药的有效降压率为50%~60%,这说明还有40%~50%的患者需用两种或更多药物。联合用药可使疗效相加、用药剂量减少和减轻不良反应。

四、血管扩张药在心力衰竭治疗中的应用

使用血管扩张药治疗心力衰竭,是治疗心力衰竭的重要进展。它使一些过去认为是难治性心力衰竭的症状和预后均有所改善。

(一)适应证和禁忌证

患者对血管扩张剂的反应主要取决于血流动力学的基础状态。心脏指数<每分钟2.5 L/m^2,左心室充盈压>2.0 kPa是使用血管扩张剂的适应证;因此,特发性扩张型心肌病、缺血性心脏病、高血压、心脏病及瓣膜关闭不全并发的心力衰竭是使用血管扩张剂治疗最好的对象。急性心肌梗死(心肌梗死)或高血压危象并发的急性左心力衰竭可首选血管扩张剂。血管扩张剂又适用于先天性心脏病房、室间隔缺损、慢性肾功能不全和肺心病并发的心力衰竭。当心脏指数>每分钟2.5 L/m^2,左心室充盈压<2.0 kPa,应用血管扩张剂反而产生不良后果,应列为禁忌证。如心包积液、缩窄性心包炎、高度二尖瓣狭窄或主动脉瓣狭窄、限制型或梗阻型心肌病及低血容量性心力衰竭用血管扩张剂反见恶化。另外对二尖瓣狭窄并关闭不全的心力衰竭,用血管扩张剂又应慎重,有使用血管扩张剂后心力衰竭加重,致肺水肿死亡的报告。

根据血流动力学及临床特点,可将心力衰竭分为三个亚型,每一亚型都选择不同的药物治疗:①肺充血(肺毛细血管嵌压>2.4 kPa)而无周围灌注不足时,宜选用静脉扩张剂,如硝酸酯类;②低心排血量,周围灌注不足(心脏指数<每分钟2.2 L/m^2)而无肺充血时,宜选用小动脉扩张剂,如酚妥拉明、硝普钠等;③兼有肺充血及周围灌注不足时,宜选用硝普钠、米力农、依拉普利等。

(二)疗效确定

使用血管扩张剂必须注意临床监护,若有条件,最好作血流动力学监测。严密观察血压、脉搏、呼吸、心率、心律、尿量及心、肺、肝的情况来判断疗效。若药后精神好转,四肢转温,脉搏有力,尿量增多,心率减慢,肺啰音减少或消失,肝脏缩小,说明治疗有效。平均动脉压应维持在9.3 kPa,原有高血压者,血压下降不宜超过4.0 kPa。

在长程血管扩张剂治疗期间,应系列地评价症状(呼吸困难、端坐呼吸、夜间阵发性呼吸困难及疲乏)、体征(肺部音、颈静脉压、水肿及体重的改变)和胸部X线肺瘀血情况。

(三)耐受性

在使用血管扩张剂时常在短期内不断增大剂量才能维持疗效,这表明血管扩张剂可产生耐受性。接受维持量肼屈嗪治疗的慢性心力衰竭患者中有30%发生耐受性。长程使用硝酸酯时,

除药效减弱外,作用持续时间又缩短,连续静脉滴注硝酸甘油 24 小时后,即可发生耐受性。血管扩张剂产生耐受性时,常伴有体重增加和体位性水肿。有些血管扩张剂长期治疗可能产生肾素-血管紧张素系统激活作用,使水钠潴留,导致药物的扩血管作用减弱,此时加用利尿剂特别是螺内酯,可恢复疗效。

(四)不良反应

(1)肼屈嗪和 ACEI 皆可引起首剂直立性低血压。显著的症状性低血压,应予补液、抬高下肢或静脉滴注多巴胺等。

(2)静脉滴注硝普钠易发生低血压,常可通过间断静脉滴注来避免。应用酚妥拉明后有引起血压骤降致死的报告。

(3)极少数患者尤其老年人应用血管扩张剂后,可发生短暂性脑缺血发作或大脑缺血征象。

(4)钙阻滞剂可引起心力衰竭加重或肺水肿。

(5)有潜在负性肌力作用。

(6)使用小动脉扩张剂,若血压下降幅度稍大,可引起一系列的反馈作用如心率增快,肾素活性增高及水钠潴留,均对心力衰竭不利。

(7)肾功能的影响:肼屈嗪能使心力衰竭患者肾脏血流动力学和肾功能改善。若能避免动脉压显著降低,卡托普利可增加肾血流量和肾小球的滤过率。肾功能处于代偿期或肾动脉狭窄患者,应用 ACEI 可能使肾功能恶化。严重心力衰竭尤其高肾素活性、低心钠素血症、原有低血压或低钠血症,用药前血容量不足和钠耗竭者,使用 ACEI 易致肾功能不全。肾功能不全一旦发生,即使减少剂量也难以避免肾功能恶化。因此使用 ACEI 过程中应监测血尿素氮和肌酐水平。

对治疗前伴肾功能障碍的慢性心力衰竭者最好应用短效制剂(如卡托普利),而不应用长效制剂(如依拉普利),因后者易致肾功能损害。对慢性心力衰竭患者预后的影响传统治疗可以改善心力衰竭患者血流动力学,缓解症状,但对预后无何补益,近年来研究发现 ACEI 或肼屈嗪与异山梨酯合用可使慢性心力衰竭患者的寿命延长,改善预后。异山梨酯和肼屈嗪长期治疗,可改善收缩功能,促使肥大心肌细胞的消退,而单用异山梨酯无效。不同血管扩张剂对心力衰竭患者心功能状态和死亡率的影响不一。ACEI 改善收缩功能疗效可靠,再次为硝酸酯类,而肼屈嗪对心功能改善不恒定。在诸多血管扩张剂中唯有 ACEI 可使死亡率下降。

(8)停药综合征:应用硝普钠或酚妥拉明静脉滴注使心力衰竭得到满意控制后突然停药,可使心力衰竭重现,长期使用大剂量硝酸酯类药突然停药或减量过急,可引起严重不稳定性心绞痛、肺水肿、急性心肌梗死甚至猝死。突然停用钙阻滞剂,可促发心肌缺血加重,出现心绞痛和急性心肌梗死。突停哌唑嗪可使病情恶化,甚至死亡。因此,危重症心力衰竭患者在静脉滴注血管扩张剂获得疗效后,应继续口服药物巩固疗效。长期使用血管扩张剂治疗者,当病情稳定需停药时,应逐渐减量后停用,以避免发生停药综合征。

五、直接作用于血管平滑肌药

(一)以扩张动脉为主的药物

1.肼屈嗪

(1)理化性质:本品为白色或淡黄色结晶性粉末,无臭。在水中溶解,在乙醇中微溶,在乙醚中极微溶解。

(2)药动学:口服后在肠道吸收快而完全,t_{max}为30~120分钟。在进入体循环前,大部分在肝内被代谢,主要代谢物是乙酰化、羟化和结合反应的产物。乙酰化的速度受遗传因子的影响而有快慢之别。慢乙酰化型者用药后血中浓度较高,降压作用较为明显,但也易引起系统性红斑狼疮。肼屈嗪在血中与血浆蛋白的结合率可高达85%,分布至肾、肝等器官中的量较多,而脑中很少。放射标记化合物实验发现,肼屈嗪在动脉壁的浓度很高,这可能与其舒张血管作用有关。半衰期为2~8小时,肾功能不良者半衰期延长。75%的代谢物及1%~2%的原形药物随尿排出,粪中仅有少量代谢物,由于代谢迅速,排泄快,作用时间较短,宜每天服药2~3次。

(3)药理作用:降压作用主要是由于其舒张小动脉血管、降低外周血管阻力而引起的,对静脉血管的作用很弱,降低舒张压作用超过降低收缩压。在降压时通过反射活动而使心率加快和心排血量增加,并使血浆肾素活性增加、水钠潴留,从而抵消其部分降压作用。冠状动脉、脑、肾和内脏等器官的血流量增加,但这一作用变异很大,在长期用药过程中会逐渐消失,未能证实本品对患者的器官功能特别是肾和脑的功能有改进性影响。

(4)临床应用:适用于中度高血压患者。

(5)剂量与用法:口服或静脉滴注、肌内注射。开始时用小剂量,每次10 mg,每天4次,用药2~4天。以后渐增至第1周,每天4次,每次25 mg;第2周以后,每天4次,每次50 mg(超过每天400 mg易产生不良反应)。

(6)不良反应与防治:本品的不良反应发生率较高。①常见不良反应有头痛、恶心、呕吐、眩晕、乏力等。②心脏方面症状有心悸、心动过速,甚至诱发心绞痛,因此冠状动脉粥样硬化患者忌用,与β受体阻滞剂合用可避免这些不良反应。③较为严重的不良反应是长期大量(每天400 mg以上)用药后引起系统性红斑狼疮,系统性红斑狼疮是一种自身免疫反应,表现为关节痛、肌痛、关节炎、发热、浆液渗出、狼疮样皮疹、脾及淋巴结肿大、贫血、中性粒细胞计数减少等,约有半数患者血中出现抗核抗体,停药后能自行痊愈,一般症状在停药后6月内消失,但类风湿症状的持续时间可能较久,给肾上腺皮质激素能加速消除症状。但肼屈嗪用药过久过多也可引起死亡,应加注意。每天用量在200 mg以下,这种不良反应很少发生,慢乙酰化型者血中肼屈嗪浓度约为快乙酰化型者的两倍,较易引起系统性红斑狼疮。

(7)药物相互作用:①与利尿剂及β受体阻滞剂合用,可提高降压疗效,减少不良反应。②与硝苯地平合用,扩血管及降压作用增强。但两药均有反射性心率增快的不良反应,故合用时应注意心率变化。③与氨联吡啶酮合用,治疗充血性心力衰竭疗效增强,并减少不良反应的发生。

(8)制剂。①片剂:25 mg;50 mg。②注射剂(粉):20 mg(支)。

2.米诺地尔

(1)理化性质:本品为白色或类白色结晶性粉末。在冰醋酸中溶解,在乙醇中略溶,在氯仿或水中微溶,在丙酮中极微溶解。

(2)药动学:口服后吸收迅速而完全,t_{max}为1小时,血浆半衰期为4.2小时,但降压作用3~4天,可能与其持久地储存于动脉平滑肌有关。在体内大部分被肝脏代谢,其代谢物经肾排出,仅12%的原形药物自肾排出。

(3)药理作用:作用性质与肼屈嗪相似,但作用较强。直接作用于血管平滑肌,舒张小动脉,降低外周阻力,从而使血压降低,对容量血管则无明显作用。降压时能引起交感神经反射性兴奋,使心率加快,心排血量增加,血浆肾素分泌增加和水钠潴留。心率加快不仅是血压下降的反射性调节,也有对心脏的直接正性频率作用。其水钠潴留作用部分是由于肾素分泌增多,部分是由于直接作用于肾小管所致。

(4)临床应用:适用于中度高血压病患者。

(5)剂量与用法:开始口服 2.5 mg,一天 2 次。以后逐增至一次 5~10 mg,一天 2~3 次。水钠潴留和心排血量增多的作用会减弱其降压效果。因此宜与其他降压药合用。

(6)不良反应与防治:临床联合用药时未见严重不良反应,但每天用量在 10 mg 以上,连用数月,可出现多毛症,其机制未明,可能与皮肤血流增多有关。

(7)药物相互作用:严重的原发性或肾性高血压患者,在合并应用利尿剂及其他两种抗高血压药未见效时,可用本药治疗。一般也与利尿剂合用。

(8)制剂。①片剂:2.5 mg;5 mg;10 mg。②乳剂或洗剂:1%。

3.二氮嗪

(1)理化性质:本品为结晶性粉末。不溶于水,溶于乙醇、甲醇或碱液。熔点为 330~331 ℃。

(2)药动学:口服后可以吸收,但一般都作静脉注射,其降压作用出现迅速,静脉注射后 1 分钟内见效,2~5 分钟降压作用明显,一般都维持 4~12 小时,降压时程与药物在血中浓度并无相应关系。

(3)药理作用:二氮嗪直接作用于小动脉血管平滑肌,使其松弛;对静脉系统无作用。在降压时也引起反射性交感神经兴奋现象,使心率加快,心排血量增加,血管紧张素活性增加,水钠潴留。降压明显时使肾血流量和肾小球滤过率降低,但持续时间不长。其舒张血管平滑肌的作用机制,可能与影响钙离子的转运或对细胞内钙储库的影响等有关。二氮嗪还可使血糖升高,可能与促进儿茶酚胺的释放等作用有关。

(4)临床应用:主要用于治疗高血压病。

(5)剂量与用法:每次 300 mg,静脉快速(30 秒)注射,一天不超过 4 次。口服每天量 400~1 000 mg,分 2~3 次服。

(6)不良反应与防治:本品有抗利尿活性,如不与利尿剂合用,可导致重度水钠潴留、血容量增多,而使降压作用出现耐受性。静脉滴注时可致静脉炎,引起静脉疼痛。有心率加快、诱发心绞痛等不良反应。长期应用还可引起高血糖、高尿酸血症、多毛症等。本品的抗利尿作用可事先采用静脉滴注呋塞米加以防止。

(7)药物相互作用:与利尿剂、β受体阻滞剂合用,主要用于高血压危象或高血压脑病患者。

(8)制剂。①片剂:50 mg;100 mg。②注射剂(粉):300 mg(附特用溶媒 20 mL)。

4.吲达帕胺

(1)理化性质:本品为类白色针状结晶或结晶性粉末,无臭,无味。在丙酮、冰醋酸中易溶,在乙醇或醋酸乙酯中溶解,在氯仿或乙醚中微溶,在水或稀盐酸中几乎不溶。

(2)药动学:口服吸收迅速完全,t_{max} 为 30 分钟,生物利用度为 93% 以上,且不受食物和抗酸剂的影响。血浆蛋白结合率为 29%,清除半衰期为 17.8 小时。每天给药一次,给药 4 次即可达到稳态浓度。吸收后,在肝、肾、血浆浓度较高,心、肺、肌肉、脂肪中浓度较低,脑中浓度极低。主要由肾脏排泄,但尿中原形药物仅为给药剂量的 5%,其余为代谢产物。

(3)治疗学。

药理作用:为降压作用强、利尿作用弱的药物,可选择性地集中在血管平滑肌,抑制细胞的内向钙离子流,直接扩张血管平滑肌,降低血管收缩以及血管对升压物质反应,使血管阻力下降而产生降压作用。其利尿作用部位与噻嗪类利尿剂相同,其抗高血压与排钠利尿作用是分离的,低剂量时降压,较高剂量时其附加的利尿作用才明显。

临床应用:临床主要用于Ⅰ、Ⅱ期高血压病。

剂量与用法:口服,每天1次,每次2.5 mg,早餐后服用。

(4)不良反应与防治:不良反应少,偶见轻度恶心、头晕等反应。服用大剂量可引起血钾下降。严重肝肾功能不全,近期脑血管意外,使用噻嗪类利尿剂及对本品过敏者禁用。孕妇慎用。长期服用,注意电解质失调,应定期检查血钾。

(5)药物相互作用:本品可与钙通道阻滞剂、β受体阻滞剂合用治疗高血压病。

(6)制剂:片剂2.5 mg。

(二)动、静脉均扩张的药物

以硝普钠为代表药物进行介绍。

1.理化性质

硝普钠为红棕色的结晶或粉末,无臭或几乎无臭。在水中易溶,在乙醇中微溶。水溶液放置不稳定,光照射加速分解。

2.药动学

血浆半衰期为3~4分钟,通过硝普钠亚铁阴离子与红细胞巯基反应,可生成氰离子,在肝脏内转化为硫氰酸盐。肝功能不良患者,氰离子浓度升高。硫氰酸盐可经肾排泄,肾功能不良患者,其血浆硫氰酸盐蓄积性升高。一般用静脉滴注给药,不得用于口服,因口服吸收少,且由于药物不稳定,在吸收入血前大部分被分解。在体内迅速被代谢,组织中的浓度较低,因此其作用短暂。静脉滴注立即达峰值,峰浓度随用量而改变。

3.治疗学

(1)药理作用:直接舒张血管平滑肌而扩张动静脉,作用迅速而短暂。各部位的血管扩张程度不同,以肢体血管扩张最为明显,内脏血管扩张较弱,而心力衰竭患者肾血流量的增加常继发于心排血量的增加,对肝脏血管则无明显扩张作用,此与硝酸酯类不同。硝普钠扩张小动脉可降低外周阻力,减少心脏后负荷,减少主动脉阻抗,从而增加心排血量;其静脉扩张作用有助于降低左心室充盈压。用药后心室充盈压可降低20%。当二尖瓣关闭不全并有心力衰竭时,由于左心室充盈压降低,血液返流减少,左心房压可进一步降低。对心肌收缩力无直接影响,心力衰竭患者用药后,由于心脏前负荷减轻,心脏扩张程度明显减少,使心室半径缩短;同时,动脉阻抗减轻,使心肌收缩期张力下降,心肌耗氧量减少。

(2)临床应用:①可作为心肌病、心肌炎、二尖瓣或主动脉瓣返流、室间隔缺损、高血压以及急性心肌梗死等引起左心力衰竭的重要的短程治疗药物,对重度充血性心力衰竭患者尤其适用。②治疗严重高血压、高血压危象或高血压脑病时,快速降压。

重症心力衰竭患者用硝普钠后反应迅速,常立即出现皮肤温暖、呼吸困难缓解、肺湿啰音减少、尿量增加等好转现象。患者血流动力学的变化取决于硝普钠的剂量,一般可分为3种情况:①小剂量时,心排血量增加,肺毛细血管压降低,而动脉压很少变化;②如滴注速度加快,则进一步增加心排血量及降低肺毛细血管压,但动脉压也开始降低;③如再加快输注速度,则血管高度扩张,心排血量、肺毛细血管楔嵌压及动脉压均显著下降,滴注过快,可能致命。因此用药时要小心调整剂量,密切检查体征变化,避免剂量过大的危险。

(3)剂量与用法:硝普钠扩血管效应的个体差异甚大,成人有效量每分钟为16~600 μg,但具体患者所用剂量大小与反应程度密切相关。常用静脉滴注剂量为每分钟30~35 μg,并要从每分 15 μg 开始,在严密监测下逐渐加量,其后每 5 分钟增加 10 μg,直至产生效应或出现轻度低血压时为止。一般维持滴注 48～72 小时。疗程长短尚应根据病情控制情况,或可能产生不良反应逐渐停药后,改用口服有效的血管扩张药长期维持。因硝普钠水溶液放置不稳定,光照射下加速分解。滴注瓶要求加罩避光。宜临用时配制,除用 5% 葡萄糖注射液稀释外,不可加其他药物。

4.不良反应与防治

不良反应可分为两大类,即急性药物过量反应和药物代谢产物的毒性反应。

(1)急性药物过量反应:剂量过大,可致血管扩张过度、血压过低,出现的症状有恶心、呕吐、出汗、头痛、不安、心悸、胸骨后压迫感,停止滴注或减慢滴注速度后即可消失。老年患者宜用小剂量,患有脑和冠状动脉粥样硬化者,对于低血压的耐受性降低,尤应注意。有脑血管硬化者低血压可引起意识障碍。低血压的防治:滴注硝普钠在心力衰竭症状纠正之前发生低血压,可辅以加强心肌收缩力的多巴酚丁胺或多巴胺静脉滴注,予以纠正。合并用药又可用于原血压偏低的心力衰竭患者。在给硝普钠过程中要防止患者发生直立性低血压。

(2)毒性反应为硝普钠代谢产物所引起。血中硝普钠快速进入红细胞,在红细胞内血红蛋白铁上电子转移到硝普钠分子上,产生高铁血红蛋白及一个不稳定硝普基,后者可分解出氰离子基团。大部分氰离子以牢固形式结合于高铁血红蛋白,只有进入血浆的氰化物才有毒性。游离的氰离子迅速被肝脏转化为硫氰酸盐而毒性显著降低,最后由肾脏排出,硫氰酸盐排出较慢(半衰期 8 小时)。因此,肝功能不良患者易致氰化物中毒,而肾功能不良患者易致硫氰酸盐中毒。

氰化物如蓄积过多,可与细胞内呼吸酶,如细胞色素氧化酶的 Fe^{3+} 结合,使细胞色素氧化酶丧失传递电子能力,引起组织窒息,组织从有氧代谢转变为无氧代谢、乳酸等增多。故氰化物中毒时,轻者引起代谢性酸血症,重者可引起死亡。症状有咽喉紧窄感,呼吸急迫,高度恐怖、惊厥,重者呼吸麻痹致命。

肝肾功能不良者宜避免使用硝普钠。一般心力衰竭患者以小剂量滴注,速度小于每分钟 3 μg/kg,持续时间 72 小时,几乎不引起代谢产物中毒。如剂量较大、持续时间较长,可同时静脉滴注羟钴胺,使与氰化物结合为氰钴胺而解毒。如无羟钴胺,可缓慢静脉滴注亚硝酸钠,使血红蛋白(Fe^{2+})变为高铁血红蛋白(Fe^{3+}),后者与氰化物结合成氰化高铁血红蛋白;紧接着静脉滴注硫代硫酸钠,使由氰化高铁血红蛋白缓缓释出的氰化物转变为硫氰酸盐由肾排出。亚硝酸钠有显著扩张血管作用,如静脉滴注过快,血压可急剧降低,宜用 3% 亚硝酸钠注射液 10 mL,缓慢静脉注射 3 分钟以上。硫代硫酸钠以 25% 注射液 50 mL(12.5 g)在 20 分钟左右静脉滴入。氰化物中毒时需给氧,尤其高压氧可改善细胞缺氧状态。

(3)孕妇禁用。肾功能不全、甲状腺功能低下,以及肝功能重度不良者慎用。

(4)硝普钠为强效、短效血管扩张药,如突然停止给药,可出现反跳性血流动力学恶化,这种现象可被酚妥拉明所阻断,似为反射性交感神经功能亢进所引起,故宜逐渐减量后停药,减量速度可每 5 分钟减少 10 μg,使机体有逐渐适应的过程。

(5)本品对光敏感,溶液稳定性差,滴注溶液应新鲜配制,注意避光。

5.药物相互作用

硝普钠与多巴胺或多巴酚丁胺合用,不但能明显降低充盈压,而且能明显增加心排血量。

慢性充血性心力衰竭急性发作或发生肺水肿时,可在原来常规应用洋地黄基础上加用硝普钠又有协同效果。

6.制剂

注射剂(粉):50 mg。

(宋小红)

第六节 调血脂及抗动脉粥样硬化药

一、概述

动脉粥样硬化的发生和发展是一个复杂的动态过程,其始动步骤可能与动脉内皮功能障碍有关,涉及因素有血脂异常、高血压、吸烟及糖尿病等。其中,血脂异常最为重要。流行病学调查研究表明,不同国家或地区人群中的 TC 水平与冠心病的发病率和死亡率呈正相关。如芬兰 TC 水平最高,则冠心病发病率也最高;而日本 TC 水平最低,则冠心病发病率也最低。大系列临床研究和长时间随访观察表明,高胆固醇血症在动脉粥样硬化发生和发展过程中,所起的危害性作用,明显大于高血压和糖尿病,如果高胆固醇血症合并高血压和/或糖尿病,则其危害性增加数倍。动脉内皮功能障碍导致其分泌一氧化氮、选择性通透、抗白细胞黏附、抑制平滑肌细胞增殖以及抗凝与纤溶等功能受损,致使血浆中脂质与单核细胞积聚于内皮下间隙,低密度脂蛋白胆固醇氧化为 OX-LDL,单核细胞变为巨细胞,经清道夫受体成为泡沫细胞,形成脂质核心,而血管平滑肌细胞迁移到内膜而增殖形成纤维帽。脂质核心有很强的致血栓作用,纤维帽含致密的细胞外基质,它能使质核与循环血液分隔,从而保持斑块的稳定。

粥样斑块可分为两类:一类为稳定斑块,其特点是纤维帽厚、血管平滑肌细胞含量多,脂质核心小,炎症细胞少,不易破裂;另一类为脂质含量多(占斑块总体积的 40% 以上)、纤维薄、胶原与血管平滑肌细胞少,炎症细胞多,故易于破裂。1995 年公布的 Falk 等 4 项研究分析表明,急性冠状动脉综合征(包括心肌梗死、不稳定性心绞痛)的主要原因是粥样斑块破裂或糜烂引起血栓形成,并最终导致冠脉血流阻断所致。在急性冠脉综合征的患者中。其血管犯罪病变狭窄<50%者占 68%,而狭窄>70%者仅占 14%,这说明,稳定斑块可以减少心血管病事件。此外,多项临床试验证明,调脂治疗可使一部分冠状动脉粥样斑块进展减慢或回缩。因此,调脂治疗是防治动脉粥样硬化的最重要措施之一。

血脂是指血浆或血清中的中性脂肪或类脂。中性脂肪主要是甘油三酯,而类脂主要是磷脂、非酯化胆固醇、胆固醇酯及酯化脂肪酸。

脂质必须与蛋白质结合成脂蛋白才能在血液循环中运转,脂蛋白是由蛋白质、胆固醇、甘油三酯和磷脂组成的复合体。脂蛋白中的球蛋白称为载脂蛋白(Apo)。正常血浆利用超速离心法可分出 4 种主要脂蛋白,即乳糜微粒(CM)、极低密度脂蛋白(VLDL)、低密度脂蛋白(LDL)和高密度脂蛋白(HDL),载脂蛋白的组成分为 ApoA、B、C、D、E。每一型又可分若干亚型,如 ApoA 可分 AⅠ、AⅡ、AⅥ;ApoB 可分 B48、B100;ApoC 可分 CⅠ、CⅡ、CⅢ;ApoE 可分 EⅠ、EⅢ等。用区带电泳法可将脂蛋白分为 CM、前 β(pre-β)、β 及 α 脂蛋白 4 种。

脂蛋白代谢需要酶的参与,主要的酶有脂蛋白脂酶(LPL)和卵磷脂胆固醇转酰酶(LCAT)。

如果这些酶缺乏,就会产生脂代谢紊乱。血脂过高是由于血浆脂蛋白移除障碍或内源性产生过多,或两者同时存在而引起。

血脂异常一般是指血中总胆固醇(TC)、低密度脂蛋白-胆固醇(LDL-C)、甘油三酯(TG)超过正常范围和/或高密度脂蛋白-胆固醇(HDL-C)降低,也常称高脂血症,主要是指 TC 和/或 LDL-C 和/或 TG 增高以及 HDL-C 降低。

血脂异常是脂蛋白代谢异常的结果。研究表明,高胆固醇血症、低密度脂蛋白血症、ApoB水平增高和高密度脂蛋白水平降低 TG 升高是冠心病的重要危险因素。血脂水平长期异常,冠心病事件的发生率增加。长期控制血脂于合适的水平,可以预防动脉粥样硬化,而控制血脂水平可以减轻动脉粥样硬化斑块,减少心血管病事件。北欧辛伐他汀生存研究(4S)表明,心肌梗死后和心绞痛患者,接受为期 6 年的辛伐他丁治疗,与安慰组相比较,治疗组主要冠状动脉性事件发作的危险性降低 34%,死亡危险性降低 30%,使需要接受冠脉搭桥手术的患者减少 37%。Hebert 等分析他汀类使 LDL-C 下降 30%,非致死性和致死性冠心病下降 33%,脑卒中下降29%,心血管疾病死亡率下降 28%,总死亡率下降 22%。最近 Goud 等汇总分析出现 TC 下降10%,冠心病死亡危险性下降 15%,各种原因死亡危险下降 11%。

近年来,对高甘油三酯(TG)血症在动脉粥样硬化中的意义的认识正在加深,目前认为,单纯高甘油三酯血症也是心血管病的独立危险因素,降低血甘油三酯水平,可降低心血管病临床事件及死亡率。但当高甘油三酯血症伴有高胆固醇血症或低高密度脂蛋白血症时,则冠心病事件和死亡率显著增加。研究发现富含 TG 的脂蛋白(TRL)与富含胆固醇的脂蛋白(CRL)之间通过脂质交换机制取得平衡,每一种脂蛋白都有很大的变异。LDL-C 为致动脉粥样硬化最强的脂蛋白,但其危害性因其颗粒大小而不同。LDL-C 可分为三个亚型,LDL-C3 即为小而密 LDL(SLDL),对 LDL 受体亲和力低于大而松的 LDL-C1 和 LDL-C2,在血浆中停留时间长,不易从血液中清除,半衰期较其他亚型长,且易进入动脉内膜,易被氧化,被巨噬细胞吞噬形成泡沫细胞,成为动脉粥样硬化的脂肪,有高度的致动脉粥样硬化作用。而通过脂质交换机制,LDL-C 大小及分型比例受 TG 水平的控制。当 TG 增高时,LDL-C 亚型分布有变化,SLDL 增加而 HDL-C 减少,形成高 TG、HDL-C 低及 SLDL 升高三联症。这种三联症有极强的致动脉粥样硬化作用。目前已普遍认为甘油三酯水平升高是独立的心血管疾病危险因素。人们在以往使用他汀类或贝特类调血脂药物治疗血脂异常以及冠心病一、二级预防中所获得的益处,很可能也是得益于这些药物在降低 TC 的同时,也降低了 TG。

临床已经认识到 HDL-C 是种"好的胆固醇",这是因为 HDL-C 具有逆转运胆固醇的作用,它可以将动脉壁中多余的胆固醇直接或间接地转运给肝脏,经相应受体途径进行分解代谢。因此升高 HDL-C 水平不仅有降低 TC 水平的作用,而且还具有防治动脉粥样硬化的作用。VAHIT 试验表明,吉非贝齐可使 HDL-C 上升,TG 水平下降,使冠心病死亡率及心肌梗死下降 22%。

二、血脂异常的分型

血脂异常可分为原发性和继发性两大类。

继发性血脂异常的基础疾病:主要有甲状腺功能过低、糖尿病、慢性肾病和肾病综合征、阻塞性肝胆疾病、肝糖原贮存疾病、胰腺炎、乙醇中毒、特发性高血钙、退行球蛋白血症(多发性骨髓瘤、巨球蛋白血症及红斑狼疮)、神经性厌食症等。另外,还有一些药物如噻嗪类利尿剂、含女性激素的口服避孕药、甲状腺素、促进合成代谢的类固醇激素、黄体内分泌素以及某些β受体阻滞剂等,也能引起继发性脂质代谢异常。妊娠血脂代谢的变化属生理性。

(一) WHO 分型

将高脂血症分为以下五型,各型的实验室检查,特点及其与临床的联系,见表4-4。

表4-4 高脂蛋白血症分型

表型	试管内血清4℃冰箱过夜	区带脂蛋白电泳谱	血脂	备注
Ⅰ	血清透明,顶端有"奶油层"	CM↑	TC↑,TG↑	不发或少发冠心病,易发胰腺炎
Ⅱa	血清透明,顶端无"奶油层"	LDL-C↑	TC↑↑	易发冠心病
Ⅱb	血清透明,顶端无"奶油层"	LDL-C↑,VLDL-C↑	TC↑↑,TG↑	易发冠心病
Ⅲ	血清透明,顶端有"奶油层"	介于LDL-C与VLDL-C间的β-VLDL-C↑	TC↑↑,TG↑	易发冠心病,需超速离心后才能确诊
Ⅳ	血清透明,顶端无"奶油层"	VLDL-C↑	TC↑,TG↑↑	易发生冠心病
Ⅴ	血清透明,顶端有"奶油层"	CM↑,VLDL-C↑	TC↑,TG↑↑	少发冠心病

(二) 血脂异常简易分型

惯用的高脂蛋白血症分型并不是病因学诊断,它常可因膳食、药物或其他环境因素的改变而变化。同时,它所需检测的项目繁多,个别类型的确诊,还需复杂的技术和昂贵的设备。因此,除少数特别难治性顽固性血脂异常患者外,为一般性临床治疗,可不必进行高脂蛋白血症的分型,也无需烦琐地进行其他分类,仅作血脂异常简易分型即可。实际上,血脂异常简易分型已包括了常见的与冠心病发病关系较大的高脂蛋白血症类型。血脂异常简易分型的主要目的在于指导临床医师有针对性地选用各种血脂调节药物。

三、血脂异常的治疗

高脂血症的治疗包括非药物治疗和药物治疗。非药物治疗包括饮食和其他生活方式的调节,如保持合适的体重;减低脂肪,尤其是胆固醇和饱和脂肪酸的摄入量,适当增加蛋白质和碳水化合物的比例,控制总热量;减少饮酒和戒烈性酒,运动锻炼和戒烟;注意抗高血压药物对血脂的影响;此外,血液净化又用于高脂血症治疗。

高脂血症的药物治疗包括一级预防和二级预防以及已有动脉硬化疾病患者的血脂水平控制。

继发性血脂异常的治疗应以治疗基础疾病为主,当这些疾病被治愈或控制后,或停用某些有关药物后,血脂异常未改善或不满意时,应按原发性血脂异常作进一步处理。另外,当血脂异常继发于某种一时难以治愈或控制的疾病,可在治疗基础疾病的同时,进行调脂治疗。

(一) 病因治疗

凡是能找到高脂血症病因的患者,均应积极对病因进行治疗。高血压病者、吸烟者由于血管内皮受损,致使LDL-C更容易进入血管壁内;而糖尿病患者由于LDL-C被糖化,故容易黏附于血管壁上而进入血管壁内;肥胖和缺乏体力活动也是高脂血症的重要促发因素。

(二) 一般治疗

非药物治疗是所有血脂异常患者治疗的基础。不论是冠心病的一级预防或二级预防都需要非药物治疗。

1.饮食治疗

饮食治疗是治疗高脂血症的首选措施,目前是降低已升高的血清胆固醇,同时维持营养上的合理要求。饮食治疗的方案是:脂肪酸的热量＜总热量的30%,饱和脂肪酸占总热量的7%～10%以下,每天胆固醇＜200 mg。应减少食谱中的全脂奶、奶油、动物脂肪、动物内脏、饱和植物油和棕榈油及椰子油,少吃或不吃蛋黄。限制食盐、减少饮酒和戒烈性酒。超重或肥胖病患者的饮食应按"肥胖病"的要求进行。

2.戒烟

吸烟可损伤血管内皮的天然屏障作用,降低血浆 HDL-C 水平,降低其自然抗氧化能力。

3.增加体力活动

体力活动可增加能量物质的消耗,促使血浆 LDL-C 及甘油三酯水平降低,同时升高 HDL-C 水平。每周步行 13 千米,大可提高 HDL-C 水平 10%。

4.减轻体重

对于体重超过标准的患者,应减轻体重。减轻体重可降低 LDL-C 水平和提高 HDL-C 水平,降低高血压、糖尿病和冠心病的发病率。

(三)药物治疗

调血脂和抗动脉硬化药物可分为五大类,分别是胆酸螯合剂、贝特类、他汀类、烟酸类及其他。

药物治疗适用于不能进行饮食调节及非药物治疗后疗效不满意的患者。对于冠心病二级预防尤其是急性冠脉综合征的患者,应以他汀类调脂药物治疗,应越早开始治疗越好。原发性血脂异常常常与遗传因素及环境因素有关,治疗应该是长期的,尤其是冠心病二级预防,应根据患者的经济情况选择用药种类、剂量及时间,首要目标要达到靶目标。达到靶目标后,有条件者减量长期服用,无条件者应监测血脂水平,血脂水平异常后重新开始治疗。

二种或三种调血脂药物联合应用,较单一药物疗效更佳,而且由于联合用药时剂量减少而使不良反应减轻。故目前主张,对于较为明显的血脂异常,应尽早联合用药。下列联合用药方式可供参考。①胆酸螯合剂与烟酸类合用:适用于 LDL-C 增高伴或不伴有 TG 增高者。②贝特类与胆酸螯合剂合用:适用于 LDL-C 增高、HDL-C 降低伴或不伴有 TG 增高者。③胆酸螯合剂与他汀类合用:适用于 LDL-C 增高者。④胆酸螯合剂、烟酸类、他汀类联合应用:适用严重家族性高胆固醇血症,可使 LDL-C 水平降低,HDL-C 水平显著升高。⑤诺衡与美调脂合用:有增加发生肌炎的危险,故应慎用。

某些抗高血压药物可使血脂成分发生异常改变,故使用抗高血压药物过程中应注意其对脂代谢的不良影响。

四、调血脂药的临床应用

(一)胆酸螯合剂

该类药物包括考来烯胺、考来替泊和地维烯胺。

1.作用机制

该类药物为胆汁酸结合树脂,通过阻断胆酸肝肠循环,干扰胆汁重吸收,降低胆汁酸重返肝脏,刺激肝细胞内的胆固醇降解合成新的胆汁酸,从而降低肝细胞中胆固醇浓度。而肠道内的胆酸与药物结合后由大便排出,使血中胆酸量减少,促使肝细胞表面 LDL 受体从血液中摄取胆固醇以合成胆酸,因而降低血浆 LDL 水平,平均下降 15%～30%,同时升高 HDL-C 水平(升高 5%)。

2. 临床应用

主要用于治疗单独 LDL-C 水平升高者(Ⅱa 型),以 LDL-C 轻、中度升高疗效较好;严重升高者需与其他类调血脂药物合用。该类药物还可与其他类调血脂药物合用治疗混合型高脂血症。

3. 不良反应及注意事项

可有异味、恶心、腹胀、食欲缺乏及便秘。多进食纤维素可缓解便秘。罕见的不良反应有腹泻、脂肪泻、严重腹痛及肠梗阻、高氯性酸中毒等。还有升高甘油三酯的作用,严重高甘油三酯血症禁用此类药物,因此时有诱发急性胰腺炎的可能。

4. 药物相互作用

(1) 可减少地高辛、噻嗪类利尿剂、四环素、甲状腺素、普萘洛尔及华法林的吸收。上述药物应在服用胆酸螯合剂前 1~4 小时或服用胆酸螯合剂后 4 小时服用。

(2) 可干扰普罗布考、贝特类调血脂药物的吸收,两类药物同服应有 4 小时间隔。

(3) 影响叶酸的吸收,故处于生长期的患者服用该类药物时,每天应补充叶酸 5 mg。孕妇及哺乳期妇女需补充更多一些;应于服药前 1~2 小时服叶酸。

(4) 减少脂溶性维生素的吸收,长期服用该类药物者,应适当补充维生素 A、维生素 D、维生素 K 及钙剂。

(二) 他汀类调血脂药物

该类药物包括洛伐他汀、辛伐他汀、普伐他汀、氟伐他汀、阿伐他汀、西伐他汀等。

1. 作用机制

通过对胆固醇生物合成早期限速酶 HMG-CoA(β-羟 β-甲基戊二酰辅酶 A)还原酶的抑制作用而起作用,在 HMG-CoA 还原酶的作用下,HMG-CoA 转变为甲基二羟戊酸,此为胆固醇生物合成的重要中间环节,从而减少了内源性胆固醇合成,使血浆总胆固醇下降,刺激 LDL 的肝摄取,降低 LDL-C 及 VLDL 的浓度。一般可降低 LDL 30%～40%,是目前已知最强的降低胆固醇药物;还可轻度升高 HDL-C 2%～10%。此外,某些他汀类药物显示抑制巨噬细胞中胆固醇的积聚。现已明确,他汀类药物有多向性效应。他汀类药物的非调脂作用主要包括改善血管内皮功能和细胞功能(平滑肌细胞的迁移、增生、分化)、抗氧化过程,加强斑块纤维帽,缩小富含脂质的核心,减轻炎症反应、抑制促凝活性、抑制血小板功能;从而防止斑块破裂、出血及血栓形成,终使斑块稳定,减少冠状动脉事件和减少心血管病死亡率。

2. 临床应用

用于治疗严重的原发性高胆固醇血症、有冠心病或其他心血管病危险因素的中等度高胆固醇血症者。还可有胃胀气、胃灼热感、便秘、腹泻、眩晕、头痛、视力模糊、肾衰竭。禁用于活动性肝病、妊娠及哺乳期妇女、对本药过敏者。

3. 不良反应及注意事项

主要为肝脏损害和横纹肌溶解,后者随拜尔公司宣布在全球范围内暂停销售西立伐他汀钠(拜斯停),再度引起人们重视。近年来已多有报道指出他汀类药物(β-羟基-β-甲基戊二酰辅酶 A 还原酶,简称 HMG-CoA 还原酶抑制剂)中的洛伐他汀、辛伐他汀、普伐他汀及西立伐他汀单用或与烟酸、贝特类降脂药(如吉非贝齐)大环内酯类抗生素(如红霉素、克拉霉素)、环孢菌素 A、左甲状腺素、米贝地尔等合用时均引起危及生命的横纹肌溶解症。尤其是他汀类药物与贝特类药物联用,可使横纹肌溶解的危险性增加已是公认的事实,故在美国已禁止这两类药物合用。据报道,全球有 600 万人服用过拜斯停,其中有 34 人怀疑因剂量过大或与吉非贝齐合用导致横纹肌溶解而死亡。一旦疑及由他汀类药物引起的横纹肌溶解症应立即停药,停药后肌痛等症状多在 3 天至 3 个月后消失,CK 多在短期内恢复正常。肌无力可持续至 1 年后消失。有人给 CoQ_{10} 每天 250 mg 口服,可较快减缓症状。国内有西立伐他汀引起肝功能损害的报道,但未见引起横纹肌溶解症的报道,可能与国内上市晚,使用例数少,剂量小有关。影响细胞存活的潜在试验表明,同等剂量的他汀类药物中,普伐他汀毒性最小,其次为辛伐他汀,而洛伐他汀肌毒性最大。当使用此类药物时,应尽量不与其他药物合用,并嘱患者注意乏力、肌无力、肌痛等症状,并应定期监测血清 CK,一旦有横纹肌溶解症状或血清 CK 明显升高(横纹肌溶解症,血清 CK 可升高至正常值 10 倍以上),应即停药,预后多较好。

4.药物相互作用

(1)与免疫抑制剂(如环孢霉素)、吉非贝齐、烟酸合用,可引起肌病。

(2)与红霉素合用可致肾损害。

(3)可中度提高香豆素类药物的抗凝效果,故两药合用时应适当减低香豆素类药物的用量。

(三)贝特类调血脂药物

该类药物包括氯贝丁酯、苯扎贝特、益多酯、非诺贝特、吉非贝齐等。

1.作用机制

(1)增强肌肉、脂肪、肝脏的 LPL 活性,加速 VLDL 中 TG 的分解代谢,使 VLDL 形成减少,降低血浆 TG 浓度。

(2)降低脂肪组织释放游离脂肪酸数量,并抑制 HMG-CoA 还原酶,减少细胞内胆固醇合成。

(3)增加肝细胞膜上 LDL 受体数量,加速 LDL 由血液中转移到肝细胞内,从而促进血液中胆固醇的清除。

(4)改善葡萄糖耐量。

(5)诱导 HDL-C 产生,使胆固醇进入 HDL-C。

(6)降低血浆纤维蛋白原含量和血小板黏附性。

临床试验表明,诺衡能明显降低血浆甘油三酯(降低 40%~50%)、总胆固醇及 LDL-C,并可升高 HDL-C(升高 20%)水平,使冠心病发病率减少 34%,死亡率减少 26%,对癌症的发生没有影响。力平脂口服吸收良好,若与胆酸螯合剂合用,对降低总胆固醇及 LDL-C 比他汀类的辛伐他汀强,降低 VLDL 和甘油三酯更突出。

2.临床应用

降低 TG 作用较降低 TC 作用强。临床上主要用于降低 TG,如严重高甘油三酯血症(如Ⅲ、Ⅳ、Ⅴ型高脂血症)以及复合性高脂血症患者。此外,本品还能减少血小板聚积,抑制血小板源生长因子,预防和延缓动脉粥样硬化进程。

3.不良反应及注意事项

可有恶心、呕吐、食欲缺乏、一过性肝功能异常、肌炎、阳痿、中性粒细胞减少、皮疹等。可使胆石症的发病率增加。可通过胎盘,故孕妇禁用。有报道指出,氯贝丁酯可使非冠心病的各种疾病的死亡率明显增加,故氯贝丁酯已不适用于临床应用,一些国家已禁用此药。目前主要应用吉非贝齐和力平脂。

4.药物相互作用

有降低凝血作用,与抗凝剂合用时要调整后者的剂量。与他汀类合用可发生横纹肌溶解,甚至死亡,美国禁止两类药合用。

(四)烟酸类调血脂药物

该类药物包括烟酸、烟酸肌醇和阿昔莫司(乐脂平)。

1.作用机制

主要作用是增加脂肪细胞磷酸二酯酶活性,使 cAMP 减少,脂酶活性减低,脂肪分解减少,血浆游离脂肪酸浓度下降,肝脏合成及释放 VLDL 随之减少。同时,抑制肝脏酶活性,减少 HDL 异化作用,提高血 HDL 浓度。本品对 VLDL、IDL 及 LDL 过高的患者均有效。此外,烟酸还有较强的外周血管扩张作用。阿昔莫司调脂作用平缓,还有抑制血小板聚集及改善葡萄糖代谢等功能,故适用于糖尿病性血脂异常。常用剂量的烟酸类药物可使 LDL 降低 15%~30%,TG 下降 20%,HDL-C 升高 30%。

2.临床应用

可用于大多数类型的血脂异常,如Ⅱa、Ⅱb、Ⅲ、Ⅳ、Ⅴ型高脂血症,既可降低 LDL-C 及 TG,又能升高 HDL-C。与其他调脂药物合用,效果更明显。

3.不良反应及注意事项

该类药物中以烟酸的不良反应较多见。

(1)皮肤潮红、皮疹、瘙痒及胃肠道反应,如呕吐、腹泻及消化不良。

(2)心悸、肝功能减退、视觉异常。

(3)可能刺激溃疡病发作,溃疡病患者禁用。

(4)可升高血糖及引起糖耐量异常,肝病、糖尿病及痛风患者慎用。

(5)长期治疗可出现色素过度沉着、黑色棘皮症及皮肤干燥。

(6)可能加强降压药引起的血管扩张作用,有可能引起直立性低血压。

(7)肾功能不全者慎用阿昔莫司。

(宋小红)

第五章 呼吸系统临床用药

第一节 抗感冒药

感冒是由多种病毒感染引起的一种常见的急性呼吸系统疾病,具有多发性、传染性、季节性等特点,临床表现以鼻塞、咳嗽、头痛、恶寒、发热、全身不适为主要特征。全年均可发病,尤其以春季多见。

抗感冒药泛指用于治疗感冒的各种药物,剂型、种类繁多,目前市场上销售的抗感冒药大多是对症治疗。感冒初期由于病毒的侵入,鼻黏膜腺体分泌亢进,血管通透性增加,出现打喷嚏、流鼻涕现象,此时可根据症状选用抗组胺药物如苯海拉明、氯苯那敏、异丙嗪等。感冒发作期可出现发热、头痛、肌肉痛等症状,可用解热镇痛药如阿司匹林、对乙酰氨基酚、双氯芬酸、贝诺酯等缓解,如症状不能控制可加服抗病毒药物或抗感冒中成药。

一、解热镇痛抗炎药

解热镇痛抗炎药是一类具有解热镇痛,而且大多数还有抗炎、抗风湿作用的药物,在化学结构上与肾上腺皮质激素不同,又称为非甾体抗炎药(NSAIDs)。在抗感冒药物中,这类药物针对的主要是感冒中的发热症状,兼有止痛和减轻炎症反应的作用,其中以阿司匹林、对乙酰氨基酚、双氯芬酸等的解热作用较好,对乙酰氨基酚没有减少炎症反应的作用。

(一)应用原则与注意事项

1.应用原则

(1)用药时限:此类药物用于解热一般限定服用3天,用于止痛限定服用5天,如症状未缓解或消失应及时向医师咨询,不得长期服用。

(2)使用一种解热镇痛药时避免同时服用其他含有解热镇痛药成分的药品,以免造成肝损伤等不良反应。

2.注意事项

(1)应用解热镇痛药属于对症治疗,并不能解除疾病的致病原因,由于用药后改变了体温,可掩盖病情,影响疾病的诊断,应引以重视。

(2)该类药物很多都对胃肠道有不良反应,其中阿司匹林对胃肠道的刺激性最大。为避免药品对胃肠道的刺激,应在餐后服药,不宜空腹服药。

(3)关注特殊人群用药:高龄患者、孕妇及哺乳期妇女、肝肾功能不全的患者、血小板减少症患者、有出血倾向的患者以及有上消化道出血和/或穿孔病史的患者应慎用或禁用本类药物。对有特异体质者,使用后可能发生皮疹、血管性水肿和哮喘等反应,应当慎用。患有胃十二指肠溃疡者应当慎用或不用。

(4)应用本类药物时应严格掌握用量,避免滥用,老年人应适当减量,并注意间隔一定的时间(4~6小时),同时在解热时多饮水和及时补充电解质。

(5)本类药物中大多数之间有交叉变态反应。

(6)使用本类药物时不宜饮酒或饮用含有乙醇的饮料。

(二)药物特征比较

儿童和青少年在病毒感染时如果使用阿司匹林退热,可能会发生一种罕见但可致死的不良反应(瑞氏综合征表现为严重的肝损害和脑病),因此为孩子选择退热药请避免阿司匹林,而以选择对乙酰氨基酚为好。呼吸系统疾病常用解热镇痛抗炎药的比较见表5-1。

表5-1 呼吸系统疾病常用解热镇痛抗炎药的比较

药物	作用和应用			不良反应		
	解热镇痛	抗炎	其他应用	肠道(出血)	过敏	其他
阿司匹林	+++	+++	抑制血小板聚集、抗血栓形成	+++	++	凝血功能障碍、水杨酸反应
对乙酰氨基酚	+++ 缓慢持久	±	感冒发热复方制剂		+	高铁血红蛋白症、肝坏死
吲哚美辛	++++	+++	其他药物不能耐受或疗效不佳的病例、癌性发热	+++	++	中枢神经系统、造血系统
布洛芬	++	+++	风湿性、类风湿关节炎	±		视力模糊、头痛
萘普生	++++	++++	不能耐受阿司匹林、吲哚美辛的病例	++		少而轻

二、减轻鼻黏膜充血药

拟交感神经药被广泛用作普通感冒症状的减轻鼻黏膜充血药,它们通过α肾上腺素能效应选择性地收缩鼻黏膜血管,使局部血流重新分配,减轻鼻窦、鼻黏膜血管充血,解除鼻塞症状,有助于保持咽鼓管和窦口通畅,减轻流涕、打喷嚏等症状。麻黄碱和去氧肾上腺素、羟甲唑啉、萘甲唑啉和赛洛唑啉等拟交感神经药能局部以滴鼻或喷雾形式给药,伪麻黄碱等可以口服。

(一)应用原则与注意事项

1.应用原则

(1)禁使用所有含有盐酸苯丙醇胺(PPA)的药物。

(2)伪麻黄碱属于"兴奋剂类管制品种""易制毒类化学品",生产、经营和使用按有关规定执行。

(3)局部用药应限制在7天以内。

2.注意事项

(1)关注不良反应:这种药物的不良反应主要表现在心脑血管系统,如头痛、心悸、血压升高等。大剂量可引发期前收缩、心动过速,甚至心室颤动,故患有甲状腺功能亢进、器质性心脏病、高血压、心绞痛者的患者禁用含此成分的抗感冒药。

(2)关注不适宜人群:婴幼儿不宜使用;心血管疾病患者慎用。

(二)伪麻黄碱

1.别称

假麻黄碱,异麻黄碱,伪麻黄素。

2.药理作用

本品通过促进去甲肾上腺素的释放,间接发挥拟交感神经作用;能选择性地收缩上呼吸道毛细血管,消除鼻咽部黏膜充血、肿胀,减轻鼻塞症状,对全身其他脏器的血管无明显的收缩作用,对心率、心律、血压和中枢神经无明显影响。

3.药动学

服药后2~3小时血药浓度达高峰。部分代谢为无活性的代谢产物,55%~75%以原形从尿中排泄。其半衰期随尿液pH的改变而异。

4.适应证

用于减轻感冒、鼻炎(包括过敏性鼻炎)及鼻窦炎引起的鼻充血症状。

5.用法用量

口服,成人1次0.12 g,1天2次。

6.不良反应

有较轻的兴奋作用、失眠、头痛。

7.禁忌证

严重的高血压、冠心病、服用单胺氧化酶抑制剂及对盐酸伪麻黄碱敏感或不能耐受的患者禁用。

8.药物相互作用

(1)本品可加强肾上腺素的作用,如用本品后需用肾上腺素,则应减量。

(2)本品可增加糖皮质激素的代谢。

(3)与洋地黄合用可致心律失常。

(4)与多沙普仑合用,两者的加压作用均增强。

9.注意事项

避免与其他拟交感神经药和减轻鼻黏膜充血药同时使用。

10.特殊人群用药

孕妇、哺乳期妇女、老年患者慎用。

(三)药物特征比较

口服和局部用药在药效上无明显差异,但局部用药可能会有充血症状反弹的情况,特别是长时间应用后,而口服给药没有反弹情况出现,但更可能出现全身性的不良反应,并且在药物相互作用方面有更高的风险。

三、抗组胺药

抗组胺药是指能选择性地阻断组胺 H_1 受体、拮抗组胺的作用而产生抗组胺效应的一类药物，主要用于治疗过敏性鼻炎、过敏性结膜炎及过敏性皮肤病等。按其化学结构可分为烃胺类、乙醇胺类、乙二胺类、吩噻嗪类、哌嗪类及其他类。

感冒初期感冒病毒刺激机体释放出组胺，造成流涕、咳嗽和痰多等症状，所以常用的感冒药中多含有抗组胺成分，如氯苯那敏、苯海拉明、氯雷他定和西替利嗪等。本类药物通过阻断组胺受体抑制小血管扩张，降低血管通透性，有助于消除或减轻普通感冒患者的打喷嚏和流涕等症状。

(一)应用原则与注意事项

1.应用原则

(1)根据临床疾病的特点选择用药：变态反应紧急阶段有生命威胁时应首先用生理性拮抗剂，如肾上腺素；重度变态反应可选用高效、速效的第二代抗组胺药，如西替利嗪、咪唑斯汀等；一般变态反应且非驾驶或高空作业者可选用第一代抗组胺药，如氯苯那敏、异丙嗪；慢性变态反应可选用高效、长效的抗组胺药，如阿司咪唑、酮替芬、曲尼司特和多塞平等。

(2)抗组胺药治疗慢性过敏性皮肤病宜交替或联合应用，以增强抗过敏效果，如同时应用两种或几种抗组胺应选择不同类者。

(3)白天宜用新型的无嗜睡作用的药物；睡前服用传统的抗组胺药，使夜间睡眠良好。

(4)从抗组胺的不良反应选择用药：不应与红霉素、克拉霉素、交沙霉素和伊曲康唑等多种药物合用，因其降低了抗组胺药的代谢，增加室性心律失常的危险，尤其是出现尖端扭转。

(5)老年人应使无抗胆碱作用的药物，应避免使用苯海拉明、赛庚啶和异丙嗪等，可选用酮替芬、桂利嗪、氯雷他定和咪唑斯汀等。儿童宜使用对中枢系统作用轻、不良反应少和服药方便的糖浆类较好，如可用曲普利啶、氯苯那敏和酮替芬等。

2.注意事项

(1)抗组胺药能减少支气管分泌，继而可能形成黏稠的痰液栓，因此不能治疗排痰性咳嗽。

(2)关注不良反应：抗组胺药的常见不良反应包括中枢抑制作用，传统的抗组胺药可通过血-脑屏障进入中枢，有明显的中枢抑制作用，所以驾驶员、高空作业人员、机械操作者及参赛前的运动员不宜服用本类药物。

(3)应用此类药物剂量不要过大，否则可出现中枢神经系统抑制症状；尽可能避免与复方感冒制剂同时使用，因为许多复方感冒制剂中含有氯苯那敏等抗组胺药。

(4)避免与对中枢神经系统有抑制作用的饮料(如酒)、镇静催眠抗惊厥药(如地西泮)和抗精神失常药(如氯丙嗪)同用，否则有可能引起头晕、全身乏力、运动失调、视力模糊和复视等中枢神经过度抑制症状，儿童、老年人和体弱者更易发生。

(5)关注药物相互作用：避免与抗胆碱类(如阿托品)、三环类抗抑郁药(如阿米替林)同用，否则可出现口渴、便秘、排尿困难、心动过缓、青光眼症状加重和记忆功能障碍等有不良反应。

(6)关注不适宜人群：患闭角型青光眼、尿潴留、前列腺增生、幽门十二指肠梗阻和癫痫的患者，以及孕妇和哺乳期妇女慎用。新生儿和早产儿对本类药物抗胆碱作用的敏感性较高，不宜使用。

(二)异丙嗪

1. 别称

非那根,茶氯酸异丙嗪,茶异丙嗪。

2. 药理作用

本品具有抗组胺、止吐、抗晕动症、镇静催眠作用。

3. 药动学

本品肌内注射或口服吸收良好,用药后2~3小时血药浓度达峰值,肝脏首关代谢显著,生物利用度较低,体内分布广泛,可透过血-脑屏障和胎盘屏障,并可经乳汁分泌。血浆蛋白结合率高(76%~93%),代谢机制多样,主要以代谢物的形式经尿及胆汁缓慢排泄,消除半衰期为5~14小时。

4. 适应证

(1)抗过敏,适用于各种过敏性症(如哮喘、荨麻疹等)。

(2)用于晕动病,防治晕车、晕船、晕飞机。

(3)用于麻醉和手术前后的辅助治疗,包括镇静、催眠、镇痛、止吐。

(4)用于防治放射病性或药源性恶心、呕吐。

5. 用法用量

(1)口服。①成人:1次12.5 mg,1天4次,餐后及睡前服用,必要时睡前可增至25 mg。②儿童:常用量为按体重1次0.125 mg/kg体重或按体表面积3.75 mg/m^2,每4~6小时1次。

(2)肌内注射。

成人:①抗过敏,1次25 mg,必要时2小时后重复;严重过敏时可肌内注射25~50 mg,最高量不得超过100 mg。在特殊紧急的情况下,可用灭菌注射用水稀释至0.25%,缓慢静脉注射。②止吐,12.5~25.0 mg,必要时每4小时重复1次。③镇静催眠,1次25~50 mg。

小儿:①抗过敏,按体重1次0.125 mg/kg体重或按体表面积3.75 mg/m^2,每4~6小时1次。②止吐,按体重1次0.25~0.50 mg/kg体重或按体表面积7.5~15.0 mg/m^2,必要时每4~6小时重复;或1次12.5~25.0 mg,必要时每4~6小时重复。③镇静催眠,必要时按体重1次0.5~1.0 mg/kg体重或1次12.5~25 mg。④抗眩晕,睡前可按需给予,按体重0.25~0.5 mg/kg体重或按体表面积7.5~15 mg/m^2;或1次6.25~12.5 mg,1天3次。

6. 不良反应

常见嗜睡、视物模糊或色盲(轻度)、眩晕、口鼻咽干燥、耳鸣、皮疹、胃痛或胃部不适感、反应迟钝(儿童多见)、低血压、恶心或呕吐,甚至出现黄疸。还可增加皮肤光敏性、噩梦、易兴奋、易激动、幻觉、中毒性谵妄,儿童易发生锥体外系反应。少见血压增高、白细胞减少、粒细胞减少症及再生障碍性贫血。

7. 禁忌证

对本品过敏者禁用。

8. 药物相互作用

(1)与其他中枢神经抑制药(特别是麻醉药、巴比妥类、单胺氧化酶抑制药或三环类抗抑郁药)同用时可相互增强效应,用量要另行调整。

(2)与抗胆碱类药物(特别是阿托品类药)同用时,本药的抗毒蕈碱样效应可增强。

(3)与溴苄胺、异喹胍或胍乙啶等同用时,后者的降压效应增强;与肾上腺素同用时,后者的α肾上腺素能作用可被阻断,使β肾上腺素能作用占优势。

(4)顺铂、水杨酸制剂、万古霉素、巴龙霉素及其他氨基糖苷类抗生素等具有耳毒性的药物与本药同用时,以上药物的耳毒性症状可被掩盖。

(5)不宜与茶碱及生物碱类药物同时配伍注射。

9.注意事项

(1)对吩噻嗪类药高度过敏者对本品也过敏。

(2)下列情况应慎用:肝功能不全和各类肝脏疾病患者,肾衰竭患者,急性哮喘,膀胱颈部梗阻,骨髓抑制,心血管疾病,昏迷,闭角型青光眼,高血压,胃溃疡,前列腺肥大症状明显者,幽门或十二指肠梗阻,呼吸系统疾病(尤其是儿童服用本品后痰液黏稠,影响排痰,并可抑制咳嗽反射),癫痫患者(注射给药时可增加抽搐的严重程度),黄疸,瑞氏综合征(异丙嗪所致的锥体外系症状易与瑞氏综合征相混淆)。

(3)应用异丙嗪时,应特别注意有无肠梗阻或药物过量、中毒等问题,因其症状体征可被异丙嗪的镇吐作用所掩盖。

10.特殊人群用药

(1)孕妇、哺乳期妇女:孕妇在临产前1~2周应停用此药;哺乳期妇女慎用。

(2)老年人:老年人使用本药后易发生头晕、呆滞、精神错乱和低血压,还可出现锥体外系症状(特别是帕金森病、静坐不能和持续性运动障碍),这种情况在用量过大或胃肠道外给药时更易发生。

(3)儿童:一般的抗组胺药对婴儿特别是新生儿和早产儿有较大的危险性;<3个月的婴儿体内的药物代谢酶不足,不宜应用本品。

(三)苯海拉明

1.别称

苯那君、苯那坐尔、二苯甲氧乙胺和可他敏。

2.药理作用

本品具有抗组胺、中枢抑制、镇咳、抗M胆碱样作用,以及降低毛细血管渗出、消肿、止痒等作用。

3.药动学

本品可口服或注射给药,吸收快而完全。口服的生物利用度为50%,15~60分钟起效,3小时达血药峰浓度,作用可维持4~6小时。本品在体内分布广泛,蛋白结合率高,代谢机制多样,主要经尿以代谢物的形式排出,原形药很少。

4.适应证

(1)急性重症变态反应,可减轻输血或血浆所致的变态反应。

(2)手术后药物引起的恶心、呕吐。

(3)帕金森病和锥体外系症状。

(4)牙科局麻,当患者对常用的局麻药高度过敏时,1%苯海拉明液可作为牙科用局麻药。

(5)其他变态反应病不宜口服用药者。

5.用法用量

(1)口服:一般1次25~50 mg,1天2~3次,餐后服用。

(2)深部肌内注射:1次20 mg,1天1~2次。

6.不良反应

常见中枢神经抑制作用、共济失调、恶心、呕吐、食欲缺乏等;少见气急、胸闷、咳嗽、肌张力障碍等；有报道给药后可发生牙关紧闭并伴喉痉挛；偶可引起皮疹、粒细胞减少、贫血及心律失常。

7.禁忌证

对本品过敏或对其他乙醇胺类药物高度过敏者；重症肌无力者；驾驶车船、从事高空作业、机械作业者工作期间禁用。新生儿和早产儿禁用。

8.药物相互作用

(1)本品可短暂影响巴比妥类药和磺胺醋酰钠等的吸收。

(2)和对氨基水杨酸钠同用可降低后者的血药浓度。

(3)可增强中枢神经抑制药的作用。

9.注意事项

(1)肾衰竭时，给药的间隔时间应延长。

(2)本品的镇吐作用可给某些疾病的诊断造成困难。

10.特殊人群用药

(1)孕妇慎用，哺乳期妇女不宜使用。

(2)老年人慎用。

(3)新生儿和早产儿禁用。

(四)氯苯那敏

1.别称

扑尔敏，氯苯吡胺，氯屈米通，马来那敏。

2.药理作用

本药为烃烷基胺类抗组胺药。其特点是抗组胺作用强，用量少，具有中等程度的镇静作用和抗胆碱作用。

3.药动学

可口服或注射给药，口服吸收快而完全，生物利用度为25%～50%，血浆蛋白结合率为72%。口服后15～60分钟起效，肌内注射后5～10分钟起效，消除相半衰期为12～15小时，作用维持4～6小时。主要经肝脏代谢，其代谢物经尿液、粪便及汗液排泄。本品又可随乳汁分泌。

4.适应证

(1)皮肤过敏症如荨麻疹、湿疹、皮炎、药疹、皮肤瘙痒症、神经性皮炎、虫咬症、日光性皮炎。

(2)过敏性鼻炎。

(3)药物和食物过敏。

5.用法用量

(1)口服：成人1次4 mg，1天3次。

(2)肌内注射：1次5～20 mg，1天1～2次。

6.不良反应

主要有嗜睡、口渴、多尿、咽喉痛、困倦、虚弱感、心悸、皮肤瘀斑、出血倾向。

7.禁忌证

对本品过敏者、高空作业者、车辆驾驶人员、机械操作人员工作时间禁用。

8.药物相互作用

(1)同时饮酒或服用中枢神经抑制药可使抗组胺药的药效增强。

(2)本品可增强金刚烷胺、抗胆碱药、氟哌啶醇、吩噻嗪类以及拟交感神经药等的作用。

(3)奎尼丁和本品同用,其类似于阿托品样的效应加剧。

(4)本品和三环类抗抑郁药物同用时可使后者增效。

9.注意事项

(1)注射剂有刺激性,静脉注射过快可致低血压或中枢神经兴奋。

(2)不宜与氨茶碱混合滴注。

10.特殊人群用药

(1)孕妇、哺乳期妇女慎用。

(2)老年人较敏感,应适当减量。

(3)新生儿、早产儿不宜使用。

(五)阿司咪唑

1.别称

息斯敏、阿司唑、安敏、吡氯苄氧胺和苄苯哌咪唑。

2.药理作用

本品为长效的 H_1 受体阻滞剂,作用强而持久,每天服用 1 次即可抑制变态反应症状 24 小时,无中枢镇静作用及抗毒蕈碱样胆碱作用。

3.药动学

口服吸收迅速,1 小时左右达血药浓度峰值,血浆蛋白结合率为 97%,不易通过血-脑屏障。大部分在肝中经 CYP450 酶系统代谢,代谢产物去甲基阿司咪唑仍具有抗组胺活性。本品及代谢产物均具有肝肠循环。本品及其代谢产物均自尿排出,但原形药物极少。本品及代谢产物的半衰期长达 19 天,故达到稳态血药浓度需 4~8 周。

4.适应证

治疗常年性和季节性过敏鼻炎、过敏性结膜炎、慢性荨麻疹和其他过敏性反应症状。

5.用法用量

(1)成人:口服,1 次 3~6 mg,1 天 1 次,于空腹时服。1 天内最多用至 10 mg。

(2)儿童:口服,6 岁以下按 0.2 mg/kg 体重,6~12 岁每天 5 mg,12 岁以上剂量同成人。

6.不良反应

(1)偶有嗜睡、眩晕和口干等现象。长期服用可增加食欲而使体重增加。

(2)服用过量可引起心律失常。

7.禁忌证

对本品过敏者禁用。

8.药物相互作用

(1)本品不能与抑制肝脏代谢酶的药物合用,如抗真菌药氟康唑、伊曲康唑、酮康唑和咪康唑,大环内酯类抗生素克拉霉素、红霉素,以及特非那定、5-羟色胺再摄取抑制药和 HIV 蛋白酶抑制药等,以免引发严重的室性心律失常。

(2)避免与其他可能导致心律失常的药物合用,如抗心律失常药、三环类抗抑郁药、抗疟药卤泛群、奎宁、抗精神病药、西沙必利和索他洛尔等。

(3)与利尿剂合用时,应注意电解质失衡引起的低血钾。

9.注意事项

(1)应避免与影响肝脏代谢酶,易致电解质紊乱如低血钾的药物合用。

(2)因阿司咪唑广泛地经肝脏代谢,患有显著的肝功能障碍的患者应尽量避免服用。

(3)服用过量可引起严重的心律失常,本品给药不宜超过推荐剂量。药用炭可有效地减少本品在胃肠道的吸收,中毒后应尽快服用,也可催吐或洗胃,血液透析不能增加本品的清除。

(4)应在饭前1~2小时或饭后2小时服用。

10.特殊人群用药

(1)孕妇、哺乳期妇女慎用。

(2)老年患者用量酌减。

(六)依巴斯汀

1.别称

开思亭,苏迪。

2.药理作用

本药为哌啶类长效非镇静性第二代组胺 H_1 受体阻滞剂,能抑制组胺释放,对中枢神经系统的 H_1 受体拮抗作用和抗胆碱作用弱。

3.药动学

口服吸收较完全,极难通过血-脑屏障,大部分在肝脏代谢为活性代谢产物卡瑞斯汀,2.6~4小时体内达峰值。依巴斯汀和卡瑞斯汀有较高的血浆蛋白结合率(>95%),卡瑞斯汀的半衰期长达15~19小时,66%以结合的代谢产物由尿排出。

4.适应证

荨麻疹、过敏性鼻炎、湿疹、皮炎、皮肤瘙痒症等。

5.用法用量

(1)成人:口服,1次10 mg,1天1次。

(2)儿童:口服,2~5岁1次2.5 mg,1天1次;6~11岁1次5 mg,1天1次。

6.不良反应

有时困倦,偶见头痛、头晕、口干、胃部不适、嗜酸性粒细胞增多、ALT及ALP升高。罕见皮疹、水肿、心动过速。

7.禁忌证

对本品及其辅料过敏者禁用。

8.药物相互作用

(1)与具有CYP450肝药酶抑制作用的抗真菌药如酮康唑、伊曲康唑、氟康唑、咪康唑合用时应慎重。

(2)大环内酯类抗生素如红霉素等可使本品代谢物卡巴斯汀的血药浓度升高1~2倍。

(3)与丙卡巴肼、氟哌利多等合用时应注意中枢抑制和心脏毒性的发生。

9.注意事项

(1)对其他 H_1 受体阻滞剂有不良反应者慎用。

(2)已确定有心电图Q-T间期延长或心律失常患者慎用。

(3)哮喘和上呼吸道感染患者慎用。

(4)驾驶或操纵机器期间慎用。

(5)肝肾功能不全者慎用。

10.特殊人群用药

(1)孕妇慎用,哺乳期妇女用药期间应暂停哺乳。

(2)适用于2岁以上的儿童,对2岁以下儿童用药的安全性有待于进一步验证。

(3)老年患者通常生理功能减退,应注意减小剂量,以1天1次,1次5 mg开始服药。

(七)氯雷他定

1.药品名称

开瑞坦、克敏能、华畅、百为哈和百为坦。

2.药理作用

本药为哌啶类抗组胺药,具有选择性的拮抗外周组胺 H_1 受体的作用,其抗组胺作用起效快、效强、持久。本品无镇静作用,无抗毒蕈碱样胆碱作用,对乙醇无强化作用。

3.药动学

口服吸收迅速、良好,血药浓度达峰时间(t_{max})为1.5小时,与血浆蛋白的结合率为98%。大部分在肝中被代谢,代谢产物去羧乙氧基氯雷他定仍具有抗组胺活性。本品及其代谢物均自尿和粪便排出,半衰期约为20小时。

4.适应证

用于过敏性鼻炎、急性或慢性荨麻疹、过敏性结膜炎、花粉症及其他过敏性皮肤病。

5.用法用量

(1)成人及>12岁的儿童:口服,1次10 mg,1天1次。

(2)2~12岁儿童:口服,体重>30 kg者1次10 mg,1天1次;体重≤30 kg者1次5 mg,1天1次。

6.不良反应

常见的不良反应有乏力、头痛、嗜睡、口干、胃肠道不适(包括恶心、胃炎)以及皮疹等;偶见健忘及晨起面部、肢端水肿;罕见的不良反应有视物模糊、血压降低或升高、晕厥、癫痫发作、乳房肿大、脱发、变态反应、肝功能异常、心动过速、心悸、运动功能亢进、黄疸、肝炎、肝坏死和多形红斑等。

7.禁忌证

具有变态反应或特异体质的患者禁用。

8.药物相互作用

(1)大环内酯类抗生素、抗真菌药酮康唑等可减缓本品的代谢,增加本品的血药浓度,有可能导致不良反应增加。

(2)与其他中枢抑制药、三环类抗抑郁药合用或饮酒可引起严重嗜睡。

(3)单胺氧化酶抑制药可增加本品的不良反应。

9.注意事项

(1)对肝功能不全者,消除半衰期有所延长,可按1次10 mg,隔天1次服用。肾功能不全者慎用。

(2)本品对心脏功能无影响,但偶有心律失常报道,有心律失常病史者应慎用。

(3)抗组胺药能清除或减轻皮肤对所有变应原的阳性反应,因此在做皮试前约48小时应停止使用氯雷他定。

10.特殊人群用药

(1)孕妇、哺乳期妇女慎用。

(2)2岁以下儿童服用本药的安全性及疗效尚未确定。

(八)药物特征比较

1.药理作用比较

该类药物中大部分具有抗外周组胺 H_1 受体、镇静、抗乙酰胆碱、局部麻醉和奎尼丁样作用,但因结构、剂型不同,药理作用也不尽相同。详见表5-2。

表 5-2　常用的 H_1 受体阻滞剂的作用特点比较

药物	抗组胺	镇静催眠	抗晕动止吐	抗胆碱	作用持续时间
苯海拉明	++	+++	++	+++	4~6 小时
异丙嗪	++	+++	++	+++	6~12 小时
氯苯那敏	+++	−	−	++	4~6 小时
西替利嗪	+++	−	−	−	7~10 小时
左卡巴斯汀	+++	−	−	−	12 小时
阿司咪唑	+++	−	−	−	10 天
特非那定	+++	−	−	−	12~24 小时
依巴斯汀	+++	−	−	−	24 小时

注:强+++;中++;弱+;无−。

2.主要不良反应比较

(1)苯海拉明:常见中枢神经抑制作用、共济失调;少见气急、胸闷;偶可引起皮疹、粒细胞减少、贫血;常见恶心、呕吐、食欲缺乏。

(2)氯苯那敏:嗜睡、困倦、虚弱感;心悸;出血倾向;口渴、多尿。

(3)阿司咪唑:嗜睡、眩晕;超量服用本品可能发生 Q-T 间期延长或室性心律失常;口干,偶见体重增加。

(4)咪唑斯汀:偶见困意和乏力;与某些抗组胺药物合用时,曾观察到 Q-T 间期延长的现象;偶见食欲增加并伴有体重增加。

(5)依巴斯汀:有时困倦,偶见头痛、头晕;罕见心动过速;嗜酸性粒细胞增多;口干、胃部不适、ALT 及 ALP 升高。

(6)氯雷他定:常见乏力、头痛、嗜睡;罕见心动过速及心悸;常见口干、恶心、胃炎,罕见肝功能异常;常见皮疹,罕见脱发、变态反应。

(7)非索非那定:常见头痛、嗜睡、头昏、疲倦;常见恶心。

(8)左西替利嗪:头痛、嗜睡、口干、疲倦、衰弱;腹痛。

(韩　涛)

第二节　呼吸兴奋药

呼吸兴奋药与抢救呼吸系统危重症密切相关。目前的观点认为保持气道通畅是抢救呼吸衰竭的首要和最有效的措施。因重症患者使用中枢兴奋药只会消耗体内有效的能源,组织缺氧可更严重,弊多利少,因此呼吸兴奋药的应用已逐步减少。

目前常用的有尼可刹米、洛贝林、二甲弗林等,这些药物作用时间一般较短,口服可吸收,主经肝代谢。主要用于以中枢抑制为主、通气不足引起的呼吸衰竭,对于肺炎、肺气肿、弥漫性肺纤维化等病变引起的以肺换气功能障碍为主所导致的呼吸衰竭不宜使用呼吸兴奋药。

一、应用原则与注意事项

(一)应用原则

呼吸兴奋药的使用需根据呼吸衰竭的轻重、意识障碍的深浅而定。若病情较轻、意识障碍不重,应用后多能收到加深呼吸幅度、改善通气的效果;对病情较重、支气管痉挛、痰液引流不畅的患者,在使用呼吸兴奋药的同时必须强调配合其他有效的改善呼吸功能的措施,如建立人工气道、清除痰液并进行机械通气等,一旦有效改善通气功能的措施已经建立,呼吸兴奋药则可停用。

(二)注意事项

(1)应用呼吸兴奋药的目的是兴奋呼吸、增加通气、改善低氧血症及二氧化碳潴留等,否则不必应用,应用中达不到上述目的则应停用,改为其他措施。

(2)应在保持呼吸道通畅、减轻呼吸肌阻力的前提下使用,否则不仅不能纠正低氧血症和二氧化碳潴留,且会因增加呼吸运动而增加耗氧量。

(3)应用在抢救呼吸衰竭时,除针对病因外应采取综合措施,包括控制呼吸道感染、消除呼吸道阻塞、适当给氧、纠正酸碱失衡及电解质紊乱、人工呼吸机的应用。

(4)大部分呼吸兴奋药的兴奋呼吸作用的剂量与引起惊厥的剂量相近,在惊厥之前可有不安、自口周开始的颤抖、瘙痒、呕吐、潮红等,所以应用此药时应密切观察。

(5)部分呼吸兴奋药持续应用时会产生耐药现象,所以一般应用3~5天,或给药12小时、间歇12小时。

(6)为了克服呼吸兴奋药的不良反应,发挥其兴奋剂的作用,可采用联合两种药物的交替给药的方法。

二、药物各论

(一)尼可刹米

1.别称

二乙烟酰胺,可拉明,烟酸二乙胺,烟酸乙胺。

2.药理作用

本药能直接兴奋延髓呼吸中枢,使呼吸加深加快。也可通过刺激颈动脉窦和主动脉体的化学感受器,反射性地兴奋呼吸中枢,并提高呼吸中枢对二氧化碳的敏感性。对大脑皮质、血管运动中枢及脊髓也有较弱的兴奋作用。本药对阿片类药物中毒的解救效力较戊四氮强,而对巴比妥类药中毒的解救效力较印防己毒素、戊四氮弱。

3.药动学

本药易吸收,起效快,作用时间短暂。单次静脉注射作用只能维持5~10分钟,经肾排泄。

4.适应证

(1)用于中枢性呼吸功能不全、各种继发性呼吸抑制、慢性阻塞性肺疾病伴高碳酸血症。

(2)也用于肺源性心脏病引起的呼吸衰竭,以及麻醉药或其他中枢抑制药的中毒解救。

5.用法用量

(1)成人。①皮下、肌内及静脉注射:1次0.25~0.50 g,必要时每1~2小时重复用药;极量为1次1.25 g。②静脉滴注:3.00~3.75 g本品加入500 mL液体中,滴速为25~30滴/分。如出现皮肤瘙痒、烦躁等不良反应,须减慢滴速;若经4~12小时未见效,或出现肌肉抽搐等严重不良反应,应停药。

(2)儿童:6个月以下的婴儿1次0.075 g,1岁1次0.125 g,4~7岁1次0.175 g。

6.不良反应

(1)常见烦躁不安、抽搐、恶心等。

(2)较大剂量时可出现打喷嚏、呛咳、心率加快、全身瘙痒、皮疹。

(3)大剂量时可出现多汗、面部潮红、呕吐、血压升高、心悸、心律失常、震颤、惊厥,甚至昏迷。

7.禁忌证

抽搐、惊厥患者,小儿高热而无中枢性呼吸衰竭时禁用。

8.药物相互作用

(1)与其他中枢神经兴奋药合用有协同作用,可引起惊厥。

(2)本药与鞣酸、有机碱的盐类及各种金属盐类配伍均可能产生沉淀;遇碱类物质加热可水解,并脱去乙二胺基生成烟酸盐。

9.注意事项

(1)本药对呼吸肌麻痹者无效。

(2)本药的作用时间短暂,应视病情间隔给药,且用药时须配合人工呼吸和给氧措施。

(3)出现血压升高、心悸、多汗、呕吐、震颤及肌僵直时,应立即停药以防出现惊厥。

(4)过量的处理:出现惊厥时,可静脉注射苯二氮䓬类药或小剂量的硫喷妥钠、苯巴比妥钠等;静脉滴注10%葡萄糖注射液,促进药物排泄;给予对症和支持治疗。

10.特殊人群用药

(1)孕妇及哺乳期妇女用药的安全性尚不明确。

(2)6个月以下的婴儿1次0.075 g,1岁1次0.125 g,4~7岁1次0.175 g。

(二)洛贝林

1.别称

半边莲碱,芦别林,祛痰菜碱,山梗菜碱。

2.药理作用

本药为呼吸兴奋药,可刺激颈动脉窦和主动脉体的化学感受器(均为N_1受体),反射性地兴奋延髓呼吸中枢而使呼吸加快,但对呼吸中枢无直接兴奋作用。本药对迷走神经中枢和血管运动中枢也有反射性兴奋作用,对自主神经节先兴奋后阻断。

3.药动学

静脉注射后作用持续时间短,通常为20分钟。

4.适应证

主要用于各种原因引起的中枢性呼吸抑制。常用于新生儿窒息、一氧化碳中毒、吸入麻醉药或其他中枢抑制药(如阿片、巴比妥类)中毒、传染病(如肺炎、白喉等)引起的呼吸衰竭。

5.用法用量

(1)成人:皮下、肌内注射,1次10 mg,极量为1次20 mg,1天50 mg;静脉注射,1次3 mg,

极量为1次6 mg,1天20 mg。

(2)儿童:皮下或肌内注射,1次1～3 mg;静脉注射,1次0.3～3 mg,必要时30分钟后可重复1次;新生儿窒息可注入脐静脉内,用量为3 mg。

6.不良反应

(1)可见恶心、呕吐、呛咳、头痛、心悸等。

(2)大剂量用药可出现心动过缓(兴奋迷走神经中枢);剂量继续增大可出现心动过速(兴奋肾上腺髓质和交感神经)、传导阻滞、呼吸抑制、惊厥等。

7.禁忌证

尚不明确。

8.药物相互作用

(1)用药后吸烟可导致恶心、出汗及心悸。

(2)本药禁止与碘、鞣酸以及铅、银等盐类药配伍;与碱性药物配伍可产生山梗素沉淀。

9.注意事项

(1)静脉给药应缓慢。

(2)用药过量可引起大汗、心动过速、低血压、低体温、呼吸抑制、强直性阵挛性惊厥、昏迷、死亡。

10.特殊人群用药

可用于婴幼儿、新生儿;妊娠与哺乳期、老年人,尚无实验数据。

(三)多沙普仑

1.别称

佳苏仑,吗啉吡咯酮,吗乙苯吡酮,吗乙苯咯,盐酸多普兰。

2.药理作用

本药为呼吸兴奋药,作用比尼可刹米强。小剂量时可刺激颈动脉窦化学感受器,反射性地兴奋呼吸中枢;大剂量时可直接兴奋延髓呼吸中枢、脊髓及脑干,使潮气量增加,也可使呼吸频率有限增快,但对大脑皮质可能无影响。本药还有增加心排血量的作用。

3.药动学

静脉给药后20～40秒起效,1～2分钟达到最大效应,药效持续5～12分钟。主要在肝脏代谢,可能会产生多种代谢产物(其中酮多沙普仑有药理活性)。0.4%～4.0%经肾脏排泄,母体化合物的清除半衰期在成人、早产儿体内分别为3.4小时、6.6～9.9小时。

4.适应证

(1)用于全麻药引起的呼吸抑制或呼吸暂停(排除肌松药的因素),也用于自发呼吸存在但通气量不足的患者。

(2)用于药物过量引起的轻、中度中枢神经抑制。

(3)可用于急救给氧后动脉血氧分压低的患者。

(4)也可用于慢性阻塞性肺疾病引起的急性呼吸功能不全、呼吸窘迫、潮气量低等。

(5)还可用于麻醉术后,加快患者苏醒。

5.用法用量

(1)中枢抑制催醒:1次1～2 mg/kg体重,必要时5分钟后可重复1次。维持剂量为每1～2小时注射1～2 mg/kg体重,直至获得疗效。总量不超过1天3 000 mg。

(2)呼吸衰竭:1次0.5～1.0 mg/kg体重,必要时5分钟后可重复1次,1小时内的用量不宜超过300 mg。或用葡萄糖氯化钠注射液稀释静脉滴注,1次0.5～1 mg/kg体重,滴注直至获得疗效。总量不超过1天3 000 mg。

6.不良反应

(1)可见头痛、乏力、呼吸困难、心律失常、恶心、呕吐、腹泻、尿潴留、胸痛、胸闷、血压升高,以及用药局部发生血栓性静脉炎(红、肿、痛)等。

(2)少见呼吸频率加快、喘鸣、精神紊乱、呛咳、眩晕、畏光、感觉奇热、多汗等。

(3)有引起肝毒性的个案报道。

(4)大剂量时可引起喉痉挛。

7.禁忌证

甲状腺功能亢进、嗜铬细胞瘤、重度的高血压或冠心病、颅内高压、脑血管病、脑外伤、脑水肿、癫痫或惊厥发作、严重的肺部疾病患者及对本药过敏者(国外资料)禁用。

8.药物相互作用

(1)与碳酸氢钠合用时本药的血药浓度升高,毒性明显增强,有因此导致惊厥的报道。

(2)与咖啡因、哌甲酯、匹莫林、肾上腺素受体激动药等有协同作用,合用时应注意观察紧张、激动、失眠、惊厥或心律失常等不良反应。

(3)与单胺氧化酶抑制药及升压药合用可使升压效应更显著,与单胺氧化酶抑制药合用须谨慎。

(4)肌松药可使本药的中枢兴奋作用暂不体现。

9.注意事项

(1)用于急救给氧后动脉血氧分压低的患者时,应同时在2小时内解除其症状的诱因。

(2)对于麻醉后或药物引起的呼吸抑制,用药前应确保气道通畅和氧气充足。

(3)用药前后及用药时应当检查或监测:①常规测血压、脉搏,检查肌腱反射,以防用药过量;②给药前和给药后半小时测动脉血气,以便早发现气道堵塞者或高碳酸血症患者是否有二氧化碳蓄积或呼吸性酸中毒。

(4)过量时的处理:无特殊解毒药,主要是进行支持、对症治疗。可短期静脉给予巴比妥类药,必要时可给氧和使用复苏器。透析无明显效果。

10.特殊人群用药

(1)孕妇及哺乳期妇女:国内的资料建议孕妇慎用本药。美国FDA对本药的妊娠安全性分级为B级。本药是否经乳汁分泌尚不清楚,哺乳期妇女应慎用。

(2)儿童:12岁以下儿童使用本药的有效性和安全性尚未确定,用药应谨慎。

(四)二甲弗林

1.别称

回苏灵。

2.药理作用

本药为中枢兴奋药,对呼吸中枢有较强的兴奋作用,其作用强度比尼可刹米强约100倍,促苏醒率高。用药后可见肺换气量明显增加,二氧化碳分压下降。

3.药动学

口服吸收迅速、完全,起效快,作用维持时间为2～3小时。

4.适应证

(1)用于各种原因引起的中枢性呼吸衰竭,以及麻醉药、催眠药引起的呼吸抑制。

(2)也可用于创伤、手术等引起的虚脱和休克。

5.用法用量

(1)口服:1次8～16 mg,1天2～3次。

(2)肌内注射:1次8 mg,1天1～2次。

(3)静脉注射:1次8～16 mg,临用前用5%葡萄糖注射液稀释。

(4)静脉滴注:常规用法为1次8～16 mg,用于重症患者时1次16～32 mg。临用前用氯化钠注射液或5%葡萄糖注射液稀释。

6.不良反应

可出现恶心、呕吐、皮肤烧灼感等。

7.禁忌证

有惊厥病史或痉挛病史者、吗啡中毒者、肝肾功能不全者、孕妇、哺乳期妇女禁用。

8.药物相互作用

尚不明确。

9.注意事项

(1)给药前应准备短效巴比妥类药物,作为惊厥时的急救用药。

(2)用药过量可引起肌肉震颤、惊厥。过量的处理:①洗胃、催吐;②静脉滴注10%葡萄糖注射液,促进排泄;③出现惊厥时可用短效巴比妥类药(如异戊巴比妥)治疗;④给予相应的对症治疗。

10.特殊人群用药

(1)孕妇及哺乳期妇女禁用。

(2)儿童大剂量用药易发生抽搐、惊厥,应谨慎。

三、药物特征比较

(一)药理作用比较

上述呼吸兴奋药物的药理作用特征各异,具体药物的药理作用特点详见表5-3。

表5-3 呼吸兴奋药物的药理作用比较

药理作用	尼可刹米	洛贝林	多沙普仑	二甲弗林
兴奋延髓呼吸中枢	++	-	+++	++++
颈动脉窦化学感受器	++	++	+++	-
主动脉体化学感受器	++	++	-	-
兴奋大脑皮质	+	-	-	-
兴奋血管运动中枢及脊髓	+	++	++	-

注:+代表作用强度;-代表未有相应的药理作用。

(二)主要不良反应比较

呼吸兴奋类药物多作用于中枢神经系统,故精神神经类不良反应多见。

1. 尼可刹米

烦躁不安、抽搐,大剂量时可出现震颤、惊厥,甚至昏迷;恶心、呕吐;心率加快,大剂量时可出现血压升高、心悸、心律失常;全身瘙痒、皮疹。

2. 洛贝林

头痛;恶心、呕吐、呛咳;心悸,大剂量用药可出现心动过缓,剂量继续增大可出现心动过速、传导阻滞;呼吸抑制。

3. 多沙普仑

头痛、乏力、眩晕、畏光、感觉奇热;恶心、呕吐、腹泻;心律失常、血压升高;呼吸困难、胸痛、胸闷,少见呼吸频率加快、喘鸣;尿潴留。

4. 二甲弗林

恶心、呕吐;皮肤烧灼感。

(韩 涛)

第三节 镇咳药及祛痰药

一、镇咳药

咳嗽动作是因各种刺激作用于不同的感受器,主要通过迷走神经及运动神经传入中枢神经系统,再经迷走神经及运动神经将信息传向至喉头肌及参与咳嗽动作的骨骼肌等,以完成咳嗽动作。一般把抑制咳嗽反射活动中枢环节的药物称为中枢性镇咳药,如咖啡因、福尔可定及右美沙芬;抑制中枢以外的其他环节者称为外周性镇咳药;有的药物兼有中枢和外周两种作用,如苯丙哌林、喷托维林及复方甘草合剂等。

(一)应用原则与注意事项

1. 应用原则

(1)因过敏引起的咳嗽应选用抗过敏药物,如苯海拉明、氯雷他定、西替利嗪等。

(2)因普通感冒、咽喉炎引起的咳嗽,如果咳嗽较轻、干咳、痰量少,可选复方甘草合剂等;如咳嗽剧烈、频繁、夜间加重或已经影响睡眠,可选可待因、右美沙芬等。

2. 注意事项

(1)对轻度的咳嗽一般无须应用镇咳药。对于无痰而剧烈的干咳,或有痰且过于频繁的剧烈咳嗽,可适当地应用镇咳药,以缓解咳嗽。

(2)选用镇咳祛痰复方制剂进行治疗时,最好只选一种药物。

(3)含可待因或其他阿片类的镇咳制剂一般不宜给儿童应用,1岁以下的儿童更应完全不用。

(4)当肺癌出现异常痛苦的咳嗽时,可应用吗啡、美沙酮等吗啡受体激动药;但在其他原因所致的咳嗽因可引起痰液潴留、抑制呼吸以及成瘾性,则属禁忌。

(5)妊娠3个月内的妇女忌用右美沙芬,另外磷酸可待因可透过胎盘,使胎儿成瘾,应慎用;磷酸可待因还可自乳汁中排出,哺乳期妇女慎用。

(6)肝功能不全时因肝脏不能将铵离子转化为尿素而容易中毒,此时禁用氯化铵;肾功能不全时也禁用。

(二)可待因

1.别称

甲基吗啡,克斯林,新泰洛其,可非,奥亭。

2.药理作用

本药具有镇咳、抑制支气管腺体的分泌、中枢性镇痛、镇静作用。

3.药动学

本药口服后较易经胃肠道吸收,吸收后主要分布于肺、肝、肾和胰脏中,血浆蛋白结合率约为25%。易透过血-脑屏障,也能透过胎盘屏障。本药在体内经肝脏代谢,半衰期为2.5~4小时,其代谢产物主要经肾随尿液排出。

4.适应证

(1)用于各种原因引起的剧烈干咳和刺激性咳嗽(尤其适合于伴有胸痛的剧烈干咳)。

(2)用于中度以上疼痛时镇痛。

(3)用于局麻或全麻时镇静。

5.用法用量

(1)成人:口服,1次15~30 mg,1天2~3次;极量为1次100 mg,1天250 mg。

(2)儿童:口服,镇痛时1次0.5~1 mg/kg体重,1天3次;镇咳时用量为镇痛剂量的1/3~1/2。

(3)肾功能不全患者:口服,肌酐清除率(Ccr)不低于50 mL/min者不必调整剂量;Ccr为10~50 mL/min者给予常规剂量的75%;Ccr低于10 mL/min者给予常规剂量的50%。

(4)肝功能不全患者:口服,本药的吗啡样作用时间延长,需要调整剂量,但目前尚无具体的剂量调整方案。

6.不良反应

常见幻想,呼吸微弱、缓慢或不规则,心率或快或慢;少见惊厥,耳鸣,震颤或不能自控的肌肉运动,荨麻疹,瘙痒,皮疹或脸肿等变态反应;长期应用产生依赖性,常用量引起依赖性的倾向较其他吗啡类弱,典型症状为食欲缺乏、腹泻、牙痛、恶心、呕吐、流涕、寒战、打喷嚏、打哈欠、睡眠障碍、胃痉挛、多汗、衰弱无力、心率增速、情绪激动或原因不明的发热。

7.禁忌证

对本药或其他阿片衍生物类药物过敏者、呼吸困难者、昏迷患者、痰多的患者禁用。

8.药物相互作用

(1)与解热镇痛药合用有协同镇痛作用,可增强止痛效果。

(2)与抗胆碱药合用可加重便秘或尿潴留等不良反应。

(3)与美沙酮或其他吗啡类药合用可加重中枢性呼吸抑制作用。

(4)在服用本药的14天内若同时给予单胺氧化酶抑制药,可导致不可预见的、严重的不良反应。

(5)与西咪替丁合用能诱发精神错乱、定向力障碍和呼吸急促。

9.注意事项

(1)本药属麻醉药,使用应严格遵守国家麻醉药品管理条例。

(2)本药不能静脉给药。口服给药宜与食物或牛奶同服,以避免胃肠道反应。

(3)由于本药能抑制呼吸道腺体分泌和纤毛运动,故对有少量痰液的剧烈咳嗽宜合用祛痰药。

(4)药物过量的处理:①对呼吸困难者应给予吸氧,对呼吸停止者应给予人工呼吸;②经诱导呕吐或洗胃使胃内药物排出;③给予阿片拮抗药(如纳洛酮单剂量 400 μg,静脉给药);④给予静脉补液和/或血管升压药。

10.特殊人群用药

本药可透过胎盘,使胎儿成瘾,引起新生儿的戒断症状(如过度啼哭、打喷嚏、打哈欠、腹泻、呕吐等)。美国 FDA 对本药的妊娠安全性分级为 C 级,如果长时期或高剂量使用则为 D 级。本药可经乳汁分泌,有导致新生儿肌力减退和呼吸抑制的危险,哺乳期妇女应慎用。

(三)福尔可定

1.别称

奥斯灵,澳特斯,福必安,福可定,吗啉吗啡。

2.药理作用

本药为中枢性镇咳药,可选择性地作用于延髓咳嗽中枢,并有镇静和镇痛作用。

3.药动学

口服吸收良好,生物利用度约为 40%,血浆蛋白结合率约为 10%。代谢及消除缓慢,消除半衰期约为 37 小时。

4.适应证

用于剧烈干咳和中等程度的疼痛。

5.用法用量

口服,成人每次 5~10 mg,每天 3 次。儿童 5 岁以上的儿童每次 2.5~5.0 mg,每天 3 次;1~5 岁的儿童每次 2.0~2.5 mg,每天 3 次。极量为每天 60 mg。

6.不良反应

偶见恶心、嗜睡等;大剂量可引起烦躁不安及运动失调。

7.禁忌证

对本药有耐受性者,痰多及患有严重的高血压、冠心病的患者禁用。

8.药物相互作用

与单胺氧化酶抑制剂合用可致血压升高,故两药禁止合用。

9.注意事项

(1)避免将本药与其他拟交感神经药(如食欲抑制药、苯丙胺、抗高血压药及其他抗组胺药)合用。

(2)长期使用可致依赖性。

(3)严重的肝肾功能损害者需调整剂量。

10.特殊人群用药

妊娠期间服本药的安全性尚未确立,故孕妇慎用。

(四)右美沙芬

1.别称

洛顺,普西兰,瑞凯平,双红灵,可乐尔。

2.药理作用

本药通过抑制延髓咳嗽中枢而发挥中枢性镇咳作用。无镇痛作用,长期应用未见耐受性和成瘾性。治疗剂量不抑制呼吸。

3.药动学

口服吸收良好,15~30分钟起效,作用持续3~6小时;皮下或肌内注射后吸收迅速,镇咳作用的平均起效时间为30分钟。本药在肝脏代谢,原形药及代谢物主要由肾脏排泄。

4.适应证

用于干咳,适用于感冒、咽喉炎以及其他上呼吸道感染时的咳嗽。

5.用法用量

(1)成人:1次10~15 mg,1天3~4次。

(2)儿童:①一般用法,2岁以下儿童的剂量未定;2~6岁1次2.5~5 mg,1天3~4次;6~12岁1次5~10 mg,1天3~4次。②咀嚼片,1天1 mg/kg体重,分3~4次服用。③糖浆剂,2~3岁1次4.5~5.25 mg,1天3次;4~6岁1次6~7.5 mg,1天3次;7~9岁1次7.5~9 mg,1天3次;10~12岁1次10.5~12 mg,1天3次。

6.不良反应

头晕、头痛、嗜睡、易激动、嗳气、食欲缺乏、便秘、恶心、皮肤过敏,停药后上述反应可自行消失。过量可引起神志不清、支气管痉挛、呼吸抑制。

7.禁忌证

对本药过敏者、有精神病病史者、正服用单胺氧化酶抑制剂的患者、妊娠早期妇女禁用。

8.药物相互作用

(1)胺碘酮可提高本药的血药浓度。

(2)与氟西汀、帕罗西汀合用可加重本药的不良反应。

(3)与单胺氧化酶抑制药合用时可出现痉挛、反射亢进、异常发热、昏睡等症状。

(4)与阿片受体阻滞剂合用可出现戒断综合征。

(5)乙醇可增强本药的镇静及中枢抑制作用。

9.注意事项

(1)本药的缓释片不要掰碎服用,缓释混悬液服用前应充分摇匀。

(2)用药后的患者应避免从事高空作业和汽车驾驶等操作。

(3)毒性剂量会引起嗜睡、共济失调、眼球震颤、惊厥、癫痫发作等。对此可采取吸氧、输液、排出胃内容物等,必要时静脉注射盐酸纳洛酮0.005 mg/kg体重以对抗抑郁,癫痫发作时可用短效巴比妥类药物。

10.特殊人群用药

(1)孕妇及哺乳期妇女:有资料表明本药可影响早期胎儿的发育,故妊娠早期妇女禁用,妊娠中、晚期孕妇慎用。美国FDA对本药的妊娠安全性分级为C级。哺乳期妇女慎用。

(2)老年人:剂量酌减。

(五)苯丙哌林

1.别称

咳快好,科福乐,咳哌宁,可立停,刻速清。

2.药理作用

本品为非麻醉性镇咳药,主要阻断肺及胸膜感受器的传入感觉神经冲动,同时也直接对镇咳中枢产生抑制作用,并具有罂粟碱样平滑肌解痉作用。

3.药动学

口服易吸收,服后15~20分钟生效,作用持续4~7小时。本药缓释片吸收进入血液的速度与体内代谢的速度相当,且释放速度与吸收同步。

4.适应证

用于治疗感染(包括急、慢性支气管炎)、吸烟、刺激物、过敏等原因引起的咳嗽,对刺激性干咳效佳。

5.用法用量

口服,1次20~40 mg(以苯丙哌林计),1天3次;缓释片为1次40 mg(以苯丙哌林计),1天2次。

6.不良反应

服药后可出现一过性口、咽部发麻的感觉,偶有口干、头晕、嗜睡、食欲缺乏、胃部烧灼感、全身疲乏、胸闷、腹部不适、皮疹等。

7.禁忌证

对本药过敏者禁用。

8.药物相互作用

尚不明确。

9.注意事项

(1)因本药对口腔黏膜有麻醉作用,故服用片剂时宜吞服或用温水冲溶后口服,切勿嚼碎。

(2)服药期间若出现皮疹,应停药。

10.特殊人群用药

(1)动物实验虽未发现致畸作用,但本药在妊娠期间的用药安全性尚未确定,孕妇应慎用。虽未见本药在乳汁中排出的报道,但哺乳期妇女应慎用。

(2)儿童用药时酌情减量。

(六)喷托维林

1.别称

咳必清,鲁明贝宁,托克拉斯,枸橼酸维静宁,维静宁。

2.药理作用

本药为人工合成的非成瘾性中枢性镇咳药,对咳嗽中枢有选择性抑制作用。除对延髓的呼吸中枢有直接抑制作用外,还有微弱的阿托品样作用和局麻作用,吸收后可轻度抑制支气管内感应器,减弱咳嗽反射,并可使痉挛的支气管平滑肌松弛,降低气道阻力,故兼有末梢镇咳作用。其镇咳作用的强度约为可待因的1/3。

3.药动学

口服易吸收,在20~30分钟内起效,1次给药作用可持续4~6小时。药物吸收后部分由呼吸道排出。

4.适应证

适用于多种原因(如急、慢性支气管炎等)引起的无痰干咳,也可用于百日咳。

5.用法用量

(1)成人:口服,1次25 mg,1天3~4次。

(2)儿童:5岁以上1次6.25~12.50 mg,1天2~3次。

6.不良反应

药物的阿托品样作用偶可导致轻度头晕、头痛、嗜睡、眩晕、口干、恶心、腹胀、便秘及皮肤过敏等不良反应。

7.禁忌证

呼吸功能不全者、心力衰竭患者、因尿道疾病而致尿潴留者、孕妇、哺乳期妇女禁用。

8.药物相互作用

马来酸醋奋乃静、异戊巴比妥、溴哌利多、溴苯那敏、布克力嗪、丁苯诺啡、丁螺环酮、水合氯醛等可增加本药的中枢神经系统和呼吸系统抑制作用。

9.注意事项

(1)痰多者使用本药宜与祛痰药合用。

(2)服药后禁止驾车及操作机器。

(3)药物过量可出现阿托品中毒样反应,如烦躁不安、癫痫样发作、精神错乱等,还可见面部及皮肤潮红、瞳孔散大、对光反射消失、腱反射亢进等症状。

10.特殊人群用药

(1)儿童用药时酌情减量。

(2)孕妇、哺乳期妇女禁用。

(七)复方甘草合剂

1.别称

复方甘草(合剂),布拉崭,阿片酊,甘草流浸膏,八角茴香油。

2.药理作用

本品中的甘草流浸膏为保护性祛痰剂;酒石酸锑钾为恶心性祛痰药;复方樟脑酊为镇咳药;甘油、浓氨溶液、乙醇均为辅料,可保持制剂稳定,防止沉淀生成及析出。

3.药动学

尚不明确。

4.适应证

用于上呼吸道感染、支气管炎和感冒时所产生的咳嗽及咳痰不爽。

5.用法用量

口服,1次 5～10 mL,1天 3次,服时振摇。

6.不良反应

有轻微的恶心、呕吐反应。

7.禁忌证

(1)孕妇及哺乳期妇女禁用。

(2)对本品过敏者禁用。

8.药物相互作用

(1)服用本品时注意避免同时服用强力镇咳药。

(2)如正在服用其他药品,使用本品前请咨询医师或药师。

9.注意事项

(1)若本品服用1周症状未缓解,请咨询医师。

(2)胃炎及胃溃疡患者慎用。

(3)如服用过量或发生严重不良反应时应立即就医。
(4)慢性阻塞性肺疾病(COPD)合并肺功能不全者慎用。
(5)请将此药品放在儿童不能接触的地方。
10.特殊人群用药
(1)孕妇及哺乳期妇女禁用。
(2)儿童用量请咨询医师或药师,儿童必须在成人的监护下使用。

(八)药物特征比较

1.药理作用比较

上述镇咳药物因结构和剂型不同,其药理作用特征各异,具体药物的药理作用特点详见表5-4。

表5-4 镇咳药物的药理作用比较

药理作用	可待因	福尔可定	右美沙芬	苯丙哌林	喷托维林
延髓咳嗽中枢	+++	+++	+++	++++ (可待因的2~4倍)	+
支气管内感应器	-	-	-	+	++
支气管腺体	+	+	+	-	-
支气管平滑肌	-	-	-	++	+
呼吸中枢	++	+	-	-	+
镇痛	++ (吗啡的1/10~1/7)	++	-	-	-

注:+代表作用强度;-代表未有相应的药理作用。

2.主要不良反应比较

镇咳药物的中枢神经系统不良反应多见,如亢奋、眩晕、嗜睡、头痛、神志模糊、疲劳等;消化系统症状也较多见,如胃部不适、恶心、便秘等。

(1)可待因:心理变态或幻想,长期应用可引起药物依赖性;呼吸微弱、缓慢或不规则;恶心、呕吐,大剂量服药后可发生便秘;心律失常;瘙痒、皮疹或颜面肿胀。

(2)福尔可定:嗜睡,大剂量可引起烦躁不安及运动失调,长期使用可致依赖性;恶心。

(3)右美沙芬:常见亢奋,有时出现头痛、头晕、失眠,偶见轻度嗜睡;偶有抑制呼吸现象;常见胃肠道紊乱,少见恶心、呕吐、便秘、口渴;皮疹。

(4)苯丙哌林:头晕、嗜睡;口干、食欲缺乏、胃部灼烧感、腹部不适;皮疹。

(5)喷托维林:轻度头晕、头痛、嗜睡、眩晕;口干、恶心、腹胀、便秘;皮肤过敏。

二、祛痰药

在正常情况下,呼吸道内不断有小量分泌物生成,形成一薄层黏液,起到保护作用,并参与呼吸道的清除功能。在呼吸道炎症等病理情况下,分泌物发生质和量的改变,刺激黏膜下感受器使咳嗽加重;大量痰液还可阻塞呼吸道引起气急,甚至窒息;由于痰液是良好的培养基,有利于病原体滋生引起继发性感染,此时促使痰液排出就是重要的治疗措施之一。

祛痰药主要包括黏液溶解药及刺激性祛痰药(又称恶心性祛痰药)。前者使痰液中的黏性成分分解或黏度下降,使痰易于排出,如溴己新、氨溴索、乙酰半胱氨酸、羧甲司坦等;后者刺激胃黏膜反射性引起气道分泌较稀的黏液稀化痰液,使痰易于排出,如氯化铵、远志等。

(一)应用原则与注意事项

1. 应用原则

普通感冒、喉炎引起的咳嗽一般以干咳多见,即使有痰,也一般为透明、白色或水样痰;如痰液为黄、棕色和绿色则表明存在细菌感染;咳粉红色泡沫痰则表明可能存在心脏病,咳嗽伴咯血或痰中带血可能为支气管扩张、肺结核或肺癌。应根据不同疾病的痰液特点选择祛痰药,如黏稠痰或痰量较多可选氨溴索或桃金娘油,如有脓性痰则应选用乙酰半胱氨酸或糜蛋白酶。

2. 注意事项

(1)祛痰药大多仅对咳痰症状有一定作用,在使用时还应注意咳嗽、咳痰的病因。

(2)黏液溶解药不可与强镇咳药合用,因为会导致稀化的痰液堵塞气道。

(3)祛痰药基本都对胃黏膜有刺激作用,胃炎及胃溃疡患者应慎用。

(二)溴己新

1. 别称

必咳平,赛维,必消痰,傲群,亿博新。

2. 药理作用

本药是从鸭嘴花碱得到的半合成品,具有减少和断裂痰液中黏多糖纤维的作用,使痰液黏度降低、痰液变薄、易于咳出。还能抑制黏液腺和杯状细胞中酸性糖蛋白的合成,使痰液中的唾液酸(酸性黏多糖的成分之一)含量减少,痰液黏度下降,有利于痰咳出。此外,本药的祛痰作用尚与其促进呼吸道黏膜的纤毛运动及具有恶心性祛痰作用有关。

3. 药动学

本药口服吸收迅速而完全,1小时血药浓度达峰值,并在肝脏中广泛代谢,消除半衰期为6.5小时。口服本药后的24小时内和5天内,经尿液排出的药量大约分别为口服量的70%和88%,其中大部分为代谢物形式,仅少量为原形。另有少许经粪便排出。

4. 适应证

主要用于急、慢性支气管炎,肺气肿,哮喘,支气管扩张,硅沉着病等痰液黏稠而不易咳出的症状。

5. 用法用量

(1)成人。①口服给药:1次8~16 mg,1天3次。②肌内注射:1次4~8 mg,1天2次。③静脉注射:1次4~8 mg,加入25%葡萄糖注射液20~40 mL中缓慢注射。④静脉滴注:1次4~8 mg,加入5%葡萄糖注射液250 mL中滴入。⑤气雾吸入:0.2%溶液1次0.2 mL,1天1~3次。

(2)儿童:口服给药,1次4~8 mg,1天3次。

6. 不良反应

(1)轻微的不良反应有头痛、头昏、恶心、呕吐、胃部不适、腹痛、腹泻,减量或停药后可消失。

(2)严重的不良反应有皮疹、遗尿。

(3)使用本药期间可有血清氨基转移酶一过性升高的现象。

7. 禁忌证

对本药过敏者禁用。

8.药物相互作用

本药能增加四环素类抗生素在支气管中的分布浓度,合用可增强抗菌疗效。

9.注意事项

(1)本药宜在饭后服用。

(2)国外有多种与抗生素联合制成的复方制剂,对急、慢性支气管炎,肺炎,扁桃体炎,咽炎等呼吸道感染疾病的疗效比单用抗生素好。

10.特殊人群用药

孕妇及哺乳期妇女慎用。

(三)氨溴索

1.别称

沐舒坦,菲得欣,伊诺舒,兰勃素,美舒咳。

2.药理作用

本药为溴己新在人体内的代谢产物,为黏液溶解剂,作用比溴己新强。能增加呼吸道黏膜浆液腺的分泌,减少和断裂痰液中的黏多糖纤维,使痰液黏度降低,痰液变薄,易于咳出。本药还可激活肺泡上皮Ⅱ型细胞合成表面活性物质,降低黏液的附着力,改善纤毛与无纤毛区的黏液在呼吸道中的输送,以利于痰液排出,达到廓清呼吸道黏膜的作用,直接保护肺功能。另外,本药有一定的止咳作用,镇咳作用相当于可待因的1/2。

3.药动学

本药口服吸收迅速而完全,0.5～3小时血药浓度达峰值。主要分布于肺、肝、肾中,血浆蛋白结合率为90%,生物利用度为70%～80%。本药主要在肝脏代谢,90%由肾脏清除,半衰期约为7小时。

4.适应证

适用于急、慢性呼吸系统疾病(如急、慢性支气管炎,支气管哮喘,支气管扩张,肺结核,肺气肿,肺尘埃沉着症等)引起的痰液黏稠、咳痰困难。本药注射剂又可用于术后肺部并发症的预防性治疗及婴儿呼吸窘迫综合征(IRDS)的治疗。

5.用法用量

(1)成人。①片剂、胶囊、口服液:1次30 mg,1天3次,餐后口服。长期服用可减为1天2次。②缓释胶囊:1次75 mg,1天1次,餐后口服。③雾化吸入:1次15～30 mg,1天3次。④静脉注射:1次15 mg,1天2～3次,严重病例可以增至1次30 mg。每15 mg用5 mL无菌注射用水溶解,注射应缓慢。⑤静脉滴注:使用本药的氯化钠或葡萄糖注射液,1次30 mg,1天2次。

(2)儿童。①口服溶液:12岁以上的儿童1次30 mg,1天3次;5～12岁1次15 mg,1天3次;2～5岁1次7.5 mg,1天3次;2岁以下的儿童1次7.5 mg,1天2次。餐后口服,长期服用者可减为1天2次。②缓释胶囊:按1天1.2～1.6 mg/kg计算。③静脉注射:术后肺部并发症的预防性治疗,12岁以上1次15 mg,1天2～3次,严重病例可以增至1次30 mg;6～12岁1次15 mg,1天2～3次;2～6岁1次7.5 mg,1天3次;2岁以下1次7.5 mg,1天2次。以上注射均应缓慢。婴儿呼吸窘迫综合征的治疗,1天30 mg/kg,分4次给药,应使用注射泵给药,静脉注射时间至少为5分钟。④静脉滴注:12岁以上的儿童1次30 mg,1天2次。

6.不良反应

(1)中枢神经系统:罕见头痛及眩晕。

(2)胃肠道:可见上腹部不适、食欲缺乏、腹泻,偶见胃痛、胃部灼热、消化不良、恶心、呕吐。
(3)变态反应:极少数患者有皮疹,罕见血管性水肿,极少数病例出现严重的急性变态反应。
(4)其他:本药通常有良好的耐受性,有报道显示快速静脉注射可引起腰部疼痛和疲乏无力感。

7.禁忌证
对本药过敏者禁用。

8.药物相互作用
(1)本药与抗生素(如阿莫西林、阿莫西林/克拉维酸、氨苄西林、头孢呋辛、红霉素等)合用可升高后者在肺组织内的分布浓度,有协同作用。
(2)本药与 $β_2$ 肾上腺素受体激动剂、茶碱等支气管扩张药合用时有协同作用。

9.注意事项
(1)本药注射液不宜与碱性溶液混合,在 pH>6.3 的溶液中可能会导致产生氨溴索游离碱沉淀。
(2)避免同服阿托品类药物。
(3)避免联用强力镇咳药,因咳嗽反射受抑制时易出现分泌物阻塞。

10.特殊人群用药
建议妊娠早期的妇女不予采用,妊娠中、晚期的妇女慎用。本药可进入乳汁中,哺乳期妇女慎用。

(四)乙酰半胱氨酸

1.别称
富露施,美可舒,莫咳,痰易净,易咳净。

2.药理作用
本药为黏液溶解剂,具有较强的黏液溶解作用。其分子中所含的巯基(—SH)能使痰液中糖蛋白多肽链的二硫键(—S—S—)断裂,从而降低痰液的黏滞性,并使痰液化而易咳出。本药还能使脓性痰液中的 DNA 纤维断裂,因此不仅能溶解白色黏痰,也能溶解脓性痰。对于一般祛痰药无效的患者,使用本药仍可有效。

3.药动学
本药喷雾吸入后在 1 分钟内起效,5~10 分钟作用最大。吸收后在肝内经脱乙酰基代谢生成半胱氨酸。

4.适应证
(1)用于大量黏痰阻塞而引起的呼吸困难,如急性和慢性支气管炎、支气管扩张、肺结核、肺炎、肺气肿以及手术等引起的痰液黏稠、咳痰困难。
(2)还可用于对乙酰氨基酚中毒的解救。
(3)也可用于环磷酰胺引起的出血性膀胱炎的治疗。

5.用法用量
(1)喷雾吸入:用于黏痰阻塞的非急救情况下,以 0.9% 氯化钠溶液配成 10% 溶液喷雾吸入,1 次 1~3 mL,1 天 2~3 次。
(2)气管滴入:用于黏痰阻塞的急救情况下,以 5% 溶液经气管插管或直接滴入气管内,1 次 1~2 mL,1 天 2~6 次。
(3)口服给药。①祛痰:1 次 200~400 mg,1 天 2~3 次。②对乙酰氨基酚中毒:应尽早用药,在中毒后的10～12小时内服用最有效。开始140 mg/kg体重,然后1次70 mg/kg体重,每4小时1次,共用17次。

6.不良反应

对呼吸道黏膜有刺激作用,可引起呛咳、支气管痉挛;水溶液的硫化氢臭味可致恶心、呕吐;偶可引起咯血。

7.禁忌证

对本药过敏者、支气管哮喘、严重的呼吸道阻塞、严重的呼吸功能不全的老年患者禁用。

8.药物相互作用

(1)与异丙肾上腺素合用或交替使用时可提高本药疗效,减少不良反应的发生。

(2)与硝酸甘油合用可增加低血压和头痛的发生。

(3)酸性药物可降低本药的作用。

(4)本药能明显增加金制剂的排泄。

(5)本药能减弱青霉素、四环素、头孢菌素类药物的抗菌活性,因此不宜与这些药物合用,必要时可间隔4小时交替使用。

9.注意事项

(1)本药与碘化油、糜蛋白酶、胰蛋白酶有配伍禁忌。

(2)避免同时服用强力镇咳药。

(3)用药后如遇恶心、呕吐可暂停给药,支气管痉挛可用异丙肾上腺素缓解。

(4)本药不宜与金属(铁、铜等)、橡皮、氧化剂及氧气接触,因此喷雾器应用玻璃或塑料制作。

10.特殊人群用药

(1)孕妇及哺乳期妇女:孕妇慎用,尤其是妊娠早期妇女。美国FDA对本药的妊娠安全性分级为B级。对哺乳的影响尚不明确。

(2)儿童:依年龄酌情增减。

(五)羧甲司坦

1.别称

贝莱,卡立宁,康普利,美咳,强利痰灵。

2.药理作用

本药为黏液稀化药,作用与溴己新相似,主要在细胞水平上影响支气管腺体分泌,可使黏液中黏蛋白的双硫链(—S—S—)断裂,使低黏度的涎黏蛋白分泌增加,而高黏度的岩藻黏蛋白产生减少,从而使痰液的黏滞性降低,有利于痰液排出。

3.药动学

本药口服起效快,服后4小时即可见明显疗效。广泛分布到肺组织中,最后以原形和代谢物的形式经尿液排出。

4.适应证

(1)用于慢性支气管炎、慢性阻塞性肺疾病及支气管哮喘等疾病引起的痰液稠厚、咳痰或呼吸困难以及痰阻气管所致的肺通气功能不全等。又可用于防治手术后咳痰困难和肺部并发症。

(2)还可用于小儿非化脓性中耳炎,有一定的预防耳聋的效果。

5.用法用量

(1)成人:口服,片剂、口服液1次250～750 mg,1天3次;糖浆1次500～600 mg,1天3次;

泡腾片1次500 mg,1天3次。用药时间最长为10天。

(2)儿童:2~4岁1次100 mg,1天3次;5~8岁1次200 mg,1天3次。

6.不良反应

偶有轻度头晕、食欲缺乏、恶心、腹泻、胃痛、胃部不适、胃肠道出血和皮疹等。

7.禁忌证

对本药过敏者、消化性溃疡活动期患者禁用。

8.药物相互作用

与强镇咳药合用会导致稀化的痰液堵塞气道。

9.注意事项

本药的泡腾散或泡腾片宜用温开水溶解后服用。

10.特殊人群用药

(1)孕妇及哺乳期妇女:孕妇用药应权衡利弊,哺乳期妇女不宜使用。

(2)儿童:2岁以下儿童用药的安全性尚未确定,应慎用。

(六)糜蛋白酶

1.别称

α糜蛋白酶,胰凝乳蛋白酶。

2.药理作用

本药是由牛胰中分离制得的一种蛋白分解酶类药,作用与胰蛋白酶相似,能促进血凝块、脓性分泌物和坏死组织等的液化清除。本药具有肽链内切酶及脂酶的作用,可将蛋白质大分子的肽链切断,成为分子量较小的肽,或在蛋白分子肽链端上作用,使氨基酸分离,并可将某些脂类水解。通过此作用能使痰中的纤维蛋白和黏蛋白等水解为多肽或氨基酸,使黏稠的痰液液化,易于咳出,对脓性或非脓性痰都有效。

3.药动学

未进行该项实验且无可靠的参考文献。

4.适应证

(1)用于眼科手术以松弛睫状韧带,减轻创伤性虹膜睫状体炎。

(2)也用于创伤或手术后伤口愈合、抗炎及防止局部水肿、积血、扭伤血肿、乳房手术后水肿、中耳炎、鼻炎等。

(3)还用于慢性支气管炎、支气管扩张、肺脓肿等。

5.用法用量

喷雾吸入,用于液化痰液,可制成0.05%溶液雾化吸入。

6.不良反应

(1)血液:可造成凝血功能障碍。

(2)眼:眼科局部用药一般不引起全身性不良反应,但可引起短期眼压增高,导致眼痛、眼色素膜炎和角膜水肿,这种青光眼症状可持续1周后消退;还可导致角膜线状浑浊、玻璃体疝、虹膜色素脱落、葡萄膜炎及创口裂开或延迟愈合等。

(3)其他:①肌内注射偶可致过敏性休克。②可引起组胺释放,导致局部注射部位疼痛、肿胀。

7.禁忌证

(1)对本药过敏者禁用。

(2)20岁以下的患者(因晶状体囊膜玻璃体韧带相连牢固,眼球较小,巩膜弹性强,应用本药可致玻璃体脱出)禁用。

(3)眼压高或伴有角膜变性的白内障患者,以及玻璃体有液化倾向者禁用。

(4)严重的肝肾疾病、凝血功能异常及正在应用抗凝药者禁用。

8.药物相互作用

尚不明确。

9.注意事项

(1)本药肌内注射前需做过敏试验,不可静脉注射。

(2)本药对视网膜有较强的毒性,由于可造成晶状体损坏,应用时勿使药液透入玻璃体内。

(3)本药遇血液迅速失活,因此在用药部位不得有未凝固的血液。

(4)对本药引起的青光眼症状,于术后滴用β肾上腺素受体阻滞剂(如噻吗洛尔)或口服碳酸酐酶抑制药(如乙酰唑胺)可能会缓解。

(5)由于超声雾化后本药的效价下降明显,因此超声雾化的吸入时间以控制在5分钟内为宜。

10.特殊人群用药

孕妇及哺乳期妇女用药的安全性尚不明确。

(七)标准桃金娘油

1.别称

吉诺通,稀化黏素。

2.药理作用

本药为桃金娘科树叶的标准提取物,是一种脂溶性挥发油,具有溶解黏液、刺激腺体分泌、促进呼吸道黏膜纤毛摆动、加速液体流动、促进分泌物排出等作用。可改善鼻黏膜的酸碱环境,促进鼻黏膜上皮组织结构的重建和功能的恢复。此外,本药还具有消炎作用,能通过减轻支气管黏膜肿胀而起到舒张支气管的作用。又有抗菌和杀菌作用。

3.药动学

口服后从小肠吸收,大部分由肺及支气管排出。

4.适应证

(1)用于急、慢性气管炎,支气管扩张,肺气肿,硅沉着病,鼻窦炎等痰液黏稠或排痰困难者。

(2)还可用于支气管造影术后,以利于造影剂的排出。

5.用法用量

(1)胶囊:口服,1次300 mg,1天2～3次,7～14天为1个疗程。若疗效不佳,观察3天后停药。

(2)肠溶胶囊:口服。①急性病患者:1次300 mg,1天3～4次;②慢性病患者:1次300 mg,1天2次,最后1次剂量最好在晚上临睡前服用,以利于夜间休息;③支气管造影后:服用240～360 mg可帮助造影剂的咳出。

6.不良反应

偶有恶心、胃部不适等不良反应。

7.禁忌证

对本药过敏者禁用。

8.药物相互作用

尚不明确。

9.注意事项

(1)本药不可用热水送服,应用温凉水于餐前半小时空腹服用。

(2)本药的肠溶胶囊不可打开或嚼碎后服用。

10.特殊人群用药

(1)孕妇及哺乳期妇女:孕妇慎用;对哺乳的影响尚不明确。

(2)儿童:4~10岁的儿童服用儿童用剂型,用法同成人。

(八)药物特征比较

1.药理作用比较

祛痰药物因种类不同,其药理作用特征各异,具体药物的药理作用特点详见表5-5。

表5-5 祛痰药的药理作用比较

药理作用	溴己新	氨溴索	乙酰半胱氨酸	羧甲司坦	氯化铵	糜蛋白酶	标准桃金娘油
减少和断裂痰液中的黏多糖纤维	+++	+++	++++	++	-	+++	++
抑制黏液腺分泌	++	+++	-	+++	++	-	-
促进呼吸道黏膜的纤毛运动	+	+	-	-	-	-	++
刺激胃黏膜迷走神经末梢	+	-	-	-	++	-	-
激活肺泡上皮Ⅱ型细胞合成表面活性物质	-	+	-	-	-	-	-
镇咳	-	++(可待因的1/2)	-	-	-	-	-
脓性痰	-	-	++	-	-	++	-
抗炎	-	-	-	-	-	-	+

注:+代表作用强度;-代表未有相应的药理作用。

2.主要不良反应比较

(1)溴己新:恶心、呕吐、胃部不适、腹痛、腹泻、头痛、头昏,遗尿,皮疹。

(2)氨溴索:上腹部不适、食欲缺乏、腹泻,偶见胃痛、胃部灼热、消化不良、恶心、呕吐;罕见头痛及眩晕;皮疹,罕见血管性水肿。

(3)乙酰半胱氨酸:恶心、呕吐、胃炎;可引起呛咳、支气管痉挛,偶可引起咯血;国外有引起眩晕、癫痫等的报道;皮疹。

(4)羧甲司坦:食欲缺乏、恶心、腹泻、胃痛、胃部不适、胃肠道出血;偶有轻度头晕;皮疹。

(5)氯化铵:恶心、呕吐;头痛、进行性嗜睡、精神错乱、定向力障碍、焦虑;偶见暂时性多尿和酸中毒。

(6)糜蛋白酶:凝血功能障碍;肌内注射偶可致过敏性休克。

(7)标准桃金娘油:恶心、胃部不适。

(韩 涛)

第六章 消化系统临床用药

第一节 抗 酸 药

一、复方氢氧化铝

(一)别名

达胃宁,胃舒平。

(二)作用与特点

本品有抗酸、吸附、局部止血、保护溃疡面等作用,效力较弱、缓慢而持久。

(三)适应证

主要用于胃酸过多、胃及十二指肠溃疡、反流性食管炎及上消化道出血等。由于铝离子在肠内与磷酸盐结合成不溶解的磷酸铝自粪便排出,故尿毒症患者服用大剂量氢氧化铝后可减少磷酸盐的吸收,减轻酸血症。鸟粪石型尿结石患者服用本品,可因磷酸盐吸收减少而减缓结石的生长或防止其复发。也可用于治疗甲状旁腺功能减退症和肾病型骨软化症患者,以调节钙磷平衡。

(四)用法与用量

口服:每次 2～4 片,每天 3 次,饭前 30 分钟或胃痛发作时嚼碎后服。

(五)不良反应与注意事项

可致便秘。因本品能妨碍磷的吸收,故不宜长期大剂量使用。便秘者、肾功能不全者慎用。

(六)药物相互作用

本品含多价铝离子,可与四环素类形成络合物而影响其吸收,故不宜合用。可通过多种机制干扰地高辛、华法林、双香豆素、奎宁、奎尼丁、氯丙嗪、普萘洛尔、吲哚美辛、异烟肼、维生素及巴比妥类的吸收或消除,使上述药物的疗效受到影响,应尽量避免同时使用。

(七)制剂与规格

片剂:每片含氢氧化铝 0.245 g、三硅酸镁 0.105 g、颠茄流浸膏 0.002 6 mL。

(八)医保类型及剂型

甲类:口服常释剂。

二、碳酸氢钠

(一)别名
重碳酸钠,酸式碳酸钠,重曹,小苏打。

(二)作用与特点
本药口服后能迅速中和胃中过剩的胃酸,减轻疼痛,但作用持续时间较短。口服易吸收,能碱化尿液,与某些磺胺药同服,可防止磺胺在尿中结晶析出。

(三)适应证
胃痛,苯巴比妥、阿司匹林等的中毒解救。代谢性酸血症、高钾血症及各种原因引起的伴有酸中毒症状的休克,早期脑栓塞以及严重哮喘持续状态经其他药物治疗无效者。真菌性阴道炎。

(四)用法与用量
口服:每次 0.5~2 g,每天 3 次,饭前服用。静脉滴注:5%溶液,成人每次 100~200 mL,小儿 5 mL/kg。4%溶液阴道冲洗或坐浴:每晚 1 次,每次 500~1 000 mL,连用 7 天。

(五)不良反应与注意事项
可引起继发性胃酸分泌增加,长期大量服用可能引起碱血症。静脉滴注本品时,低钙血症患者可能产生阵发性抽搐,而对缺钾患者可能产生低钾血症的症状。严重胃溃疡患者慎用,充血性心力衰竭、水肿和肾衰竭的酸中毒患者,使用本品应慎重。

(六)药物相互作用
不宜与胃蛋白酶合剂,维生素 C 等酸性药物合用,不宜与重酒石酸间羟胺、庆大霉素、四环素、肾上腺素、多巴酚丁胺、苯妥英钠、钙盐等同瓶静脉滴注。

(七)制剂与规格
(1)片剂:每片 0.3 g,0.5 g。
(2)注射液:0.5 g/10 mL,12.5 g/250 mL。

(八)医保类型及剂型
甲类:口服常释剂。

三、硫糖铝

(一)别名
胃溃宁、素得。

(二)作用与特点
能与胃蛋白酶络合,抑制该酶分解蛋白质;并能与胃黏膜的蛋白质(主要为清蛋白及纤维蛋白)络合形成保护膜,覆盖溃疡面,阻止胃酸、胃蛋白酶和胆汁酸的渗透、侵蚀,从而利于黏膜再生和溃疡愈合。本品在溃疡区的沉积能诱导表皮生长因子积聚,促进溃疡愈合。同时本品还能刺激胃黏膜合成前列腺素,改善黏液质量,加速组织修复。服用本品后,仅 2%~5%的硫酸二糖被吸收,并由尿排出。

(三)适应证
胃及十二指肠溃疡。

(四)用法与用量
口服:每次 1 g,每天 3~4 次,饭前 1 小时及睡前服用。

(五)不良反应与注意事项

主要为便秘。个别患者可出现口干、恶心、胃痛等。治疗收效后,应继续服药数月,以免复发。

(六)药物相互作用

不宜与多酶片合用,否则两者疗效均降低。与西咪替丁合用时可能使本品疗效降低。

(七)制剂与规格

(1)片剂:0.25 g,0.5 g。
(2)分散片:0.5 g。
(3)胶囊剂:0.25 g。
(4)悬胶剂:5 mL(含硫糖铝 1 g)。

(八)医保类型及剂型

乙类:口服常释剂、口服液体剂。

四、铝碳酸镁

(一)别名

铝碳酸镁。

(二)作用与特点

本品为抗酸药。抗酸作用迅速且作用温和,可避免 pH 过高引起的胃酸分泌加剧。作用持久是本品的另一特点。

(三)适应证

胃及十二指肠溃疡。

(四)用法与用量

一般每次 1 g,每天 3 次,饭后 1 小时服用。十二指肠壶腹部溃疡 6 周为 1 个疗程,胃溃疡 8 周为 1 个疗程。

(五)不良反应与注意事项

本品不良反应轻微,但有个别患者可能出现腹泻。

(六)药物相互作用

本品含有铝、镁等多价金属离子,与四环素类合用时应错开服药时间。

(七)制剂与规格

片剂:0.5 g。

(八)医保类型及剂型

乙类:口服常释剂。

五、奥美拉唑

(一)别名

洛赛克。

(二)作用与特点

本品高度选择性地抑制壁细胞中的 H^+-K^+-ATP 酶(质子泵),使胃酸分泌减少。其作用依赖于剂量。本品对乙酰胆碱或组胺受体均无影响。除了本品对酸分泌的作用之外,临床上未观察到明显的药效学作用。本品起效迅速,每天服1次即能可逆地控制胃酸分泌,持续约24小时。本品口服后3小时达血药浓度峰值。血浆蛋白结合率为95%,分布容积0.34～0.37 L/kg。本品主要由肝脏代谢后由尿及粪中排出。其血药浓度与胃酸抑制作用无明显相关性。每天服用1次即能可逆地控制胃酸分泌,持续约24小时。

(三)适应证

十二指肠溃疡、胃溃疡、反流性食管炎、卓-艾综合征(促胃液素瘤)。

(四)用法与用量

口服:每次20 mg,每天1次。十二指肠溃疡患者,能迅速缓解症状,大多数病例在2周内愈合。第1疗程未能完全愈合者,再治疗2周通常能愈合。

(1)胃溃疡和反流性食管炎患者,能迅速缓解症状,多数病例在4周内愈合。第1个疗程后未完全愈合者,再治疗4周通常可愈合。对一般剂量无效者,改每天服用本品1次,40 mg,可能愈合。

(2)卓-艾综合征:建议的初始剂量为60 mg,每天1次。剂量应个别调整。每天剂量超过80 mg时,应分2次服用。

(五)不良反应与注意事项

本品耐受性良好,罕见恶心、头痛、腹泻、便秘和肠胃胀气,少数出现皮疹。这些作用均较短暂且轻微,并与治疗无关。因酸分泌明显减少,理论上可增加肠道感染的危险。本品尚无已知的禁忌证。孕妇及儿童用药安全性未确立,本品能延长地西泮和苯妥英的消除。与经P450酶系代谢的其他药物如华法林,可能有相互作用。

(六)制剂与规格

胶囊剂:20 mg。

(七)医保类型及剂型

乙类:口服常释剂、注射剂。

六、泮托拉唑

(一)别名

潘妥洛克,泰美尼克。

(二)作用与特点

泮托拉唑是第3个能与H^+-K^+-ATP酶产生共价结合并发挥作用的质子泵抑制药,它与奥美拉唑和兰索拉唑同属苯并咪唑的衍生物,与奥美拉唑和兰索拉唑相比,泮托拉唑与质子泵的结合选择性更高,而且更稳定。泮托拉唑口服生物利用度为77%,达峰时间为2.5小时,$t_{1/2}$为0.9～1.9小时,但抑制胃酸的作用一旦出现,即使药物已经从循环中被清除以后,仍可维持较长时间。泮托拉唑无论单次、多次口服或静脉给药,药动学均呈剂量依赖性关系。

(三)适应证

本品主要用于胃及十二指肠溃疡、胃-食管反流性疾病、卓-艾综合征等。

(四)用法与用量

常用量每次40 mg,每天1次,早餐时间服用,不可嚼碎;个别对其他药物无反应的病例可每天服用2次。老年患者及肝功能受损者每天剂量不得超过40 mg。十二指肠溃疡疗程2周,必要时再服2周;胃溃疡及反流性食管炎疗程4周,必要时再服4周。总疗程不超过8周。

(五)不良反应与注意事项

偶可引起头痛和腹泻,极少引起恶心、上腹痛、腹胀、皮疹、瘙痒及头晕等。个别病例出现水肿、发热和一过性视力障碍。神经性消化不良等轻微胃肠疾病不建议使用本品;用药前必须排除胃与食管恶性病变。肝功能不良患者慎用;妊娠头3个月和哺乳期妇女禁用本品。

(六)制剂与规格

肠溶片:40 mg。

(七)医保类型及剂型

乙类:口服常释剂、注射剂。

七、法莫替丁

(一)作用与特点

本品拮抗胃黏膜壁细胞的组胺 H_2 受体而显示强大而持久的胃酸分泌抑制作用。本品的安全范围广,又无抗雄激素作用及抑制药物代谢的作用。本品的 H_2 受体拮抗作用比西咪替丁强10～148倍,对组胺刺激胃酸分泌的抑制作用比西咪替丁约强40倍,持续时间长3～15倍。能显著抑制应激所致大鼠胃黏膜中糖蛋白含量的减少。对大鼠实验性胃溃疡或十二指肠溃疡的发生,其抑制作用比西咪替丁强,连续给药能促进愈合,效力比西咪替丁强。对失血及给予组胺所致大鼠胃出血具有抑制作用。本品口服后2～3小时达血浓度峰值,口服及静脉给药 $t_{1/2}$ 均约3小时。尿中仅见原形及其氧化物,口服时,后者占尿中总排量的5%～15%,静脉给药时占80%,人给药后24小时内原形药物的尿排泄率,口服时为35%～44%,静脉给药为88%～91%。

(二)适应证

口服用于胃溃疡、十二指肠溃疡、吻合口溃疡、反流性食管炎;口服或静脉注射用于上消化道出血(消化性溃疡、急性应激性溃疡、出血性胃炎所致)及卓-艾综合征。

(三)用法与用量

口服:每次20 mg,每天2次(早餐后、晚餐后或临睡前)。静脉注射或滴注:每次20 mg溶于生理盐水或葡萄糖注射液20 mL中缓慢静脉注射或滴注,每天2次,通常1周内起效,患者可口服时改口服。

(四)不良反应与注意事项

不良反应较少。最常见的有头痛、头晕、便秘和腹泻,发生率分别为4.7%、1.3%、1.2%、1.7%。偶见皮疹、荨麻疹(应停药)、白细胞减少、氨基转移酶升高等。罕见腹部胀满感、食欲缺乏及心率增加、血压上升、颜面潮红、月经不调等。本品慎用于有药物过敏史、肾衰竭或肝病患者。孕妇慎用。哺乳期妇女使用时应停止哺乳。对小儿的安全性尚未确立。本品应在排除恶性肿瘤后再行给药。

(五)制剂与规格

(1)片剂:10 mg,20 mg。

(2)注射剂:20 mg/2 mL。

(3)胶囊剂:20 mg。

(六)医保类型及剂型

乙类:口服常释剂、注射剂。

八、西咪替丁

(一)别名
甲氰咪胍。

(二)作用与特点
本品属组胺 H_2 受体拮抗剂的代表性药品,能抑制基础胃酸及各种刺激引起的胃酸分泌,并能减少胃蛋白酶的分泌。本品口服生物利用度约 70%,口服后吸收迅速,1.5 小时血药浓度达峰值,$t_{1/2}$ 约为 2 小时,小部分在肝脏氧化为亚砜化合物或 5-羟甲基化合物,50%~70% 以原形从尿中排出,可排出口服量的 80%~90%。

(三)适应证
适用于治疗十二指肠溃疡、胃溃疡、反流性食管炎、复发性溃疡病等;本品对皮肤瘙痒症也有一定疗效。

(四)用法与用量
口服:每次 200 mg,每天 3 次,睡前加用 400 mg;注射:用葡萄糖注射液或葡萄糖氯化钠注射液稀释后静脉滴注,每次 200~600 mg;或用上述溶液 20 mL 稀释后缓慢静脉注射,每次 200 mg,4~6 小时 1 次。每天剂量不宜超过 2 g。也可直接肌内注射。

(五)不良反应与注意事项
少数患者可能有轻度腹泻、眩晕、嗜睡、面部潮红、出汗等。停药后可恢复。极少数患者有白细胞减少或全血细胞减少等。少数肾功能不全或患有脑病的老年患者可有轻微精神障碍。少数患者可出现中毒性肝炎,转氨酶一过性升高,血肌酐轻度升高或蛋白尿等,一般停药后可恢复正常。肝肾功能不全者慎用,应根据肌酐清除率指标调整给药剂量。肌酐清除率为 0~15 mL/min 者忌用。

(六)药物相互作用
本品为一种强效肝微粒体酶抑制药,可降低华法林、苯妥英钠、普萘洛尔、地西泮、茶碱、卡马西平、美托洛尔、地高辛、奎尼丁、咖啡因等药物在肝内的代谢,延迟这些药物的排泄,导致其血药浓度明显升高,合并用药时需减少上述药物的剂量。

(七)制剂与规格
(1)片剂:每片 200 mg。
(2)注射剂:每支 200 mg。

(八)医保类型及剂型
甲类:口服常释剂、注射剂。

九、大黄碳酸氢钠

(一)作用与特点
有抗酸、健胃作用。

(二)适应证
用于胃酸过多、消化不良、食欲缺乏等。

(三)用法与用量
口服,每次 1~3 片,每天 3 次,饭前服。

(四)制剂与规格

片剂:每片含碳酸氢钠、大黄粉各 0.15 g,薄荷油适量。

(五)医保类型及剂型

甲类:口服常释剂。

十、碳酸钙

(一)别名

兰达。

(二)作用与特点

本品为中和胃酸药,可中和或缓冲胃酸,作用缓和而持久,但对胃酸分泌无直接抑制作用,并可因提高胃酸 pH 而消除胃酸对壁细胞分泌的反馈性抑制。本品与胃酸作用产生二氧化碳与氯化钙,前者可引起嗳气,后者在碱性液中再形成碳酸钙、磷酸钙而引起便秘。本品在胃酸中转化为氯化钙,小肠吸收部分钙,由尿排泄,其中大部分由肾小管重吸收。本品口服后约 85% 转化为不溶性钙盐如磷酸钙、碳酸钙,由粪便排出。

(三)适应证

缓解由胃酸过多引起的上腹痛、反酸、胃部烧灼感和上腹不适。

(四)用法与用量

2～5 岁儿童(11～21.9 kg)每次 59.2 mg,6～11 岁儿童(22～43.9 kg)每次 118.4 mg,饭后 1 小时或需要时口服 1 次,每天不超过 3 次,连续服用最大推荐剂量不超过 14 天。

(五)不良反应与注意事项

偶见嗳气、便秘。大剂量服用可发生高钙血症。心肾功能不全者慎用。长期大量服用本品应定期测血钙浓度。

(六)药物相互作用

与噻嗪类利尿剂合用,可增加肾小管对钙的重吸收。慎与洋地黄类药物联合使用。

(七)制剂与规格

(1)混悬剂:11.84 g×148 mL。

(2)片剂:0.5 g。

十一、盐酸雷尼替丁

(一)别名

西斯塔,兰百幸,欧化达,善卫得。

(二)作用与特点

本品为一选择性的 H 受体拮抗剂,能有效地抑制组胺、五肽胃泌素及食物刺激后引起的胃酸分泌,降低胃酸和胃酶的活性,但对胃泌素的分泌无影响。作用比西咪替丁强 5～8 倍,对胃及十二指肠溃疡的疗效高,具有速效和长效的特点。本品口服生物利用度约 50%,$t_{1/2}$ 为 2～2.7 小时,静脉注射 1 mg/kg,瞬间血药浓度为 3 000 ng/mL,维持在 100 ng/mL 以上可达 4 小时。大部分以原形药物从肾排泄。

(三)适应证

临床上主要用于治疗十二指肠溃疡、良性溃疡病、术后溃疡、反流性食管炎及卓-艾综合征等。

(四)用法与用量

口服:每天2次,每次150 mg,早晚饭时服。

(五)不良反应与注意事项

较轻,偶见头痛、皮疹和腹泻。个别患者有白细胞或血小板减少。有过敏史者禁用。除必要外,妊娠哺乳妇女不用本品。8岁以下儿童禁用。肝肾功能不全者慎用。对肝有一定毒性,个别患者转氨酶升高,但停药后即可恢复。

(六)药物相互作用

本品与普鲁卡因、N-乙酰普鲁卡因合用,可减慢后者从肾的清除速率。本品还能减少肝血流,使经肝代谢的普萘洛尔、利多卡因、美托洛尔的代谢减慢,作用增强。

(七)制剂与规格

(1)片剂:0.15 g。
(2)胶囊剂:0.15 g。

(八)医保类型及剂型

甲类:口服常释剂、注射剂。

十二、尼扎替定

(一)别名

爱希。

(二)作用与特点

本药是一种组胺 H_2 受体拮抗剂,和组胺竞争性地与组胺 H_2 受体相结合,可逆性地抑制其功能,特别是对胃壁细胞上的 H_2 受体,可显著抑制夜间胃酸分泌达12小时,又显著抑制食物、咖啡因、倍他唑(氨乙吡唑)和五肽胃泌素刺激的胃酸分泌。口服后并不影响胃分泌液中胃蛋白酶的活性,但总的胃蛋白酶分泌量随胃液分泌量的减少相应的减少,此外可增加他唑刺激的内因子分泌,本药不影响基础胃泌素分泌。口服生物利用度为70%以上。口服150 mg,0.5~3.0小时后达到血药浓度峰值,为700~1 800 μg/L,与血浆蛋白结合率约为35%,$t_{1/2}\beta$ 为1~2小时。90%以上口服剂量的尼扎替定在12小时内从尿中排出,其中约60%以原形排出。

(三)适应证

活动性十二指肠溃疡。胃食管反流性疾病,包括糜烂或溃疡性食管炎,缓解胃灼热症状。良性活动性胃溃疡。

(四)用法与用量

(1)活动性十二指肠溃疡及良性活动性胃溃疡:300 mg/d,分1~2次服用;维持治疗时150 mg,每天1次。
(2)胃食管反流性疾病:150 mg,每天2次。中、重度肾功能损害者剂量酌减。

(五)不良反应与注意事项

可有头痛,腹痛,肌痛,无力,背痛,胸痛,感染和发热以及消化系统、神经系统、呼吸系统不良反应,偶有皮疹及瘙痒。罕见肝功能异常,贫血,血小板减少症及变态反应。开始治疗前应先排除恶性溃疡的可能性。对本品过敏者及对其他 H_2 受体拮抗剂有过敏史者禁用。

(六)药物相互作用

本药不抑制细胞色素 P450 关联的药物代谢酶系统。与大剂量阿司匹林合用会增加水杨酸盐的血浓度。

(七)制剂与规格

胶囊剂:150 mg。

十三、雷贝拉唑钠

(一)别名

波利特。

(二)作用与特点

本品具有很强的 H^+-K^+-ATP 酶抑制作用,胃酸分泌抑制作用以及抗溃疡作用。健康成年男子在禁食情况下口服本剂 20 mg,3.6 小时后达血药浓度峰值 437 ng/mL,$t_{1/2}$ 为 1.49 小时。

(三)适应证

胃溃疡、十二指肠溃疡、吻合口溃疡、反流性食管炎、卓-艾综合征。

(四)用法与用量

成人推荐剂量为每次 10～20 mg,每天 1 次。胃溃疡、吻合口溃疡、反流性食管炎的疗程一般以 8 周为限,十二指肠溃疡的疗程以 6 周为限。

(五)不良反应与注意事项

严重的不良反应有休克,血常规异常,视力障碍。其他不良反应有过敏症,血液系统异常,肝功能异常,循环系统、精神神经系统异常。此外有水肿,总胆固醇、中性脂肪、BUN 升高,蛋白尿。

(六)药物相互作用

与地高辛合用时,可升高其血中浓度。与含氢氧化铝凝胶、氢氧化镁的制酸剂同时或其后 1 小时服用,本药平均血药浓度和药时曲线下面积分别下降 8% 和 6%。

(七)制剂与规格

薄膜衣片:10 mg,20 mg。

十四、枸橼酸铋钾

(一)别名

胶体次枸橼酸铋,德诺,丽珠得乐,得乐,可维加。

(二)作用与特点

本品在胃酸条件下,以极微沉淀覆盖在溃疡表面形成一层保护膜,从而隔绝了胃酸、酶及食物对溃疡黏膜的侵蚀,促进黏膜再生,使溃疡愈合。本品还有良好的抗幽门螺杆菌作用。因而本品具有明显的抗溃疡作用,给药后在胃底、胃窦部、十二指肠、空肠及回肠均有铋的吸收,其中以小肠吸收为多。血药浓度与给药剂量呈相关性,一般于给药后 4 周血药浓度达稳态。血浆浓度通常小于 50 μg/L。分布主要聚集在肾脏(占吸收的 60%)。有关本品吸收后的代谢与排泄资料较少。一些铋剂中毒患者血与尿的排泄半衰期分别为 4.5 天和 5.2 天,脑脊液中可达 13.9 天。

(三)适应证

适用于治疗胃溃疡、十二指肠壶腹部溃疡、多发溃疡及吻合口溃疡等多种消化性溃疡。

(四)用法与用量

480 mg/d,分 2～4 次服用。除特殊情况,疗程不得超过 2 个月。若需继续用药,在开始下 1 个疗程前 2 个月须禁服任何含铋制剂。

(五)不良反应与注意事项

主要表现为胃肠道症状,如恶心、呕吐、便秘和腹泻。偶见一些轻度变态反应。服药期间舌及大便可呈灰黑色。肾功能不全者禁用。

(六)药物相互作用

与四环素同时服用会影响四环素的吸收。不得与其他含铋制剂同服。不宜与制酸药及牛奶合用,因牛奶及制酸药可干扰其作用。

(七)制剂与规格

(1)片剂:120 mg。
(2)胶囊剂:120 mg。
(3)颗粒剂:每小包 1.2 g(含本品 300 mg)。

(八)医保类型及剂型

乙类:口服常释剂、颗粒剂。

十五、米索前列醇

(一)作用与特点

本品为最早进入临床的合成前列腺素 E_1 的衍生物。能抑制基础胃酸分泌和由组胺、五肽胃泌素、食物或咖啡所引起的胃酸分泌。有局部和全身两者相结合的作用,其局部作用是主要的。其抑制胃酸分泌的机制是由于直接抑制了壁细胞。本品还显示有细胞保护作用。本品口服吸收良好,由于本品口服后迅速代谢为有药理活性的游离酸,因而不能测定原药的血药浓度。本品分布以大肠、胃和小肠组织及血浆中最多。其游离酸在血浆 $t_{1/2}$ 为 (20.6 ± 0.9) 分钟;本品主要经肾途径排泄,给药后 24 小时内,约 80% 从尿和粪便中排出,尿中的排泄量为粪便中的 2 倍。本品在临床应用中未观察到有药物相互作用。

(二)适应证

十二指肠溃疡和胃溃疡。

(三)用法与用量

口服:每次 200 μg,在餐前或睡前服用,每天 1 次,4~8 周为 1 个疗程。

(四)不良反应与注意事项

轻度而短暂地腹泻、恶心、头痛、眩晕和腹部不适;本品禁用于已知对前列腺素类药物过敏者及孕妇;如在服用时怀孕,应立即停药。脑血管或冠状动脉疾病的患者应慎用。

(五)制剂与规格

片剂:200 μg。

十六、替普瑞酮

(一)别名

戊四烯酮,施维舒,E0671。

(二)作用与特点

本品能促进胃黏膜及胃黏液层中主要的黏膜修复因子即高分子糖蛋白的合成,提高黏液中的磷脂质浓度,提高黏膜的防御能力。本品还能防止胃黏膜病变时黏膜增殖区细胞增殖能力的下降。因此本品已证明对难治的溃疡也有良好效果,使已修复的黏膜壁显示正常迹象,也有防止复发的作用。本品不影响胃液分泌和运动等胃的生理功能,但对各种实验性溃疡(寒冷应激性、阿司匹林、利血平、乙酸、烧灼所致)已证明其均具有较强的抗溃疡作用。

(三)适应证

胃溃疡。

(四)用法与用量

口服:饭后30分钟以内口服,每次50 mg,每天3次。

(五)不良反应与注意事项

偶见头痛、便秘、腹胀及肝转氨酶轻度上升、总胆固醇值升高、皮疹等,但停药后均迅速消失。妊娠期用药的安全性尚未确立,故孕妇应权衡利弊慎重用药。小儿用药的安全性也尚未确立。

(六)制剂与规格

(1)胶囊剂:50 mg。

(2)细粒剂:100 mg/g。

(刘翠兰)

第二节 促胃肠动力药

一、多潘立酮(Domperidone)

(一)剂型规格

片剂:10 mg。分散片:10 mg。栓剂:10 mg、30 mg、60 mg。注射液:2 mL:10 mg。滴剂:1 mL:10 mg。混悬液:1 mL:1 mg。

(二)适应证

由胃排空延缓、胃食管反流、慢性胃炎、食管炎引起的消化不良。外科、妇科手术后的恶心、呕吐。抗帕金森综合征药物引起的胃肠道症状和多巴胺受体激动药所致的不良反应。抗癌药引起的呕吐。但对氮芥等强效致吐药引起的呕吐疗效较差。胃炎、肝炎、胰腺炎等引起的呕吐,及其他疾病,如偏头痛、痛经、颅脑外伤、尿毒症等、胃镜检查和血液透析、放射治疗(简称放疗)引起的恶心、呕吐。儿童各种原因(如感染等)引起的急性和持续性呕吐。

(三)用法用量

肌内注射:每次10 mg,必要时可重复给药。口服:每次10~20 mg,每天3次,饭前服。直肠给药:每次60 mg,每天2~3次。

(四)注意事项

1岁以下小儿慎用、哺乳期妇女慎用。

(五)不良反应

偶见头痛、头晕、嗜睡、倦怠、神经过敏等。如使用较大剂量可能引起非哺乳期泌乳,并且在一些更年期后妇女及男性患者中出现乳房胀痛现象;也可致月经失调。消化系统偶有口干、便秘、腹泻、短时的腹部痉挛性疼痛现象。皮肤偶见一过性皮疹或瘙痒症状。

(六)禁忌证

对本药过敏者、嗜铬细胞瘤、乳腺癌、机械性肠梗阻、胃肠道出血、孕妇。

(七)药物相互作用

增加对乙酰氨基酚、氨苄西林、左旋多巴、四环素等药物的吸收速度。对服用对乙酰氨基酚的患者,不影响其血药浓度。胃肠解痉药与本药合用,可能发生药理拮抗作用,减弱本药的治疗作用,两者不宜联用。与 H_2 受体拮抗药合用,由于 H_2 受体拮抗药改变了胃内 pH,减少本药在胃肠道的吸收,故两者不宜合用。维生素 B_6 可抑制催乳素的分泌,减轻本药泌乳反应。制酸药可以降低本药的口服生物利用度,不宜合用。口服含铝盐或铋盐的药物(如硫糖铝、胶体枸橼酸铋钾、复方碳酸铋等)后能与胃黏膜蛋白结合,形成络合物以保护胃壁,本药能增强胃部蠕动,促进胃内排空,缩短该类药物在胃内的作用时间,降低药物的疗效。

(八)药物过量

用药过量可出现困倦、嗜睡、心律失常、方向感丧失、锥体外系反应以及低血压等症状,但以上反应多数是自限性的,通常在 24 小时内消失。本药过量时无特殊的解药或特效药。应予对症支持治疗,并密切监测。给患者洗胃和/或使用药用炭,可加速药物清除。使用抗胆碱药、抗帕金森病药以及具有抗副交感神经生理作用的抗组胺药,有助于控制与本药毒性有关的锥体外系反应。

二、西沙比利(Cisapride)

(一)剂型规格

片剂:5 mg、10 mg。胶囊:5 mg。干混悬剂:100 mg。

(二)适应证

本品可用于由神经损伤、神经性食欲缺乏、迷走神经切断术或部分胃切除引起的胃轻瘫。也用于X线、内镜检查呈阴性的上消化道不适;对胃食管反流和食管炎也有良好作用,其疗效与雷尼替丁相同,与后者合用时其疗效可能得到加强;还可用于假性肠梗阻导致的推进性蠕动不足和胃肠内容物滞留及慢性便秘;对于采取体位和饮食措施仍不能控制的幼儿慢性、过多性反胃及呕吐也可试用本品治疗。

(三)注意事项

由于本品促进胃肠活动,可能发生瞬时性腹部痉挛、腹鸣或腹泻,此时可考虑酌减剂量。当幼儿或婴儿发生腹泻时应酌减剂量。本品对胃肠道功能增加的患者可能有害,必须使用时应注意观察。本品可能引起心电图 Q-T 间期延长、昏厥和严重的心律失常。当过量服用或与酮康唑同服时可引起严重的尖端扭转型室性心动过速。本品无胚胎毒性,也无致畸作用,但小于 34 周的早产儿应慎重用药。对于老年人,由于半衰期延长,故治疗剂量应酌减。肝肾功能不全患者开始剂量可减半,以后可根据治疗结果及可能发生的不良反应及时调整剂量。本品虽不影响精神运动功能,不引起镇静和嗜睡,但加速中枢抑制剂如巴比妥类和乙醇等的吸收,因此使用时应注意。

(四)不良反应

曾有过敏、轻度短暂头痛或头晕的报道。偶见可逆性肝功能异常,并可能伴有胆汁淤积。罕见惊厥性癫痫、锥体外系反应及尿频等。

(五)禁忌证

对本品过敏者禁用,哺乳期妇女勿用本品。

(六)药物相互作用

由于本品是通过促进肠肌层节后神经释放乙酰胆碱而发挥胃肠动力作用,因此抗胆碱药可降低本品效应。服用本品后,胃排空速率加快,如同服经胃吸收的药物,其吸收速率可能降低,而经小肠吸收的药物其吸收速率可能会增加(如苯二氮䓬类、抗凝剂、对乙酰氨基酚及 H_2 受体阻滞药等)。对于个别与本品相关的药物需确定其剂量时,最好监测其血药浓度。

三、伊托必利(Itopride)

(一)剂型规格

片剂:50 mg。

(二)适应证

本品主要适用于功能性消化不良引起的各种症状,如上腹部不适、餐后饱胀、早饱、食欲缺乏、恶心、呕吐等。

(三)用法用量

口服,成人每天 3 次,每次 1 片,饭前服用。可根据年龄、症状适当增减或遵医嘱。

(四)注意事项

高龄患者用药时易出现不良反应,用时注意。严重肝肾功能不全者、孕妇及哺乳期妇女慎用,儿童不宜使用。

(五)不良反应

主要不良反应有过敏症状,如皮疹、发热、瘙痒感等;消化道症状,如腹泻、腹痛、便秘、唾液增加等;神经系统症状,如头痛、刺痛感、睡眠障碍等;血液系统症状,如白细胞减少,当确认异常时应停药。偶见 BUN 或肌酐升高、胸背部疼痛、疲劳、手指发麻和手抖等。

(六)禁忌证

对本药过敏者。胃肠道出血穿孔、机械性梗阻的患者禁用。

(七)药物相互作用

抗胆碱药可能会对抗伊托必利的作用,故两者不宜合用;本品可能增强乙酰胆碱的作用,使用时应注意。

(八)药物过量

药物过量表现为出现乙酰胆碱作用亢进症状,应采取对症治疗,可采用阿托品解救。

四、莫沙必利(Mosapride)

(一)剂型规格

片剂:5 mg。

(二)适应证

慢性胃炎或功能性消化不良引起的消化道症状,如上腹部胀满感、腹胀、上腹部疼痛;嗳气、恶心、呕吐、胃烧灼感等。

(三)用法用量

常用剂量每次 5 mg,每天 3 次,饭前或饭后服用。

(四)注意事项

服用本品 2 周后,如消化道症状无变化,应停止服用。孕妇和哺乳期妇女、儿童及青少年、有肝肾功能障碍的老年患者慎用。

(五)不良反应

不良反应的发生率约为 4%。主要表现为腹泻、腹痛、口干、皮疹、倦怠、头晕、不适、心悸等。另有约 3.8% 的患者出现检验指标异常变化,表现为嗜酸性粒细胞增多、甘油三酯升高、ALT 升高等。

(六)禁忌证

对本药过敏者。胃肠道出血者或肠梗阻患者。

(七)药物相互作用

与抗胆碱药物合用可能减弱本品的作用。

(刘翠兰)

第三节 止吐药及催吐药

一、甲氧氯普胺

(一)剂型规格

片剂:5 mg。注射液:1 mL:10 mg。

(二)适应证

用于因脑部肿瘤手术、肿瘤的放疗及化疗、脑外伤后遗症、急性颅脑损伤以及药物所引起的呕吐。对于胃胀气性消化不良、食欲缺乏、嗳气、恶心、呕吐有较好疗效。也可用于海空作业引起的呕吐及晕车症状。增加食管括约肌压力,从而减少全身麻醉时胃肠道反流所致吸入性肺炎的发生率;可减轻钡餐检查时的恶心、呕吐反应现象,促进钡剂通过;十二指肠插管前服用,有助于顺利插管。对糖尿病性胃轻瘫、胃下垂等有一定疗效;也用于幽门梗阻及对常规治疗无效的十二指肠溃疡。可减轻偏头痛引起的恶心,并可能由于提高胃通过率而促进麦角胺的吸收。本品的催乳作用可试用于乳量严重不足的产妇。可用于胆管疾病和慢性胰腺炎的辅助治疗。

(三)用法用量

口服:每次 5~10 mg,1 天 10~30 mg。饭前半小时服用。肌内注射:每次 10~20 mg。每天剂量一般不宜超过 0.5 mg/kg 体质量,否则易引起锥体外系反应。

(四)注意事项

注射给药可能引起直立位低血压。本品大剂量或长期应用可能因阻断多巴胺受体,使胆碱能受体相对亢进而导致锥体外系反应(特别是年轻人)。主要表现为帕金森病,可出现肌震颤、头向后倾、斜颈、阵发性双眼向上注视、发声困难、共济失调等。可用苯海索等抗胆碱药治疗。遇光变成黄色或黄棕色后,毒性增高。

(五)不良反应

主要为镇静作用,可有倦怠、嗜睡、头晕等。其他有便秘、腹泻、皮疹及溢乳、男子乳房发育等,但较为少见。

(六)禁忌证

孕妇禁用。禁用于嗜铬细胞瘤、癫痫、进行放射治疗或化疗的乳腺癌患者,也禁用于胃肠道活动增强可导致危险的病例。

(七)药物相互作用

吩噻嗪类药物能增强本品的锥体外系不良反应,不宜合用。抗胆碱药(阿托品、丙胺太林、颠茄等)能减弱本品增强胃肠运动功能的效应,两药合用时应予注意。可降低西咪替丁的口服生物利用度,两药若必须合用,服药时间应至少间隔1小时。能增加对乙酰氨基酚、氨苄西林、左旋多巴和四环素等的吸收速率,地高辛的吸收因合用本品而减少。

(八)药物过量

表现:深昏睡状态,神志不清;肌肉痉挛,如颈部及背部肌肉痉挛、拖曳步态、头部及面部抽搐样动作,以及双手颤抖摆动等锥体外系症状。处理:用药过量时,使用抗胆碱药物(如盐酸苯海索)、治疗帕金森病药物或抗组胺药(如苯海拉明),可有助于锥体外系反应的制止。

二、盐酸昂丹司琼

(一)剂型规格

片剂:4 mg、8 mg。胶囊:8 mg。注射剂:1 mL∶4 mg;2 mL∶4 mg;2 mL∶8 mg。

(二)适应证

本品适用于治疗由化疗和放疗引起的恶心呕吐,也可用于预防和治疗手术后引起的恶心呕吐。

(三)用法用量

1.治疗由化疗和放疗引起的恶心、呕吐

(1)成人:给药途径和剂量应视患者情况因人而异。剂量一般为8~32 mg;对可引起中度呕吐的化疗和放疗,应在患者接受治疗前,缓慢静脉注射8 mg;或在治疗前1~2小时口服8 mg,之后间隔12小时口服8 mg。对可引起严重呕吐的化疗和放疗,可于治疗前缓慢静脉注射本品8 mg,之后间隔2~4小时再缓慢静脉注射8 mg,共2次;也可将本品加入50~100 mL生理盐水中于化疗前静脉滴注,滴注时间为15分钟。对可能引起严重呕吐的化疗,也可于治疗前将本品与20 mg地塞米松磷酸钠合用静脉滴注,以增强本品的疗效。对于上述疗法,为避免治疗后24小时出现恶心呕吐,均应持续让患者服药,每次8 mg,每天2次,连服5天。

(2)儿童:化疗前按体表面积计算,每平方米静脉注射5 mg,12小时后再口服4 mg,化疗后应持续给予患儿口服4 mg,每天2次,连服5天。

(3)老年人:可依成年人给药法给药,一般不需调整。

2.预防或治疗手术后呕吐

(1)成人:一般可于麻醉诱导同时静脉滴注4 mg,或于麻醉前1小时口服8 mg,之后每隔8小时口服8 mg,共2次。已出现术后恶心、呕吐时,可缓慢滴注4 mg进行治疗。

(2)肾衰竭患者:不需调整剂量、用药次数或用药途径。

(3)肝衰竭患者:由于本品主要自肝脏代谢,对中度或严重肝衰竭的患者每天用药剂量不应超过8 mg。静脉滴注时,本品在下述溶液中是稳定的(在室温或冰箱中可保持稳定1周):0.9%氯化钠注射液、5%葡萄糖注射液、复方氯化钠注射液和10%甘露醇注射液,但本品仍应于临用前配制。

(四)注意事项

怀孕期间(尤其妊娠早期)不宜使用本品。哺乳期妇女服用本品时应停止哺乳。

(五)不良反应

常见有头痛、头部和上腹部发热感、静坐不能、腹泻、皮疹、急性张力障碍性反应、便秘等;部分患者可有短暂性氨基转移酶升高;少见有支气管痉挛、心动过速、胸痛、低钾血症、心电图改变和癫痫大发作。

(六)禁忌证

有过敏史或对本品过敏者不得使用。胃肠道梗阻患者禁用。

(七)药物相互作用

与地塞米松或甲氧氯普胺合用,可以显著增强止吐效果。

(八)药物过量

过量可引起幻视、血压升高,此时适当给予对症和支持治疗。

三、托烷司琼

(一)剂型规格

注射剂:1 mL:5 mg。胶囊剂:5 mg。

(二)适应证

本品主要用于治疗癌症化疗引起的恶心、呕吐。

(三)用法用量

每天5 mg,总疗程6天。静脉给药,在化疗前将本品5 mg溶于100 mL生理盐水、林格氏液或5%葡萄糖注射液中静脉滴注或缓慢静脉推注。口服给药,每天1次,每次1粒胶囊(5 mg),于进食前至少1小时服用或于早上起床后立即用水送服。疗程2~6天,轻症者可适当缩短疗程。

(四)注意事项

哺乳期妇女不宜应用,儿童暂不推荐使用。本品可能对血压有一定影响,因此高血压未控制的患者每天剂量不宜超过10 mg。

(五)不良反应

常规剂量下的不良反应多为一过性,常见有头痛、便秘、头晕、疲劳及胃肠功能紊乱,如腹痛和腹泻。

(六)禁忌证

对本品过敏者及妊娠妇女禁用。

(七)药物相互作用

本品与食物同服可使吸收略延迟。本品与利福平或其他肝酶诱导剂合用可使本品血浆浓度减低,因此代谢正常者需增加剂量。

四、阿扎司琼

(一)剂型规格

注射剂:2 mL:10 mg。片剂:10 mg。

(二)适应证

主要用于抗恶性肿瘤药引起的消化系统症状,如恶心、呕吐等。

(三)用法用量

成人一般用量为 10 mg,每天 1 次静脉注射。

(四)注意事项

严重肝肾功能不全者慎用。有引起过敏性休克的可能,所以需要注意观察,一旦出现异常时应马上停药并给予适当处理。

(五)不良反应

精神系统方面有时出现头痛、头重或烦躁感;消化系统方面出现口渴,ALT、AST 和总胆红素上升;循环系统有时出现颜面苍白、冷感或心悸;其他方面有时出现皮疹、全身瘙痒、发热、乏力、双腿痉挛、颜面潮红及血管痛等。

(六)禁忌证

对本药及 $5-HT_3$ 受体阻滞药过敏者。胃肠道梗阻患者禁用。

(七)药物相互作用

与碱性药物,如呋塞米、甲氨蝶呤、氟尿嘧啶、吡咯他尼或依托泊苷等配伍时,有可能出现浑浊或析出结晶,也可能降低本品的含量,因此本品应先与生理盐水混合后方可配伍,配伍后应在 6 小时内使用。

五、阿扑吗啡

(一)剂型规格

注射剂:1 mL:5 mg。

(二)适应证

本品用于抢救意外中毒及不能洗胃的患者。

(三)用法用量

皮下注射:每次 2~5 mg,每次最大剂量 5 mg。

(四)注意事项

儿童、老年人、过度疲劳者及有恶心、呕吐的患者慎用。

(五)不良反应

可出现持续的呕吐、呼吸抑制、急促和急性循环衰竭等。

(六)禁忌证

(1)与吗啡及其衍生物有交叉过敏。

(2)有心力衰竭或心力衰竭先兆的患者、醉酒状态明显者、阿片及巴比妥类中枢神经抑制药所导致的麻痹状态患者。

(七)药物相互作用

如先期服用止吐药,可降低本药的催吐作用。

(刘翠兰)

第四节 泻药及止泻药

一、泻药

(一)酚酞

1.作用与特点

口服后在肠内遇胆汁及碱性液形成可溶性钠盐,刺激结肠黏膜,促进其蠕动,并阻止肠液被肠壁吸收而起缓泻作用。由于小量吸收后(约15%)进行肝肠循环的结果,其作用可持续3~4天。

2.适应证

适用于习惯性顽固便秘。

3.用法与用量

睡前口服 0.05~0.2 g,经 8~10 小时排便。

4.不良反应与注意事项

本品如与碳酸氢钠及氧化镁等碱性药并用,能引起变色。连用偶能引起发疹;也可出现变态反应、肠炎、皮炎及出血倾向等。婴儿禁用,幼儿及孕妇慎用。

5.制剂与规格

片剂:50 mg,100 mg。

6.医保类型及剂型

甲类:口服常释剂。

(二)开塞露

1.作用与特点

本品为治疗便秘的直肠用溶液剂,是将含山梨醇、硫酸镁或甘油的溶液装入特制塑料容器内制得。

2.适应证

便秘。

3.用法与用量

用时将容器顶端刺破,外面涂油脂少许,徐徐插入肛门,然后将药液挤入直肠内,引起排便。成人用量每次 20 mL,小儿酌减。

4.制剂与规格

溶液剂:10 mL,20 mL。本品有两种制剂,一种为含 55%甘油制剂,另一种为含山梨醇45%~50%、硫酸镁 10%、羟苯乙酯(尼泊金乙酯)0.05%、苯甲酸钠 0.1%的制剂。

5.医保类型及剂型

甲类:溶液剂。

(三)硫酸镁

1.别名

硫苦,泻盐。

2.作用与特点

本品给药途径不同呈现不同的药理作用。

(1)导泻作用:内服由于不被吸收,在肠内形成一定的渗透压,使肠内保有大量水分,刺激肠道蠕动而排便。

(2)利胆作用:口服高浓度(33%)硫酸镁溶液,或用导管直接灌入十二指肠,可刺激十二指肠黏膜,反射性地引起胆总管括约肌松弛、胆囊收缩,促进胆囊排空,产生利胆作用。

(3)对中枢神经系统的作用注射本品,提高细胞外液中镁离子浓度,可抑制中枢神经系统,阻断外周神经肌肉接头,从而产生镇静、解痉、松弛骨骼肌的作用,也能降低颅内压。

(4)对心血管系统的作用:注射给药,过量镁离子可直接舒张周围血管平滑肌,引起交感神经节冲动传递障碍,从而使血管扩张,血压下降。

(5)消炎去肿作用:本品50%溶液外用热敷患处,有消炎去肿的功效。

3.适应证

用于便秘及治疗食物或药物中毒,阻塞性黄疸及慢性胆囊炎,惊厥、尿毒症、破伤风、高血压脑病及急性肾性高血压危象等,也用于外用热敷消炎去肿。

4.用法与用量

(1)导泻:每次口服5~20 g,清晨空腹服,同时饮100~400 mL水,也可用水溶解后服用。

(2)利胆:每次2~5 g,每天3次,饭前或两餐间服;也可服用33%溶液,每次10 mL。

(3)抗惊厥、降血压等:肌内注射1次1 g,10%溶液,每次10 mL;静脉滴注每次1.0~2.5 g。

5.不良反应与注意事项

导泻时如服用大量浓度过高的溶液,可能自组织中吸取大量水分而导致脱水。注射须缓慢,并注意患者的呼吸与血压。如有中毒现象(如呼吸肌麻痹等)可用10%葡萄糖酸钙注射液10 mL静脉注射,以行解救。肠道出血患者、急腹症患者及孕妇、经期妇女禁用本品导泻。中枢抑制药(如苯巴比妥)中毒患者不宜使用本品导泻排出毒物,以防加重中枢抑制。

6.制剂与规格

注射液:1 g:10 mL,2.5 g:10 mL。白色合剂:由硫酸镁30 g、轻质碳酸镁5 g、薄荷水适量,配成100 mL,1次服15~30 mL。一二三灌肠剂:由50%硫酸镁溶液30 mL、甘油60 mL、蒸馏水90 mL配成,常用于各种便秘的治疗。

7.医保类型及剂型

甲类:口服液体剂、口服散剂。

(四)聚乙二醇

1.别名

福松。

2.作用与特点

本品是一种渗透性缓泻剂,作用机制基本上是物理作用:通过增加局部渗透压,使水分保留在结肠肠腔内,增加肠道内液体的保有量,因而使大便软化,进而促进其在肠道内的推动和排泄。

3.适应证

成人便秘的症状治疗。

4.用法与用量

10~20 g/d。

5.不良反应与注意事项

本品没有毒性作用已被大量的文献充分证实。

6.药物相互作用

本品与其他药物同时服用时可能会阻碍其他药物的吸收,建议最好与其他药物间隔2小时口服。

7.制剂与规格

粉剂:10 g。

8.医保类型及剂型

乙类:口服散剂。

(五)导肠粒

1.别名

舒立通。

2.作用与特点

本品由81%卵叶车前子积团纤维和19%番泻果苷以合理比例组成,能确保温和地调节排便习惯。卵叶车前子纤维在水中膨胀形成黏液团,以确保大便有足够水分,增加粪便在大肠内的体积,完成直肠填充,适应排便。天然的番泻果苷能轻微刺激大肠,使大肠蠕动正常。番泻果苷在药粒中逐渐释放,一般服药后12~24小时显效。

3.适应证

便秘,特别适用于慢性便秘;调节产后妇女的肠活动功能;长期卧床患者;习惯使用强烈泻药的患者;结肠手术后有排便困难的患者。

4.用法与用量

1~2茶匙于晚饭后或早餐前以一杯液体送服,不应嚼碎,药物起作用后可按个别情况将剂量减至1/2~1茶匙,1~2次/天。

5.不良反应与注意事项

肠梗阻及胃肠道狭窄患者禁用。

6.药物相互作用

勿与收敛剂或抗腹泻剂如氰苯哌酯、地芬诺酯、咯哌丁胺、氢氯化物和阿片制剂合用。

7.制剂与规格

颗粒剂:100 g×1听(每100 g含卵叶车前草种子52 g、卵叶车前草果壳2.2 g、番泻果实12.4 g)。

二、止泻药

(一)复方地芬诺酯

1.别名

止泻宁。

2.作用与特点

本品对肠道作用类似吗啡,可直接作用于肠平滑肌,通过抑制肠黏膜感受器,消除局部黏膜的蠕动反射而减弱肠蠕动,同时可增加肠的节段性收缩,使肠内容物通过延迟,有利于肠内水分的吸收。本品吸收后在体内主要代谢为地芬诺辛,其止泻作用比母体化合物强5倍。地芬诺辛的$t_{1/2}$为12~24小时,主要由粪便排出,少量由尿中排出。

3.适应证

适用于急、慢性功能性腹泻及慢性肠炎等。

4.用法与用量

口服,每次1~2片,每天2~4次。腹泻控制后,应即减少剂量。

5.不良反应与注意事项

服药后偶见口干、腹部不适、恶心、呕吐、嗜睡、烦躁、失眠等,减量或停药后即消失。长期使用可致依赖性。肝功能不全患者及正在服用有药物依赖性患者慎用。婴儿不推荐使用。不能用作细菌性痢疾的基本治疗药物。

6.药物相互作用

可增强巴比妥类、阿片类及其他中枢抑制药的作用,故不宜合用。

7.制剂与规格

片剂:每片含盐酸地芬诺酯2.5 mg,硫酸阿托品0.025 mg。

8.医保类型及剂型

甲类:口服常释剂。

(二)酵母菌

1.别名

亿活。

2.作用与特点

本品为生物性止泻剂。布拉酵母菌具有抗微生物和抗毒素作用,并对肠黏膜有营养作用。布拉酵母菌不会被胃肠液、抗生素或磺胺类药物所破坏,在肠内具有活性作用。药理学动物实验研究表明,无论在体外或体内,该药具有抗菌(包括白色念珠菌)作用,还可促进动物体内的免疫作用。它能合成B族维生素,如维生素B_1、维生素B_2、维生素B_6、泛酸、烟酸。此外,还能显著增加人与动物上皮细胞刷状缘内的二糖酶。

3.适应证

治疗成人或儿童感染性或非特异性腹泻。预防和治疗由抗生素诱发的结肠炎和腹泻。

4.用法与用量

口服:每次1~2袋或1~2粒,1~2次/天。最好避免在吃饭时服用。

5.不良反应与注意事项

可引起胃部不适或腹胀感。

6.药物相互作用

不可与全身性或口服抗真菌药物及某些唑啉类衍生物合用。

7.制剂与规格

袋装:250 mg。胶囊:250 mg。

(三)嗜酸性乳杆菌

1.别名

乐托尔。

2.作用与特点

本品为灭活的嗜酸乳杆菌菌体及其代谢产物,由于采用真空冷冻干燥法,细菌经过热处理已被灭活,其代谢过程中产生的乳酸及结构未明的抗生素有直接的抑菌作用;所含B族维生素能刺激肠道内正常产酸菌丛的生长；对肠黏膜有非特异性免疫刺激作用,能增强免疫球蛋白的合成。

3.适应证

主要用于急慢性腹泻的对症治疗。

4.用法与用量

胶囊剂:成人及儿童每天2次,每次2粒,成人首剂量加倍;婴儿每天2次,每次1~2粒,首剂量2粒。

5.不良反应与注意事项

本品所含菌株已经被灭活,故与抗生素合用时不影响疗效,也不诱导病菌产生耐药性,怀孕期间用药无致畸作用的报道。

6.制剂与规格

胶囊剂:每胶囊含灭活冻干嗜酸乳杆菌50亿和后冻干培养基80 mg;散剂:每小袋含灭活冻干嗜酸乳杆菌50亿和后冻干的培养基160 mg。

(四)双歧三联活菌

1.别名

培菲康。

2.作用与特点

本品含双歧杆菌、嗜酸性乳杆菌及粪链球菌。直接补充正常生理性细菌,调整肠道菌群,抑制肠道中对人具有潜在危害的菌类甚至病原菌;促进机体对营养物的分解、吸收;合成机体所需的维生素;激发机体免疫力;减少肠源性毒素的产生和吸收。

3.适应证

肠菌群失调症,轻、中型急性腹泻,慢性腹泻,腹胀,便秘。

4.用法与用量

成人每次2~3粒,2~3次/天,口服。6~13岁儿童每次1~2粒,1~6岁儿童每次1粒,1岁以下婴儿每次1/2粒,2~3次/天,口服。

5.制剂与规格

散剂:1 g,2 g。胶囊:210 mg。

(五)双歧杆菌

1.别名

丽珠肠乐。

2.作用与特点

本品可补充对人体有益的正常生理性肠道细菌,纠正菌群失调;维持正常的肠蠕动;减少内毒素来源,降低血内毒素水平;还可产生多种生物酶,使蛋白质转变成为氨基酸,脂肪转变成为脂肪酸,糖特别是乳糖分解成为乳酸,从而促进这三大营养素的吸收与利用。对于肝炎患者,能够改善肝功能,促进肝细胞功能的恢复,对于肝硬化患者,能够改善肝脏蛋白质的代谢,减轻肝脏负担,发挥保肝、护肝等作用。

3.适应证

各种原因所致肠菌群失调疾病,如急慢性肠炎、腹泻、便秘等肠功能紊乱的防治,以及菌群失调所致血内毒素升高,如急慢性肝炎、肝硬化、肝癌等的辅助治疗。

4.用法与用量

成人每次 1~2 粒,早晚各 1 次,餐后口服。儿童剂量酌减,重症加倍。婴幼儿可取出胶囊内药粉用凉开水调服。

5.制剂与规格

胶囊:10 粒。

(刘翠兰)

第五节 利 胆 药

一、非布丙醇(Febuprol)

(一)剂型规格、用法用量

片剂 50 mg,0.1 g;胶囊剂 50 mg,0.1 g。口服:每次 0.1~0.2 g,1 天 3 次,饭后服。

(二)作用用途

本品具有明显的利胆作用,动物实验证明,无论肝实质是否损伤,均可使胆汁分泌增加。本品也有松弛胆管平滑肌及 Oddi 括约肌、降低血中胆固醇的作用。本品 90%以上经胃肠道吸收,代谢率达 99%。血浆蛋白结合率为 70%。本品 85%由胆汁排出,4%由尿排泄。原形药在胆汁及尿中仅占 0.2%及 0.1%。本品毒性较低,亚急性毒性试验未见对循环系统及其他器官损害。用于治疗胆囊炎、胆石症及其他高脂血症、脂肪性消化不良和急慢性肝炎。

(三)不良反应

个别可见一过性胃部不适。

二、羟甲烟胺(Nicotinylmethylamide)

(一)剂型规格、用法用量

片剂 0.5 g;胶囊剂 0.5 g。口服:每次 1 g,1 天 3 次,连服 2~4 天后改为 1 天 2 次;儿童,每次 0.25~0.5 g,1 天 3 次。注射剂 10 mL:0.4 g;静脉注射;每次 0.4~0.8 g,1 天 1 次,维持用药每次 0.4 g,隔天 1 次。

(二)作用用途

本品为利胆、保肝、抑菌药。促进胆汁分泌,增加胆盐浓度,具有利胆保肝作用。并能有效地抑制胆管及肠道中的双球菌、化脓链球菌、肠球菌及大肠埃希菌,具有明显的消炎作用。用于胆管炎、胆囊炎、胆石症、传染性肝炎、肝源性黄疸、肝功能障碍、胃及十二指肠炎、急性肠炎、结肠炎等。

(三)不良反应

少数患者可见胃部不适。

三、胆酸钠(Cholate Sodium)

(一)剂型规格、用法用量

片剂 0.2 g;胶囊 0.2 g。口服:每次 0.2~0.4 g,1 天 3 次;儿童,3 岁以上每次 0.1 g,1 天 3 次。

溶解胆结石：每次 0.25～0.5 g,1 天 3 次。

(二)作用用途

本品是从牛胆或猪胆中提得的胆盐混合物,为天然胆汁酸的甘氨酸和牛磺酸结合物的混合钠盐。能刺激肝细胞分泌胆汁,促进脂肪的乳化及吸收,兼有利胆作用,溶解富含胆固醇的结石,并有助于脂溶性维生素 D、维生素 K 的吸收和增加胰酶的活性。用于胆囊或胆管瘘管的长期引流患者及胆汁缺乏、脂肪消化不良和胆囊炎。

(三)不良反应

有缓泻作用。

(四)注意事项

胆总管完全阻塞而未做体位引流前的患者禁用。

四、去氢胆酸

(一)剂型规格、用法用量

片剂 0.25 g。口服：每次 0.25～0.5 g,1 天 3 次,饭后服；儿童,1 岁以下每次 0.01～0.02 g,1～5 岁每次 0.03～0.1 g,1 天 3 次。(钠盐)注射剂 5 mL:0.5 g,5 mL:1 g；静脉注射：1 天 0.5 g,必要时可逐渐增加到 1 天 2 g。

(二)作用用途

本品为胆酸的合成衍生物,具有利胆、促进胆汁分泌的作用。起效迅速,静脉注射后 20～30 分钟达最大效应,维持时间长。本品能促进肝脏分泌大量黏度较低的胆汁,增加胆汁容量,但不改变胆盐及其色素的含量,可使胆管畅通,起到清洗胆管和利胆的作用。这与天然胆盐的作用不同,后者分泌量及其固体成分均有增加,并能促进脂肪和脂溶性维生素的吸收,而本品的这一作用很弱。本品还有促进肝脏血流及胆红素排泄和利尿作用。本品口服吸收较好。本品由粪便排出。用于慢性功能性或器质性胆囊(如慢性肝炎)胆管病变,如胆囊或胆管功能失调、胆囊切除后综合征、慢性胆囊炎、胆石症及某些肝脏疾病。

(三)不良反应

不良反应可有口干、口苦及皮肤瘙痒、缓泻等,可出现呼吸困难、心搏骤停、心律失常、肌痉挛、极度疲乏无力,一般轻微短暂,但如长期应用或一时用量过大,可导致电解质失平衡。

(四)注意事项

(1)胆管完全阻塞,严重肝肾功能不全,阑尾炎或肠梗阻,诱因不明的直肠出血,充血性心力衰竭等患者禁用。对哮喘及有过敏史的患者慎用。可用本品 20% 溶液 0.2 mL 做皮试,阳性反应者不可静脉滴注。

(2)长期应用会出现胆汁减少,出现所谓"肝疲劳"现象。

(3)如出现嗳气、打嗝、腹泻、恶心、痉挛、直肠区周围皮肤刺激等症状时应进行对症处理。

(4)因本品代谢产物羟基酮和胆酸有增加结肠分泌水分的作用,因而可有缓泻。

(刘翠兰)

第七章 内分泌系统临床用药

第一节 甲状腺激素及抗甲状腺药

一、甲状腺激素

甲状腺激素为碘化酪氨酸的衍生物,包括甲状腺素(T_4)和三碘甲状腺原氨酸(T_3)。

(一)甲状腺激素的合成、储存、分泌与调节

1.合成

甲状腺激素的合成是在甲状腺球蛋白(TG)上进行的,其过程如下。

(1)甲状腺细胞摄取血液中的碘化物。

(2)碘化物在过氧化物酶的作用下被氧化成活性碘。活性碘与TG上的酪氨酸残基结合,生成一碘酪氨酸(MIT)和二碘酪氨酸(DIT)。

(3)在过氧化物酶作用下,一分子MIT和一分子DIT耦联生成T_3,二分子DIT耦联成T_4。

2.储存

合成的T_3、T_4储存于甲状腺滤泡腔内。

3.分泌

TG在蛋白水解酶作用下分解为T_3、T_4进入血液。

4.调节

垂体前叶分泌的促甲状腺激素(TSH)可促进T_3、T_4合成、释放。然而,当血液中T_3、T_4水平增加可反馈性抑制垂体前叶合成T_3、T_4。此外,碘也可调节甲状腺激素合成,缺碘时可增强摄碘能力,T_3、T_4合成及释放增多。

(二)药物作用

1.维持生长发育

甲状腺激素分泌不足或过量都可引起疾病。婴幼儿甲状腺功能不足时,躯体与智力发育均受影响,可致呆小病(克汀病);成人甲状腺功能不全时,可致黏液性水肿。

2.促进代谢

促进物质氧化,增加氧耗,提高基础代谢率,使产热增多。甲状腺功能亢进时有怕热、多汗等症状。

3.增加交感神经系统敏感性

甲状腺激素可增强心脏对儿茶酚胺的敏感性,甲状腺功能亢进时出现震颤、神经过敏、急躁、心率加快等现象。

甲状腺激素可通过胎盘和进入乳汁,妊娠和哺乳期妇女应注意。

(三)临床用途

主要用于甲状腺功能低下的替代补充疗法。

1.呆小病

应尽早用药,发育仍可恢复正常。若治疗过晚,则智力仍然低下。

2.黏液性水肿

一般服用甲状腺片,从小量开始,逐渐增大至足量。剂量不宜过大,以免增加心脏负担而加重心脏疾病。

3.单纯性甲状腺肿

其治疗取决于病因。由于缺碘所致者应补碘。临床上无明显发病原因者可给予适量甲状腺激素,以补充内源性激素的不足,并可抑制甲状腺激素过多分泌,以缓解甲状腺组织代偿性增生肥大。

(四)不良反应

过量可引起甲状腺功能亢进的临床表现,在老人和心脏病患者中,可发生心绞痛和心肌梗死,宜用β受体阻断药对抗,并应停用甲状腺激素。

二、抗甲状腺药

甲状腺功能亢进,简称甲亢,是多种原因所致的以甲状腺激素分泌过多引发代谢紊乱为特征的一种综合征。抗甲状腺药是一类能干扰甲状腺合成和释放,消除甲状腺功能症状的药物。目前常用的抗甲状腺药物有硫脲类、碘化物、放射性碘及β受体阻滞剂。

(一)硫脲类

硫脲类是常用的抗甲状腺药物,可分为两类:①硫氧嘧啶类,如甲硫氧嘧啶,丙硫氧嘧啶。②咪唑类,如甲巯咪唑、卡比马唑(甲亢平)。

1.药物作用

(1)抑制甲状腺激素合成。该类药物本身作为过氧化物酶的底物而被碘化,使氧化碘不能结合到甲状腺球蛋白上,从而抑制甲状腺激素的生物合成。硫脲类药物对已合成的甲状腺激素无效,须待已合成的激素被消耗后才能完全生效。一般用药2~3周甲状腺功能亢进症状开始减轻,1~3个月基础代谢率才恢复正常。

(2)丙硫氧嘧啶还能抑制外周组织的 T_4 转化为 T_3,能迅速控制血清中生物活性较强的 T_3 水平,故在重症甲状腺功能亢进、甲状腺危象时该药可列为首选。

(3)此外,硫脲类药物尚有免疫抑制作用,能使血液中甲状腺刺激性免疫球蛋白下降,对病因也有一定的治疗作用。

2.临床用途

(1)内科药物治疗:适用于轻症和不宜手术或 ^{131}I 治疗者,如儿童、青少年及术后复发而不适

于 ^{131}I 治疗者可用。

(2)手术前准备：甲状腺功能亢进术前服用硫脲类药物，可使甲状腺功能恢复或接近正常，从而可减少患者在麻醉。

(3)甲状腺危象的治疗：甲状腺功能亢进患者在感染、手术等诱因下，可使甲状腺激素大量释放，患者出现高热、虚脱、心力衰竭、电解质紊乱等现象，称甲状腺危象。此时除主要应用大剂量碘剂和采取其他措施外，大剂量硫脲类可抑制甲状腺激素的合成，并且可阻断外周组织的 T_4 转化为 T_3。

3.不良反应

变态反应较常见，如出现瘙痒、药疹等，多数不需停药即可消失。严重不良反应有粒细胞缺乏症。一般发生在治疗后的 2~3 个月，故应定期检查血常规，若用药后出现咽痛或发热，立即停药则可恢复。此外，本类药物长期应用后可出现甲状腺肿。因药物可进入乳汁及通过胎盘，孕妇慎用，哺乳期妇女禁用；甲状腺癌患者禁用。

(二)碘和碘化物

碘和碘化物是治疗甲状腺病最古老的药物。常用的有碘化钾、碘化钠和复方碘溶液等。

1.药物作用

不同剂量的碘化物对甲状腺功能可产生不同的作用。小剂量的碘是合成甲状腺素的原料，可用于治疗单纯性甲状腺肿。大剂量碘产生抗甲状腺作用，可能与抑制蛋白水解酶，减少 T_3、T_4 释放有关，作用快而强，用药 1~2 天起效，10~15 天达最大效应。此外还可抑制 TSH 所致的腺体增生。

2.临床用途

大剂量碘的应用只限于以下情况：①甲状腺功能亢进术前准备，一般在术前 2 周给予复方碘溶液（卢戈液）以使甲状腺组织缩小、血管减少、组织变硬，以利于手术进行。②甲状腺危象的治疗，将碘化物加到 10% 葡萄糖注射液中静脉滴注，可有效地控制症状，但要注意同时配合服用硫脲类药物。

3.不良反应

(1)急性反应：可于用药后立即或几小时后发生，主要表现为血管神经性水肿，严重出现喉头水肿而窒息。

(2)慢性碘中毒：一般为黏膜刺激症状，表现为口腔及咽喉烧灼感、唾液分泌增多等。

(3)甲状腺功能紊乱：长期服用碘化物可诱发甲状腺功能亢进。碘还可进入乳汁并通过胎盘引起新生儿甲状腺肿，故孕妇及哺乳期妇女应慎用。

(三)放射性碘

临床应用的放射性碘是 ^{131}I，其半衰期为 8 天。

1.药物作用

^{131}I 可被甲状腺摄取，产生 β 射线（占 99%）和 γ 射线（占 1%）。由于 β 射线在组织内的射程不超过 2 mm，因此其辐射作用限于甲状腺内，只破坏甲状腺组织，而很少破坏周围组织，故适宜剂量 ^{131}I，可获得类似手术切除效果。

2.临床用途

(1)甲状腺功能亢进的治疗：^{131}I 用于治疗不宜手术、手术后复发及对抗甲状腺药物过敏或无效者。一般用药后 1 个月见效，3 个月后甲状腺功能恢复正常。

(2)甲状腺功能检查:^{131}I释放的γ射线可在体表测到,可用于检查甲状腺功能。甲状腺功能亢进时,摄碘率高,摄碘高峰时间前移。反之,摄碘率低,摄碘高峰时间后延。

3.不良反应

主要为甲状腺功能低下,故应严格掌握剂量和密切观察,一旦发生甲状腺功能低下症状,应及时停药,并补充甲状腺激素。

(四)用药监测与护理

1.用药监测

用药期间,应定期监测患者心率、血压及甲状腺功能(T_3、T_4水平)。每次用药前应测脉搏和血压,当脉搏超过100次/分,或有节律不齐等异常改变时,应报告医师。

2.用药护理

(1)甲状腺素类药物的用药护理:①甲状腺功能低下的患者很多伴有心血管方面的疾病,如心收缩力减弱、心功能不全等,此类患者对甲状腺素颇为敏感,应从小剂量开始用药。②给药后应严密观察患者有无心血管方面的不良反应,尤其是老年人或心脏病的患者,若心率超过100次/分,应暂停给药,及时通知医师。③对患有糖尿病的患者应用甲状腺素时,可能会使血糖的水平难以控制,故要密切监测血糖。④甲状腺素药物可增强抗凝药的作用,要观察患者有无不正常的出血和紫癜等。如有异常,要及时提醒医师,以便及时调整抗凝药的剂量。⑤鼓励患者多进食黄豆、花生、萝卜类、菠菜、桃、梨、草莓等可促进甲状腺素分泌的食物,有利于疾病的治疗。

(2)抗甲状腺药物的用药护理:①因甲状腺功能亢进患者代谢率快,疲乏,烦躁,难以入眠,故要尽量减少噪音和外界刺激,保证患者的休息。②硫脲类药物应用时应定期检查血常规及肝功能,如出现明显白细胞减少或肝炎症状时,应立即报告医师。③服药期间若发现怀孕,应及时通知医师,中止或调整药物剂量,避免对隐瞒造成不必要的损害。④患者饮食应遵循多食多餐的原则,以防止体重下降,保证摄入足够的维生素、矿物质、蛋白质,以满足身体代谢的需求,但应避免咖啡、茶、可乐类的饮料。

(3)碘剂的用药护理:①碘剂应饭后服,并要用大量的水送下,也可将碘剂溶在果汁或牛奶里,用吸管服用可改善口感,并减少刺激。②碘剂为光敏物质,应放在棕色瓶内避光保存,碘剂具有一定的毒性和刺激性,要存放在安全的地方。③观察患者有无变态反应,如发生应先停药,立即报告医师做相应处理。④对碘剂过敏引起的皮肤瘙痒,可用碳酸钠溶液泡澡,降低室内温度等方式缓解。⑤学会观察患者碘中毒的症状,如口腔溃疡,唾液分泌过多,齿龈肿痛,巩膜发红,眼睑水肿等。

(4)放射性碘剂的用药护理:①对接受放射性碘剂治疗的患者,要详细解释用药的目的、可能的不良反应等,消除患者和家人对放射性碘剂的担忧。②要密切观察患者有无变态反应,治疗时做好救治准备,特别对有过敏体质的患者。③患者应保护体液平衡,以避免放射性碘在体内蓄积,引起对机体的损害。④在家接受放射性碘治疗患者,应教育患者熟悉甲状腺功能亢进及低下的症状与体征,告之在治疗的第1周,应避免接触儿童或与他人同睡一室;对其排泄物应进行专门存放和管理等。

(王佳鑫)

第二节 垂体激素类药

临床上常用的垂体激素类药物主要以基因重组人生长激素为代表。本品以基因工程技术由哺乳动物细胞产生，与天然人生长激素相同。

一、其他名称

思真，Somatotrophin。

二、性状

本品为白色或类白色粉末。

三、药理学

本品具有与人生长激素同等的作用，即能促进骨骼、内脏和全身生长，促进蛋白质合成，影响脂肪和矿物质代谢，在人体生长发育中起着关键性作用。肌内注射3小时后达到平均峰浓度，皮下注射后约80%被吸收，4小时后达峰浓度，$t_{1/2}$约为4小时，两种给药途径的AUC十分接近。在肝、肾代谢，通过胆汁排泄。

四、适应证

主要用于内源性生长激素分泌不足所致的生长障碍，性腺发育不全所致的生长障碍（特纳综合征）。此外，尚可用于治疗伴恶病质的艾滋病、短肠综合征等疾病。

五、用法和用量

人生长激素的国际标准，rDNA来源的人生长激素的定义是每1安瓿内含有1.95 mg蛋白质，每1 mg含有活性成分3 U。1 mg无水的生长激素USP约等于3 USP生长激素单位。商品化的制剂在每1 mg含有的单位数量上会有所不同，不同的制造商在评价生长激素值时有所差异，因此给药剂量必须个体化，采用肌内注射或皮下注射。①内源性生长激素分泌不足所致的生长障碍：一般用量为每周4 mg(12 U)/m²，或每周0.2 mg(0.6 U)/kg，分3次肌内注射，皮下注射分6次或7次给药，最好晚上给药。②性腺发育不全所致的生长障碍：每周6 mg(18 U)/m²，或每周0.2~0.23 mg(0.6~0.7 U)/kg，治疗的第二年剂量可增至8 mg(24 U)/m²，或每周0.27~0.33 mg(0.8~1 U)/kg，分7次单剂量于晚上皮下注射给药。

六、不良反应

偶可引起注射部位疼痛、麻木、发红和肿胀等。

七、禁忌证

任何有进展迹象的潜在性脑肿瘤患者、妊娠期妇女和哺乳期妇女均禁用。不得用于骨骺已闭合的儿童患者。

八、注意

(1)糖尿病为相对禁忌证,给糖尿病患者应用时应进行严格的医学及实验室监控。
(2)脑肿瘤引起的垂体侏儒病患者、心脏或肾脏病患者慎用。
(3)使用前,需对脑垂体功能做详细检查,准确诊断后才能应用。
(4)应临用时配制,用注射用水或含苯甲醇的生理盐水溶解,轻轻摇动,切勿振荡,以免变性。

九、药物相互作用

大剂量糖皮质激素可能会抑制本品的作用。

十、制剂

注射用粉针:每瓶 1.33 mg(4 U);3.33 mg(10 U)。

十一、储法

避光于 2~8 ℃保存。以生理盐水溶解后应立即使用,未用完的药液应弃去。以含苯甲醇的生理盐水溶解的药液可于 2~8 ℃下保存 14 天。

(刘翠兰)

第三节　肾上腺皮质激素类药

肾上腺皮质激素是肾上腺皮质所分泌激素的总称,分 3 类:①盐皮质激素:由球状带分泌,有醛固酮等。②糖皮质激素:由束状带分泌,有氢化可的松和可的松等。③性激素:由网状带分泌。临床上以糖皮质激素应用广泛。

一、糖皮质激素

糖皮质激素作用广泛而复杂,且随剂量不同而异。生理情况下所分泌的糖皮质激素主要影响物质代谢过程,超生理剂量的糖皮质激素还具有抗炎、抗免疫等药理作用。临床常用药物有:氢化可的松、可的松、泼尼松、地塞米松等。

(一)药物作用

1.对代谢的影响
(1)糖代谢:糖皮质激素能增加肝糖原、肌糖原含量并升高血糖。
(2)蛋白质代谢:糖皮质激素能促进蛋白质分解,抑制蛋白质的合成。长期应用可导致肌肉消瘦、皮肤变薄、骨质疏松和伤口愈合延缓等。
(3)脂肪代谢:糖皮质激素能促进脂肪分解,抑制其合成,同时可使机体脂肪重新分布,即四肢脂肪向面部、胸、背及臀部分布,形成满月脸和向心性肥胖。
(4)水和电解质代谢:糖皮质激素有较弱的盐皮质激素的作用;同时也影响水的平衡,有弱的利尿效应。

2.抗炎作用

糖皮质激素有强大的抗炎作用,能对抗物理、化学、生物等各种原因所致的炎症。在炎症早期,可降低毛细血管通透性,减少渗出及水肿、抑制白细胞功能,减少炎症递质释放,从而改善红、肿、热、痛等症状;在炎症晚期,通过抑制毛细血管和成纤维细胞的增生,延缓肉芽组织生成,从而防止炎症所致的粘连及瘢痕形成,减轻后遗症。但也应注意,炎症是机体的一种防御机制,因此,糖皮质激素在发挥抗炎效应时,也降低机体的防御功能。目前有关糖皮质激素抗炎机制认为是糖皮质激素(GCS)通过作用于靶细胞质内的糖皮质激素受体,最终影响了参与炎症的一些基因转录而产生抗炎效应。

3.抗免疫与抗过敏作用

糖皮质激素对免疫过程的诸多环节均有抑制作用。不仅可抑制巨噬细胞对抗原的呈递过程,而且还不同程度地抑制细胞免疫(小剂量)和体液免疫(大剂量)。此外,糖皮质激素能减少过敏介质的产生,因而可以改善过敏症状。

4.抗休克

大剂量的糖皮质激素是临床上治疗各种严重休克的重要药物,特别是中毒性休克的治疗。其抗休克与下列因素有关。

(1)扩张痉挛收缩的血管和加强心脏收缩。

(2)抑制炎症反应,减轻炎症所致的组织损伤,同时也改善休克时微循环障碍。

(3)稳定溶酶体膜,减少心肌抑制因子(myocardio-depressant factor,MDF)的形成。

(4)提高机体对细菌内毒素的耐受力。

5.其他作用

(1)血液与造血系统:糖皮质激素能刺激骨髓造血功能,使红细胞、血红蛋白、中性白细胞及血小板数量增加,淋巴细胞减少,淋巴组织萎缩。

(2)中枢神经系统:能提高中枢神经系统的兴奋性,易引起欣快、激动、失眠等反应,偶可诱发精神失常。大剂量对儿童能致惊厥。

(3)骨骼系统:长期服用糖皮质激素类药物可出现骨质疏松,易致骨折。

(4)消化系统:糖皮质激素能使胃酸和胃蛋白酶分泌增多,促进消化,但也可诱发或加重溃疡病。

(二)临床用途

1.严重感染或炎症后遗症

(1)治疗严重急性感染:主要用于严重中毒性感染,如中毒性肺炎、中毒性菌痢、暴发型流行性脑膜炎及败血症等,此时应在服用有效的抗菌药物前提下,辅助应用糖皮质激素治疗。针对病毒性感染一般不用激素,因用后可降低机体的防御能力致使感染扩散。

(2)预防某些炎症后遗症:如结核性脑膜炎、心包炎、风湿性心瓣膜炎等,早期应用皮质激素可防止炎症后期粘连或瘢痕形成。对虹膜炎、角膜炎、视网膜炎和视神经炎等非特异性眼炎,应用后也可迅速消炎止痛、防止角膜浑浊和瘢痕粘连的发生。

2.自身免疫性疾病及过敏性疾病

(1)自身免疫性疾病:如风湿热、风湿性及类风湿性关节炎、全身性红斑狼疮样综合征、肾病综合征等应用皮质激素后可缓解症状。一般采用综合疗法,不宜单用,以免引起不良反应。异体器官移植手术后所产生的排异反应也可应用皮质激素。

(2)过敏性疾病:如荨麻疹、血清热、血管神经性水肿、过敏性鼻炎、支气管哮喘和过敏性休克等,也可应用皮质激素辅助治疗。

3.各种休克

在针对休克病因治疗的同时,早期应用足量皮质激素有利于患者度过危险期。如感染中毒性休克时,应在有效的抗菌药物治疗下,及早、短时间突击使用大剂量皮质激素,见效后即停药。

4.血液病

主要用于儿童急性淋巴细胞性白血病,此外也可用于再生障碍性贫血、粒细胞碱少症、血小板减少症和过敏性紫癜等的治疗。停药后易复发。

5.替代疗法

用于急性、慢性肾上腺皮质功能减退症(包括肾上腺危象)、脑垂体前叶功能减退及肾上腺次全切除术后作替代疗法。

6.局部应用

对一般性皮肤病如接触性皮炎、湿疹、牛皮癣等都有一定疗效。也可用于肌肉或关节劳损的治疗。

(三)不良反应

1.长期大量应用引起的不良反应

(1)类肾上腺皮质功能亢进:因物质代谢和水盐代谢紊乱所致,如满月脸、水牛背、向心性肥胖、皮肤变薄、痤疮、多毛、水肿、低血钾、高血压、糖尿等。停药后可自行消退,必要时采取对症治疗,如应用降压药、降糖药、氯化钾、低盐、低糖、高蛋白饮食等。

(2)诱发或加重感染:因糖皮质激素抑制机体防御功能所致。长期应用常可诱发感染或使体内潜在病灶扩散,特别是在原有疾病已使抵抗力降低的情况下,如肾病综合征者更易产生。此外,糖皮质激素还可使原来静止的结核病灶扩散、恶化,故结核病患者必要时应并用抗结核药。

(3)消化系统并发症:使胃酸、胃蛋白酶分泌增加,抑制胃黏液分泌,降低胃肠黏膜的抵抗力,故可诱发或加剧胃、十二指肠溃疡,甚至造成消化道出血或穿孔。对少数患者可诱发胰腺炎或脂肪肝。

(4)心血管系统并发症:长期应用可引起高血压和动脉粥样硬化。

(5)骨质疏松、肌肉萎缩、伤口愈合迟缓等与激素促进蛋白质分解、抑制其合成及增加钙、磷排泄有关。骨质疏松多见于儿童、老人和绝经妇女,严重者可导致自发性骨折。此外,因糖皮质激素还可抑制生长素分泌和造成负氮平衡,影响生长发育。偶可引起畸胎。

(6)其他:精神失常。有精神病或癫痫病史者禁用或慎用。

2.停药反应

(1)长期应用减量过快或突然停药时,可引起肾上腺皮质萎缩和功能不全。停药后也有少数患者遇到严重应激情况,例如,感染、创伤、手术时可发生恶心、呕吐、乏力、低血压、休克等肾上腺危象,需及时抢救。

(2)反跳现象:因患者对激素产生了依赖性或病情尚未完全控制,突然停药或减量过快可致原病复发或恶化。常需加大剂量再行治疗,待症状缓解后再逐渐减量、停药。

(四)禁忌证

严重精神病和癫痫,活动性消化性溃疡病,骨折,创伤修复期,肾上腺皮质功能亢进症,严重高血压,糖尿病,孕妇,抗菌药不能控制的感染(如水痘、真菌感染)等都是糖皮质激素的禁忌证。

(五)用法及疗程

1.大剂量突击疗法

用于严重中毒性感染及各种休克。氢化可的松首次剂量可静脉滴注 200～300 mg,1 天量可达 1 g 以上,疗程不超过 3 天。

2.一般剂量长期疗法

用于结缔组织病、肾病综合征、顽固性支气管哮喘等。一般开始时用泼尼松口服 10～20 mg 或相应剂量的其他皮质激素制剂,每天 3 次,产生效应后,逐渐减量至最小维持量,持续数月。

3.小剂量替代疗法

用于垂体前叶功能减退、艾迪生病及肾上腺皮质次全切除术后。一般维持量,可的松每天 12.5～25 mg。

4.隔天疗法

皮质激素的分泌具有昼夜节律性,每天上午 8～10 时为分泌高潮,午夜 12 时为低潮。临床用药可随这种节律进行,即将 1 天或 2 天的总药量在隔天早晨 1 次给予,此时正值激素正常分泌高峰,对肾上腺皮质功能的抑制较小。

二、皮质激素抑制药

皮质激素抑制剂可代替外科的肾上腺皮质切除术,临床常用的有美替拉酮。美替拉酮又名甲吡酮,为 11β-羟化酶抑制剂,能抑制氢化可的松产生,但通过反馈性地促进促肾上腺皮质激素分泌导致 11-去氧皮质酮和 11-去氧氢化可的松代偿性增加,故尿中 17-羟类固醇排泄也相应增加。临床用于治疗肾上腺皮质肿瘤和产生促肾上腺皮质激素的肿瘤所引起的氢化可的松过多症和皮质癌。不良反应较少,偶可引起眩晕、消化道反应、高血压等。

三、肾上腺皮质激素类药的用药监护

(一)用药监测

用药期间要注意监测心率、血压、体温、体重、电解质和液体出入量等指标,长期治疗的患者应定期进行特殊检查,包括血糖、尿糖、视力、眼内压、脊柱、胸部 X 线拍片等,定期检查大便潜血,注意观察大便颜色,有无咖啡或柏油状,定期检查尿中 17-羟类固醇,以排除库欣综合征。

(二)用药护理

(1)要严格把握激素的使用,必须按医嘱规定时间、剂量用药,不可任意停药和滥用激素。

(2)糖皮质激素不能做皮下注射,又不能在感染的关节腔内注射给药。肌内注射应采取深部注射,并经常更换部位,注意观察有无局部感染和肌肉萎缩的现象。

(3)长期服用激素使身体对外界刺激的生理反应敏感性降低,有任何疼痛、出血、恶心、厌食的症状,都应与医师联系。

(4)长期用药患者可能出现神经系统的症状和体征,如兴奋和失眠。应合理地安排给药时间,创造良好的环境,保证患者的休息和睡眠。

(5)患者的饮食应保持低钠、低糖、高钾、高蛋白、高纤维素及含钾丰富的水果及蔬菜,有肾功能不全、造瘘管的患者,饮食要注意水、钠的平衡。

(6)因长期用药出现的库欣综合征,即满月脸、肥胖、色素沉着、多毛,妇女月经失调等,随着药物的递减和停药会逐渐消失,告诉患者不必为之多虑。

(7)药物长期作用可引起缺钙、骨质疏松而导致自发性骨折。要提醒患者不要做超出医师允许的重体力劳动或剧烈运动,若有低钙的症状出现,如肌肉无力、痉挛等,要及时告诉医师。

(8)糖皮质激素可减弱机体防御疾病能力、诱发或加重感染。对长期用药者,应注意个人卫生,防止感染,房间要定时通风和消毒空气,保持适宜的温度、湿度,并减少探视。

(刘翠兰)

第四节 胰岛素及口服降糖药

糖尿病是由于胰岛素分泌和/或作用缺陷导致的糖、脂肪、蛋白质代谢紊乱,出现以高血糖为特征的慢性、全身性疾病。可分为1型糖尿病、2型糖尿病、妊娠期糖尿病和其他类型糖尿病4类。其中1型和2型占总数的95%以上,尤其是2型糖尿病最为多见。糖尿病药物治疗的目的是控制血糖、纠正代谢紊乱,防止或延缓各种并发症,降低病死率,提高生活质量。临床常用药物有胰岛素和口服降血糖药两类。

一、胰岛素

胰岛素是由胰岛β细胞合成、分泌的一种多肽类激素,药用胰岛素有动物胰岛素(从猪、牛的胰腺中提取)和人胰岛素(通过基因重组技术生产)两类。胰岛素口服易被消化酶破坏,故必须注射给药。皮下注射吸收快,与血浆蛋白结合率低于10%,主要在肝、肾经水解灭活,$t_{1/2}$短。但胰岛素与组织结合后,作用可维持数小时。为延长其作用时间,可用碱性蛋白质与之结合,并加入微量锌使其稳定,制成中效和长效制剂。中、长效制剂均为混悬剂,不能静脉注射。另外,现在已研制出非注射用的胰岛素制剂,如胰岛素喷雾剂。

常用注射用胰岛素制剂的分类及特点见表7-1。

表7-1 常用注射用胰岛素制剂的分类及特点

分类	药物	注射途径	作用时间(h)			给药时间
			开始	高峰	维持	
短效	正规胰岛素	静脉注射	立即	1/2	2	饭前1/2小时注射,3~4次/天
		皮下注射	1/2~1	2~4	6~8	
中效	低精蛋白锌胰岛素	皮下注射	3~4	8~12	18~24	早餐前1/2小时注射1次,必要时晚餐前加1次
	珠蛋白锌胰岛素	皮下注射	2~4	6~10	12~18	
长效	精蛋白锌胰岛素	皮下注射	3~6	16~18	24~36	早餐前或晚餐前1小时注射

(一)作用
胰岛素对代谢过程有广泛影响。

1.降低血糖

胰岛素可加速葡萄糖的无氧酵解和有氧氧化,促进糖原的合成及储存;抑制糖原分解及糖异生,从而降低血糖。

2.促进脂肪合成

胰岛素能促进脂肪合成,抑制脂肪分解,减少游离脂肪酸和酮体的生成。

3.促进蛋白质合成

胰岛素可增加氨基酸的转运和促进蛋白质合成,抑制蛋白质的分解。

4.促进 K^+ 转运

促进 K^+ 从细胞外进入细胞内,降低血 K^+,增加细胞内 K^+ 浓度。

(二)用途

1.糖尿病

胰岛素对各型糖尿病均有效。主要用于:①1型糖尿病(胰岛素依赖型糖尿病)。②出现并发症,如酮症酸中毒、高渗性昏迷。③2型糖尿病经饮食控制和口服降血糖药治疗失败者。④出现并发症,如严重感染、高热、创伤及分娩等。

2.纠正细胞内缺钾

与氯化钾、葡萄糖组成极化液,用于防治心肌梗死时的心律失常。此外,胰岛素还可与ATP、辅酶A组成能量合剂,用于心、肝、肾疾病的辅助治疗。

胰岛素的作用和用途见图7-1。

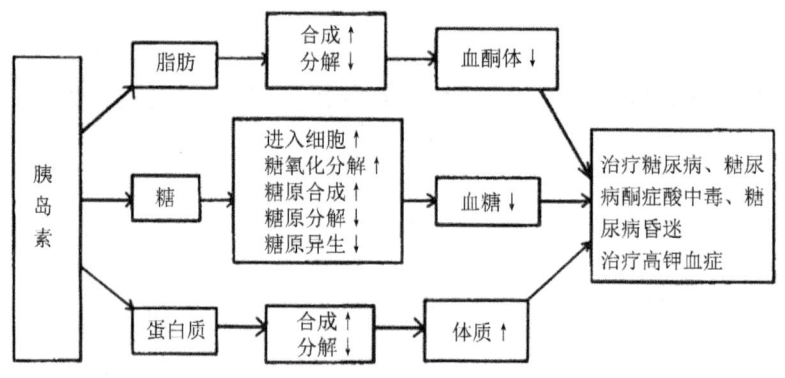

图7-1 胰岛素的作用和用途示意图

(三)不良反应及应用注意

1.低血糖反应

多为胰岛素过量或未能按时进餐所致。胰岛素能迅速降低血糖,出现饥饿感、出汗、心悸、震颤等症状,严重者可引起昏迷、惊厥及休克,甚至死亡。低血糖反应的防治:①用药与进餐配合。②发生低血糖时应及时处理,轻微者可进食少量饼干、面包等,严重低血糖时应立即静脉注射50%葡萄糖。长效胰岛素降低血糖作用缓慢,一般不出现上述症状,而主要表现为头痛、精神情绪失常和运动障碍。

为防止低血糖反应引起严重后果,应向患者宣传防治知识,以便及早发现并采取摄食或饮糖水等措施。低血糖性昏迷必须与酮症酸中毒性昏迷及非酮症糖尿病昏迷相鉴别。

2.变态反应

一般反应为皮疹、血管神经性水肿,偶有过敏性休克。因多数为牛胰岛素所致,可改用猪胰岛素或人胰岛素。

3.局部反应

表现为红肿、皮下结节或皮下脂肪萎缩;见于多次肌内注射部位,人胰岛素则较少见。应有计划地更换注射部位,可尽量减少组织损伤及避免吸收不良。

4.胰岛素耐受性

机体对胰岛素的敏感性降低称为胰岛素耐受性,又称胰岛素抵抗。分为两型。①急性型:常由于创伤、感染、手术、情绪激动等应激状态引起,血中抗胰岛素物质增多,需短时间内增加大剂量胰岛素,并纠正酸碱平衡和电解质紊乱,常可取得较好疗效。②慢性型:与体内产生胰岛素抗体或体内胰岛素数目减少等有关,宜更换胰岛素制剂或加用口服降血糖药。

5.药物相互作用

肾上腺皮质激素、噻嗪类利尿剂、胰高血糖素等均可升高血糖浓度,合用时可降低胰岛素的降糖作用;普萘洛尔等β受体拮抗药与胰岛素合用则可增加低血糖的危险,并可掩盖低血糖的某些症状,延长低血糖时间,故应注意调整胰岛素用量。华法林、水杨酸盐、磺胺类药、甲氨蝶呤等可与胰岛素竞争血浆蛋白结合,从而增加血中游离型胰岛素而增强作用。

6.应用胰岛素注意事项

必须注意定期检查尿糖、血糖、肾功能、眼底视网膜血管、血压和心电图等,以便了解病情及并发症。

二、口服降糖药

(一)胰岛素促泌药

胰岛素促泌药主要有磺酰脲类和苯甲酸类(格列奈类)。磺酰脲类第一代有甲苯磺丁脲和氯磺丙脲,第二代常用的有格列本脲(优降糖)、格列齐特(达美康)、格列喹酮(糖适平)、格列吡嗪(美吡达)、格列苯脲。苯甲酸类主要有瑞格列奈和那格列奈。

1.磺酰脲类

磺酰脲类口服吸收迅速而完全,与血浆蛋白结合率很高,故起效慢,维持时间长。多数药物在肝脏代谢并经肾脏排泄,但格列喹酮经肾排出小于5%。

磺酰脲类的药动学特点见表7-2。

表7-2 磺酰脲类的药动学特点

药物	$t_{1/2}$ (h)	24小时肾排泄率 (%)	蛋白结合率 (%)	作用时间 (h)	等效剂量 (mg)	天用次数 (次/天)
甲苯磺丁脲(tolbutamide)	5	100	95	6~12	1 000	2~3
氯磺丙脲(chlorpmpanfide)	35	80	90	24~72	250	1
格列本脲(glibenclamide)	6	65	99	16~24	5	1~2
格列吡嗪(glipizide)	4	75	95	12~24	705	1~2
格列齐特(gliclazide)	12			12~24	80	1~2
格列喹酮(gliquidone)	1.5	<5			30	1~2
格列美脲(glimepride)	5	60	99.5		2	1~2

(1)作用。①降血糖作用:其作用主要是通过促进已合成的胰岛素释放入血而发挥降血糖作

用，对胰岛素的合成无影响，因此，对胰腺尚有一定胰岛素合成能力的患者有效，对1型糖尿病及胰腺切除者单独应用无效。②抗利尿作用：氯磺丙脲能促进抗利尿激素分泌，减少水的排泄。③对凝血功能的影响：格列齐特能降低血小板黏附力，刺激纤溶酶原的合成，恢复纤溶活性，改善微循环，对预防或减轻糖尿病患者微血管并发症有一定作用。

(2) 用途。①糖尿病：用于2型糖尿病，胰岛功能尚存且单用饮食控制无效者；用于对胰岛素产生耐受者，可减少胰岛素的用量。②尿崩症：氯磺丙脲可使尿量减少，与氢氯噻嗪合用可提高疗效。

(3) 不良反应及应用注意。①常见不良反应：胃肠不适、恶心、腹痛、腹泻，以及皮肤过敏。也可致黄疸及肝损害，应定期检查肝功能。②少数人出现粒细胞、血小板减少，应定期检查血常规。③低血糖反应：药物过量可发生持续性低血糖，老年人及肝肾功能不良者尤易发生。格列本脲、格列齐特等第二代药物较少引起低血糖。④中枢神经系统反应：大剂量氯磺丙脲可引起精神错乱、嗜睡、眩晕和共济失调等症状。⑤其他：本类药大部分从肾排泄会加重肾负担，应注意多饮水。格列喹酮主要随胆汁经消化道排泄，所以轻、中度肾功能不良者应选用格列喹酮。⑥药物相互作用：磺酰脲类血浆蛋白结合率很高，因此可与其他药物(如磺胺类药、青霉素、吲哚美辛、双香豆素等)竞争与血浆蛋白结合，使其游离型药物浓度上升而引起低血糖反应。药酶抑制剂如氯霉素、西咪替丁等也能增强磺酰脲类的降糖作用。此外，氢氯噻嗪、糖皮质激素、口服避孕药，苯妥英钠、利福平等因抑制胰岛素释放，拮抗胰岛素作用或诱导肝药酶而降低磺酰脲类药的疗效。

2.苯甲酸类

瑞格列奈和那格列奈为苯甲酸类药，其作用机制同磺脲类，特点是促进胰岛素分泌，起效快，餐时或餐后立即服药，在餐后血糖升高时恰好促进胰岛素分泌增多，故又称速效餐时血糖调节剂。本类药维持时间短，在空腹时不再刺激胰岛素分泌，既可降低餐后血糖，又极少发生低血糖。适用于2型糖尿病降低餐后血糖，与双胍类药有协同作用；瑞格列奈经肾排泄仅8%，主要随胆汁经消化道排泄，故可用于轻、中度肾功能不良者。

(二) 胰岛素增敏药

噻唑烷二酮类(格列酮类)为胰岛素增敏药，常用药物有罗格列酮、吡格列酮等。

罗格列酮(文迪雅)和吡格列酮(安可妥)除能特异性提高机体(肝脏、肌肉和脂肪组织)对胰岛素的敏感性外，还可保护胰岛β细胞功能，有效降低血糖、血脂，对大血管又有保护作用，是治疗伴有胰岛素抵抗的2型糖尿病的一线用药。无论是单独(较弱)还是联合用药(可与磺酰脲类或二甲双胍合用)都能取得较好的降糖效果，但无内源性胰岛素存在时无效。

主要不良反应是损害肝功能，用药前需检查肝功能，转氨酶升高超过正常上限2.5倍者禁用。用药期间定期检查肝功能，用药第1年每2个月1次，以后每6个月1次。此外，本类药可致体重增加。心功能不全者禁用或慎用。

(三) 双胍类

主要有二甲双胍。

1.作用和用途

二甲双胍对2型糖尿病有降血糖作用，对正常人血糖几无影响，不会引起低血糖。作用机制是：①增强机体组织对胰岛素的敏感性(即促进组织细胞对葡萄糖的摄取和利用)。②减少肝脏产生葡萄糖。③抑制肠道对葡萄糖的吸收，从而有效降低血糖。④改善糖尿病患者的血管功能。主要用于2型糖尿病，尤其是肥胖型(首选，兼有减肥效果)。

2.不良反应及应用注意

(1)胃肠道反应:主要是食欲缺乏、恶心、呕吐、腹泻、口苦、金属味等,饭后服可减轻,减量或停药后即消失。

(2)乳酸血症:因促进糖无氧酵解,产生乳酸,尤其在肝肾功能不全及心力衰竭等缺氧情况下,易诱发乳酸性酸中毒(苯乙双胍的发生率比二甲双胍高10倍,故前者已基本不用),可危及生命。

(3)禁忌证:肝肾功能不良者禁用。

(四)α-葡萄糖苷酶抑制药

其中主要为阿卡波糖,伏格列波糖。

1.作用和用途

阿卡波糖(拜唐苹)、伏格列波糖为新型的口服降血糖药。作用机制是:通过竞争性抑制小肠葡萄糖苷酶的活性,使淀粉类转化为单糖的过程减慢,从而延缓葡萄糖的吸收,降低餐后血糖,单独使用不引起低血糖反应。临床主要用于治疗糖尿病餐后高血糖。既可单独使用也可与其他降血糖药合用治疗2型糖尿病。

2.不良反应及应用注意

本类药因延缓糖类的吸收,所以腹胀,排气多、腹泻等胃肠道反应较常见。必须与头几口食物一起嚼服才有效。如果在服药后很长时间才进餐,则疗效差或无效。服药期间增加淀粉类比例,并限制单糖摄入量可提高疗效。若与其他降糖药合用出现低血糖时,应先减少降糖药药量;严重低血糖时应直接补充葡萄糖。应避免与抗酸药及消化酶制剂同时服用。18岁以下者、孕妇、哺乳期妇女,以及有明显消化、吸收障碍者禁用。

(刘翠兰)

第八章 风湿免疫系统临床用药

第一节 免疫增强药

免疫增强药能激活一种或多种免疫活性细胞,增强或提高机体免疫功能的药物。临床主要用其免疫增强作用,治疗免疫缺陷疾病、慢性感染及恶性肿瘤的辅助治疗。

一、重组人白细胞介素-2

重组人白细胞介素-2(IL-2)是重要的淋巴因子,由 T 辅助细胞(Th)产生,参与免疫反应。

(一)药理作用与应用

IL-2 为抑制性 T 细胞(Th)和细胞毒 T 细胞(Tc)分化、增生所必需的调控因子;诱导或增强自然杀伤细胞(NK)活性;诱导激活细胞毒淋巴细胞(LAK)的分化增生;诱导或增强细胞毒 T 细胞、单核细胞及巨噬细胞的活性;促进 B 细胞的分化、增生和抗体分泌;具有广谱性免疫增强作用。临床用于慢性肝炎、免疫缺陷病及恶性肿瘤的辅助治疗。

(二)不良反应与用药护理

本品毒性反应多与血管的通透性有关,并随着剂量的增大而加剧,导致体液渗出而器官功能障碍,可出现尿少、体液潴留、恶心、呕吐、腹泻、呼吸困难、转氨酶升高、黄疸、低血压、心律失常、红细胞减少及凝血功能障碍。

二、干扰素

干扰素是有关细胞在病毒感染或其他诱因刺激下,产生的糖蛋白类物质。目前,已能用 DNA 重组技术生产,分为人白细胞产生的干扰素 α 及成人纤维细胞产生的干扰素 β 及人 T 细胞产生的干扰素 γ 三类。

(一)体内过程

口服不吸收,必须注射给药。干扰素 α 肌内注射,干扰素 β 静脉给药。干扰素在肝、肾和血清分布较多,脾、肺分布较少。主要经肝代谢,少量以原形经肾排泄。

(二)药理作用

1.广谱抗病毒作用

对所有 RNA 病毒及 DNA 病毒均有抑制作用。

2.抗肿瘤细胞增生作用

通过直接抑制肿瘤细胞的生长、抑制肿瘤的繁殖、抑制癌基因的表达及激活抗肿瘤免疫功能而达到抗肿瘤的目的。

3.调节人体免疫功能

主要表现为增强免疫效应细胞的作用。

(1)调节自然杀伤细胞的杀伤活性。

(2)激活 B 细胞,促进抗体生成。

(3)激活单核巨噬细胞的吞噬功能。

(4)诱导白细胞介素、肿瘤坏死因子等细胞因子的产生。

(三)临床应用

1.慢性乙型肝炎

可使转氨酶恢复正常,病理组织学有好转;对重型肝炎可使病情缓解,病死率下降。

2.恶性肿瘤

干扰素 α 是治疗毛细胞白血病的首选药,对慢性白血病有较好疗效,对其他实质瘤也有一定疗效。

3.其他疾病

可用于治疗获得性免疫缺陷综合征,干扰素 β 对多发性硬化有较好疗效,干扰素 γ 可用于治疗类风湿关节炎。

(四)不良反应与用药护理

应用早期出现发热、寒战、出汗、头痛、肌痛症状,有剂量依赖性,减量或停药后症状消失;白细胞减少、血小板减少、凝血障碍等;血压异常、心律失常、心肌梗死等。间质性肺炎,表现为干咳、劳累性呼吸困难。尿蛋白增加,严重时发生肾功能不全。过敏体质、肝肾功能不良及白细胞和血小板减少者慎用。

三、卡介苗

卡介苗为减毒的结核分枝杆菌活菌苗,原用于预防结核病,属于特异性免疫制剂。后来证明卡介苗能增强细胞免疫功能,刺激 T 细胞增生,提高巨噬细胞杀伤肿瘤细胞及细菌的能力,促进白细胞介素-1 的产生,增强 T 辅助细胞(Th)和自然杀伤细胞(NK)的功能,为非特异性免疫增强剂。用于白血病、肺癌等肿瘤的辅助治疗。不良反应少,给药部位易发红斑、硬结或溃疡;又可产生全身寒战、发热;偶见变态反应。不良反应的大小与给药剂量、给药途径及免疫治疗次数有关。

四、胸腺素

胸腺素是从小牛或猪胸腺中提取的小分子多肽,内含胸腺生成素、胸腺体液因子、血清胸腺因子等。能促进 T 细胞分化成熟,增强 T 细胞对抗原或其他刺激的反应,同时增强白细胞、红细胞的免疫功能,并调整机体的免疫平衡。临床上主要用于细胞免疫缺陷性疾病、自身免疫性疾病、感染性疾病和晚期肿瘤的治疗。不良反应有注射部位轻度红肿,皮肤变态反应,过大剂量可产生免疫抑制。

五、转移因子

转移因子是从人白细胞、猪脾、牛脾中提取的小分子肽类物质,牛脾含量最多。其免疫调节作用无明显种属特异性。转移因子的活性成分是 T 辅助细胞的产物,可选择性结合抑制性 T 细胞(Ts)和巨噬细胞,在免疫调节中发挥作用。

(一)增强淋巴细胞对肿瘤的细胞毒作用

转移因子是 T 细胞促成剂,具有活化效应细胞,加强效应细胞对肿瘤细胞的攻击反应,抑制或破坏肿瘤细胞的生长。

(二)传递免疫信息

在转移因子的作用下,非致敏的淋巴细胞可转化为致敏的 T 增强细胞,增强细胞的免疫功能,并促进干扰素释放,增强机体抗感染的能力。

临床用于免疫缺陷病、恶性肿瘤及急性病毒感染的辅助治疗。偶有皮疹、瘙痒、痤疮及一过性发热。

六、左旋咪唑

左旋咪唑能使受抑制的巨噬细胞和 T 细胞功能恢复正常,可能与激活环核苷酸磷酸二酯酶,降低巨噬细胞和淋巴细胞内 cAMP 含量有关。它还能诱导 IL-2 的产生,增强免疫应答反应。一般,用于免疫功能低下者,可作为肿瘤的辅助治疗,还可改善自身免疫性疾病的免疫功能。

(张胜群)

第二节 免疫抑制药

免疫抑制药是最早用于临床的免疫调节药。1962 年,硫唑嘌呤和肾上腺皮质激素联合应用用以防治器官移植的排异反应。随着对自身免疫性疾病发病机制认识的深化,免疫抑制药也适用于治疗自身免疫性疾病。近年来,他克莫司、西罗莫司等新药的研制成功,使免疫抑制药的研究步入了新的阶段。

一、常用的免疫抑制药

常用的免疫抑制药可分为 6 类。
(1)糖皮质激素类:泼尼松、甲泼尼龙等。
(2)神经钙蛋白抑制剂:环孢素、他克莫司、西罗莫司、霉酚酸酯等。
(3)抗增殖与抗代谢类:硫唑嘌呤、环磷酰胺、甲氨蝶呤等。
(4)抗体类:抗淋巴细胞球蛋白等。
(5)抗生素类:西罗英司等。
(6)中药类:雷公藤总苷等。

二、免疫抑制药的临床应用

防治器官移植的排异反应:免疫抑制药可用于肾、肝、心、肺、角膜和骨髓等组织器官的移植手术,以防止排异反应,并需要长期用药。常用环孢素和雷公藤总苷,也可将硫唑嘌呤或环磷酰胺与糖皮质激素联合应用。当发生明显排异反应时,可在短期内大剂量使用,控制后即减量维持,以防用药过量产生毒性反应。

治疗自身免疫性疾病免疫抑制药:可用于自身免疫溶血性贫血、特发性血小板减少性紫癜、肾病性慢性肾小球肾炎、类风湿关节炎、系统性红斑狼疮、结节性动脉周围炎等,首选糖皮质激素类。对糖皮质激素类药物耐受的病例,可加用或改用其他免疫抑制药。免疫抑制药的联合应用可提高疗效,减轻毒性反应。但该类药物只能缓解自身免疫性疾病的症状,而无根治作用,而且因毒性较大,长期应用易导致严重不良反应,包括诱发感染、恶性肿瘤等。

(一)神经钙蛋白抑制剂

神经钙蛋白(钙调磷酸酶)抑制剂作用于 T 细胞活化过程中细胞信号转导通路,起到抑制神经钙蛋白作用,是目前临床最有效的免疫抑制药。

1.环孢素

环孢素(环孢素 A,CsA)是从真菌的代谢产物中分离的中性多肽。1972 年发现其抗菌作用微弱,但有免疫抑制作用。1978 年始用于临床防治排异反应并获得满意效果,因其毒性较小,是目前较受重视的免疫抑制药之一。

(1)体内过程:本药溶于橄榄油中可以肌内注射。口服吸收慢且不完全,口服吸收率为 20%~50%,首关消除可达 27%。单次口服后 3~4 小时血药浓度达峰值。在血中约 50% 被红细胞摄取,4%~9% 与淋巴细胞结合,约 30% 与血浆脂蛋白和其他蛋白质结合,血浆中游离药物仅占 5% 左右。半衰期为 14~17 小时。大部分经肝代谢自胆汁排出,0.1% 药物以原形经尿排出。

(2)药理作用与机制:选择性抑制细胞免疫和胸腺依赖性抗原的体液免疫。环孢素主要选择性抑制 T 细胞活化,使 T_H 细胞明显减少并降低 T_H 与 T_S 的比例。对 B 细胞的抑制作用弱,对巨噬细胞的抑制作用不明显,对自然杀伤(NK)细胞活力无明显抑制作用,但可间接通过干扰素的产生而影响 NK 细胞的活力。其机制主要是抑制神经钙蛋白,阻止了细胞质 T 细胞激活核因子(NFAT)的去磷酸化,妨碍了信息传导,而抑制 T 细胞活化及 IL-2、IL-3、IL-4、TNF-α、INF-γ 等细胞因子的基因表达。此外,环孢素还可增加 T 细胞内转运生长因子(TGF-β)的表达,TGF-β 对 IL-2 诱导 T 细胞增生有强大的抑制作用,也能抑制抗原特异性的细胞毒 T 细胞产生。

(3)临床应用:环孢素主要用于器官移植排异反应和某些自身免疫性疾病。①器官移植主要用于同种异体器官移植或骨髓移植的排异反应或移植物抗宿主反应,常单独应用,新的治疗方案则主张环孢素与小剂量糖皮质激素联合应用。临床研究表明,环孢素可使器官移植后的排异反应与感染发生率降低,存活率增加。②自身免疫性疾病:用于治疗大疱性天疱疮及类天疱疮,能改善皮肤损害,使自身抗体水平降低。还可局部用药,治疗接触性过敏性皮炎、银屑病。

(4)不良反应:环孢素的不良反应发生率较高,其严重程度与用药剂量、用药时间及血药浓度有关,多具可逆性。①肾毒性是该药最常见的不良反应,用药时应控制剂量,并密切监测肾脏功能,若血清肌酐水平超过用药前 30%,应减量或停用。避免与有肾毒性药物合用,用药期间应避免食用高钾食物、高钾药品及保钾利尿剂。严重肾功能损害、未控制高血压者禁用或慎用。②肝损害多见于用药早期,表现为高胆红素血症,转氨酶、乳酸脱氢酶和碱性磷酸酶升高。大部分肝毒性病例在减少剂量后可缓解。应用时注意定期检查肝脏功能,严重肝功能损害者禁用或慎用。③神经系统毒性在器官移植或长期用药时发生,表现为震颤、惊厥、癫痫发作、神经痛、瘫痪、精神错乱、共济失调和昏迷等,减量或停用后可缓解。④诱发肿瘤:有报道器官移植患者使用该药后,肿瘤发生率可高于一般人群30倍。用于治疗自身免疫性疾病时,肿瘤发生率也明显增高。⑤继发感染:长期用药可引起病毒感染、肺孢子虫属感染或真菌感染,病死率高。治疗中如出现上述感染应及时停药,并进行有效的抗感染治疗。感染未控制者禁用。⑥其他如胃肠道反应、变态反应、多毛症、牙龈增生、嗜睡、乏力、高血压和闭经等。对本品过敏者、孕妇和哺乳期妇女禁用。

(5)药物相互作用:下列药物可影响本品血药浓度,应避免联合应用,若必须使用,应严密监测环孢素血药浓度并调整其剂量。①增加环孢素血药浓度的药物:大环内酯类抗生素、多西环素、酮康唑、口服避孕药、钙通道阻滞剂和大剂量甲泼尼龙等;②降低环孢素血药浓度的药物:苯巴比妥、苯妥英、安乃近、利福平、异烟肼、卡马西平、萘夫西林、甲氧苄啶及静脉给药的磺胺异二甲嘧啶等。

2.他克莫司

他克莫司(FK506)是一种强效免疫抑制药,由日本学者于1984年从筑波山土壤链霉菌属分离而得。

(1)体内过程:FK506口服吸收快,半衰期为5~8小时,有效血药浓度可持续12小时。在体内经肝细胞色素P4503A4异构酶代谢后,由肠道排泄。

(2)药理作用与机制:①抑制淋巴细胞增殖作用于细胞G_0期,抑制不同刺激所致的淋巴细胞增生,包括刀豆素A、T细胞受体的单克隆抗体、CD_3复合体或其他细胞表面受体诱导的淋巴细胞增生等,但对IL-2刺激引起的淋巴细胞增生无抑制作用;②抑制Ca^{2+}依赖性T细胞、B细胞的活化;③抑制T细胞依赖的B细胞产生免疫球蛋白的能力;④预防和治疗器官移植时的免疫排异反应,能延长移植器官生存时间,具有良好的抗排异作用。

(3)临床应用。①肝脏移植:FK506对肝脏有较强的亲和力,并可促进肝细胞的再生和修复,用于原发性肝脏移植及肝脏移植挽救性病例,疗效显著。使用本品的患者,急性排异反应的发生率和再次移植率降低,糖皮质激素的用量可减少;②其他器官移植:本品在肾脏移植和骨髓移植方面有较好疗效。

(4)不良反应:静脉注射常发生神经毒性,轻者表现头痛、震颤、失眠、畏光和感觉迟钝等,重者可出现运动不能、缄默症、癫痫发作和脑病等,大多在减量或停用后消失。可直接或间接地影响肾小球滤过率,诱发急性或慢性肾毒性。对胰岛β细胞具有毒性作用,可导致高血糖。大剂量应用时可致生殖系统毒性。

(二)抗增生与抗代谢类

1.硫唑嘌呤

硫唑嘌呤为6-巯基嘌呤的衍生物,属于嘌呤类抗代谢药。硫唑嘌呤通过干扰嘌呤代谢的各环节,抑制嘌呤核苷酸合成,进而抑制细胞DNA、RNA及蛋白质合成,发挥抑制T细胞、B细胞及NK细胞的效应,故能同时抑制细胞免疫和体液免疫反应,但不抑制巨噬细胞的吞噬功能。主要用于肾移植排异反应和类风湿关节炎、系统性红斑狼疮等多种自身免疫性疾病的治疗。用药时应注意监测血常规和肝功能。

2.环磷酰胺

环磷酰胺不仅杀伤增生期淋巴细胞,而且影响静止期细胞,故能使循环中的淋巴细胞数目减少。B 细胞较 T 细胞对该药更为敏感。明显降低 NK 细胞活性,从而抑制初次和再次体液与细胞免疫反应。临床常用于防止排异反应与移植物抗宿主反应,以及长期应用糖皮质激素不能缓解的多种自身免疫性疾病。不良反应有骨髓抑制、胃肠道反应、出血性膀胱炎和脱发等。

3.甲氨蝶呤

甲氨蝶呤为抗叶酸类抗代谢药,主要用于治疗自身免疫性疾病。

(三)抗体

抗胸腺细胞球蛋白在血清补体的参与下,对 T、B 细胞有破坏作用,但对 T 细胞的作用较强。可非特异性抑制细胞免疫反应(如迟发型超敏反应、移植排异反应等),也可抑制抗体形成(限于胸腺依赖性抗原),还可以结合到淋巴细胞表面,抑制淋巴细胞对抗原的识别能力。能有效抑制各种抗原引起的初次免疫应答,对再次免疫应答作用较弱。在抗原刺激前给药作用较强。

临床用于防治器官移植的排异反应,试用于治疗白血病、多发性硬化、重症肌无力、溃疡性结肠炎、类风湿关节炎、系统性红斑狼疮等疾病。

常见的不良反应有寒战、发热、血小板减少、关节疼痛和血栓性静脉炎等,静脉注射可引起血清病及过敏性休克,还可引起血尿、蛋白尿,停药后消失。

(四)抗生素类

西罗莫司(雷帕霉素)能治疗多种器官和皮肤移植物引起的排异反应,尤其对慢性排异反应疗效明显,与环孢素有协同作用,能延长移植物的存活时间,减轻环孢素的肾毒性,提高治疗指数。西罗莫司和他克莫司均与胞质内他克莫司结合蛋白结合,两药低剂量联合应用即可产生有效的免疫抑制作用。可引起厌食、呕吐、腹泻,严重者可出现消化性溃疡、间质性肺炎和脉管炎。联合用药和监测血药浓度是减少不良反应并发挥最大免疫抑制作用的有效措施。

(五)中药类

雷公藤总苷具有较强的免疫抑制作用,可抑制小鼠脾淋巴细胞和人外周血淋巴细胞的增生反应、迟发型超敏反应、宿主抗移植物反应和移植物抗宿主反应,还可抑制细胞免疫和体液免疫,减少淋巴细胞数量,抑制 IL-2 生成,并有较强的抗炎作用。

临床主要用于治疗自身免疫性疾病,如类风湿关节炎、原发和继发肾病综合征、成人各型肾炎、狼疮性或紫癜性肾炎、麻风反应。对银屑病、皮肌炎、变应性血管炎、异位性皮炎、自身免疫性肝炎、自身免疫性白细胞及血小板减少等也有一定的疗效。

不良反应较多,但停药后多可恢复。约 20% 患者出现胃肠道反应,如食欲缺乏、恶心、呕吐、腹痛、腹泻和便秘。约 6% 患者出现白细胞减少。偶见血小板减少、皮肤黏膜反应(如口腔黏膜溃疡、眼干涩、皮肤毛囊角化和黑色素加深等),也可导致月经紊乱、精子数目减少或活力降低等。

(张胜群)

第三节 抗变态反应药

变态反应是机体对异物抗原产生的不正常免疫反应,常导致生理功能紊乱或组织损伤。一般的变态反应分为四型,即Ⅰ型(速发型)、Ⅱ型(细胞毒型)、Ⅲ型(免疫复合物型)和Ⅳ型(迟发型)。目前对各型变态反应性疾病尚缺乏专一有效药物。抗变态反应治疗的主要目的,是纠正免疫失调和抑制变态反应性炎症反应。

目前,抗变态反应药通常包括三大类:抗组胺药、过敏活性物质阻释药和组胺脱敏剂。

一、抗组胺药

(一)苯海拉明

1.剂型规格

片剂:12.5 mg、25 mg、50 mg。注射剂:1 mL∶20 mg。

2.适应证

适应证:①用于皮肤黏膜的过敏,如荨麻疹、变态性鼻炎、皮肤瘙痒症、药疹,对虫咬症和接触性皮炎也有效;②急性变态反应,如输血或血浆所致的急性变态反应;③预防和治疗晕动病;④曾用于辅助治疗帕金森病和锥体外系症状;⑤镇静作用,术前给药;⑥牙科麻醉。

3.用法用量

可口服、肌内注射及局部外用。但不能皮下注射,因有刺激性。①口服:每天 3~4 次,饭后服,每次25 mg。②肌内注射:每次 20 mg,每天 1~2 次,极量为 1 次 0.1 g,每天 0.3 g。

4.注意事项

(1)服药期间不得驾驶机、车、船、从事高空作业、机械作业及操作精密仪器。

(2)肾功能障碍患者,本品在体内半衰期延长,因此,应在医师指导下使用。

(3)如服用过量或出现严重不良反应,应立即就医。

(4)本品性状发生改变时禁止使用。

(5)请将本品放在儿童不能接触的地方。

(6)如正在使用其他药品,使用本品前请咨询医师或药师。

(7)老年人、孕妇及哺乳期妇女慎用。

(8)过敏体质者慎用。

5.不良反应

(1)常见头晕、头昏、恶心、呕吐、食欲缺乏及嗜睡。

(2)偶见皮疹、粒细胞减少。

6.禁忌证

对本品及其他乙醇类药物高度过敏者禁用。新生儿、早产儿禁用。重症肌无力者、闭角型青光眼和前列腺肥大患者禁用。幽门十二指肠梗阻、消化性溃疡所致的幽门狭窄、膀胱颈狭窄、甲状腺功能亢进、心血管病、高血压、下呼吸道感染(如支气管炎、气管炎和肺炎)及哮喘患者不宜使用。

7.药物相互作用

(1)本品可短暂影响巴比妥类药的吸收。

(2)与对氨基水杨酸钠同用,可降低后者血药浓度。

(3)可增强中枢抑制药的作用,应避免合用。

(4)单胺氧化酶抑制剂能增强本品的抗胆碱作用,使不良反应增加。

(5)大剂量可降低肝素的抗凝作用。

(6)可拮抗肾上腺素能神经阻滞剂的作用。

(二)茶苯海明

1.剂型规格

片剂:25 mg、50 mg。

2.适应证

用于防治晕动病,如晕车、晕船和晕机所致的恶心、呕吐。对妊娠、梅尼埃病和放射线治疗等引起的恶心、呕吐和眩晕也有一定效果。

3.用法用量

口服。预防晕动病:1次50 mg,于乘机、车、船前0.5~1小时服,必要时可重复1次。抗过敏:成人1次50 mg,每天2~3次;小儿1~6岁,1次12.5~25 mg,每天2~3次;7~12岁,1次25~50 mg,每天2~3次。

4.注意事项

(1)可与食物、果汁或牛奶同服,以减少对胃的刺激。服药期间不得驾驶机、车、船,从事高空作业、机械作业及操作精密仪器。

(2)服用本品期间不得饮酒或含有乙醇的饮料。不得与其他中枢神经抑制药(如一些镇静安眠药)及三环类抗抑郁药同服。

(3)如服用过量或出现严重不良反应,应立即就医。

(4)本品性状发生改变时禁止使用。

(5)请将本品放在儿童不能接触的地方。

(6)儿童必须在成人监护下使用。

(7)如正在使用其他药品,使用本品前请咨询医师或药师。

(8)老年人慎用。

(9)过敏体质者慎用。

5.不良反应

(1)大剂量服用可产生嗜睡、头晕,偶有药疹发生。

(2)长期使用可能引起造血系统的疾病。

6.禁忌证

新生儿、早产儿禁用。对本品及辅料、苯海拉明、茶碱过敏者禁用。

7.药物相互作用

(1)对乙醇、中枢抑制药、三环类抗抑郁药的药效有促进作用。

(2)能短暂地影响巴比妥类和磺胺醋酰钠等的吸收。

(3)与对氨基水杨酸钠同用时,后者的血药浓度降低。

(三)马来酸氯苯那敏

1.剂型规格

片剂:4 mg。注射剂:1 mL:10 mg、2 mL:20 mg。

2.适应证

本品适用于皮肤过敏症:荨麻疹、湿疹、皮炎、药疹、皮肤瘙痒症、神经性皮炎、虫咬症、日光性皮炎。也可用于变态性鼻炎、血管舒缩性鼻炎、药物及食物过敏。

3.用法用量

成人:①口服,每次 4～8 mg,每天 3 次。②肌内注射,每次 5～20 mg。

4.注意事项

(1)老年患者酌减量。

(2)可与食物、水或牛奶同服,以减少对胃刺激。

(3)婴幼儿、孕妇、闭角型青光眼、膀胱颈部或幽门十二指肠梗阻、消化性溃疡致幽门狭窄者、心血管疾病患者及肝功能不良者慎用。

(4)孕妇及哺乳期妇女慎用。

5.不良反应

(1)有嗜睡、疲劳、口干、咽干、咽痛,少见有皮肤瘀斑及出血倾向、胸闷、心悸。

(2)少数患者出现药疹。

(3)个别患者有烦躁、失眠等中枢兴奋症状,甚至可能诱发癫痫。

6.禁忌证

新生儿、早产儿、癫痫患者、接受单胺氧化酶抑制剂治疗者禁用。

7.药物相互作用

(1)与中枢神经抑制药并用,可加强本品的中枢抑制作用。

(2)可增强金刚烷胺、氟哌啶醇、抗胆碱药、三环类抗抑郁药、吩噻嗪类及拟交感神经药的药效。

(3)与奎尼丁合用,可增强本品抗胆碱作用。

(4)能增加氯喹的吸收和药效。

(5)可抑制代谢苯妥英的肝微粒体酶,合用可引起苯妥英的蓄积中毒。

(6)本品不宜与阿托品、哌替啶等药合用,又不宜与氨茶碱进行混合注射。

(7)可拮抗普萘洛尔的作用。

(四)盐酸异丙嗪

1.剂型规格

片剂:12.5 mg、25 mg。注射剂:2 mL:50 mg。

2.适应证

(1)皮肤黏膜的过敏:适用于长期的、季节性的变态性鼻炎,血管运动性鼻炎,过敏性结膜炎,荨麻疹,血管神经性水肿,对血液或血浆制品的变态反应,皮肤划痕症。

(2)晕动病:防治晕车、晕船和晕飞机。

(3)用于麻醉和手术前后的辅助治疗,包括镇静、催眠、镇痛和止吐。

(4)用于防治放射病性或药源性恶心、呕吐。

3.用法用量

口服:抗过敏,每次6.25～12.5 mg,每天1～3次;防运动病,旅行前1小时服12.5 mg,必要时1天内可重复1～2次,儿童剂量减半;用于恶心、呕吐,每次12.5 mg,必要时每4～6小时1次;用于镇静、安眠,每次12.5 mg,睡前服,1～5岁儿童,6.25 mg;6～10岁儿童,6.25～12.5 mg。肌内注射:每次25～50 mg,必要时2～4小时重复。

4.注意事项

(1)孕妇在临产前1～2周应停用此药。

(2)老年人慎用。

(3)闭角型青光眼及前列腺肥大者慎用。

5.不良反应

异丙嗪属吩噻嗪类衍生物,小剂量时无明显不良反应,但大量和长时间应用时可出现吩噻嗪类常见的不良反应:①较常见的有嗜睡,较少见的有视力模糊或色盲(轻度),头晕目眩、口鼻咽干燥、耳鸣、皮疹、胃痛或胃部不适感、反应迟钝(儿童多见)、晕倒感(低血压)、恶心或呕吐(进行外科手术和/或并用其他药物时),甚至出现黄疸;②增加皮肤对光的敏感性,多噩梦,易兴奋,易激动,幻觉,中毒性谵妄,儿童易发生锥体外系反应,上述反应发生率不高;③心血管的不良反应很少见,可见血压增高,偶见血压轻度降低。白细胞减少、粒细胞减少症及再生不良性贫血则属少见。

6.禁忌证

新生儿、早产儿禁用。对本品及辅料、吩噻嗪过敏者禁用。

7.药物相互作用

(1)对诊断的干扰:葡萄糖耐量试验中可显示葡萄糖耐量增加。可干扰尿妊娠免疫试验,结果呈假阳性或假阴性。

(2)乙醇或其他中枢神经抑制剂,特别是麻醉药、巴比妥类、单胺氧化酶抑制剂或三环类抗抑郁药与本品同用时,可增加异丙嗪和/或这些药物的效应,用量要另行调整。

(3)抗胆碱类药物,尤其是阿托品类和异丙嗪同用时,后者的抗毒蕈碱样效应增加。

(4)溴苄胺、胍乙啶等降压药与异丙嗪同用时,前者的降压效应增强。肾上腺素与异丙嗪同用时肾上腺素的α作用可被阻断,使β作用占优势。

(5)顺铂、巴龙霉素及其他氨基糖苷类抗生素、水杨酸制剂和万古霉素等耳毒性药与异丙嗪同用时,其耳毒性症状可被掩盖。

(6)不宜与氨茶碱混合注射。

8.药物过量

药物过量时表现:手脚动作笨拙或行动古怪,严重时困倦或面色潮红、发热,气急或呼吸困难,心率加快(抗毒蕈碱M受体效应),肌肉痉挛,尤其好发于颈部和背部的肌肉。坐卧不宁,步履艰难,头面部肌肉痉挛性抽动或双手震颤(后者属锥体外系的效应)。防治措施:解救时可对症注射地西泮(安定)和毒扁豆碱;必要时给予吸氧和静脉输液。

(五)氯雷他定

1.剂型规格

片剂:10 mg。糖浆剂:10 mL:10 mg。

2.适应证

用于缓解变态性鼻炎有关的症状,如打喷嚏、流涕、鼻痒、鼻塞及眼部痒及烧灼感。口服药物后,鼻和眼部症状及体征得以迅速缓解。又适用于缓解慢性荨麻疹、瘙痒性皮肤病及其他过敏性皮肤病的症状及体征。

3.用法用量

口服:①成人及12岁以上儿童,每次10 mg,每天1次;②2～12岁儿童:体重＞30 kg,每次10 mg,每天1次。体重≤30 kg,每次5 mg,每天1次。

4.注意事项

(1)肝功能不全的患者应减低剂量。

(2)老年患者不减量。

(3)妊娠期及哺乳期妇女慎用。

(4)2岁以下儿童服用的安全性及疗效尚未确定,故使用应谨慎。

5.不良反应

在每天10 mg的推荐剂量下,本品未见明显的镇静作用。常见不良反应有乏力、头痛、嗜睡、口干、胃肠道不适包括恶心、胃炎及皮疹等。罕见不良反应有脱发、变态反应、肝功能异常、心动过速及心悸等。

6.禁忌证

对本品及辅料过敏者禁用。

7.药物相互作用

(1)同时服用酮康唑、大环内酯类抗生素、西咪替丁、茶碱等药物,会提高氯雷他定在血浆中的浓度,应慎用。其他已知能抑制肝脏代谢的药物,在未明确与氯雷他定相互作用前应谨慎合用。

(2)如与其他药物同时使用可能会发生药物相互作用,详情请咨询医师或药师。

8.药物过量

药物过量时表现:成年人过量服用本品(40～180 mg)可发生嗜睡、心律失常、头痛。防治措施:①一旦发生以上症状,立即给予对症和支持疗法。②治疗措施包括催吐,随后给予药用炭吸附未被吸收的药物,如果催吐不成功,则用生理盐水洗胃,进行导泻以稀释肠道内的药物浓度。③血透不能清除氯雷他定,还未确定腹膜透析能否清除本品。

(六)特非那定

1.剂型规格

片剂:60 mg。

2.适应证

(1)变态性鼻炎。

(2)荨麻疹。

(3)各种过敏性瘙痒性皮肤疾病。

3.用法用量

(1)成人及12岁以上儿童:口服,每次30～60 mg,每天2次。

(2)6～12岁儿童,每次30 mg,每天2次,或遵医嘱。

4.注意事项

(1)本品必须在医师处方下方可使用,与其他药物合用时须征得医师同意。

(2)因本品有潜在的心脏不良反应,不可盲目加大剂量。

(3)有心脏病及电解质异常(如低钙、低钾和低镁)及甲状腺功能低下的患者慎用。

(4)服用某些抗心律失常药及精神类药物的患者慎用。

(5)司机及机器操作者慎用。

(6)孕妇及哺乳期妇女慎用。

5.不良反应

(1)心血管系统:根据国外文献报道罕见有下列不良反应发生。例如,Q-T间期延长、尖端扭转性室性心动过速、心室颤动及其他室性心律失常、心脏停搏、低血压、心房扑动、昏厥和眩晕等,以上反应多数由于超剂量服用及药物相互作用引起。

(2)胃肠系统:如胃部不适,恶心、呕吐、食欲增加和大便习惯改变。

(3)其他:口干、鼻干、咽干、咽痛、咳嗽、皮肤潮红、瘙痒、皮疹、头痛、头晕和疲乏等。

6.禁忌证

对本品及辅料过敏者禁用。

7.药物相互作用

(1)本品不能与各种抗心律失常药同用,以免引起心律失常。

(2)酮康唑和伊曲康唑可抑制本品代谢,使药物在体内蓄积而引起尖端扭转型心律失常。其他咪唑类药物如咪康唑、氟康唑、甲硝唑、克拉霉素和竹桃霉素等也有类似作用,严重时可致死亡。

8.药物过量

药物过量时表现:一般症状轻微,如头痛、恶心、精神错乱等,严重者曾见室性心律失常。

防治措施:①心脏监测,至少24小时;②采取常规措施消除吸收的药物;③血透不能有效清除血液中的酸性代谢产物;④急性期后对症和支持治疗。

(七)盐酸非索非那定

1.剂型规格

片(胶囊)剂:60 mg。

2.适应证

(1)用于变态性鼻炎、过敏性结膜炎。

(2)慢性特发性荨麻疹。

3.用法用量

每次60 mg,每天2次;或120 mg,每天1次。

4.注意事项

肝功能不全者不需减量,肾功能不全者剂量需减半。

5.不良反应

主要不良反应是头痛、消化不良、疲乏、恶心及咽部刺激感等。

6.禁忌证

对本品及辅料、特非那定过敏者禁用。

7.药物相互作用

本品与红霉素或酮康唑合并使用时,会使非索非那定的血药浓度增加2~3倍,但对红霉素和酮康唑的药动学没有影响。

8.药物过量

药物过量时表现:有报道在超剂量使用本品时出现头昏眼花、困倦和口干。防治措施:①当发生药物过量时,应考虑采取标准治疗措施去除未吸收的活性物质。②建议进行对症及支持治疗。③血液透析不能有效地清除血液中的非索非那定。

二、过敏活性物质阻释药

如赛庚啶。

(一)剂型规格

片剂:2 mg。

(二)适应证

(1)用于荨麻疹、血管性水肿、变态性鼻炎、过敏性结膜炎、其他过敏性瘙痒性皮肤病。

(2)曾用于库欣综合征、肢端肥大症等的辅助治疗,目前已较少应用。

(3)国外有报道可作为食欲刺激剂,用于神经性厌食。

(三)用法用量

口服:①成人,每次2~4 mg,每天2~3次。②儿童,6岁以下每次剂量不超过1 mg,6岁以上同成人。

(四)注意事项

(1)服药期间不得驾驶机、车、船,从事高空作业、机械作业及操作精密仪器。

(2)服用本品期间不得饮酒或含有乙醇的饮料。

(3)儿童用量请咨询医师或药师。

(4)如服用过量或出现严重不良反应,应立即就医。

(5)本品性状发生改变时禁止使用。

(6)请将本品放在儿童不能接触的地方。

(7)儿童必须在成人监护下使用。

(8)如正在使用其他药品,使用本品前请咨询医师或药师。

(9)过敏体质者慎用。

(10)老年人及2岁以下小儿慎用。

(五)不良反应

嗜睡、口干、乏力、头晕、恶心等。

(六)禁忌证

(1)孕妇、哺乳期妇女禁用。

(2)青光眼、尿潴留和幽门梗阻患者禁用。

(3)对本品过敏者禁用。

(七)药物相互作用

(1)不宜与乙醇合用,可增加其镇静作用。

(2)不宜与中枢神经系统抑制药合用。

(3)与吩噻嗪药物(如氯丙嗪等)合用可增加室性心律失常的危险性,严重者可致尖端扭转型心律失常。

(4)如与其他药物同时使用可能会发生药物相互作用,详情请咨询医师或药师。

三、组胺脱敏剂

磷酸组胺。

(一)剂型规格
注射剂:1 mL:1 mg、1 mL:0.5 mg、5 mL:0.2 mg。

(二)适应证
(1)主要用于胃液分泌功能的检查,以鉴别恶性贫血的绝对胃酸缺乏和胃癌的相对缺乏。
(2)用于麻风病的辅助诊断。
(3)组胺脱敏。

(三)用法用量
(1)空腹时皮内注射,每次0.25~0.5 mg。每隔10分钟抽1次胃液化验。
(2)用1:1 000的磷酸组胺做皮内注射,1次0.25~0.5 mg,观察有无完整的三联反应,用于麻风病的辅助诊断。
(3)组胺脱敏维持量:皮下注射,每周2次,每次0.5 mL。

(四)注意事项
本品注射可能发生变态反应,发生后可用肾上腺素解救。

(五)不良反应
过量注射后可能出现面色潮红、心率加快、血压下降、支气管收缩、呼吸困难、头痛、视觉障碍、呕吐和腹泻等不良反应,还可能出现过敏性休克。

(六)禁忌证
禁用于孕妇、支气管哮喘及有过敏史的患者。

(张胜群)

第四节 抗风湿药

该类药物为一组具有不同作用机制的药物,其共同特点是不具有即刻的抗炎和缓解疼痛作用,但长期使用后可改善病情和延缓疾病进展,主要用于类风湿关节炎和脊柱关节炎的治疗。根据美国风湿病学会的推荐意见,目前类风湿关节炎治疗中推荐的抗风湿药物包括甲氨蝶呤、来氟米特、柳氮磺胺吡啶、米诺环素和羟氯喹。此外,在国内患者中雷公藤总苷又有较多应用。在某些情况下常需联合抗风湿药物治疗。

一、甲氨蝶呤

(一)作用特点
本药为二氢叶酸还原酶抑制剂,通过阻断二氢叶酸向四氢叶酸转化,从而使 DNA 和 RNA 的合成受阻,发挥抗细胞增殖作用。该药为治疗自身免疫性疾病特别是类风湿关节炎和特发性炎性肌病的重要药物。

(二)规格
片剂:2.5 mg×100 片。

(三)适应证
在非肿瘤相关疾病中,该药可用于银屑病、类风湿关节炎、急性多关节型幼年特发性关节炎、特发性炎性肌病的治疗。

(四)禁忌证

以下情况应禁用本品:①对该药过敏者;②孕妇及哺乳期妇女;③肝功能明显不全、血细胞减少患者。

(五)不良反应

不良反应:①胃肠道症状,如恶心、呕吐、食欲下降;②肝功能损害;③骨髓抑制;④口腔黏膜溃疡;⑤对胎儿有致畸作用;⑥罕见情况下会导致肺间质纤维化。

(六)用法

7.5～25 mg(每周 0.3 mg/kg),每周 1 次口服,建议在服用 24 小时后给予叶酸口服,每周 2.5～5 mg,以减少相关不良反应。

(七)点评

本药在治疗关节炎或炎性肌病时,多采用每周 1 次给药,每天应用可导致明显的骨髓抑制和毒性作用。

二、来氟米特

(一)作用特点

本药为异噁唑类衍生物,抑制二氢乳清酸脱氢酶的活性,从而影响活化淋巴细胞的嘧啶合成,并发挥其抗炎作用。

(二)剂型规格

片剂:10 mg×16 片;10 mg×10 片。

(三)适应证

主要用于类风湿关节炎及其他自身免疫性疾病的治疗。

(四)禁忌证

(1)对本品及其代谢产物过敏者及严重肝脏损害患者禁用。

(2)孕妇、哺乳期妇女禁用。

(五)不良反应

不良反应:①腹泻、肝功能损害;②高血压;③皮疹;④对胎儿有致畸作用。

(六)用法

类风湿关节炎等关节炎 10～20 mg,每天 1 次,口服。狼疮肾炎、系统性血管炎等每天 30～50 mg,分 1～2 次口服。

(七)点评

由于来氟米特的代谢产物在体内通过肝肠循环能存在数年,因此对于口服来氟米特的育龄期女性,在妊娠前应口服考来烯胺(每天 3 次,每次 8 g,连服 11 天)清除其代谢产物。

三、柳氮磺胺吡啶

(一)作用特点

本药为 5-氨基水杨酸与磺胺吡啶的偶氮化合物。该药可通过抑制花生四烯酸级联反应,抑制中性粒细胞移动和活化,抑制 T 细胞增殖、NK 细胞活性和 B 细胞活化,并阻断多种细胞因子例如 IL-I、IL-6 和 TNF 等起到抗炎作用。

(二)剂型规格

片剂:0.25 g×60 片。

(三)适应证

主要用于类风湿关节炎、脊柱关节炎、幼年特发性关节炎及炎症性肠病(主要为溃疡性结肠炎)的治疗。

(四)禁忌证

以下情况应禁用本品:①对磺胺及水杨酸盐过敏者;②肠梗阻或泌尿系统梗阻患者;③急性间歇性卟啉症患者。

(五)不良反应

以下情况应禁用本品:①胃肠道症状,如恶心、上腹不适;②肝功能损害;③头晕、头痛;④血白细胞减少;⑤皮疹。

(六)用法

建议起始剂量为 0.5 g/d,口服,可逐周增加 0.5 g/d,在关节炎中最大剂量为 3 g/d,在炎症性肠病患者中最大可用至 6 g/d。

(七)点评

服用本品期间应多饮水,以防结晶尿的发生,必要时服用碱化尿液药物。

四、羟氯喹

(一)作用特点

本药最早属于抗疟类药物,通过改变细胞内酸性微环境,抑制促炎因子如 IL-1、IL-6 和 IFN-γ 的生成,减少淋巴细胞增殖,干扰 NK 细胞的功能,抑制花生四烯酸级联反应等方面来起到抗炎和免疫调节作用。

(二)剂型规格

片剂:0.1 g×14 片;0.2 g×10 片。

(三)适应证

主要用于类风湿关节炎的联合治疗,盘状红斑狼疮和系统性红斑狼疮的治疗。

(四)禁忌证

以下情况应禁用:①对该药及任何 4-氨基喹啉化合物过敏患者;②对任何 4-氨基喹啉化合物治疗可引起的视网膜或视野改变的患者;③儿童患者禁止长期使用。

(五)不良反应

不良反应:①视网膜病变;②皮疹;③头痛、失眠、耳鸣、耳聋。

(六)用法

建议剂量为每次 0.2 g,每天 2 次口服。

(七)点评

为避免眼毒性,建议羟氯喹的剂量≤6.5 mg/(kg·d)。该药可用于系统性红斑狼疮患者孕期的维持治疗。

五、雷公藤总苷

(一)作用特点

该药为雷公藤的水-三氯甲烷提取物,去除某些毒性后,保留了较强的抗炎和免疫抑制作用,对细胞免疫具有较明显的抑制作用,能作用于免疫应答感应阶段的T细胞、巨噬细胞和自然杀伤细胞,抑制它们的功能,对体液免疫也有一定的抑制作用。

(二)剂型规格

片剂:10 mg×100 片。

(三)适应证

主要用于类风湿关节炎及其他自身免疫性疾病的治疗。

(四)禁忌证

以下情况应禁用:①严重肝功能不全及血细胞减少患者;②孕妇及哺乳期妇女。

(五)不良反应

不良反应:①胃肠道反应,肝功能受损;②血白细胞减少;③月经失调,精子数量减少及活力下降。

(六)用法

每天 1.0～1.5 mg/(kg·d),分 3 次,餐后服用。常用剂量 20 mg,每天 3 次。

(七)点评

雷公藤总苷由于性腺抑制不良反应明显,通常不作为首选药物,有生育要求的男女患者应避免长期应用(通常不超过 3 个月)。

鉴于药物制剂和纯化工艺不同,不同厂家的雷公藤总苷疗效和不良反应存在差别。

(张胜群)

第五节 抗毒血清及免疫球蛋白药

将生物毒素(包括微生物、疫苗、类毒素和其他生物毒素)接种于动物体,使之免疫,产生抗体或特异的免疫球蛋白,分离而用于被动免疫,防治各种疾病。健康人血浆分离的丙种球蛋白也用于增强免疫目的,也在此一并介绍。

一、精制白喉抗毒素

本品是用白喉类毒素免疫马血浆所制得的抗毒素球蛋白制剂。用于治疗和预防白喉。

(一)应用

(1)出现症状者,及早注射抗毒素治疗。未经类毒素免疫或免疫史不清者,如为密切接触,可注射抗毒素紧急预防。也应同时注射类毒素,以获得永久免疫。

(2)皮下注射上臂三角肌处,同时注射类毒素时部位应分开。肌内注射应在三角肌中部或臀大肌外上。经皮下注射无异常者方可静脉注射。静脉注射应缓慢,开始每分钟不超过 1 mL,以后每分钟不超过 4 mL,1 次静脉注射不超过 40 mL,儿童不超过 0.8 mL/kg。又可稀释后静脉滴注,静脉滴注前液体宜与体温相近。

(3)用量:预防,每次皮下或肌内注射1 000~2 000 U。

(二)注意

(1)本品有液体及冻干两种。

(2)注射前必须详细记录。

(3)注射用具及部位必须严密消毒。

(4)注射前必须先做过敏试验(皮试液为0.1 mL抗毒素加生理盐水0.9 mL),试验阳性者可做脱敏注射(将本品稀释10倍后,小量分数次皮下注射)。

二、精制破伤风抗毒素

本品是用破伤风类毒素免疫马血浆所制得的抗毒素球蛋白制剂。用于治疗及预防破伤风。

(一)应用

皮下注射在上臂三角肌处,同时注射类毒素时,注射部位需分开。肌内注射应在上臂三角肌或臀大肌外上。皮下、肌内注射无异常者方可静脉注射。静脉注射应缓慢,开始不超过1 mL/min。以后不超过4 mL/min,静脉注射1次不超过40 mL,儿童不超过0.8 mL/kg,又可稀释后静脉滴注。

1.用量

预防:皮下或肌内注射,每次1 500~3 000 U,儿童与成人相同。伤势重者加1~2倍。经5~6天还可重复。

2.治疗

第1次肌内或静脉注射$(5～20)\times10^4$ U,儿童与成人同,以后视病情而定,伤口周围可注射抗毒素。初生儿24小时内肌内或静脉注射$(2～10)\times10^4$ U。

(二)注意

均参见精制白喉抗毒素。

三、精制肉毒抗毒素

本品是用含A、B、E三型肉毒杆菌抗毒素的免疫马血浆所制得的球蛋白制剂,用于治疗及预防肉毒杆菌中毒。

(一)应用

凡已出现肉毒杆菌中毒症状者,应尽快使用本品治疗。对可疑中毒者又应尽快用本品预防。本品分为A、B、E三型,中毒型未确定前可同时用3型。

1.用量

预防:皮下或肌内注射,每次1 000~2 000 U,情况紧急可酌情静脉注射。

2.治疗

肌内注射或静脉滴注,第1次注射$(1～2)\times10^4$ U(1个型),以后视病情可每12小时注射1次,病情好转后减量或延长间隔时间。其他参见精制白喉抗毒素。

(二)注意

参见精制白喉抗毒素。

四、精制气性坏疽抗毒素

本品是气性坏疽免疫马血浆并按一定的抗毒素单位比例混合而成的球蛋白制剂。用于预防及治疗气性坏疽。

(一)应用

严重外伤有发病危险时用本品预防,一旦病症出现,应及时用大量本品治疗。

1.用量

预防:每次皮下或肌内注射 1×10^4 U(混合品),紧急时可酌增,又可静脉注射,感染危险未消除时,可每隔5~6天反复注射。

2.治疗

第1天静脉注射 $(3\sim5)\times10^4$ U(混合品),同时注射适量于伤口周围健康组织,以后视病情间隔 4~6 小时、6~12 小时反复注射。好转后酌情减量或延长间隔时间。其他参见精制白喉抗毒素。

(二)注意

参见精制白喉抗毒素。

五、精制抗蛇毒血清

本品是用蛇毒免疫马血浆所制成的球蛋白制剂。供治疗蛇咬伤之用。其中蝮蛇抗血清对竹叶青和烙铁头咬伤又有效。

(一)应用

(1)常用静脉注射,也可肌内或皮下注射。

(2)用量:抗蝮蛇血清每次用 6 000 U;抗五步蛇血清每次用 8 000 U;银环蛇每次用 1×10^4 U;眼镜蛇每次用 2 000 U,上述用量可中和一条蛇毒,视病情可酌增减。

(3)儿童与成人同,不得减少。

(4)注射前先做过敏试验,阴性者方可注全量。

过敏试验法:取 0.1 mL 本品加 1.9 mL 生理盐水(稀释 20 倍),前臂掌侧皮内注射 0.1 mL,经20~30 分钟判定。可疑阳性者,可预先注射氯苯那敏 10 mg(儿童酌减),15 分钟再注本品。阳性者则采用脱敏注射法。

脱敏注射法:用生理盐水将抗血清稀释20倍,分次皮下注射,每次观察 20~30 分钟,第1次注射0.4 mL,如无反应,酌情增量,3 次以上无反应,即可静脉、肌内或皮下注射。注射前使制品接近体温,注射应慢,开始不超过 1 mL/min,以后不超过 4 mL/min。注射时反应异常,应立即停止。

(二)注意

(1)遇有血清反应,立即肌内注射氯苯那敏。必要时,应用地塞米松 5 mg(或氢化可的松 100 mg或氢化可的松琥珀酸钠 135 mg)加入 25%~50%葡萄糖注射液 20~40 mL 中静脉注射。又可稀释后静脉滴注。

(2)不管是否毒蛇咬伤,伤口有污染者,应同时注射破伤风抗毒素 1 500~3 000 U。

六、精制抗炭疽血清

本品是由炭疽杆菌抗原免疫的马血浆制成的球蛋白制剂。用于炭疽病的治疗和预防。

(一) 应用

(1) 使用对象为炭疽病或有炭疽感染危险者。

(2) 预防可皮下或肌内注射。治疗可根据病情肌内注射或静脉滴注。

(3) 用量：预防用 1 次 20 mL。治疗应早期给予大剂量，第 1 天可注射 20~30 mL，以后医师可根据病情给维持量。

(二) 注意

(1) 每次注射均应有患者及药品的详细记录。

(2) 用药前应先做过敏试验 (用生理盐水 0.9 mL 加本品 0.1 mL 稀释 10 倍做皮试液)。皮内注射 0.05 mL，观察 30 分钟。阳性者行脱敏注射法。将 10 倍稀释液，按 0.2 mL、0.4 mL、0.8 mL 三次注入，每次间隔 30 分钟，如无反应，再注射其余量。

七、精制抗狂犬病血清

本品是由狂犬病固定毒免疫的马血浆所制成。仅用于配合狂犬病疫苗对被疯动物严重咬伤如头、脸、颈部或多部位咬伤者进行预防注射。

(一) 应用

(1) 使用对象为被疯动物咬伤者，应于 48 小时内及早注射，可减少发病率。已有狂犬病者注射本品无效。

(2) 先将伤口冲洗干净，在受伤部位浸润注射，余下血清可肌内注射 (头部咬伤可肌内注射于颈背部)。

(3) 按 40 U/kg 注入，严重者可按 80~100 U/kg，在 1~2 天分别注射，注完后 (或同时) 注射狂犬疫苗。

(二) 注意

(1) 本品有液体及冻干两种。

(2) 其他参见精制抗炭疽血清项下。本品的脱敏注射法：10 倍稀释液按 1 mL、2 mL、4 mL 注射后观察 3 次，每次间隔 20~30 分钟，无反应再注射其余全量。

八、人血丙种球蛋白

本品是由经健康人血浆中分离提取的免疫球蛋白制剂 (主要为 IgG)。

(一) 用法

本品只限肌内注射，不得用于静脉输注。冻干制剂可用灭菌注射用水溶解，一切操作均按消毒手续进行。预防麻疹：可在与麻疹患者接触 7 天内按每千克体重注射 0.05~0.15 mL，或 5 岁以内儿童一次性注射 1.5~3 mL，6 岁以上儿童最大量不得超过 6 mL。1 次注射，预防效果通常为 2~4 周。预防传染性肝炎：按每千克体重注射 0.05~0.1 mL，或儿童每次注射 1.5~3 mL，成人每次注射 3 mL。1 次注射，预防效果通常为 1 个月左右。

(二) 注意

(1) 本品应为透明或微带乳光液体，有时有微量沉淀，但可摇散。如有摇不散之沉淀、异物、安瓿裂纹、过期均不可使用。

(2) 安瓿启开后，应 1 次注射完毕，不得分次使用。

(3) 人胎盘丙种球蛋白与本品相同。

九、乙型肝炎免疫球蛋白

本品是用经乙型肝炎疫苗免疫健康人后,采集的高效价血浆或血清分离提取制备的免疫球蛋白制剂。主要用于乙型肝炎的预防。

(一)应用

(1)只限于肌内注射,不得用于静脉输注。

(2)冻干制剂用灭菌注射用水溶解,根据标示单位数加入溶剂,使成 100 U/mL 液。

(3)乙型肝炎预防:1次肌内注射 100 U,儿童与成人同量,必要时可间隔 3~4 周再注射 1 次。

(4)母婴阻断:婴儿出生 24 小时注射 100 U,隔 1 个月、2 个月及 6 个月分别注射乙型肝炎疫苗 30 μg 或按医嘱。

(二)注意

液体制剂久贮后可能有微量沉淀,但可摇散。如有摇不散的沉淀或异物则不可用。

十、破伤风免疫球蛋白

本品是由乙型肝炎疫苗免疫后再经破伤风类毒素免疫的健康献血员中采集效价高的血浆或血清制成。主要是预防和治疗破伤风,尤其适用于对 TAT 有变态反应者。

(一)应用

(1)只限臀部肌内注射,不需皮试,不得做静脉注射。

(2)冻干制剂用灭菌注射用水溶解。

(3)预防:儿童、成人 1 次用量均为 250 U。创面污染严重者可加倍。

(4)治疗:3 000~6 000 U。同时可使用破伤风类毒素进行自动免疫,但注射部位和用具应分开。

(二)注意

有摇不散的沉淀或异物时,不可用。

十一、冻干铜绿假单胞菌免疫人血浆

本品是由乙型肝炎疫苗免疫后再经多价铜绿假单胞菌免疫献血员采集的,用枸橼酸钠抗凝的 2~3 份不同血型血浆混合后冻干制成,含有高效价特异抗体。主要用于铜绿假单胞菌易感者的预防和铜绿假单胞菌感染的治疗,如烧伤、创伤、手术后,以及呼吸道、尿路等铜绿假单胞菌感染的预防及治疗。又可做冻干健康人血浆使用。

(一)应用

按瓶签规定的容量以 30~37 ℃的 0.1% 枸橼酸溶液溶解,并以带滤网的无菌、无热源的输液器静脉输注,用量由医师酌定,一般成人每次 200 mL;儿童减半,间隔 1~3 天,输注 6 次为 1 个疗程。

(二)注意

(1)有破损或异常时不可用。

(2)溶解温度为 10~30 ℃,温度不可过低。

(3)应在 3 小时内输注完毕,剩余不得再用。

(4)特殊情况下也可用注射用水或 5% 葡萄糖注射液溶解,但其 pH 在 9 左右,故大量输注易引起碱中毒,必须慎重。

(5)本品不得用含钙盐的溶液溶解。

(张胜群)

第六节 痛风及高尿酸血症常用药

痛风属于代谢性疾病,其临床进程可分为3个阶段:无症状高尿酸血症;急性和间歇性痛风发作;慢性痛风性关节炎。痛风的治疗主要分为两个方面:急性痛风性关节炎的治疗和预防;高尿酸血症的控制。对于急性痛风性关节炎的治疗和预防,目前主要推荐3类药物:秋水仙碱、非甾体抗炎药和糖皮质激素。对于高尿酸血症的控制,目前推荐的药物主要分为3种:①抑制尿酸生成药,即次黄嘌呤氧化酶抑制剂,如别嘌醇、非布索坦;②促尿酸排泄药物,如丙磺舒、磺吡酮和苯溴马隆;③尿酸氧化酶类药物,能将尿酸氧化为水溶性的尿囊素从肾脏排出,从而起到降低血清尿酸的作用,该药在国内尚未上市。

一、秋水仙碱

(一)作用特点
该药可通过与微管蛋白结合,阻断微管蛋白构成微管,从而阻止中性粒细胞的趋化运动。

(二)剂型规格
片剂:0.5 mg×100片,0.6 mg×100片,1 mg×100片。

(三)适应证
本品用于:①急性痛风发作的预防和治疗;②家族性地中海热。

(四)禁忌证
对骨髓增生低下,及明显肝肾功能不全者禁用。

(五)不良反应
不良反应:①胃肠道反应;②白细胞减少、骨髓抑制;③肝功能异常。

(六)用法
对于痛风急性期患者,推荐首剂口服秋水仙碱1.0~1.2 mg,若症状未缓解,可于1小时之后再次口服0.5~0.6 mg。对于痛风急性发作患者,建议在急性发作12小时之内给药。当使用秋水仙碱预防痛风急性发作时,建议使用剂量为每次0.5~0.6 mg×1~2次/天。

(七)点评
老年人和肾功能不全患者注意减量。

二、丙磺舒

(一)作用特点
该药可抑制近端肾小管对尿酸的重吸收,促进其排泄,从而起到降低血清尿酸水平的作用。

(二)剂型规格
片剂:0.25 g×100片。

(三)适应证
本品用于:①高尿酸血症伴痛风或痛风性关节炎;②延长β内酰胺类抗生素的排泄时间,从而提高其血浆浓度。

(四)禁忌证

以下情况应禁用本品:①对本品及磺胺类药过敏者。②血液系统异常患者。③尿酸性肾结石患者。④痛风急性发作时。

(五)不良反应

不良反应:①胃肠道反应;②过敏、皮疹;③促进肾结石形成;④偶见白细胞减少、骨髓抑制等。

(六)用法

从小剂量开始,逐渐增加剂量,建议维持治疗剂量为,每天 $0.5 \sim 3\ g$,分 $2 \sim 3$ 次口服。

(七)点评

阿司匹林能减弱丙磺舒的作用,从而导致尿酸排泄减少,血清尿酸水平升高。

三、磺吡酮

(一)作用特点

同丙磺舒。

(二)剂型规格

片剂:$200\ mg \times 100$ 片。

(三)适应证

高尿酸血症伴痛风或痛风性关节炎。

(四)禁忌证

严重肝肾功能不全者禁用。

(五)不良反应

同丙磺舒。

(六)用法

从小剂量开始,逐渐增加剂量,建议维持治疗剂量为,每天 $300 \sim 400\ mg$,分 $3 \sim 4$ 次口服。

(七)点评

同丙磺舒。

四、苯溴马隆

(一)作用特点

可抑制近端肾小管对尿酸的重吸收,促进尿酸排泄。

(二)剂型规格

片剂:$50\ mg \times 10$ 片。

(三)适应证

单纯原发性高尿酸血症及痛风性关节炎非急性期。

(四)禁忌证

中、重度肾功能损害者及患有肾结石的患者禁用。

(五)不良反应

同丙磺舒。

(六)用法

建议起始剂量为 25 mg/d,可逐渐增加至 50~100 mg/d。

(七)点评

服药期间应多饮水。

五、别嘌醇

(一)作用特点

别嘌醇及其代谢产物氧嘌呤醇均能抑制黄嘌呤氧化酶,阻止次黄嘌呤和黄嘌呤代谢为尿酸,减少尿酸生成。别嘌醇又通过对次黄嘌呤-鸟嘌呤磷酸核酸转换酶的作用抑制体内新的嘌呤合成。

(二)剂型规格

片剂:100 mg×60 片。

(三)适应证

可用于痛风及高尿酸血症的控制。

(四)禁忌证

以下情况应禁用本品:①孕妇、哺乳期妇女慎用;②对本品有过敏史或目前正在急性痛风期的患者慎用或忌用。

(五)不良反应

不良反应:①胃肠道反应;②皮疹;③罕见有白细胞、血小板计数减少,贫血,骨髓抑制;④其他有脱发、发热、淋巴结肿大、肝毒性、间质性肾炎及过敏性血管炎等。

(六)用法

建议初始剂量为每次 50 mg,每天 1~2 次口服,根据血清尿酸水平逐渐增加剂量,通常剂量为 300 mg/d,分 2~3 次口服。

(七)点评

与硫唑嘌呤合用时,可使后者分解代谢减慢而增加毒性,硫唑嘌呤应减至常用量 1/4 左右。

六、非布索坦

(一)作用特点

该药属于非嘌呤类黄嘌呤氧化酶选择性抑制剂,与别嘌醇相比,非布索坦对氧化型和还原型的黄嘌呤氧化酶均有显著的抑制作用,因此其降低尿酸的作用更加强大。由于该药属于非嘌呤类药物,因此相比别嘌醇具有更高的安全性。

(二)剂型规格

片剂:每片 40 mg,每片 80 mg。

(三)适应证

适用于高尿酸血症痛风患者的慢性处理,不推荐对无症状高尿酸血症的治疗。

(四)禁忌证

服用硫唑嘌呤、巯基嘌呤和胆茶碱等的患者禁用本品。

(五)不良反应

不良反应:①皮疹;②恶心、腹泻;③肝功能不全;④关节痛。

(六)用法

起始剂量可为 40 mg/d 和 80 mg/d,其中 80 mg 剂量对于重症患者更为有效。40 mg/d 服用 2 周后血清尿酸水平仍高于 357 μmol/L(6 mg/dL)者可服用 80 mg/d。

(七)点评

非布索坦及其他降尿酸药物在刚开始使用时,由于尿酸迅速降低,可能会诱发痛风急性发作,此时不需要停止降尿酸药物。在开始治疗时联合应用非甾体抗炎药或秋水仙碱有益于预防痛风发作,需持续应用 6 个月。

(张胜群)

第九章 血液系统临床用药

第一节 抗凝血药

抗凝血药是指能通过干扰机体生理性凝血的某些环节而阻止血液凝固的药物,临床主要用于防止血栓的形成和/或已形成血栓的进一步发展。

一、凝血酶间接抑制药

(一)肝素

肝素是一种硫酸化的葡萄糖胺聚糖(GAGs)的混合物,分子量为3~15 kD。因与大量硫酸基和羧基共价结合而带有大量负电荷,呈酸性。肝素存在于血浆、肥大细胞和血管内皮细胞中。药用肝素是从猪肠黏膜或牛肺脏中获得。

1.药理作用与机制

肝素在体内和体外均有强大的抗凝作用。静脉注射后,抗凝作用立即发生。肝素的抗凝机制有以下几方面。

(1)增强抗凝血酶Ⅲ活性:AT-Ⅲ是α_2-球蛋白,含有精氨酸-丝氨酸(Arg-Ser)肽活性部位,能与凝血酶(Ⅱa)、凝血因子Ⅸa、Ⅹa、Ⅺa和Ⅻa发生缓慢的化学结合,形成稳定复合物,抑制这些因子的活性,发挥抗凝血作用。肝素可与AT-Ⅲ赖氨酸残基形成可逆性复合物,使AT-Ⅲ构象改变,暴露出精氨酸活性位点,增强AT-Ⅲ与凝血酶及凝血因子Ⅸa、Ⅹa、Ⅺa和Ⅻa丝氨酸活性中心结合,与凝血酶形成肝素-ATⅢ-Ⅱa三元复合物,"封闭"凝血因子活性中心,使其灭活,发挥强大的抗凝作用。肝素能使ATⅢ-Ⅱa反应速率加快1 000倍,加速凝血酶灭活。

(2)激活肝素辅助因子Ⅱ HCⅡ:高浓度肝素与肝素辅助因子Ⅱ(HCⅡ)结合使其激活。活化的HCⅡ可提高对凝血酶的抑制速率达100倍以上。但肝素与HCⅡ的亲和力要比与AT-Ⅲ亲和力小得多,故需高浓度肝素才能充分发挥HCⅡ的抗凝作用。

(3)促进纤溶系统激活:肝素可还促进血管内皮细胞释放组织型纤溶酶原激活剂(tissue plasminogen activator,t-PA)和内源性组织因子通路抑制物(tissue factor pathway inhibitor, TFPI)。t-PA可激活纤溶系统;TFPI可抑制组织因子(tissue factor,TF)。TF是血管内皮细胞的一种整合蛋白,是因子Ⅶ对其底物因子Ⅸ和Ⅹ的重要辅助因子。TF引起的凝血可能涉及动脉血栓形成和动脉粥样硬化。肝素促进细胞内释放t-PA和TFPI发挥抗血栓作用。

(4)降血脂:肝素可使内皮细胞释放脂蛋白酶,将血中乳糜微粒和极低密度脂蛋白的甘油三酯水解为甘油和游离脂肪酸。但停用肝素此作用立即消失,故无重要临床意义。

2.体内过程

肝素是极性很强的大分子物质,不易通过生物膜,故口服和直肠给药不吸收,不能发挥抗凝作用。肌内注射因吸收速率不易预测,易引起局部出血和刺激症状,不予使用。临床上肝素采取静脉注射,注射后肝素与血浆蛋白结合率为80%。主要在肝脏中经肝素酶分解代谢;低剂量肝素被单核-巨噬细胞系统清除和降解。肝素$t_{1/2}$因剂量而异,个体差异较大,例如静脉注射100 U/kg、400 U/kg和800 U/kg,其$t_{1/2}$分别为1小时、2小时和5小时左右。肺气肿、肺栓塞患者$t_{1/2}$缩短,肝肾功能严重障碍者则$t_{1/2}$明显延长,对肝素敏感性也提高。

3.临床应用

(1)血栓栓塞性疾病:主要用于防止血栓形成和扩大,如深部静脉血栓、肺栓塞、脑梗死、心肌梗死、心血管手术及外周静脉术后血栓形成等。在治疗急性动、静脉血栓形成的药物中,肝素是最好的快速抗凝剂。

(2)弥散性血管内凝血(DIC):这是肝素的主要适应证,应早期应用,防止纤维蛋白原及其他凝血因子耗竭而发生继发性出血。

(3)心血管手术、心导管检查、血液透析及体外循环等体外抗凝。

4.不良反应

(1)出血是肝素主要的不良反应,表现为各种关节腔积血、伤口和各种黏膜出血等。严重者可引起致命性出血(4.6%)。对轻度出血患者停药即可,严重者可静脉缓慢注射硫酸鱼精蛋白,每1 mg鱼精蛋白可中和100 U肝素。用药期间应监测部分凝血激酶时间(APTT)。

(2)血小板减少症:发生率高达6%。若发生在用药后1~4天,程度多较轻,不需中断治疗即可恢复,一般认为是肝素引起一过性的血小板聚集作用所致;多数发生在给药后7~10天,与免疫反应有关。可能因肝素促进血小板因子4(PF4)释放并与之结合,形成肝素-PF_4复合物,后者再与特异抗体形成PF_4-肝素-IgG复合物,引起病理反应所致。停药后约4天可恢复。

(3)其他:肝素可引起皮疹、发热等变态反应,长期使用可引起骨质疏松和自发性骨折。

5.禁忌证

对肝素过敏,有出血倾向、血友病、血小板功能不全和血小板减少症、紫癜、严重高血压、细菌性心内膜炎、肝功能不全、肾功能不全、消化性溃疡、颅内出血、活动性肺结核、孕妇、先兆性流产、产后、内脏肿瘤、外伤及术后等患者禁用。

6.药物相互作用

肝素为弱酸性药物,不能与弱碱性药物合用;与阿司匹林等非甾体抗炎药、右旋糖酐和双嘧达莫合用,可增加出血的危险;与肾上腺皮质激素类、依他尼酸合用,可致胃肠道出血;与胰岛素或磺脲类药物合用,能导致低血糖;静脉同时给予肝素和硝酸甘油,可降低肝素活性;与血管紧张素Ⅰ转化酶抑制剂合用,可能引起高血钾。

(二)低分子量肝素

低分子量肝素(low molecular weight heparin,LMWH)是指分子量小于7 kD的肝素。LMWH是从普通肝素中分离或由普通肝素降解后再分离而得。由于其药理学和药动学的特性优于普通肝素,近年来发展很快。LMWH 因分子量小,不能与 AT-Ⅲ 和凝血酶结合形成复合物,因此对凝血酶及其他凝血因子无作用。LMWH 具有选择性抗凝血因子 X 活性的作用,与普通肝素比较具有以下特点。

(1)抗凝血因子 Xa/Ⅱa 活性比值明显增加。LMWH 抗因子 Xa/Ⅱa 活性比值为 1.5~4.0,而普通肝素为 1.0 左右,分子量越低,抗凝血因子 Xa 活性越强,降低了出血的危险。

(2)生物利用度高,半衰期较长,体内不易被消除。

(3)LMWH 由于分子量小,较少受 PF_4 的抑制,不易引起血小板减少。LMWH 将逐渐取代普通肝素用于临床,但各制剂选用时仍应小心注意出血的不良反应。

(三)伊诺肝素

1.药理作用

伊诺肝素为第一个上市的 LMWH,分子量为 3.5~5.0 kD,对抗凝血因子 Xa 与因子 Ⅱ 活性比值为 4.0 以上,具有强大而持久的抗血栓形成作用。

2.体内过程

皮下注射后吸收迅速、完全。注射后 3 小时出现血浆最高活性,而血浆中抗凝血因子 Xa 活性可持续 24 小时。不易通过胎盘屏障,部分经肾排泄。$t_{1/2}$ 为 4.4 小时。

3.临床应用

本品主要用于防治深部静脉血栓、外科手术和整形外科(如膝、髋人工关节更换手术)后静脉血栓的形成,防止血液透析时体外循环凝血发生。与普通肝素比较,本品抗凝剂量较易掌握,毒性小,安全,且作用持续时间较长。常规给药途径为皮下注射。

4.不良反应

较少发生出血,如意外静脉注射或大剂量皮下注射,可引起出血加重,可用鱼精蛋白对抗;鱼精蛋白 1 mg 可中和 1 mg 本品的抗因子 Ⅱa 及部分(最多 60%)抗因子 Xa 的活性。偶见血小板减少和严重出血。对本品过敏患者,严重肝肾功能障碍患者应禁用。

(四)硫酸皮肤素

硫酸皮肤素属于糖胺聚糖类,是依赖 HCⅡ 的凝血酶间接抑制剂。该药通过激活 HCⅡ 通路而灭活凝血酶。HCⅡ 在硫酸皮肤素存在时,其抑制凝血酶活性速率可提高 1 000 倍。因此,本品与肝素或 LMWH 合用,可大大增强后两类药的抗凝作用。硫酸皮肤素静脉注射(也可肌内注射)后在体内不被代谢,以原形从肾排泄。临床试用于抗血栓治疗,无明显出血等不良反应。口服可吸收,有望成为口服抗凝血药。

几种天然的或人工合成的多聚阴离子,如硫酸戊聚糖、硫酸软骨素 E 等均可通过激活 HCⅡ 通路而抑制凝血酶活性,产生抗凝作用。

(五)合成肝素衍生物

磺达肝素是一种以抗凝血酶肝素结合位点结构为基础合成的戊多糖,经抗凝血酶介导对因子 Xa 有抑制作用。由于其聚合体短而不抑制凝血酶,与肝素和低分子肝素相比,该药发生血小板减少症的风险要小得多。

二、凝血酶直接抑制药

凝血酶是最强的血小板激活物。根据药物对凝血酶的作用位点可分为:①双功能凝血酶抑制药,如水蛭素可与凝血酶的催化位点和阴离子外位点结合;②阴离子外位点凝血酶抑制药,仅通过催化位点或阴离子外位点与凝血酶结合发挥抗凝血酶作用。

基因重组水蛭素是水蛭唾液的有效成分水蛭素经由基因重组技术制成,分子量为 7 kD。

(一)药理作用与机制

水蛭素对凝血酶具有高度亲和力,是目前所知最强的凝血酶特异性抑制剂。可抑制凝血酶所有的蛋白水解作用,如裂解纤维蛋白、血纤肽和纤维蛋白原。水蛭素与凝血酶以1∶1结合成复合物,使凝血酶灭活。该药不仅阻断纤维蛋白原转化为纤维蛋白凝块,而且对激活凝血酶的因子Ⅴ、Ⅷ、Ⅻ,以及凝血酶诱导的血小板聚集均有抑制作用,具有强大而持久的抗血栓作用。

(二)体内过程

本品口服不被吸收,静脉注射后进入细胞间隙,不易通过血-脑屏障。主要以原形(90%~95%)经肾脏排泄。$t_{1/2}$ 约 1 小时。

(三)临床应用

本品可用于防治冠状动脉形成术后再狭窄、不稳定型心绞痛、急性心肌梗死后溶栓的辅助治疗、DIC 及血液透析中血栓形成,临床疗效优于肝素。大剂量可引起出血。

(四)注意事项

肾衰竭患者慎用。由于患者用药期间体内通常可形成抗水蛭素的抗体从而延长 APTT,建议每天监测 APTT。目前,尚无有效的水蛭素解毒剂。

三、维生素 K 拮抗药

维生素 K 是凝血因子Ⅱ、Ⅶ、Ⅸ和Ⅹ活化必需的辅助因子。具有拮抗维生素 K 作用的药物为香豆素类,是一类含有 4-羟基香豆素基本结构的物质。常用华法林、双香豆素、苯丙香豆素和醋硝香豆素等。香豆素类药物为口服抗凝血药。

双香豆素口服吸收慢且不规则,吸收后几乎全部与血浆蛋白结合,因此与其他血浆蛋白结合率高的药物同服时,可增加双香豆素的游离药物浓度,使抗凝作用大大增强,甚至诱发出血。双香豆素分布于肺、肝、脾及肾,经肝药酶羟基化失活后由肾排泄。醋硝香豆素大部分以原形经肾排出。其主要药动学参数,见表 9-1 所示。

表 9-1 口服抗凝药半衰期与作用时间

药物	每天量(mg)	$t_{1/2}$(h)	持续时间(h)
华法林	5~15	10~16	3~5
醋硝香豆素	4~12	8	2~4
双香豆素	25~150	10~30	4~7

以下具体介绍华法林。

(一)药理作用与机制

华法林无体外抗凝作用,体内抗凝作用缓慢而持久。口服后一般需 12~24 小时发挥作用,1~3 天作用达高峰,停药后作用可持续数天。华法林的抗凝作用主要是竞争性抑制维生素 K 依赖的凝血因子Ⅱ、Ⅶ、Ⅸ和Ⅹ前体的功能活性。这些凝血因子前体的第 10 个谷氨酸残基(Glu)在 γ-羧化酶的催化作用下,经羧基化生成 γ-羧基谷氨酸。由于 γ-羧基谷氨酸具有很强的螯合 Ca^{2+} 的能力,从而实现了这些凝血因子由无活性型向活性型的转变。其中,维生素 K 是 γ-羧化酶的辅酶。在羧化反应中,在 Ca^{2+} 和 CO_2、O_2 参与下,氢醌型维生素 K 氧化为环氧化型维生素 K,后者在维生素 K 环氧化物还原酶,或维生素 K 循环中相关的还原酶系作用下,转为维生素 K 原形,再被还原为氢醌型维生素 K,继续参与华法林因抑制维生素 K 循环中相关的还原酶系,阻断维生素 K 以辅因子形式参与羧化酶的催化反应,抑制凝血因子 Ⅱ、Ⅶ、Ⅸ 和 Ⅹ 的功能活性,从而产生抗凝作用。

(二)体内过程

华法林口服吸收完全,生物利用度达 100%,吸收后 97% 与血浆蛋白结合,表观分布容积小,能通过胎盘。华法林(消旋混合物)的 R-和 S-同分异构体,均在肝脏代谢,可经胆汁排入肠道再吸收,最终从肾排泄。$t_{1/2}$ 为 40~50 小时。

(三)临床应用

1. 心房颤动和心脏瓣膜病所致血栓栓塞

华法林的常规应用;此外,接受心脏瓣膜修复术的患者,需长期服用华法林。

2. 髋关节手术患者

本品可降低静脉血栓发病率。

3. 预防复发性血栓栓塞性疾病

如肺栓塞、深部静脉血栓形成患者,用肝素或溶栓药后,常规用华法林维持 3~6 个月。

(四)不良反应

不良反应主要是出血,如血肿、关节出血和胃肠道出血等。在服药期间应密切监测凝血酶原时间(PT)。一旦出血严重,应立即停药,给予维生素 K 10 mg 静脉注射,一般在给药 24 小时后,PT 可恢复正常。罕见有"华法林诱导的皮肤坏死",通常发生在用药后 2~7 天。也可引起胆汁淤滞性肝损害,停药后可消失。可致畸胎,孕妇禁用。

(五)药物相互作用

甲硝唑、西咪替丁和水杨酸等肝药酶抑制剂及非甾体抗炎药、胺碘酮、依他尼酸和氯贝丁酯等可增强本类药物的抗凝血作用;巴比妥类、苯妥英钠等肝药酶诱导剂可减弱本类药物的抗凝作用。

(闫秀丽)

第二节 抗血小板药

血小板在血栓栓塞性疾病,特别是在动脉血栓疾病的形成中具有重要病理生理学意义。抗血小板药是指对血小板功能有抑制作用的药物,临床较常用的是阿司匹林和氯吡格雷。

一、血小板代谢酶抑制药

(一)阿司匹林

阿司匹林是花生四烯酸代谢过程中的环氧酶抑制药。75~150 mg 阿司匹林可使血小板中环氧酶活性中心丝氨酸残基乙酰化而灭活,从而抑制血栓素 A_2(TXA_2)的生成。一次服药,对该酶抑制达 90%,且不可逆。但是,阿司匹林对血管内皮细胞中环氧酶的抑制作用弱而可逆,故对

PGI_2 的形成影响小。因此,此剂量阿司匹林防治血栓性疾病收效较佳,不良反应较少。

1.药理作用

抑制血小板聚集,阻止血栓形成。生理情况下,血小板产生的血栓素 TXA_2 是强大的血小板释放及聚集的诱导物,它可直接诱发血小板释放 ADP,加速血小板的聚集过程。阿司匹林可抑制 TXA_2 的合成,抑制血小板聚集引起的血液凝固,延长出血时间。

2.临床应用

常用于冠状动脉硬化性疾病、心肌梗死、脑梗死、深静脉血栓形成和肺梗死等。作为溶栓疗法的辅助抗凝治疗,能减少缺血性心脏病发作和复发的风险,也可使短暂性脑缺血发作患者的脑卒中发生率和病死率降低。

(二)利多格雷

利多格雷是强大的 TXA_2 合成酶抑制药兼中度 TXA_2 受体阻滞药。本品可直接抑制 TXA_2 的合成,拮抗 TXA_2 的作用。对血小板血栓和冠状动脉血栓的作用较水蛭素及阿司匹林更为有效。据临床试验报道,本品在急性心肌梗死、心绞痛及缺血性脑卒中的治疗中,在血栓发生率和再栓塞率方面均较阿司匹林明显降低,且预防新的缺血性病变更为有效。有轻度胃肠反应,不良反应较轻。

同类药物尚有吡考他胺,其作用比利多格雷弱,不良反应轻。

(三)依前列醇

依前列醇(PGI_2)为人工合成的前列腺素类 PGI_2,是迄今为止发现的活性最强的血小板聚集内源性抑制剂。内源性 PGI_2 由血管内皮细胞合成,具有强大的抗小板聚集及松弛血管平滑肌作用。依前列醇能抑制 ADP、胶原纤维和花生四烯酸等诱导的血小板聚集和释放。对体外旁路循环中形成的血小板聚集体具有解聚作用,还能抑制血小板在血管内皮细胞上的黏附。PGI_2 的作用机制是通过激活血小板腺苷酸环化酶,使血小板内 cAMP 水平升高,促进胞质内 Ca^{2+} 再摄取进入 Ca^{2+} 库,降低胞质内游离 Ca^{2+} 浓度,使血小板处于静止状态,失去对各种刺激物的反应。

本品 $t_{1/2}$ 很短,仅 3 分钟,作用短暂,性质不稳定。在体内迅速转为稳定的代谢产物 6-酮-PGF_1。在肺内不被灭活是 PGI_2 的特点。PGI_2 性质不稳定,作用短暂。

依前列醇用于如心肺分流术、血液透析等体外循环时,防止高凝状态和微血栓形成,也用于严重外周血管性疾病如雷诺病、缺血性心脏病、原发性肺动脉高压和血小板消耗性疾病。

本品静脉滴注过程中常见血压下降、心率加速、头痛、眩晕和潮红等现象,减少剂量或暂停给药可以缓解;此外,对消化道刺激症状也较常见。禁用于有出血倾向、严重左心室收缩功能障碍所致的充血性心力衰竭患者。

(四)双嘧达莫

双嘧达莫为环核苷酸磷酸二酯酶抑制药。主要抑制血小板的聚集,发挥抗栓作用。

1.药理作用与机制

(1)抑制血小板黏附,防止其黏附于血管壁的损伤部位。

(2)通过以下途径增加 cAMP 含量,抑制血小板聚集:①抑制磷酸二酯酶活性,减少 cAMP 水解为 5-AMP;②抑制血液中的腺苷脱氢酶,减少腺苷的分解;③抑制腺苷再摄取,增加血浆中腺苷含量,通过腺苷,再激活腺苷酸环化酶,增加血小板中 cAMP 浓度,而协同抗血小板聚集作用。

(3)抑制血小板生成 TXA_2,降低其促进血小板聚集的作用,并可直接刺激血管内皮细胞产生 PGI_2,增强其活性。

此外,本品尚有扩张冠状动脉阻力血管、增加冠状动脉血流量的作用,但不能增加缺血区的血液供应。

2.体内过程

双嘧达莫口服吸收缓慢,个体差异大,生物利用度为 27%～59%。口服后 1～3 小时血药浓度达峰值,与蛋白结合率高(91%～99%)。主要在肝脏转化为葡萄糖醛酸耦联物。自胆汁排泄,可因肝肠循环而延缓消除,少量自尿排出。$t_{1/2}$ 为 10～12 小时。

3.临床应用

其与阿司匹林相似,但不常应用。一般与口服抗凝血药香豆素合用,治疗血栓栓塞性疾病,可增强疗效。如安装人工瓣膜者、口服香豆素类仍有血栓栓塞者或同服阿司匹林不能耐受者等。

4.不良反应

较常见不良反应为胃肠道刺激。由于血管扩张,血压下降,导致头痛、眩晕、潮红和晕厥等。少数心绞痛患者用药后可出现"窃血"现象,诱发心绞痛发作,应慎用。

二、氯吡格雷

氯吡格雷为一种前体药物,通过氧化作用形成 2-氧基-氯吡格雷,然后再经过水解形成活性代谢物(一种硫醇衍生物)发挥作用。与阿司匹林相比,氯吡格雷可显著降低新的缺血性事件(包括心肌梗死,缺血性脑卒中和其他血管疾病死亡)的发生率。

(一)药理作用与机制

氯吡格雷是血小板聚集抑制剂,选择性地抑制 ADP 与血小板受体的结合及抑制 ADP 介导的糖蛋白 GPⅡ$_b$/Ⅲ$_a$ 复合物的活化,发挥抑制血小板的聚集的功能。氯吡格雷也可以抑制非 ADP 引起的血小板聚集,并不可逆抑制 ADP 受体的功能。

(二)体内过程

氯吡格雷吸收迅速,母体化合物的血浆浓度很低。血浆蛋白结合率为 98%。氯吡格雷进入肝脏后在细胞色素 P450 同工酶 2B6 和 3A4 调节的调节下生成无抗血小板作用的羧酸盐衍生物。约 50% 由尿液排出,46% 由粪便排出。一次和重复给药后,血浆中主要代谢产物的消除半衰期为 8 小时。

(三)临床应用

本品可用于预防和治疗因血小板高聚集引起的心、脑及其他动脉循环障碍疾病。如防治心肌梗死,缺血性脑血栓,闭塞性脉管炎和动脉粥样硬化及血栓栓塞引起的并发症。应用于有过近期发生的脑卒中、心肌梗死或确诊外周动脉疾病的患者,治疗后可减少动脉粥样硬化事件的发生(心肌梗死、脑卒中和血管性死亡)。

(四)不良反应及注意事项

常见不良反应为消化道出血,中性粒细胞减少、腹痛、食欲缺乏、胃炎、便秘和皮疹。患有急性心肌梗死的患者,在急性心肌梗死最初几天不推荐进行氯吡格雷治疗。对于有伤口(特别是在胃肠道和眼内)易出血的患者应慎用。对肝肾功能不好的患者慎用。

三、血小板 GPⅡ$_b$/Ⅲ$_a$ 受体阻断药

(一)阿昔单抗

阿昔单抗是血小板 GPⅡ$_b$/Ⅲ$_a$ 的人/鼠嵌合单克隆抗体,可竞争性、特异性地阻断纤维蛋白

原与GPII_b/III_a结合,产生抗血小板聚集作用。临床试用于不稳定型心绞痛的治疗,可降低心肌梗死发生率。有出血危险,应严格控制剂量。

(二)精氨酸-甘氨酸-天冬氨酸多肽

血小板GPII_b/III_a受体含有能与精氨酸-甘氨酸-天冬氨酸(RGD)三肽结合的位点。用天然或化学合成含有RGD三肽序列的多肽,均能抑制纤维蛋白原与GPII_b/III_a受体结合,而具有抗血小板聚集作用。现已试用于血栓栓塞性疾病的治疗。

(三)依替巴肽

依替巴肽属于环状多肽,是RGD三肽在$\alpha II b\beta_3$结合位点的阻断剂。静脉注射可在体内阻止血小板聚集。临床用于不稳定型心绞痛和冠状动脉成形术。

随后相继开发出非肽类的GPII_b/III_a受体阻断药拉米非班、替罗非班和可供口服的珍米洛非班、夫雷非班和西拉非班等。抑制血小板聚集作用强,应用方便,不良反应较少。适用于急性心肌梗死、溶栓治疗、不稳定型心绞痛和血管成形术后再梗死。

(闫秀丽)

第三节 纤维蛋白溶解药

在生理情况下,各种因素引起小血管内形成血凝块时,将激活纤溶系统,使之溶解,阻止血栓形成,保证血流畅通。当某些病理因素导致机体形成血栓时,可以给予外源性的纤溶酶原激活剂,大量激活纤溶系统,使纤溶酶原转为纤溶酶,将已形成的血栓溶解。因此,将此类药物称为纤维蛋白溶解药,又名溶栓药。

一、链激酶

链激酶(SK)为第一代天然溶栓药,是从β-溶血性链球菌培养液中提取的一种非酶性单链蛋白,分子量为47 kD,链激酶1 U相当于0.01 g蛋白质。现用基因工程技术制成重组链激酶(rSK)。

(一)药理作用

链激酶激活纤溶酶原为纤溶酶的作用是间接的,即链激酶先与纤溶酶原形成SK-纤溶酶原复合物,使其中的纤溶酶原构象发生变化,转为SK-纤溶酶复合物,后者激活结合或游离于纤维蛋白表面的纤溶酶原为纤溶酶,使血栓溶解。因此,SK的活性不需要纤维蛋白存在,SK-纤溶酶原复合物也不受血液中α_2-抗纤溶酶(α_2-AP)的抑制。

(二)临床应用

本品主要用于血栓栓塞性疾病,如急性心肌梗死、静脉血栓形成、肺栓塞、动脉血栓栓塞、透析通道栓塞和人工瓣膜栓塞等。在血栓形成不超过6小时内用药,其疗效最佳。

(三)不良反应

不良反应为出血,严重者可注射氨甲苯酸(或类似药),也可补充纤维蛋白原或全血。本品具有抗原性,可引起变态反应。

二、尿激酶

尿激酶(UK)是由人尿或肾细胞组织培养液提取的第一代天然溶栓药。尿激酶为体内纤溶系统的成员,可直接激活纤溶酶原为纤溶酶。纤溶酶裂解凝血块表面上的纤维蛋白,也可裂解血液中游离的纤维蛋白原,故本品对纤维蛋白无选择性。进入血液中的 UK 可被循环中纤溶酶原激活剂的抑制物(PAI)所中和,但连续用药后,PAI 很快耗竭。产生的纤溶酶可被血液中 α_2-AP 灭活,故治疗量效果不佳,需大量 UK 使 PAI 和 α_2-AP 耗竭,才能发挥溶栓作用。UK 的 $t_{1/2}$ 约 16 分钟,作用短暂。

本品主要用于心肌梗死和其他血栓栓塞性疾病,是目前国内应用最广泛的溶栓药。出血是其主要不良反应,但较链激酶轻,无变态反应。

三、阿尼普酶

阿尼普酶又称茴香酰化纤溶酶原/链激酶激活剂复合物(APSAC),属第二代溶栓药。本品为链激酶与赖氨酸纤溶酶原以 1:1 的比例形成的复合物,分子量 131 kD。赖氨酸纤溶酶原的活性中心被茴香酰基所封闭。进入血液中的 APSAC 弥散到血栓含纤维蛋白表面,通过复合物的赖氨酸纤溶酶原活性中心与纤维蛋白结合,被封闭的乙酰基缓慢去乙酰基,激活血栓上纤维蛋白表面的纤溶酶原为纤溶酶,溶解血栓。

本品具有以下特点:一次静脉注射即可,不必静脉滴注(缓慢去乙酰基);不受 α_2-AP 抑制(茴香酰化);本品是赖氨酸纤溶酶原的复合物,较易进入血液凝块处与纤维蛋白结合;本品是选择性纤维蛋白溶栓药,很少引起全身性纤溶活性增强,故出血少。具有抗原性,可致变态反应。本品血浆 $t_{1/2}$ 为 90~105 分钟。临床应用同尿激酶。

同属第二代溶栓药的还有阿替普酶、西替普酶和那替普酶。后两者为基因重组的 t-PA。

四、葡萄球菌激酶

葡萄球菌激酶(SAK)简称葡激酶,是从某些金葡菌菌株的培养液中获得,现为基因工程重组产品。作用与链激酶相似,无酶活性。SAK 先与纤溶酶原形成复合物,后者裂解纤溶酶原为纤溶酶。葡激酶对纤维蛋白的溶解作用和对富含血小板血栓的溶栓作用均较链激酶强。已试用于急性心肌梗死患者,疗效较链激酶佳,出血较少。

五、瑞替普酶

瑞替普酶属第三代溶栓药,通过基因重组技术改良天然溶栓药的结构,提高选择性溶栓效果,延长 $t_{1/2}$,减少用药剂量和不良反应。瑞替普酶具有以下优点:溶栓疗效高(血栓溶解快,防止血栓再形成,提高血流量),见效快,耐受性较好,不需要按体重调整,只能静脉给药。一般,在发病 6 小时内使用治疗效果更好。本品适用于急性心肌梗死的溶栓疗法。常见不良反应为出血、血小板减少症。有出血倾向患者慎用。

(闫秀丽)

第四节 促凝血药

一、维生素K

维生素K广泛存在于自然界,基本结构为甲萘醌。维生素K_1存在于绿色植物中,K_2是人体肠道细菌的代谢产物,以上二者均为脂溶性,其吸收需要胆汁参与。K_3、K_4均为人工合成,是水溶性,直接可以吸收。

(一)药理作用

维生素K是γ-羧化酶的辅酶,参与凝血因子Ⅱ、Ⅶ、Ⅸ和Ⅹ前体的功能活化过程。使这些凝血因子前体的第10个谷氨酸残基,在羧化酶参与下,羧化为γ-羧基谷氨酸,从而使这些因子具有活性,产生凝血作用。羧化酶的活化需要还原的氢醌型维生素K氧化为维生素K环氧化物,以及环氧化型维生素K的再还原才能完成上述羧化反应。

(二)临床应用

本品可用于维生素K缺乏引起的出血:阻塞性黄疸、胆瘘、慢性腹泻和广泛胃肠切除后,继发于吸收或利用障碍所致的低凝血酶原血症;新生儿出血(缺乏合成维生素K的细菌)和预防长期应用广谱抗生素继发的维生素K缺乏症(细菌合成维生素K减少);口服过量华法林香豆素类抗凝药、水杨酸等所致出血。

(三)不良反应

维生素K_1(甚至大剂量)不良反应较少,但注射速度过快可出现面部潮红、出汗、胸闷和血压骤降等。一般以肌内注射为宜。较大剂量维生素K_3可引发新生儿、早产儿或缺乏葡萄糖-6-磷酸脱氢酶的特异质者发生溶血和高铁血红蛋白血症。

二、凝血因子制剂

凝血因子制剂是从健康人体或动物血液中提取、经分离提纯、冻干后制备的含不同凝血因子的制剂,主要用于凝血因子缺乏时的替代或补充疗法。

凝血酶原复合物是由健康人静脉血分离而得的含有凝血因子Ⅱ、Ⅶ、Ⅸ和Ⅹ的混合制剂。上述四种凝血因子的凝血作用均依赖维生素K的存在。临床主要用于治疗乙型血友病(先天性凝血因子Ⅸ缺乏)、严重肝脏疾病、香豆素类抗凝剂过量和维生素K依赖性凝血因子缺乏所致的出血。

抗血友病球蛋白含凝血因子Ⅷ及少量纤维蛋白原。临床主要用于甲型血友病(先天性因子Ⅷ缺乏症)的治疗。还可用于治疗溶血性血友病、抗因子Ⅷc抗体所致严重出血。静脉滴注过速能引起头痛、发热、荨麻疹等症状。

三、氨甲环酸及氨甲苯酸

氨甲环酸及氨甲苯酸(PAMBA)为抗纤维蛋白溶解药,化学结构与赖氨酸类似,低剂量时竞争性阻断纤溶酶原与纤维蛋白结合,防止纤溶酶原的激活。高剂量时能直接抑制纤溶酶的活性,从而抑制纤维蛋白溶解,引起凝血作用。

(一)临床应用

本品可用于纤溶系统亢进引起的各种出血,如前列腺、尿道、肺、肝、胰、脑、子宫、肾上腺和甲状腺等富含纤溶酶原激活物的脏器外伤或手术后出血,对一般慢性渗血效果较好。氨甲环酸的疗效较好,其抗纤溶活性为氨甲苯酸的 7~10 倍,为临床最常用的制剂。

(二)不良反应

本品常见有胃肠道反应。过量可引起血栓或诱发心肌梗死。合用避孕药或雌激素妇女,更易出现血栓倾向。肾功能不全者慎用。

(闫秀丽)

第五节 促白细胞增生药

一、非格司亭

非格司亭又称重组人粒细胞集落刺激因子,是粒细胞集落刺激因子(G-CSF)基因重组产物。G-CSF 是由血管内皮细胞、单核细胞、成纤维细胞合成的糖蛋白。主要通过受体机制促进中性粒细胞成熟;促进骨髓释放成熟粒细胞;增强中性粒细胞趋化及吞噬功能。可用于肿瘤放、化疗引起的中性粒细胞缺乏症;自体骨髓移植时,促进中性粒细胞数增加;伴有骨髓发育不良综合征、再生障碍性贫血引起的粒细胞缺乏症。但大剂量长期使用,可产生轻、中度骨痛。皮下注射可有局部反应。

二、莫拉司亭和沙格司亭

人体粒细胞/巨噬细胞集落刺激因子(GM-CSF)由 T-淋巴细胞、单核细胞、成纤维细胞和内皮细胞合成,有以下作用。

(1)刺激造血前体细胞增殖、分化。

(2)刺激中性粒细胞、单核细胞和 T 淋巴细胞的生长,诱导形成粒细胞、巨噬细胞集落形成单位及粒细胞/巨噬细胞集落形成单位。

(3)促进巨噬细胞和单核细胞对肿瘤细胞的裂解作用。

此类产品有莫拉司亭和沙格司亭,是用基因重组技术获得的,与天然 GM-CSF 相同。用于防治骨髓抑制疗法引起的白细胞减少症;骨髓衰竭患者白细胞低下;预防白细胞减少引发感染并发症。常见不良反应有发热、皮疹、骨痛等。首次静脉滴注时可出现潮红、低血压、呕吐和呼吸急促等症状。

(闫秀丽)

第十章　生殖系统临床用药

第一节　促性腺激素类药

促性腺激素的种属特异性极强,从动物腺垂体提取的制品对人几乎无效,人的垂体促性腺激素极难得到。腺垂体促性腺激素的分泌受下丘脑促性腺激素释放激素(GnRH)的调控,性腺分泌的性激素对腺垂体和下丘脑具有反馈抑制作用,妇女绝经期后这种负反馈减弱,故腺垂体的促性腺激素的分泌明显增加;孕妇绒毛膜能分泌大量的绒毛膜促性腺激素。这些激素分泌后最终主要经尿液排出。从孕妇、绝经期妇女尿液中提取、纯化后这些促性腺激素制剂仍具有促进卵泡生长、成熟和排卵及促进和维持黄体功能的作用。临床上常用的促性腺激素类药有绒毛膜促性腺激素、尿促性素、尿促卵泡素和重组人卵泡刺激素,本节主要介绍前2项。

一、绒毛膜促性腺激素

绒毛膜促性腺激素(chorionicgonadotropin,CG)由妊娠期妇女尿中提取,成分为糖蛋白,由244个氨基酸残基组成,分子量36 700,白色或黄白色无定形粉末,水溶液不稳定,临用时配制。

(一)体内过程

绒毛膜促性腺激素的半衰期(half time,$t_{1/2}$)为双相,分别为11小时和23小时,达峰时间(peak time,T_{max})约12小时,120小时后降至稳定的低浓度,24小时内10%~12%药物以原形经肾排出。

(二)药理作用

绒毛膜促性腺激素的作用与LH相似,FSH样作用甚微。对女性促进和维持黄体功能,使其合成孕激素,促进卵泡生成和成熟,模拟生理性促黄体生成素高峰而促发排卵;给药后32~36小时发生排卵。对男性垂体功能不足者,使其产生雄激素,促使睾丸下降和男性第二性征的发育、成熟。

(三)临床应用

(1)不孕症:①垂体促性腺激素不足所致的女性无排卵不孕症,常在氯米芬治疗无效后,本品

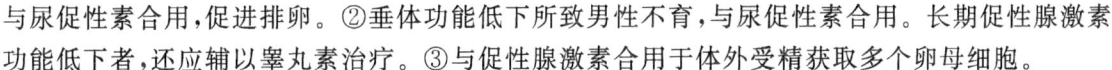

与尿促性素合用,促进排卵。②垂体功能低下所致男性不育,与尿促性素合用。长期促性腺激素功能低下者,还应辅以睾丸素治疗。③与促性腺激素合用于体外受精获取多个卵母细胞。

(2)女性黄体功能不足、功能性子宫出血、妊娠早期先兆流产、习惯性流产。

(3)隐睾症、男性性功能减退。

(四)不良反应及禁忌

(1)用于促排卵时,可诱发卵巢囊肿或轻到中度的卵巢肿大较常见,常伴轻度胃胀、胃痛和盆腔痛,通常2~3周消退。少见严重的卵巢过度刺激综合征,由于血管通透性显著提高而致体液在胸腔、腹腔和心包腔内迅速大量积聚引起多种并发症,如血容量降低、电解质紊乱、血液浓缩、腹腔出血、血栓形成等。临床表现为腹部或盆腔剧烈疼痛、消化不良、水肿、尿量减少、恶心、呕吐或腹泻、气促、下肢水肿等。常常发生在排卵后7~10天或治疗结束后,严重者可危及生命。

(2)治疗隐睾症时偶可发生男性性早熟,表现为痤疮、阴茎和睾丸增大、阴毛生长增多、身高生长过快。

(3)乳房肿大、头痛、易激动、精神抑郁、易疲劳等较少见。偶见注射局部疼痛、过敏性皮疹。

怀疑有垂体增生或肿瘤,前列腺癌或其他与雄激素有关的肿瘤患者禁用。性早熟者、诊断未明的阴道流血、子宫肌瘤、卵巢囊肿或卵巢肿大、血栓性静脉炎、对性腺刺激激素过敏者禁用。孕妇及哺乳期妇女慎用。

二、尿促性素

尿促性素(human menopausal gonadotropin, HMG)也称绝经促性素,由绝经期妇女尿中提取,为类白色或淡黄色粉末,溶于水。

(一)体内过程

尿促性素肌内注射能吸收,t_{max}为4~6小时,给药后血清雌二醇在18小时达峰,升高88%,静脉注射150 U后,药物的C_{max}为24 U/L,在15分钟达峰,消除为双相,主要经肾脏排泄。

(二)药理作用

尿促性素主要具有FSH的作用,LH样作用甚微。对女性,刺激卵泡生长成熟,促进卵泡分泌雌激素,使子宫内膜增生;其后加用绒促性素,增加排卵作用。对男性则促进生精小管发育、精原细胞分裂和精子成熟。

(三)临床应用

与绒毛膜促性腺激素或氯米芬配合使用,用于促性腺激素分泌不足所致闭经、无排卵性不孕症的治疗。用药期间定期进行全面检查:B超、雌激素水平、宫颈黏液检查及每天测基础体温。此外,也可用于男性精子缺乏症等的治疗。

(四)不良反应及禁忌

过量可致卵巢刺激过度综合征、卵巢增大、卵巢囊肿破裂、多胎妊娠及流产等,如发生卵巢刺激过度综合征,患者必须住院观察。个别可有发热、腹水、胸膜渗出及动脉血栓栓塞。妊娠、卵巢功能不全、卵巢囊肿、原因不明的阴道出血、子宫肌瘤、对激素敏感的恶性肿瘤等禁用。

(吴国学)

第二节 促性腺激素释放激素激动剂及拮抗剂

一、促性腺激素释放激素激动剂

促性腺激素释放激素（GnRH）由下丘脑神经元分泌，可与垂体促性腺激素细胞表面的GnRH受体结合，通过cAMP和钙离子作用，促进腺垂体FSH和LH的分泌。天然GnRH在体内被迅速破坏。如对其结构进行改造，在天然GnRH十肽的第6、10位以不同的氨基酸、酰胺取代原来氨基酸的结构，合成促性腺激素释放激素激动剂（gonadotropic releasing hormone agonist，GnRH-a），其稳定性及与GnRH受体的亲合力大大增强，半衰期延长。此类药物包括戈那瑞林、亮丙瑞林、戈舍瑞林、曲普瑞林、布舍瑞林、普罗瑞林等。

戈那瑞林：戈那瑞林为白色或淡黄色粉末，溶于水或1%冰醋酸，在甲醇中略溶。

（一）体内过程

戈那瑞林口服极少吸收，静脉注射3分钟达C_{max}，$t_{1/2}$约6分钟，在血浆中水解成无活性的代谢产物，经肾排泄。对血浆中LH的升高作用较快、较强，而对FSH的升高作用较慢、较弱。

（二）药理作用

戈那瑞林为促黄体生成素释放激素，能刺激垂体合成和释放FSH和LH。LH能使睾丸间质合成和分泌雄激素，LH和FSH的双重作用促进卵巢合成和分泌雌激素。单剂使用时能增加循环中的性激素；连续使用可致腺垂体中促黄体生成素释放激素受体下调，相当于阻止垂体LH分泌，从而阻断性激素的分泌，达到睾丸或卵巢切除的效果。

（三）临床应用

戈那瑞林可用于治疗下丘脑性闭经所致不育、原发性卵巢功能不足，特别是对氯米芬无效的患者；治疗小儿隐睾症及雄激素过多、垂体肿瘤等；治疗激素依赖性前列腺癌和乳腺癌。此外，在体外受精时，先用大剂量GnRH类似物抑制内源性GnRH分泌，再用外源性GnRH诱导多个卵子同步发育成熟，以便收集供体外受精之用。

（四）不良反应及禁忌

一般反应有恶心、腹部不适、头晕、月经过多、性欲丧失、多胎妊娠及注射处炎症等，偶有暂时性阴茎肥大、变态反应等。还有一些是本品治疗某些疾病时所特有，如治疗前列腺癌开始阶段由于GnRH对垂体-性腺的短暂兴奋致睾酮浓度暂时升高，病情加重，可加用抗雄激素药环丙孕酮数周。苯甲醇过敏者和腺垂体瘤患者禁用。

二、促性腺激素释放激素拮抗剂

促性腺激素释放激素拮抗剂（gonadotropin releasing hormone antagonist，GnRH-An）与GnRH-a同时发现。在GnRH-An中，不仅改变天然GnRH十肽的第6、10位氨基酸，还改变了其他位置的氨基酸，因此与GnRH受体的亲和力更高，能竞争性占领垂体的GnRH受体，影响内源性GnRH与受体结合，但没有类似GnRH的作用，不会刺激垂体分泌FSH和LH。常用药物有西曲瑞克和阿贝瑞克。

西曲瑞克:西曲瑞克以醋酸盐形式存在,白色粉末,用注射用水溶解。

(一)体内过程

皮下给药为二室模型,静脉给药符合三室模型,$t_{1/2}$分别为30小时和12小时,皮下给药每天1次,0.25~3 mg,14天后显示线性动力学。

(二)药理作用

西曲瑞克与内源性GnRH竞争垂体细胞膜上的受体,阻断GnRH的作用,抑制LH和FSH的合成和分泌,推迟女性LH峰出现,从而抑制排卵。停药后,内源性LH和FSH的分泌迅速恢复。

(三)临床应用

对接受控制性超排卵辅助生殖治疗的妇女,与GnRH-a配合使用,控制LH峰提前出现,控制排卵。还可用于子宫内膜异位症、子宫肌瘤、前列腺肥大和前列腺癌的治疗。

(四)不良反应及禁忌

注射部位偶可出现轻微和短暂的反应,每天更换注射部位。对西曲瑞克和外源性多肽激素以及甘露醇过敏者、妊娠及哺乳期和绝经妇女、严重肝肾功能损害者禁用。

(宋小红)

第三节 性激素类药及避孕药

性激素是性腺分泌的激素,主要包括睾丸分泌的雄激素、卵巢分泌的雌激素和孕激素,均属于甾体化合物(类固醇)。临床上应用的性激素类药是上述性激素的人工合成品及其衍生物,多为甾体化合物。性激素类药除用于治疗某些疾病外,目前主要用作避孕药。

性激素类药像性激素一样,通过相应的性激素受体发挥作用。性激素受体位于细胞核内,是可溶性DNA结合蛋白,可调节特定基因的转录,是转录因子超家族成员。性激素类药进入细胞后,可直接穿越核膜,与特异性受体结合,使后者在结构上发生构象变化,作用于DNA,影响转录和蛋白质合成,引起相应的生物学效应。

一、雄激素类药及抗雄激素类药

雄激素类药包括天然雄激素及其衍生物。雄激素类药通过提高体内雄激素类化合物的血浆浓度,使雄激素受体的生物活性增强,主要治疗垂体疾病、睾丸疾病和睾丸切除造成的男性性功能低下和男性青春期发育迟缓。抗雄激素类药主要通过阻断雄激素受体、抑制雄激素生物转化、降低雄激素受体的活性及减少血浆雄激素类化合物的浓度发挥作用,主要用于男性性功能亢进、前列腺癌等的治疗。

(一)雄激素类药

雄激素类药包括天然雄激素睾酮或称睾丸素及其人工合成的衍生物,临床应用的雄激素制剂多为人工合成的睾酮及其衍生物。雄激素类药按化学结构分为17α-烷基取代物和17-羟基酯化衍生物两类,前者有甲睾酮、氟甲睾酮等,后者有丙酸睾酮、十一酸睾酮等。

1.体内过程

睾酮口服易被肝脏迅速破坏,生物利用度低,因此口服无效。其主要在肝脏代谢,代谢物与葡萄糖醛酸或硫酸结合失去活性,经肾排泄。此外,睾酮还可在某些靶器官在 5α-还原酶的作用下转化成活性更强的二氢睾酮发挥作用。人工合成的雄激素类药物与睾酮相比,17-羟基酯化衍生物极性较低,可植于皮下或溶于油剂中肌内注射,吸收缓慢,作用持久。17α-烷基取代物口服有效,生物利用度高,如甲睾酮可口服或舌下给药,是临床常用药物。

2.药理作用及机制

雄激素类药物进入精囊、附睾、前列腺、肾脏、骨骼肌和皮肤等组织的靶细胞内,在 5α-还原酶的作用下转化为 5α-双氢睾酮,与睾酮一起作为雄激素,与雄激素受体结合,并可在芳香酶作用下转化为雌二醇,与雌激素受体结合。

(1)对生殖系统的作用:促进男性性征和生殖器官发育,并保持其成熟状态。大剂量睾酮可抑制垂体前叶分泌促性腺激素(负反馈),使睾丸雄激素合成减少,对女性可减少雌激素分泌。此外,尚有抗雌激素作用。

(2)同化作用:雄激素能明显地促进蛋白质合成(同化作用),减少氨基酸分解(异化作用),使肌肉增长,体重增加,降低氮质血症,同时出现水、钠、钙、磷潴留现象。

(3)提高骨髓造血功能:在骨髓造血功能低下时,大剂量雄激素通过促进肾脏分泌促红细胞生成素,直接兴奋骨髓合成亚铁血红素,提高骨髓造血功能,促进红细胞生成。

(4)免疫增强作用:促进免疫球蛋白合成,增强机体免疫和巨噬细胞功能,有一定的抗感染能力,此外尚有糖皮质激素样抗炎作用。

(5)心血管系统调节作用:雄激素通过激活雄激素受体和耦联 K^+ 通道,对心血管系统有良好的调节作用,表现为影响脂质代谢,降低胆固醇;调节凝血和纤溶过程;通过血管内皮细胞使血管平滑肌舒张,降低血管张力。

3.临床应用

(1)睾丸功能不全:垂体疾病、睾丸疾病、睾丸切除、无睾症或类无睾症、男性青春期发育迟缓等可致睾丸功能不全,男性性功能减退,可用睾酮或其酯类进行替代治疗。

(2)功能性子宫出血:利用雄激素类药物抗雌激素作用,使子宫平滑肌及其血管收缩,内膜萎缩而止血。对绝经期综合征较为合适,也可用于子宫肌瘤。对严重出血病例,可用己烯雌酚、黄体酮和丙酸睾酮等三种混合物作注射,以收止血之效,停药后则出现撤退性出血。

(3)晚期乳腺癌:对晚期乳腺癌或乳腺癌转移者,采用雄激素治疗可使部分病例得到缓解,可能与其抗雌激素作用有关,也可能通过抑制垂体促性腺激素的分泌,减少卵巢分泌雌激素。此外,雄激素尚有抗催乳素刺激乳腺癌的作用。治疗效果与癌细胞中雌激素受体含量有关,受体浓度高者,疗效较好。

(4)贫血:慢性再生障碍性贫血及其他贫血用丙酸睾酮或甲睾酮可使骨髓功能改善,特别是红细胞生成加速,但起效较慢,一般用药 2～4 个月起效,疗程 5～8 个月,部分病例停药后易复发。

(5)虚弱:雄激素有同化作用,小剂量可治疗各种消耗性疾病、骨质疏松、生长延缓、肌萎缩等,加快恢复。

4.不良反应及禁忌

(1)女性患者长期应用可能引起痤疮、多毛、声音变粗、闭经、乳腺退化、性欲改变等男性化现象。男性患者可发生性欲亢进,此外,由于雄激素在性腺外组织可转化为雌激素,可引起男性女性化,如乳房肿大。

(2)多数雄激素均能干扰肝内毛细胆管的排泄功能,引起黄疸,肝功能不良者慎用。

孕妇及前列腺癌患者禁用。因有水、钠潴留作用,肾炎、肾病综合征、高血压及心力衰竭患者慎用。

(二)抗雄激素类药

凡能对抗雄激素生理效应的药物均称为抗雄激素类药,包括雄激素合成抑制剂、5α-还原酶抑制剂、雄激素受体阻断剂。常用的抗雄激素药有环丙孕酮和非那雄胺。

1.环丙孕酮

环丙孕酮为17α-羟孕酮类化合物,具有较强的孕激素作用,反馈性抑制下丘脑-垂体系统,使LH、FSH水平降低,进而使睾酮分泌减少;还可阻断雄激素受体,抑制内源性雄激素的作用。可降低男性性欲及性功能,抑制性腺功能,用于降低男性倒错的性欲,不能手术的前列腺癌。可减轻女性多毛症、雄激素依赖性脱发及增高的皮脂腺功能,用于妇女多毛症、痤疮和秃发等。

不良反应有头痛、贫血、胃肠道反应。能减少精子生成,产生不正常精子,导致男性不育,停药后可恢复。女性治疗期间排卵受到抑制也可引起不孕。大剂量引起肝损害,治疗期间,应定期检查肝功能。因其抑制性功能和性发育,故禁用于未成年人。

2.非那雄胺

非那雄胺为5α-还原酶的特异性抑制剂,能抑制外周睾酮转化为二氢睾酮,减少血液和前列腺等组织中二氢睾酮水平,发挥抗雄激素作用,对雄激素受体无亲和力。

前列腺的生长发育和良性增生依赖于二氢睾酮,非那雄胺通过降低血液和前列腺组织中的二氢睾酮水平而抑制前列腺增生,改善良性前列腺增生的临床症状。

不良反应主要表现为性欲降低、男性乳房发育及精液减少。

二、雌激素类药及抗雌激素类药

雌激素主要由卵巢和胎盘分泌,肾上腺皮质和睾丸也能产生少量雌激素。雌激素类药有天然和人工合成两类。有些雌激素合成制剂具有抗雌激素作用。

(一)雌激素类药

雌激素类药包括天然雌激素及人工合成的雌激素类化合物,天然雌激素是卵巢分泌的雌二醇(estradiol,E2),其在肝脏易被氧化成雌酮(estrone,E1),血浆及尿中的雌三醇(estriol,E3)是上述物质的代谢产物。目前临床常用的雌激素类药多为雌二醇的衍生物,按化学结构分为两类:①甾体雌激素类药,如炔雌醇、炔雌醚、苯甲酸雌二醇及戊酸雌二醇等。雌三醇的雌激素样活性较雌二醇弱,其长效衍生物为尼尔雌醇。近年来,结合型雌激素妊马雌酮(结合雌激素,倍美力)应用日益广泛,它是从妊娠马尿中提取的一种水溶性天然结合型雌激素或人工合成,含雌酮硫酸钠和孕烯雌酮硫酸钠。②非甾体雌激素类药,如己烯雌酚、己烷雌酚等。

1.体内过程

天然雌二醇可经消化道吸收,但易被肝脏破坏,主要采用肌内注射和外用。代谢产物部分以葡萄糖醛酸及硫酸结合的形式从肾脏排出,部分由胆道排泄并形成肝肠循环。人工合成的炔雌醇、炔雌醚或己烯雌酚等在肝内破坏较慢,口服吸收好,作用较持久。酯类衍生物如苯甲酸雌二醇,肌内注射吸收缓慢,作用时间延长。

2. 药理作用及机制

雌激素与靶器官细胞核中的雌激素受体(estrogen receptor,ER)结合而发挥作用。ER 在全身分布广泛,主要分布于下丘脑-垂体-卵巢轴上。ER 有 ER_α 和 ER_β 两种亚型,其基因定位于不同染色体上。ER_α 和 ER_β 在配体结合域和转录激活域存在明显的差异,但它们在 DNA 结合域的高度同源性,提示两种受体能识别相同的 DNA 序列,因而能调节许多相同的靶基因。女性下丘脑内 ER 表达高于男性;青春期前 ER_β 型占优势,成年后 ER_α 型占优势。ER_α 足量表达于女性生殖器官,如子宫、阴道和卵巢;ER_β 高表达于前列腺及卵巢,肺、骨骼、脑及脉管系统表达较少。未结合配体的 ER 在细胞核内以单体存在,雌激素与 ER 结合后再与特殊序列的核苷酸——雌激素反应因子(estrogen response elements,EREs)结合形成 ER-DNA 复合物。该复合物募集辅激活因子,包括类固醇受体辅激活因子-1(steroid receptor coactivator-1,SRC-1)和其他蛋白,引起组蛋白乙酰化,进而引起靶基因转录和相应蛋白质合成,发挥各种药理作用。

(1)对未成年女性:雌激素能促使女性第二性征和性器官发育成熟,如子宫发育、乳腺腺管增生及脂肪分布变化等。

(2)对成年女性:除保持女性性征外,还参与形成月经周期。

(3)排卵和乳腺分泌:小剂量雌激素,特别是在孕激素配合下,促进促性腺激素释放,促进排卵;较大剂量时,则通过负反馈机制减少促性腺激素分泌,抑制排卵。小剂量雌激素促进乳腺导管及腺泡生长发育;大剂量抑制催乳素作用,使乳汁分泌减少。此外还有对抗雄激素的作用。

(4)代谢:促进肾小管对水、钠的重吸收,有轻度水、钠潴留作用;能增加骨骼钙盐沉积,加速骨骺闭合;大剂量可使甘油三酯和磷脂升高而胆固醇降低,增加高密度脂蛋白;也使糖耐量降低。

(5)其他:雌激素对心脏和神经系统具有保护作用,并有促进凝血作用。

3. 临床应用

雌激素主要用于围绝经期替代治疗、化疗和作为避孕药的组成成分。

(1)绝经期综合征:绝经期综合征(更年期综合征)是指绝经期妇女垂体与卵巢的内分泌平衡失调,雌激素分泌减少,垂体促性腺激素分泌增多,出现一系列内分泌失调症状。雌激素可抑制垂体促性腺激素的分泌从而减轻各种症状。

(2)骨质疏松:雌激素可抑制破骨细胞活性,减少骨质重吸收,对老年骨质疏松症有一定疗效。

(3)老年性阴道炎、阴道干燥症和泌尿生殖道肥大等,局部用药有效。

(4)卵巢功能不全和闭经:雌激素可促进外生殖器、子宫及第二性征的发育,用于原发性或继发性卵巢功能低下。与孕激素类合用,可产生人工月经周期。

(5)功能性子宫出血:雌激素促进子宫内膜增生,修复出血创面而止血,也可适当配伍孕激素,以调整月经周期。

(6)回乳及乳房胀痛:部分妇女停止授乳后可发生乳房胀痛,大剂量雌激素干扰催乳素对乳腺的刺激作用,抑制泌乳,克服胀痛,俗称回奶。

(7)晚期乳腺癌:能缓解绝经 5 年以上的乳腺癌患者的症状。研究表明乳腺癌的发生可能与内源性雌酮有关,绝经后卵巢停止分泌雌二醇,而肾上腺分泌的雄烯二酮在周围组织可转化为雌酮,其对乳腺的持续作用,可能是导致乳腺癌的重要原因。大剂量雌激素抑制垂体前叶分泌促性腺激素,减少雌酮的产生。另外,雌激素还可竞争雌激素受体。但绝经前乳癌患者禁用,因雌激素可促进乳腺肿瘤生长。

(8)前列腺癌:较大剂量雌激素抑制垂体促性腺激素分泌,使睾丸萎缩,抑制雄激素的产生,同时又有抗雄激素作用,使前列腺癌症状改善,肿瘤病灶缩小或退化。

(9)避孕:见避孕药。

(10)痤疮:青春期痤疮是由于雄激素分泌过多,刺激皮脂腺分泌,引起腺管阻塞并继发感染。雌激素能抑制雄激素分泌并拮抗其作用。

4.不良反应及禁忌

雌激素剂量较大时,可出现剂量依赖性不良反应。

(1)消化道症状:常见恶心、食欲缺乏,早晨较多见。从小剂量开始,逐渐增加剂量可减轻反应;改用注射剂则此种反应较轻。

(2)致癌:长期大量应用可引起子宫内膜过度增生,发生子宫出血,故慎用于有子宫内膜炎者;绝经后雌激素替代疗法可增加子宫癌的发病率;妊娠初3个月服用己烯雌酚或其他雌激素可提高阴道癌和宫颈癌发病率,甚至使出生的女孩在青春期患阴道腺癌。

(3)代谢:大剂量可引起水、钠潴留;长期大量使用可引起高血压、水肿及加重心力衰竭。

(4)其他:本药在肝灭活,可引起胆汁淤积性黄疸。

(5)妊娠期不应使用雌激素,以免胎儿发育异常。

(二)抗雌激素类药

抗雌激素类药是一类具有抑制或减弱雌激素作用的药物。目前临床常用氯底酚胺和他莫昔芬。

1.氯底酚胺

氯底酚胺也称氯米芬,属非甾体抗雌激素药,为三苯乙烯衍生物,与己烯雌酚的化学结构相似。

(1)药理作用与机制:氯底酚胺是选择性雌激素受体调节剂,能与雌激素受体结合,有较弱的雌激素活性和较强的抗雌激素作用,能促进人的垂体前叶分泌促性腺激素,从而诱使排卵,与其能在下丘脑竞争雌激素受体、消除内源性雌激素的负反馈作用有关。对男性则有促进精子生成的作用。

(2)临床应用:氯底酚胺可用于治疗无排卵的不孕症、避孕药引起的闭经及月经紊乱、多囊卵巢、功能性子宫出血、乳房纤维囊性疾病和晚期乳癌等,也用于精子缺乏的男性不育症。

(3)不良反应:不良反应的发生一般与所用剂量有关,常见的有卵巢肿大和囊肿形成、面部潮红(与绝经期综合征相似)、腹部和盆腔不适或疼痛。此外,还有恶心、头晕、乳胀、体重增加、短暂的视觉模糊、可逆性脱发、失眠、精神抑郁和肝功能异常。

氯底酚胺可使多胎发生率增加。动物试验证明本品可致畸胎,一旦受孕应立即停药。连续服用大剂量可引起卵巢肥大,卵巢囊肿患者禁用。

2.他莫昔芬

他莫昔芬(tamoxifen,TMX)也称三苯氧胺,为非甾体抗雌激素药,其结构与雌激素相似,有E型和Z型两个异构体,E型具有弱雌激素活性,Z型具有抗雌激素作用。他莫昔芬Z型异构体能与乳腺癌细胞的雌激素受体结合,抑制雌激素依赖性肿瘤细胞的增殖。主要用于晚期、复发及不能手术治疗的乳腺癌,尤其是绝经期高龄患者的首选药物;也用于乳腺癌术后转移的辅助治疗,预防复发;此外,尚可用于乳腺增生的短期治疗。其不良反应有胃肠道反应;生殖系统反应表现为月经失调、子宫内膜增生、阴道出血等;偶见肝功能异常和白细胞、血小板计数减少;大剂量长期应用可致视力障碍,如白内障。

三、孕激素类药及抗孕激素类药

孕激素类药多为黄体酮及其衍生物,主要用于体内孕激素分泌不足所致的各种疾病,也可用于避孕。孕酮受体阻断剂和 3β-羟基甾体脱氢酶(3 betahydroxy steroid dehydrogenase,3β-SDH)抑制剂具有抗孕激素作用。

(一)孕激素类药

孕激素类药包括天然孕激素孕酮(progesterone,P4)和人工合成的孕激素药物。临床应用的孕激素类药主要是人工合成品及其衍生物,按化学结构可分为两大类:①17α-羟孕酮类,从黄体酮衍生而得,如甲羟孕酮(甲孕酮,安宫黄体酮)、甲地孕酮、氯地孕酮及长效的己酸羟孕酮,其活性类似内源性激素;②19-去甲基睾酮类,由炔孕酮衍生而来,如炔诺酮、炔诺孕酮、左炔诺孕酮、孕二烯酮等。19-去甲基睾酮衍生物除具有孕激素活性外,还具有部分雄激素活性。

1.体内过程

孕酮口服后在胃肠及肝迅速被破坏,生物利用度低,故需注射给药。血浆中的黄体酮大部分与血浆蛋白结合,游离的仅占 3%,其代谢产物主要与葡萄糖醛酸结合,从肾排出。人工合成的炔诺酮、甲地孕酮等作用较强,在肝破坏较慢,可以口服,是避孕药的主要成分。油溶液肌内注射可发挥长效作用。

2.药理作用及机制

孕激素通过与孕酮受体(progesterone receptor,PR)结合发挥作用。PR 有 PR_A 和 PR_B 两种亚型。孕酮与其受体结合后,受体磷酸化,募集辅助激活因子,或直接与通用转录因子相互作用,引起蛋白质构象改变,产生效应。PR_B 介导孕酮的刺激效应,PR_A 则抑制 PR_B 及其他激素受体的转录活性。在月经周期中,PR_A 和 PR_B 的比例不断变化,PR_A 存在于整个月经周期中,而 PR_B 则出现于卵泡中期,在黄体早期明显降低。

(1)生殖系统。①子宫:月经后期,在雌激素作用的基础上,使子宫内膜继续增厚、充血、腺体增生并分支,由增殖期转为分泌期,有利于孕卵的着床和胚胎发育;妊娠期,松弛子宫平滑肌,抑制子宫收缩,降低子宫对缩宫素的敏感性,有保胎作用;抑制宫颈上皮分泌黏液,减少精子进入子宫。②输卵管:抑制输卵管节律性收缩和纤毛生长。③阴道:加快阴道上皮细胞脱落。④乳房:与雌激素一起促使乳腺腺泡发育,为哺乳做准备。⑤排卵:大剂量可抑制垂体前叶 LH 的分泌,从而抑制卵巢排卵。

(2)代谢:竞争性对抗醛固酮,促进 Na^+ 和 Cl^- 的排泄并利尿;促进蛋白质分解,增加尿素氮排泄;诱导肝药酶,促进药物代谢。

(3)神经系统。①升高体温:孕酮通过下丘脑体温调节中枢影响散热过程,使月经周期的黄体相基础体温较高;②中枢抑制和催眠。

3.临床应用

孕激素主要用于激素替代治疗、化疗和避孕。

(1)黄体功能不足。①功能性子宫出血:因黄体功能不足所致子宫内膜不规则的成熟与脱落而引起子宫出血时,应用孕激素类可使子宫内膜协调一致地转为分泌期,停药后 3~5 天发生撤退性出血。②先兆流产与习惯性流产:由于黄体功能不足所致的先兆流产与习惯性流产,疗效不确实;19-去甲睾酮类具有雄激素作用,可使女性胎儿男性化,黄体酮有时也可能引起生殖器畸形,现已不主张使用,仅在确因孕激素分泌过低的先兆流产才考虑使用。

(2)痛经和子宫内膜异位症:孕酮可抑制排卵并减轻子宫痉挛性收缩从而止痛,也可使异位的子宫内膜萎缩退化。与雌激素制剂合用,疗效更好。

(3)化疗。①子宫内膜癌:大剂量孕酮可通过负反馈抑制下丘脑和腺垂体,诱导肝药酶促进雄激素降低,减少其转变为雌二醇,减少雌激素生成,使子宫内膜癌体萎缩;②前列腺肥大或癌症:大剂量孕酮还可反馈抑制腺垂体分泌间质细胞刺激素,减少睾酮分泌,促进前列腺细胞萎缩退化。

(4)避孕:单独或与雌激素联合应用(见避孕药)。

4.不良反应

较少,偶见头晕、恶心及乳房胀痛等;长期应用可引起子宫内膜萎缩、子宫出血、月经量减少甚至停经,并易诱发阴道真菌感染。有些不良反应与雄激素活性有关,如性欲改变、多发或脱发、痤疮;大剂量使用19-去甲睾酮类可致肝功能障碍,女性胎儿男性化,胎儿生殖器畸形。

(二)抗孕激素类药

抗孕激素类药通过干扰孕酮与受体结合或抑制其合成发挥抗孕激素作用。常用药物分两类:①孕激素受体阻滞剂:如米非司酮、孕三烯酮、利洛司酮等;②3β-羟基甾体脱氢酶抑制剂:如环氧司坦、曲洛司坦等。

1.米非司酮

米非司酮为第一个孕酮受体阻滞剂,其对子宫内膜孕酮受体的亲和力比黄体酮强5倍,从而产生较强的抗孕酮作用,无孕激素、雌激素、雄激素和抗雌激素活性,有一定的抗糖皮质激素活性。

米非司酮具有抗早孕作用,主要用于妊娠第1~3个月的药物性流产,其能明显增加妊娠子宫对前列腺素的敏感性,与前列腺素类药物序贯用药,可提高完全流产率。米非司酮可对抗黄体酮对子宫内膜的作用,具有抗着床作用,单用可作为房事后紧急避孕的有效措施。

不良反应有恶心、乏力、下腹痛、头晕、乳房胀、头痛、呕吐等,但发生率低,症状较轻微,无须处理。

2.环氧司坦

环氧司坦为3β-羟基甾体脱氢酶(体内孕酮合成不可缺少的酶)抑制剂,能抑制卵巢和胎盘孕酮的合成,降低体内孕酮水平,导致流产。临床用于抗早孕,与前列腺素合用,效果更好。

四、避孕药

避孕药是阻碍受孕或防止妊娠的一类药物,使用避孕药是目前避孕方法中的一种安全、有效、使用方便、较理想的避孕方法。

生殖过程包括精子和卵细胞的形成与成熟、排卵、受精、着床以及胚胎发育等多个环节。阻断其中任何一个环节都可以达到避孕和终止妊娠的目的。这些环节多发生在女性体内,故目前常用的避孕药大多属于女性避孕药,包括复方甾体激素和具有杀精作用的外用避孕药,男性避孕药较少。

(一)甾体避孕药

甾体避孕药由不同类型的雌激素和孕激素配伍组成,包括口服的短效或长效制剂、长效注射剂、事后避孕药和探亲避孕药。制剂剂型有片剂、膜剂、丸剂、油制注射剂和缓释剂,近年来研制成模拟月经周期中内分泌变化的多相口服避孕药,每个服药周期摄入的雌激素和孕激素量降低,长期用药更安全。

1. 药理作用及机制

(1)抑制排卵:外源性雌激素和孕激素通过负反馈机制抑制下丘脑 GnRH 的释放,从而减少 FSH 分泌,使卵泡的生长成熟过程受到抑制,同时孕激素又抑制 LH 释放,阻碍卵子的成熟和排卵。停药后,垂体前叶产生和释放 FSH 和 LH,以及卵巢排卵功能都可很快恢复。

(2)抗着床:孕激素有抗雌激素作用,干扰子宫内膜正常增生,腺体少而内膜萎缩,与胚胎发育不同步,不适宜受精卵着床。

(3)其他:除上述作用外,此类药物还可干扰生殖过程的其他环节,如可能影响子宫和输卵管的正常活动,以致受精卵不能适时地到达子宫;孕激素使宫颈黏液变得更黏稠,量减少,拉丝度降低,精子不易进入子宫腔,影响卵子受精。

2. 临床应用

(1)短效口服避孕药:如复方炔诺酮片(口服避孕片Ⅰ号)、复方甲地孕酮片(口服避孕片Ⅱ号)及复方炔诺孕酮甲片等。从月经周期第 5 天开始,每晚 1 片,连服 22 天,不能间断。一般于停药后 2~4 天发生撤退性出血,形成人工月经周期。下次服药仍从月经来潮第 5 天开始,如停药 7 天仍未来月经,则应立即服下一周期的药物。偶尔漏服,应于 24 小时内补服 1 片,且警惕有妊娠可能。

(2)长效口服避孕药:以长效雌激素炔雌醚与不同孕激素如炔诺孕酮或氯地孕酮等配伍而成的复方片剂。用法是从月经来潮当天算起,第 5 天服 1 片,最初两次间隔 20 天,以后每月服 1 次,每次 1 片。

(3)长效注射避孕药:如复方己酸孕酮注射液(避孕针 1 号)和复方甲地孕酮注射液。第 1 次于月经周期第 5 天深部肌内注射 2 支,以后每隔 28 天或于每次月经周期的第 11~12 天注射 1 支。一般于注射后 12~16 天月经来潮。

(4)事后避孕药:用于无避孕措施或避孕失败后预防妊娠的补救措施(又称紧急避孕),常用的有左炔诺孕酮(毓婷,安亭)、米非司酮(弗乃尔)。左炔诺孕酮用法:在无避孕措施的性生活或避孕失败后 72 小时(3 天)内服毓婷 1 片(0.75 mg),12 小时后再服 1 片。米非司酮用法:在无避孕措施的性生活或避孕失败后 72 小时内服 1 片米非司酮(25 mg),服药越早越好,最好空腹或进食 2 小时后服用。注意事后避孕药仅作为紧急情况下的一种补救措施,偶尔使用,不能作为长期避孕措施。紧急避孕失败而妊娠者,新生儿畸形发生率高,必须终止妊娠。

(5)探亲避孕药:也称抗着床避孕药,本类药物主要使子宫内膜发生各种功能和形态变化,不利于孕卵着床。我国多用大剂量炔诺酮(探亲避孕片,每片 5 mg)、甲地孕酮(探亲 1 号,每片 2 mg)或双炔失碳酯(53 号抗孕片)。本类药物主要优点是其应用不受月经周期的限制。一般于同居当晚或事后服用,14 天以内必须连服 14 片,如超过 14 天,应接服Ⅰ号或Ⅱ号口服避孕药。探亲避孕药不能作为长期避孕措施,每年使用不超过 2 次。

(6)避孕药缓释系统:将孕激素(黄体酮、炔诺孕酮、甲羟孕酮、甲地孕酮等)与某些具备缓慢释放性能的高分子化合物(称缓释剂)制备成多种剂型,在体内持续地释放低剂量的避孕药,从而达到长效避孕作用。目前已在临床使用的避孕缓释系统有皮下埋植剂、阴道环、含药宫内节育器、微球或微囊注射剂等。如含黄体酮宫内节育器于月经后第 3~7 天时,经阴道从宫颈外口置入宫腔底部,每只含黄体酮 38 mg,每天缓慢释放 50~60 μg,试用期 1 年。

(7)多相片剂:为了使服用者的性激素水平近似正常月经周期水平,减少经期出血的发生率,可将避孕药制成多相片剂,如炔诺酮双相片、三相片和炔诺孕酮三相片。

炔诺酮双相片:开始10天每天服1片含炔诺酮 0.5 mg 和炔雌醇 0.035 mg 的片剂,后11天每天服1片含炔诺酮 1 mg 和炔雌醇 0.035 mg 的片剂,很少发生突破性出血是其优点。

炔诺酮三相片:开始7天每天1片,含炔诺酮 0.5 mg,中期7天和最后7天分别含炔诺酮 0.75 mg 和 1 mg,炔雌醇含量均为 0.035 mg,其效果较双相片更佳。

炔诺孕酮三相片:开始6天每天1片,含炔诺孕酮 0.05 mg 和炔雌醇 0.03 mg,中期5天每片含炔诺孕酮 0.075 mg 和炔雌醇 0.04 mg,后10天每片含炔诺孕酮 0.125 mg 和炔雌醇 0.03 mg。这种服法更符合人体内源性激素的变化规律,临床效果更好。

3.不良反应

不良反应的发生与避孕药中雌孕激素的比例、类型、剂型及给药途径有关。

(1)类早孕反应:少数妇女在用药初期可出现轻微的类早孕反应,如恶心、呕吐及择食等。由雌激素引起,坚持用药2~3个月可减轻或消失。

(2)子宫不规则出血:较常见于用药后最初几个周期中,轻者点滴出血,不用处理,随服药时间延长可逐渐停止。流血偏多者,每晚可加服炔雌醇,直至停药。流血近似月经量则停止服药,作为1次月经来潮,于出血第5天开始服用下一周药物,或更换避孕药物。

(3)月经失调:服用短效避孕药常出现经量减少或闭经,有不正常月经史者较易发生。如连续2个月闭经,应停药。服长效口服避孕药经量增多,经期延长,出血较多时可用止血药,必要时注射丙酸睾酮。应用长效注射避孕药,常可出现月经不规则,如经期延长、经量多、周期缩短、不规则出血或闭经,多见于用药第1~3个月。

(4)乳汁减少:少数哺乳妇女乳汁分泌减少。

(5)凝血功能亢进:本类药物可诱发血栓性静脉炎、肺栓塞或脑血管栓塞等。

(6)其他:少数人可见肝功能轻度损伤,部分妇女体重增加,少数人前额及面部皮肤发生色素沉着。

4.禁忌证及应用注意

(1)急慢性肝炎、肾炎、雌激素依赖性肿瘤、糖尿病、血栓性疾病、充血性心力衰竭、严重高血压患者禁用。

(2)服药期间受孕应终止妊娠,要求生育时应停药半年后再孕,以防生育畸胎。

(3)哺乳期妇女不宜使用,避孕药可使乳汁分泌减少,并降低乳汁的质量,还能进入乳汁,对乳儿产生不良影响。

(4)用药期间同时服用利福平、苯巴比妥、苯妥英钠等肝药酶诱导剂,可加速甾体避孕药在肝脏代谢;长期口服广谱抗菌药,减少肠道菌丛,抑制肠道中雌激素结合物水解,妨碍雌激素吸收。

(二)外用避孕药

常用的外用避孕药多是一些具有较强杀精作用的药物,制成胶冻、片剂或栓剂等,放入阴道后,药物自行溶解而散布在子宫颈表面和阴道壁,发挥杀精子作用,故也叫杀精剂。它的优点是使用方便,不影响内分泌和月经,如正确使用,效果也很好。

非离子型表面活性剂壬苯醇醚是目前公认杀精效果最强的杀精子药,对精子细胞膜有破坏作用,改变精子细胞渗透性,从而使精子失去活力或杀死精子。此外,尚有抗病毒作用。

本类药物还有孟苯醇醚、辛苯醇醚等。

(三)男性避孕药

目前,世界上还没有一个成熟的男性避孕药可供广泛使用,研究较多的有棉酚、雄激素、孕激素-雄激素复合剂和环丙氯地孕酮。

棉酚是从锦葵科植物草棉、树棉或陆地棉成熟种子、根皮中提取的一种多元酚类物质,我国学者先发现它有抗生育作用,并在国内进行大量研究及临床试用。

棉酚破坏睾丸生精上皮细胞,以精子细胞和精母细胞最为敏感,导致精子畸形、死亡,直至无精子。临床上男性服药4个月后均出现无精子或极少精子,且不活动;停药后药效可持续3~5周,以后逐渐恢复生育功能。棉酚作为男性避孕药使用存在的主要问题是发生低血钾肌无力症和永久性无精子症,虽然发生率很低,但限制了它的广泛推广使用。

棉酚除用作口服男用避孕药外,还用于治疗妇科疾病,如月经过多或失调、子宫肌瘤、子宫内膜异位症等。

(宋小红)

第四节 子宫平滑肌兴奋药

本类药物主要能选择性地兴奋子宫平滑肌,由于药物的不同、剂量的不同及子宫的生理状态不同,用药后可表现为子宫节律性收缩或强直性收缩。引起子宫节律性收缩的药物,可用于产前的催产、引产;引起子宫强直性收缩的药物,则多用于产后止血或产后子宫复原。此外,有些药物也用于人工流产。

一、缩宫素

(一)制剂与规格

包括:①缩宫素注射液,0.5 mL:2.5 U、1 mL:5 U、1 mL:10 U。②注射用缩宫素,5 U、10 U。③缩宫素滴鼻液,1 mL:5 U、1 mL:10 U、1 mL:40 U。④缩宫素鼻喷雾剂,5 mL:200 U(每喷 0.1 mL,相当于 4 U)。

(二)作用与应用

本品能直接兴奋子宫平滑肌,加强子宫的收缩力,增加子宫收缩频率。其收缩强度取决于用药剂量及子宫所处的生理状态。小剂量(2~5 U)本品加强子宫(特别是妊娠末期子宫)的节律性收缩,其收缩性质与正常分娩相似,使子宫底部产生节律性收缩,对子宫颈则产生松弛作用,有利于胎儿顺利娩出;大剂量(5~10 U)使子宫产生持续强直性收缩,不利于胎儿娩出。子宫平滑肌对缩宫素的敏感性受性激素的影响,雌激素能提高子宫平滑肌对缩宫素的敏感性,孕激素则降低子宫对缩宫素的敏感性。在妊娠早期,孕激素水平高,缩宫素对子宫平滑肌收缩作用较弱,可保证胎儿安全发育;在妊娠后期,雌激素水平高,故妊娠后期的子宫较敏感,特别在临产时子宫对缩宫素的反应更敏感,有利于胎儿娩出,故此时只需小剂量即可达到引产、催产的目的。缩宫素还可通过作用于乳腺腺泡周围的肌上皮细胞,刺激乳腺平滑肌,使乳腺导管收缩,促进排乳,但不能增加乳汁分泌量。用于:①引产、催产、产后出血及子宫复原不全。②缩宫素激惹试验,了解胎盘储备功能。③经鼻给药促排乳。

(三)用法与用量

包括:①引产或催产,静脉滴注,每次 2.5~5 U,加入 5%葡萄糖注射液 500 mL 稀释后缓慢静脉滴注(10~30 滴/分,开始时更须慢滴,以 8~10 滴/分为宜),根据宫缩和胎儿情况随时调节。最快每分钟不超过 0.02 U,通常为 0.002~0.005/min。如静脉滴注太快,可使子宫强直收缩,而致胎儿死于宫内、胎盘早期剥离或子宫破裂。②防治产后出血及促进子宫复原,将本品 5~10 U 加于 5%葡萄糖注射液中静脉滴注,每分钟滴注 0.02~0.04 U,胎盘娩出后可肌内注射 5~10 U。③子宫出血,肌内注射每次 5~10 U,极量每次 20 U。④催乳,滴鼻液在哺乳前 2~3 分钟滴鼻,1 次 3 滴;或少量喷于每侧或两侧鼻孔内。⑤缩宫素激惹试验,试验剂量同引产,用稀释后的缩宫素作静脉滴注,直到 10 分钟内出现 3 次有效宫缩。此时注意胎心变化,若为阴性说明胎儿耐受力好;阳性者则应分析原因,尽早结束分娩。

(四)注意事项

包括:①对本品过敏者、三胎以上的经产妇、横位、骨盆过窄、产道受阻、胎位异常、明显头盆不称、完全性前置胎盘、脐带先露或脱垂、前置血管、胎儿窘迫、宫缩过强、瘢痕子宫、需立即手术的产科急症、子宫收缩乏力长期用药无效患者禁用。用高渗盐水终止妊娠的流产、胎盘早剥、严重妊娠高血压综合征、心脏病、临界性头盆不称、子宫过大、曾有宫腔内感染史、受过损伤的难产史、子宫或宫颈曾经手术治疗(包括剖宫产史)、子宫颈癌、部分前置性胎盘、早产、胎头未衔接、臀位、胎位或胎儿的先露部位不正常、孕妇年龄超过 35 岁者慎用。②不良反应较少,很少发生变态反应,偶见恶心、呕吐、血压下降等。大剂量时可导致子宫强直性收缩,压迫子宫肌层血管,阻断胎盘的血流量,可使胎儿窒息而死或子宫破裂,故要严格掌握用量和静脉滴注速度。③用于催产时必须指征明确,以免产妇和胎儿发生危险。④静脉滴注时需使用滴速调节器控制用量,滴速应根据患者的具体情况而定。⑤遇有子宫收缩乏力,注药时间不宜超过 6 小时。⑥骶管阻滞时用缩宫素可发生严重的高血压,甚至脑血管破裂。⑦用药前和用药时需检查及监护子宫收缩的频率、持续时间及程度;孕妇的脉搏及血压;骨盆大小及胎儿先露下降情况;静止期间子宫肌张力;出入液量的平衡,尤其是长时间使用了缩宫素;胎儿心率;胎儿成熟度。⑧不能同时多途径给药或并用多种缩宫药。

(五)药物相互作用

包括:①与麦角制剂(如麦角新碱)合用时有增加子宫收缩的作用。②环丙烷等碳氢化合物吸入全麻时,使用缩宫素可导致产妇出现低血压、窦性心动过缓和/或房室节律失常。恩氟烷浓度>1.5%,氟烷浓度>1%吸入全麻时,子宫对缩宫素的效应减弱。恩氟烷浓度>3%,可使本品效应消失,并可致子宫出血。③其他缩宫药与本品同时用可使子宫张力过高,产生子宫破裂和/或宫颈撕裂。

二、垂体后叶

(一)制剂与规格

包括:①垂体后叶注射液,0.5 mL∶3 U、1 mL∶6 U、2 mL∶3 U、2 mL∶6 U。②垂体后叶粉吸入剂,1 g。

(二)作用与应用

本品含有缩宫素,小剂量可增强子宫的节律性收缩,大剂量能引起强直性收缩,使子宫肌层内血管受压迫而起止血作用。其作用较麦角制剂快,而维持时间短(约 0.5 小时),故常与麦角制剂合用(其作用可持续1小时以上)。所含升压素有抗利尿和升压作用。由于有升高血压作用,现产科已少用。升压素能直接收缩小动脉及毛细血管(尤其内脏血管),可降低门静脉压和肺循环压力,有利于血管破裂处血栓形成而止血。还能使肾小管和集合管对水分的重吸收增加。用于产后出血、产后子宫复原不全、促进宫缩引产(已少用)、肺出血、食管及胃底静脉曲张破裂出血和尿崩症等。

(三)用法与用量

包括:①产后出血,必须在胎儿和胎盘均已娩出之后方可肌内注射10 U。如做预防性应用,可在胎儿前肩娩出后立即静脉注射10 U。②临产阵缩弛缓不正常者(偶也用于催生,但须谨慎),将5~10 U本品以5%葡萄糖注射液500 mL稀释后缓慢静脉滴注,并严密观察宫缩情况,适时调整滴速。

(四)注意事项

包括:①对本品过敏或有过敏史者,心力衰竭、肺源性心脏病、高血压、动脉硬化、冠心病患者,胎位不正、骨盆过窄、产道阻碍及有剖宫史等孕妇禁用。②用药后可引起血压升高、尿量减少、尿急,如出现面色苍白、出汗、心悸、胸闷、腹痛、荨麻疹、支气管哮喘、过敏性休克等,应立即停药。③因对子宫颈有强烈的兴奋作用,且有升压作用,故不宜用于催产、引产。④静脉滴注时应注意药物浓度及滴速,一般为每分钟20滴。滴速过快或静脉推注均易引起腹痛或腹泻。⑤处理产后子宫出血时,应在胎盘娩出后给药。

(五)药物相互作用

包括:①本品与麦角制剂(如麦角新碱)合用时有增强子宫收缩的作用。②本品中含有的缩宫素与肾上腺素、硫喷妥钠、麻醉乙醚、氟烷、吗啡等同用时会减弱子宫收缩作用。

三、麦角新碱

(一)制剂与规格

包括:①马来酸麦角新碱注射液,1 mL:0.2 mg,1 mL:0.5 mg。②麦角新碱片,0.2 mg、0.5 mg。

(二)作用与应用

麦角生物碱类能选择性地兴奋子宫平滑肌,起效迅速,作用强而持久。与缩宫素不同的是,剂量稍大即引起包括子宫体和子宫颈在内的子宫平滑肌强直性收缩(对子宫体和子宫颈的兴奋作用无明显差别),妊娠后期子宫对其敏感性增强,因此不适用于催产和引产。用于治疗产后子宫出血、产后子宫复原不全(加速子宫复原)、月经过多等。

(三)用法与用量

包括:①肌内或静脉注射,1次0.2~0.5 mg,必要时每隔2~4小时重复1次,但最多限于5次。静脉注射时可用25%葡萄糖注射液20 mL稀释。②静脉滴注,1次0.2 mg,加入5%葡萄糖注射液500 mL稀释,缓慢滴入。③口服,产后子宫复原不全,1次0.2~0.5 mg,1天2~3次,共2~3天。④子宫肌层或子宫颈注射,剖宫产时可直接注射子宫肌层0.2 mg;产后或流产后止血可在子宫颈注射0.2 mg(注射子宫颈左右两侧)。极量1次0.5 mg,1天1 mg。

(四)注意事项

包括:①对本品过敏者,妊娠高血压、冠心病患者,在胎儿及胎盘未剥离娩出前(否则可使胎盘嵌留宫腔内)禁用。肝肾功能不全,血管硬化,高血压,血管痉挛,闭塞性周围血管病,妊娠高血压综合征、脓毒症患者慎用。②由于用药时间短,不良反应少见。部分患者用药后可发生恶心、呕吐、出冷汗、面色苍白等反应。静脉给药时可出现头痛、头晕、耳鸣、腹痛、恶心、呕吐、胸痛、心悸、呼吸困难、心率过缓,故不宜以静脉注射作为常规使用。也有可能突然发生严重的高血压,在用氯丙嗪后症状可以有所改善,甚至消失。③下列不良反应虽少见,但应注意:如由于冠状动脉痉挛所致的胸痛、血压突然升高引起的严重头痛、皮肤瘙痒、四肢痛或腰痛、手足苍白发冷、两腿无力、呼吸短促(可能是变态反应)。④如使用不当,可能发生麦角中毒,表现为持久腹泻、手足和下肢皮肤苍白发冷、心跳弱、持续呕吐、惊厥。⑤麦角制剂间显示交叉变态反应,患者不能耐受其他麦角制剂,同样也不能耐受本品。⑥如胎儿娩出前使用本品,可能发生子宫强直性收缩,以致胎儿缺氧或颅内出血。⑦本品能经乳汁排出,使婴儿可能出现麦角样毒性反应;又可能抑制泌乳,故哺乳期妇女不宜用。⑧服用本品期间禁止吸烟过多,以免引起血管收缩或痉挛。⑨子宫复原不全时常伴有宫腔内感染,单用麦角制剂有使感染扩散的危险,一般应联合应用抗感染药。

(五)药物相互作用

包括:①与缩宫素、其他麦角制剂有协同作用,不宜合用。②麻醉乙醚、氟烷、硫喷妥钠、吗啡等可减弱本品的子宫收缩作用。③不得与血管收缩药(包括局麻药液中的肾上腺素)同用。④不宜与升压药合用,否则会使血压升高,引起剧烈头痛。

四、麦角流浸膏

(一)作用与应用

主要用于产后出血,促使子宫早期复旧,并预防产后并发症。

(二)用法与用量

口服:1次0.5~2 mL,1天3~4次,至多连服2天。极量1次4 mL,1天12 mL。

(三)注意事项

包括:①单用麦角制剂可能导致感染扩散,故同时应加用抗菌药物。②久置后效力渐减,需密闭、避光和热等。

五、地诺前列酮

(一)制剂与规格

包括:①地诺前列酮注射液,2 mg(每支另附碳酸钠溶液1 mg及0.9%氯化钠注射液10 mL)。②地诺前列酮阴道栓,10 mg。③地诺前列酮控释阴道栓,10 mg。④地诺前列酮凝胶,3 g∶0.5 mg,3 g∶1 mg,3 g∶2 mg。

(二)作用与应用

本品为天然前列腺素(PG)。PGE_2不同于缩宫素,它对各期妊娠子宫均有兴奋作用,且作用比较温和。但各期妊娠子宫对PGE_2的敏感性不一致,足月妊娠子宫反应最敏感。PGE_2所致的强烈子宫收缩因影响胎盘血液供应和胎盘功能而发生流产。阴道栓放入阴道后10分钟开始宫缩,作用持续2~3小时,平均流产时间为17小时(12~24小时)。对子宫颈有软化及扩张作用,可用于人工流产手术前扩张宫颈。可使支气管平滑肌舒张。对下丘脑体温调节中枢有升温作用,用药后体温可升高1~2 ℃。用于中期妊娠引产、足月妊娠引产和早期妊娠治疗性流产,对妊娠毒血症(先兆子痫、高血压)、妊娠合并心肾疾病、过期妊娠、妊娠死胎、水泡状胎块、羊膜早破、高龄初产妇等均可应用。

(三)用法与用量

1. 催产

普通阴道栓，1次3 mg，置于阴道后穹隆深处，6小时后若产程无进展，可再放置1次。

2. 引产

(1)静脉滴注法：将本品2 mg和所附碳酸钠(1 mg)溶液各1支加入10 mL 0.9%氯化钠注射液中，摇匀使成稀释液后加入5%葡萄糖注射液500 mL中缓慢静脉滴注，对中期妊娠引产滴速一般为4~8 μg/min(每分钟15~30滴)，对足月或过期妊娠引产滴速一般为1 μg/min(每分钟3~4滴)。

(2)宫腔内羊膜腔外注射法(中期妊娠引产)：将本品2 mg和所附碳酸钠(1 mg)溶液各1支加入10 mL 0.9%氯化钠注射液中，摇匀备用。给药时1次0.2 mg，每2小时1次。给药3小时后，可酌情加用适量缩宫素，以加速产程进展。

(3)宫颈内给药(用于足月或近足月孕妇引产前，为促进宫颈成熟)：凝胶(含本品0.5 mg)徐徐注入宫颈管内(低于宫颈内口，不要将凝胶注入子宫峡部)，注完后嘱孕妇平卧15~30分钟，以减少凝胶的流失。如宫颈/子宫对初次剂量无反应，可于6小时后重复给药，但24小时内不超过1.5 mg。

(4)阴道给药：①凝胶剂，用于具有理想引产条件的足月或近产期孕妇的引产，将凝胶(含本品1 mg)注入阴道后穹隆深处，需平卧至少30分钟，以减少药物流出。如果需要，6小时后重复给药1 mg(如有反应)或2 mg(如无反应)。②控释阴道栓，适用于需要引产的足月孕妇，促使宫颈成熟或使宫颈继续成熟。将控释栓剂1次10 mg置入阴道后穹隆深处平卧2小时。该药定量释放 PGE_2 0.3 mg/h，持续12小时，12小时后或出现规律性宫缩时取出。

3. 产后出血

将本品注射液5 mg用所附的稀释液稀释后溶于氯化钠注射液中，缓慢静脉滴注(开始宜慢，以后可酌情加快)。

(四)注意事项

包括：①对前列腺素或所含成分过敏、妊娠晚期头盆不称、胎位异常、可疑胎儿宫内窘迫者、羊膜已破、有子宫手术史、多胎妊娠或多胎经产(3次以上足月产)、有难产史和创伤性分娩者、子宫收缩过强或过度反应者、盆腔炎或有此病史、妊娠期间不明原因的阴道出血、溃疡性结肠炎及青光眼患者禁用。有贫血史、哮喘史、癫痫病史、高血压病史、糖尿病史、心血管疾病史、肝病史、肾病史、活动性肺部疾病、宫颈硬化、子宫纤维瘤、宫颈炎和阴道炎患者视情况慎用或禁用。②常见腹泻、恶心、呕吐、发热(常在用药后15~45分钟出现，停药或药栓取出后2~6小时恢复正常)。少见畏寒、头痛、发抖；流产发生后第3天出现畏寒或发抖、发热。静脉滴注时，少数患者可出现静脉炎，停药后自行消失。③用量过大或合用其他缩宫药可使子宫痉挛或张力过高，甚至挛缩，因而导致宫颈撕裂、宫颈后方穿孔、子宫破裂和/或大出血。④用药后如果产程进展缓慢，可加用适量缩宫素，以加快产程进展，缩短产程时间。⑤在催产、引产用药时需注意严密观察子宫收缩频率、时间、张力和强度等；应测量体温、脉搏和血压等。根据子宫收缩情况随时调整给药剂量。若出现宫缩过强，则立即停药，必要时给予抑制宫缩药物，如利托君、特布他林等。⑥流产或分娩后常规检查宫颈，及时发现宫颈裂伤，予以修补。⑦动物试验表明，某些前列腺素对胎仔有致畸作用，故用前列腺素阴道栓终止妊娠失败后，必须改用其他方法终止妊娠。

(五)药物相互作用

本品与其他静脉用催产药和产后止血药如缩宫素、卡贝缩宫素、麦角新碱、甲麦角新碱等合用,可能使子宫过度兴奋,导致子宫痉挛,甚至软产道损伤、子宫破裂,故不应与以上药物合用。

六、米索前列醇

(一)制剂与规格

包括:①米索前列醇片,100 μg、200 μg。②双氯芬酸钠米索前列醇片(奥湿克),双氯芬酸钠50 mg,米索前列醇 200 μg。

(二)作用与应用

本品为前列腺素(PGE_1)类似物。具有抑制胃酸分泌和胃黏膜保护作用。对妊娠子宫有明显的收缩作用,且口服有效。近年发现与米非司酮合用,抗早孕有良好效果。单用于中期引产,效果不好,一般均与米非司酮联合应用。不良反应较硫前列酮、卡前列甲酯轻,且使用方便。口服半小时可达最大效应,半衰期为20~40分钟。用于胃及十二指肠溃疡及抗早孕、中期妊娠引产。

(三)用法与用量

口服:①抗早孕,孕妇在服用米非司酮36小时后,1次口服本品400 μg。②中期妊娠引产,先顿服米非司酮200 mg,36小时后在阴道后穹隆放置本品600 μg(3片)。如24小时后无规律性宫缩或宫缩较弱,则再次阴道放置本品600 μg。在服用米非司酮36小时后,1次口服500 μg。自第1次应用本品后48小时内未排出胎儿者,属于引产失败,需改用其他方法。

(四)注意事项

包括:①对前列腺素类药物过敏,前置胎盘、宫外孕、盆腔感染发热、宫颈炎或阴道炎、瘢痕子宫患者,青光眼、眼压高、哮喘、心脏病、心肌病、有心血管病史者禁用。②不良反应主要有腹泻、恶心、呕吐、头痛、眩晕等。部分有手心发痒、皮疹、体温升高等变态反应。③有宫颈炎或阴道炎者应治疗后再引产。④用药时应密切观察宫缩及产程进展。如遇宫缩过强,为避免子宫损伤可用前列腺素拮抗药,如阿司匹林、吲哚美辛等。⑤产程进展很快的初产妇,胎儿排出后需检查宫颈阴道段有无裂伤。⑥本品不能用于催产,也不能与缩宫素合用。

七、吉美前列素

(一)制剂与规格

吉美前列素栓:1 mg。

(二)作用与应用

本品为PGE_1衍生物,能强烈收缩子宫平滑肌,而对消化道平滑肌、血压等的影响小。还有软化和扩张子宫颈管的作用,其效力大于PGF_2。用于抗早孕、扩宫颈、中期引产、堕死胎。平均引流产时间为10小时10分钟,成功率为90%。

(三)用法与用量

阴道给药:①抗早孕,每次1 mg,放入阴道后穹隆处,每3小时1次,1天1~5次。如与米非司酮合用,先口服米非司酮1天150 mg,连服4天,然后阴道给予本品1 mg,共2次。②扩宫颈,于负压吸宫或子宫检查前3小时阴道后穹隆处放入1 mg。③中期引产、堕死胎或子宫内容物,于阴道后穹隆处1次1枚(1 mg),每3~6小时给药1次,一般给药后10分钟即可有宫缩。如宫缩不强,可每2小时给药1次;如3小时宫缩很好,可延长给药时间;当宫口已开大并建立规律性宫缩,可停止给药。如30小时后无效,可重复1个疗程。每个疗程放置栓剂不应超过5枚。

(四)注意事项

包括：①用药禁忌证及用药后产程观察和胎儿排出后宫颈检查等项均与米索前列醇相同。②主要有腹痛、腹泻、恶心、呕吐、潮红、头痛和发热等，但并不严重，一般不必处理。③其他参见米索前列醇。

（宋小红）

第五节 子宫平滑肌抑制药

子宫平滑肌抑制药又称抗早产药或抗分娩药，可松弛子宫平滑肌，抑制其收缩，有利于胎儿在宫内安全生长，防止早产。

一、β_2肾上腺素受体激动药——利托君

(一)制剂与规格

包括：①盐酸利托君片，10 mg。②利托君缓释胶囊，4 mg。③盐酸利托君注射液，5 mL∶50 mg、10 mL∶150 mg。

(二)作用与应用

本品为β_2肾上腺素受体激动药，能选择性激动子宫平滑肌的β_2受体，降低子宫平滑肌收缩的强度和频率，减少子宫的活动，从而延长妊娠期。同时由于本品可使腺苷酸环化酶的活性增强(cAMP增多)而产生保胎作用。药物能透过胎盘到达胎儿血液循环，可通过乳汁分泌。用于延长孕期，预防20周以后的早产。

(三)用法与用量

诊断为早产并适用本品者，最初用静脉滴注，随后改为口服维持治疗。

静脉滴注：1次100 mg，用5%葡萄糖注射液500 mL（糖尿病患者可用氯化钠注射液500 mL）稀释为0.2 mg/mL的溶液，于48小时内使用完毕。开始时应控制滴速为0.05 mg/min（每分钟5滴，20滴为1 mL），每10分钟增加0.05 mg/min，直至达到预期效果，通常保持在0.15～0.35 mg/min（每分钟15～30滴），待宫缩停止后持续输注12～18小时。静脉滴注结束前半小时可以开始口服维持剂量10 mg。开始24小时内，每2小时10 mg，此后每4～6小时10～20 mg，1天总量不超过120 mg。为了抗早产的需要，维持治疗还可按此剂量继续口服。

(四)注意事项

包括：①对本品过敏者，妊娠期不足20周和分娩进行期（宫颈口开大4 cm以上）的孕妇，继续妊娠对母体及胎儿均有害时（如产前出血、子痫或严重先兆子痫、胎儿死于宫内、绒毛膜羊膜炎等宫内感染），心脏病、肺动脉高压、甲状腺功能亢进、心律失常伴有心动过速、未控制的高血压、未控制的糖尿病、嗜铬细胞瘤、支气管哮喘患者禁用。糖尿病和使用排钾利尿剂的患者慎用（本品可升高血糖和降低血钾）。②本品对β_2受体的激动作用选择性不强，用药者可出现母亲和胎儿心率增快（分别平均为130次/分和164次/分），母亲血压升高，故滴注速率宜控制，避免母亲心率超过140次/分。如减少剂量或停止输注，心率很快恢复正常。③可出现心悸、心动过速、胸闷、胸痛、面红、发汗及心律失常等反应，严重者应中断治疗。还可有震颤、恶心、呕吐、头痛、神经

过敏、心烦意乱、焦虑不适及红斑、皮疹等。④静脉滴注时应保持左侧姿势,以免发生低血压。⑤静脉滴注时应密切监测母体及胎儿的心率、血压等情况,视情况及时调整剂量或停用。严格观察母体水分出入量,避免摄入液体过多。⑥如母亲心率持久超过140次/分为肺水肿先兆,应停止用药。一旦发生肺水肿,应积极常规处理。⑦如胎膜已破,在推迟分娩和可能发生绒毛膜羊膜炎之间要权衡利弊后再用药。⑧用药过程中需静脉给其他药时,则从"三通"给药,不得影响本品的滴注速度。⑨溶液变色或出现沉淀(或结晶)则不可再用。

(五)药物相互作用

包括:①本品与糖皮质激素合用时可引起肺水肿等严重反应,故不宜联用。②本品不宜与排钾利尿剂合用,以防血钾降低过多。③本品与硫酸镁、二氮嗪、哌替啶、强效麻醉药同时使用可加重对心血管的影响,特别是心律失常或低血压。④应避免与β受体激动药或阻滞药合用。

二、缩宫素受体拮抗药——阿托西班

(一)制剂与规格

醋酸阿托西班注射液:0.9 mL∶6.75 mg、5 mL∶37.5 mg。

(二)作用与应用

本品是一种合成的肽类物质,可在受体水平上对人缩宫素产生竞争性抑制作用。与缩宫素受体结合后可降低子宫的收缩频率和张力,抑制子宫收缩。本品也与升压素受体结合抑制升压素的作用。未见对心血管有影响。在人早产时,使用推荐剂量的本品可抑制子宫收缩,使子宫安静。给予本品后子宫很快发生松弛,10分钟内子宫收缩显著降低,并维持子宫安静状态(≤4次收缩/小时,达12小时)。用于延长孕期,防止24~33周孕期间的早产。即有下列情况的孕妇,以推迟即将来临的早产:年龄≥18岁、孕龄24~33周、胎儿心率正常的孕妇,其规律性宫缩达每30分钟内≥4次,每次持续至少30秒,并伴宫颈扩张1~3 cm(初产妇0~3 cm)和子宫软化度/变薄≥50%。

(三)用法与用量

分三步静脉给药:初始静脉注射本品单剂量6.75 mg(用药规格为0.9 mL∶6.75 mg),注射速度持续1分钟以上;随即静脉滴注高剂量(用药规格为5 mL∶37.5 mg,已经稀释为0.75 mg/mL的本品注射液,用氯化钠注射液或复方乳酸钠注射液或5%葡萄糖注射液稀释),滴速为300 μg/min,持续3小时;然后再静脉滴注低剂量(仍用已经稀释为0.75 mg/mL的本品注射液),滴速为100 μg/min,最多达45小时。持续治疗时间不应超过48小时,整个疗程总剂量不宜超过330 mg。若需要用本品重复治疗,也应该开始用6.75 mg注射液单剂量静脉注射,随后再用已经稀释为0.75 mg/mL的本品注射液静脉滴注。

(四)注意事项

包括:①对本品过敏、孕龄低于24周或超过33足周、孕龄超过30周胎膜早破、宫内胎儿生长迟缓和胎儿心率异常、产前子宫出血须立即分娩、子痫和重度先兆子痫须立即分娩、宫内胎儿死亡、可疑宫内感染、前置胎盘、胎盘早期剥离、任何继续妊娠对母亲或胎儿有害者禁用。胎盘位置异常、无法排除胎膜早破的孕妇慎用。②母体的不良反应一般都较轻。最常见的为恶心。常见有头痛、头晕、呕吐、潮热、心动过速、低血压、高血糖症及注射部位反应。少见的有发热、失眠、瘙痒和皮疹。③在给予本品治疗期间应监测宫缩、胎儿心率、产后失血情况。④本品必须由具有治疗早产经验的医师使用。如在治疗过程中还有持续的子宫收缩,则应考虑其他治疗。

⑤治疗应在确诊早产后尽快开始。宫缩持续存在时,应考虑替换疗法。⑥本品用于多胎妊娠或孕龄24~27周的疗效尚未确定。⑦可以重复使用本品,但是多次重复应用(达3次)的临床经验有限。⑧对宫内生长迟缓的病例,继续或重新开始给予本品治疗要取决于对胎儿成熟度的评估。⑨本品不应与其他药物混合使用。

三、其他

(一)硫酸镁

1.作用与应用

镁离子能直接抑制子宫平滑肌的动作电位,对子宫平滑肌的收缩产生抑制作用,使宫缩频率减少,强度减弱,可治疗早产。本品对中枢神经系统也具有抑制作用,同时对血管平滑肌有舒张作用,使痉挛的外周血管扩张,降低血压,因而对子痫有治疗和预防作用。用于治疗早产、妊娠高血压综合征、先兆子痫和子痫。

2.用法与用量

静脉注射与滴注:①治疗早产和妊娠高血压,首次负荷量为4 g,用25%葡萄糖注射液20 mL稀释后5分钟内缓慢静脉注射,以后用25%硫酸镁注射液60 mL加于5%葡萄糖注射液1 000 mL中静脉滴注,速度为每小时2 g,直至宫缩停止后2小时,以后口服$β_2$肾上腺素受体激动药维持。②治疗中、重度妊娠高血压综合征,先兆子痫和子痫,首次剂量为2.5~4 g,用25%葡萄糖注射液20 mL稀释后5分钟内缓慢静脉注射,以后每小时1~2 g静脉滴注维持,24小时内的总量不得超过30 g。

3.注意事项

包括:①对本品过敏、心脏传导阻滞、心肌损害、严重肾功能不全(内生肌酐清除率每分钟低于20 mL)的患者禁用。肾功能不全、严重心血管疾病、呼吸系统疾病患者慎用或不用。②可有暂时性腱反射消失、血压下降、心悸、呼吸困难、胸闷等;静脉注射可引起潮热、出汗、口干,快速静脉注射可引起恶心、呕吐、心慌、头晕,个别出现眼球震颤,减慢注射速度则症状可消失;新生儿高镁血症表现为肌张力低、吸吮力差、不活跃、哭声不响亮等,少数有呼吸抑制现象;少数孕妇出现肺水肿;极少数患者血钙降低,出现低钙血症。③肾功能不全、用药剂量大时可发生血镁积聚。血镁浓度达5 mmol/L时可出现肌肉兴奋性受抑制,感觉反应迟钝,膝腱反射消失,呼吸开始受抑制;血镁浓度达6 mmol/L时可发生呼吸停止和心律失常、心脏传导阻滞;浓度进一步升高,可使心脏停搏。④连续使用硫酸镁可引起便秘,部分患者可出现麻痹性肠梗阻,停药后好转。⑤每次用药前和用药过程中定时做膝腱反射检查、测定呼吸次数、观察排尿量、抽血查血镁浓度。如出现膝腱反射明显减弱或消失,或呼吸次数每分钟少于14次,每小时尿量少于20 mL或24小时少于600 mL,应及时停药。⑥用药过程中突然出现胸闷、胸痛、呼吸急促,应及时听诊,必要时行胸部X线摄片,以便及早发现肺水肿。⑦保胎治疗时,不宜与肾上腺素β受体激动药(如利托君等)同时使用,因易引起血管不良反应。

(二)烯丙雌醇

1.制剂与规格

烯丙雌醇片:5 mg。

2.作用与应用

本品是孕激素类药,治疗自然流产和先兆早产的重要机制是孕激素替代作用。它可增强绒毛膜的活性,刺激内源性激素(包括雌三醇、孕二醇、人绒毛膜促性腺激素和人胎盘催乳素等)显著增高,使胎盘功能正常化;另外还可升高缩宫素酶的浓度和活性,降解缩宫素,减轻前列腺素对子宫的刺激作用,抑制子宫收缩。口服吸收快且好,服后3~4天即能使上述激素升高2~4倍。长期使用对垂体-肾上腺-卵巢轴没有抑制作用,故不会出现内分泌紊乱。用于先兆流产、习惯性流产和先兆早产。

3.用法与用量

口服:①先兆流产,1次5 mg,1天3次,连用5~7天至症状消失。必要时可增加剂量。②习惯性流产,从有妊娠征兆起,每天服用5~10 mg,至少维持至危险期后的1个月,通常至妊娠的第5个月末。如流产发生于妊娠的第4~5个月,应连续服用至妊娠的第6~7个月,之后剂量可逐渐减少。③先兆早产,剂量因人而异,经常需要比上述剂量较大的量(1天5~20 mg)。一般1次5 mg,1天3次,连用5~7天。

4.注意事项

包括:①严重肝功能障碍、Dubin-Johnson及Rotor综合征(属先天性非溶血性黄疸,均为常染色体隐性遗传性疾病)、既往妊娠患有妊高征或感染疱疹病毒者禁用。患有糖尿病的孕妇慎用。②偶见体液潴留、恶心和头痛。③本品可降低糖耐量,患有糖尿病的孕妇服用本品期间应定期测定血糖水平。

5.药物相互作用

酶诱导剂可能会降低本品的疗效,合用时应谨慎。

(宋小红)

第十一章 临床常用抗感染药

第一节 大环内酯类抗生素

大环内酯类抗生素均具有大环内酯环基本结构而命名。目前临床应用的大环内酯类按其化学结构可分为：十四元环，红霉素、克拉霉素、罗红霉素；十五元环，阿奇霉素；十六元环，醋酸麦迪霉素、交沙霉素。新大环内酯类中已进入临床应用的品种有阿奇霉素、克拉霉素、罗红霉素。本类药物的抗菌谱和抗菌活性基本相似，对多数革兰阳性菌、军团菌属、衣原体属、支原体属、厌氧菌等具良好抗菌作用。大多品种供口服，吸收后血药峰浓度较低，但在组织和体液中的分布广泛，肝、肾、肺等组织中的浓度可高出血药浓度数倍；在胸腔积液、腹水、脓液、痰、尿、胆汁等均可达到有效浓度，不易透过血-脑屏障。

本类药物主要在肝脏代谢，从胆汁中排出，胆汁中浓度可为血药浓度的10～40倍，进行肝肠循环，粪中含量较高。血和腹膜透析后极少被清除。

大环内酯类的主要适应证：①溶血性链球菌、肺炎链球菌等革兰阳性菌感染，可作为上述感染青霉素过敏患者的替代选用药。②军团菌病。③支原体属感染。④衣原体属感染。⑤百日咳。⑥白喉带菌者。⑦用于对青霉素过敏患者的风湿热和心内膜炎的预防等。大环内酯类的主要不良反应为食欲减退、呕吐、腹泻等胃肠道反应，红霉素尤显著，在一定程度上限制了本类药物的临床应用。

近年来开发的新品种如罗红霉素、克拉霉素、阿奇霉素等，在药效学、药动学特性及不良反应等方面较沿用品种均有所改进。阿奇霉素对革兰阴性菌如流感嗜血杆菌、卡他莫拉菌、淋病奈瑟菌的抗菌作用是红霉素的2～8倍，新品种对支原体属、衣原体属的作用也有所增强。新品种对胃酸的稳定性增加，生物利用度高，血药浓度和组织浓度增高，新品种的血中半衰期延长，每天的给药剂量及给药次数减少，胃肠道反应等不良反应也明显减轻，临床适应证有所扩大。

一、红霉素

(一)作用与用途

本品属大环内酯类抗生素，为抑菌剂，对葡萄球菌属、各群链球菌和革兰阳性杆菌、奈瑟菌属、流感嗜血杆菌呈现敏感。本品对除脆弱拟杆菌和梭杆菌属以外的各种厌氧菌又具抗菌活性；对军团菌属也有抑制作用。静脉滴注后立即达血药浓度峰值，24 小时内静脉滴注 2 g，平均血药浓度为 2.3～6.8 mg/L。空腹口服红霉素碱肠溶片 250 mg 后，3～4 小时血药浓度达峰值，平均约为 0.3 mg/L。吸收后以肝、胆汁和脾中的浓度为最高，在肾、肺等组织中的浓度可高出血药浓度数倍，在胆汁中的浓度可达血药浓度的 10 倍以上。血清蛋白结合率为 70%～90%，血中半衰期为 1.4～2.0 小时。红霉素主要在肝中浓缩和从胆汁排出，并进行肠肝循环，2%～5% 的口服量和 10%～15% 的注入量自肾小球滤过排出。本品作为青霉素过敏患者治疗溶血性链球菌、肺炎链球菌感染的替代用药，军团菌病、衣原体肺炎、支原体肺炎、风湿热复发、感染性心内膜炎的预防用药等。

(二) 注意事项

胃肠道反应多见，肝毒性少见，但肝功能不全者慎用。本品可抑制卡马西平和丙戊酸等的代谢，导致后者血药浓度增高而发生毒性反应。与阿司咪唑或特非那定等抗组胺药合用可增加心脏毒性，与环孢素合用可使后者血药浓度增加而产生肾毒性。本品可导致服用华法林患者凝血酶原时间延长，另可抑制茶碱的正常代谢。

(三) 用法与用量

1. 成人

静脉滴注，每次 0.5～1.0 g，每天 2～3 次。治疗军团菌病剂量需增加至每天 3～4 g，分 4 次滴注；口服，每天 0.75～2.00 g，分 3～4 次。用于风湿热复发的预防用药时，每次 0.25 g，每天 2 次。

2. 儿童

静脉滴注，每天按体重 20～30 mg/kg，分 2～3 次；口服，每天按体重 20～40 mg/kg，分 3～4 次。乳糖酸红霉素滴注液的配制：先加灭菌注射用水 10 mL 至 0.5 g 乳糖酸红霉素粉针瓶中或加 20 mL 至 1 g 乳糖酸红霉素粉针瓶中，用力振摇至溶解。然后加入生理盐水或其他电解质溶液稀释，缓慢静脉滴注，注意红霉素浓度在 1%～5%。

(四) 制剂与规格

注射用乳糖酸红霉素粉针剂：按红霉素计 0.25 g（25 万单位）；片剂：0.125 g（12.5 万单位）。密封，干燥处保存。

二、琥乙红霉素

(一) 作用与用途

本品属大环内酯类抗生素，为红霉素的琥珀酸乙酯，在胃酸中较红霉素稳定。其他见红霉素。

(二) 注意事项

见红霉素。

(三) 用法与用量

口服。

1. 成人

每天 1.6 g，分 2～4 次服用；军团菌病，每次 0.4～1.0 g，每天 4 次；衣原体感染，每次 800 mg，每 8 小时 1 次；共 7 天。

2.儿童

按体重每次 7.5～12.5 mg/kg,每天 4 次;或每次 15～25 mg/kg,每天 2 次;严重感染每天量可加倍,分 4 次服用;百日咳患儿,按体重每次 10.0～12.5 mg/kg,每天 4 次;疗程 14 天。

(四)制剂与规格

片剂:0.125 g(12.5 万单位),0.25 g(25 万单位)。密闭,避光,干燥处贮存。

三、交沙霉素

(一)作用与用途

抗菌谱与红霉素相似。单剂量口服交沙霉素 800 mg 后,平均血药浓度峰值为 2.43 mg/L,达峰时间为 0.62 小时,血中半衰期 A 相为 0.09 小时,半衰期 B 相为 1.45 小时,给药 24 小时约 50% 从粪中排出,约 21% 从尿中排出。临床用于治疗敏感菌所致的呼吸系统感染、鼻窦炎、中耳炎、乳腺炎、淋巴管炎、牙周炎等。

(二)注意事项

见红霉素。

(三)用法与用量

口服。成人每天量为 0.8～1.2 g,分 3～4 次服用;儿童每天量为按体重 30 mg/kg,分次服用。

(四)制剂与规格

干糖浆:0.1 g;片剂:0.2 g。遮光,密封,干燥处保存。

四、醋酸麦迪霉素

(一)作用与用途

抗菌谱与红霉素相似。空腹服用本品 600 mg,30 分钟后可达血药浓度峰值,约为 2.38 μg/mL,血中半衰期约为 1.3 小时。临床用于敏感菌所致毛囊炎、疖痈、蜂窝织炎、皮下脓肿、中耳炎、咽峡炎、扁桃体炎、肺炎等。

(二)注意事项

见红霉素。但不良反应较轻。

(三)用法与用量

口服。成人每天 0.8～1.2 g,分 3～4 次服用;儿童每天按体重 30～40 mg/kg,分 3～4 次服用。

(四)制剂与规格

片剂:0.2 g。遮光,密封,干燥处保存。

五、罗红霉素

(一)作用与用途

抗菌谱与红霉素相似。罗红霉素耐酸而不受胃酸破坏,从胃肠道吸收好,血药浓度高。口服单剂量 150 mg 2 小时后血中浓度可达峰值,平均为 6.6～7.9 μg/mL,主要随粪便和尿以原形药物排泄。血中半衰期为 8.4～15.5 小时,远比红霉素长。临床用于治疗敏感菌所致的呼吸道、泌尿道、皮肤和软组织、眼耳鼻喉部感染。

(二)注意事项

本品不良反应发生率约为4.1%,主要有胃肠道反应、肝功能异常、变态反应,少数患者使用本药后偶有呕吐、头痛、头晕、便秘等症状。其他见红霉素。

(三)用法与用量

口服。成人每次150 mg,每天2次,餐前服;儿童每次2.5~5.0 mg/kg,每天2次。

(四)制剂与规格

片剂:50 mg、150 mg。密闭,干燥,室温下保存。

六、阿奇霉素

(一)作用与用途

本品游离碱供口服,乳糖酸盐供注射。抗菌谱与红霉素相似,作用较强,对流感嗜血杆菌、淋病奈瑟菌的作用比红霉素强4倍,对军团菌强2倍,对金黄色葡萄球菌感染的作用也较红霉素强。口服单次给药500 mg,2~3小时达血药峰浓度,为0.40~0.45 mg/L。生物利用度为37%,血中半衰期约为2天。在各种组织内浓度可达同期血浓度的10~100倍,给药量的50%以上以原形经胆管排出,给药后72小时内约4.5%以原形经尿排出。临床用于敏感菌所引起的支气管炎、肺炎、中耳炎、鼻窦炎、咽炎、扁桃体炎、皮肤和软组织感染及沙眼衣原体所致单纯性生殖器感染等。

(二)注意事项

不良反应主要有胃肠道症状,偶见假膜性肠炎、变态反应、中枢神经系统反应等。本品与地高辛合用,可使地高辛血药浓度水平升高;与三唑仑合用使三唑仑的药效增强;与细胞色素P450系统代谢药合用,可提高血清中卡马西平、特非那定、环孢素、苯妥英钠的血药浓度水平。

(三)用法与用量

1. 成人

(1)静脉滴注:每次0.5 g,每天1次,连续用药2~3天。

(2)口服:沙眼衣原体或敏感淋球菌所致性传播疾病,每天1次,每次1 g。

(3)其他感染的治疗:每次0.5 g,每天1次,连服3天,饭前服。

2. 儿童

口服给药,按体重计算,每次10 mg/kg,每天1次,连用3天。

(四)制剂与规格

注射用粉针剂:0.125 g(12.5万单位);0.25 g、0.5 g。干混悬剂:0.1 g(10万单位)。片剂:250 mg(25万单位)。胶囊:250 mg(25万单位)。密闭,阴凉干燥处保存。

七、克拉霉素

(一)作用与用途

克拉霉素的抗菌谱与红霉素近似,对流感嗜血杆菌有较强的作用。本品在胃酸中稳定,单剂口服400 mg后2.7小时达血药峰浓度2.2 mg/L;在肺脏中浓度为血清浓度的5倍。本品血清蛋白结合率为65%~75%。主要由肝脏代谢,以原形及代谢物形式36%经尿液排泄,56%从粪便排出。单剂给药后血中半衰期为4.4小时。临床用于治疗敏感病原体引起的呼吸道感染,鼻窦炎,皮肤、软组织感染。用于根除幽门螺杆菌、淋病、沙眼等。

(二)注意事项

心脏病患者、水和电解质紊乱者禁用。忌与特非那定合用。其他见红霉素及大环内酯类药。

(三)用法与用量

口服。

1.成人

每次 250 mg；重症，每次 500 mg；均为 12 小时 1 次，疗程 7~14 天。根除幽门螺杆菌，建议起始剂量为250~500 mg，每天 2 次，疗程为 7~10 天，且宜与奥美拉唑再加另一种抗生素联用。

2.儿童

6 个月以上小儿，按体重 7.5 mg/kg，每天 2 次。或按以下方法口服给药：体重8~11 kg，62.5 mg，每天 2 次；12~19 kg，125 mg，每天 2 次；20~29 kg，187.5 mg，每天 2 次；30~40 kg，250 mg，每天 2 次。

(四)制剂与规格

克拉霉素片：250 mg。克拉霉素分散片：125 mg、250 mg。密闭，遮光，阴凉干燥处保存。

（王佳鑫）

第二节 林可霉素类抗生素

林可霉素类抗生素也称林可酰胺类抗生素，有林可霉素和其半合成衍生物克林霉素两个品种，后者的体外抗菌活性较前者强 4~8 倍。两者的抗菌谱与红霉素相似而较窄，仅葡萄球菌属（包括耐青霉素株）、链球菌属、白喉杆菌、炭疽杆菌等革兰阳性菌对本类药物敏感，革兰阴性需氧菌如流感嗜血杆菌、奈瑟菌属及支原体属均对本类药物耐药，这有别于红霉素等大环内酯类药。林可霉素类，尤其是克林霉素对厌氧菌有良好抗菌活性，拟杆菌属包括脆弱拟杆菌、梭杆菌属、消化球菌、消化链球菌、产气荚膜杆菌等大多对本类药物高度敏感。细菌对林可霉素与克林霉素间有完全交叉耐药性，与红霉素间存在部分交叉耐药。

林可霉素类主要作用于细菌核糖体的 50S 亚基，抑制肽链延长，因而影响细菌蛋白质合成。红霉素、氯霉素与林可霉素类的作用部位相同，相互间竞争核糖体的结合靶位；由于前两者的亲和力比后者大，常可取而代之，因此合用时可出现拮抗现象。林可霉素类主要用于厌氧菌和革兰阳性球菌所致的各种感染，对金黄色葡萄球菌所致的急性和慢性骨髓炎也有明确指征。本类药物的不良反应主要为胃肠道反应，口服后腹泻较多见，一般轻微，也可表现为假膜性肠炎，系由艰难梭菌外毒素引起的严重腹泻。克林霉素口服后吸收完全(90%)，故口服给药时宜选用本品。

一、林可霉素

(一)作用与用途

本品对常见的需氧革兰阳性菌有较高抗菌活性，对厌氧菌有良好的抗菌作用，与大环内酯类有部分交叉耐药。成人肌内注射 600 mg，30 分钟达血药峰浓度。吸收后广泛及迅速分布于各体液和组织中，包括骨组织。血清蛋白结合率为 77%~82%。血中半衰期为 4~6 小时，本品可经胆管、肾和肠道排泄，肌内注射后1.8%~24.8%药物经尿排出，静脉滴注后 4.9%~30.3%经尿排出。本品适用于敏感葡萄球菌属、链球菌属、肺炎链球菌及厌氧菌所致的呼吸道感染、皮肤软组织感染、女性生殖道感染和盆腔感染及腹腔感染等,后两种病种可根据情况单用本品或与其他抗菌药联合应用。

(二)注意事项

不良反应有胃肠道反应,可引起假膜性肠炎、血液系统反应等。本品可增强吸入性麻醉药、神经-肌肉阻滞剂的神经肌肉阻滞现象,导致骨骼肌软弱和呼吸抑制或麻痹,与氯霉素、红霉素具拮抗作用,不可合用。

(三)用法与用量

1.肌内注射

成人每天 0.6～1.2 g;小儿每天按体重 10～20 mg/kg,分次注射。

2.静脉滴注

成人每次 0.6 g,每 8 小时或 12 小时 1 次;小每天按体重 10～20 mg/kg。

(四)制剂与规格

注射液:2 mL：0.6 g。密闭保存。

二、克林霉素

(一)作用与用途

本品为林可霉素的衍生物,抗菌谱与林可霉素相同,抗菌活性较林可霉素强 4～8 倍。对革兰阳性菌如葡萄球菌属、链球菌属、白喉杆菌、炭疽杆菌等有较高抗菌活性。对革兰阴性厌氧菌也有良好抗菌活性,拟杆菌属包括脆弱拟杆菌、梭杆菌属、消化球菌、消化链球菌、产气荚膜杆菌等大多对本品高度敏感。本品肌内注射后血药浓度达峰时间,成人约为 3 小时,儿童约为 1 小时。静脉注射本品300 mg,10 分钟血药浓度为7 mg/L。血清蛋白结合率为 92%～94%。在骨组织、胆汁及尿中可达高浓度。约 10% 给药量以活性成分由尿排出,血中半衰期约为 3 小时。空腹口服的生物利用度为 90%。口服克林霉素 150 mg、300 mg后的血药峰浓度分别约为2.5 mg/L、4 mg/L,达峰时间为0.75～2 小时。临床用于链球菌属、葡萄球菌属及厌氧菌所致的中、重度感染,如吸入性肺炎、脓胸、肺脓肿、骨髓炎、腹腔感染、盆腔感染及败血症等。

(二)注意事项

不良反应有胃肠道反应,可引起假膜性肠炎、血液系统反应等。本品可增强吸入性麻醉药、神经-肌肉阻滞剂的神经-肌肉阻滞现象,导致骨骼肌软弱和呼吸抑制或麻痹;与氯霉素、红霉素具拮抗作用,不可合用。

(三)用法与用量

肌内注射或静脉滴注。

(1)成人:每天 0.6～1.2 g,分 2～4 次应用;严重感染,每天 1.2～2.4 g,分 2～4 次静脉滴注。

(2)儿童:4 周及 4 周以上小儿按体重每天 15～25 mg/kg,分 3～4 次应用;严重感染,每天 25～40 mg/kg,分 3～4 次应用。

(3)禁止直接静脉推注,可致小儿呼吸停止。

(四)制剂与规格

盐酸克林霉素注射液:2 mL：0.3 g;克林霉素葡萄糖注射液:100 mL：0.6 g;盐酸克林霉素胶囊:0.15 g。密闭,阴凉处保存。

三、盐酸克林霉素棕榈酸酯

(一)作用与用途

本品是克林霉素的衍生物,在体内经酯酶水解形成克林霉素而发挥抗菌活性。本品口服后药物自胃肠道迅速吸收水解为克林霉素,吸收率约为90%,血清蛋白结合率90%以上,血中半衰期儿童约为2小时,成人约为2.5小时,肝肾功能损害时血中半衰期可延长,尿中24小时排泄率达10%。其他见克林霉素。

(二)注意事项

见克林霉素。

(三)用法与用量

口服。儿童每天按体重8~25 mg/kg,分3~4次服用;成人每次150~300 mg(重症感染可用450 mg),每天4次。

(四)制剂与规格

盐酸克林霉素棕榈酸酯颗粒剂:1 g:37.5 mg。密闭,阴凉干燥处保存。

(黄　蕾)

第三节　四环素类抗生素

四环素类抗生素包括四环素、土霉素、金霉素以及四环素的多种衍生物——半合成四环素。后者有多西环素(强力霉素)、米诺环素等。目前,四环素类耐药现象严重,大多常见革兰阳性和阴性菌对此类药物呈现耐药。四环素、土霉素等盐类的口服制剂吸收不完全,四环素和土霉素碱吸收尤差。四环素类尚可有毒性反应的发生,如对胎儿、新生儿、婴幼儿牙齿、骨骼发育的影响,对肝脏有损害以及加重氮质血症等。由于上述原因,目前四环素类的主要适应证为立克次体病、布氏杆菌病(与其他药物联合)、支原体感染、衣原体感染、霍乱、回归热等,半合成四环素类也可用于某些敏感菌所致轻症感染,由于此类药物的毒性反应,8岁以下小儿、孕妇均须避免应用。

一、四环素

(一)作用与用途

本品为广谱抑菌剂,高浓度时具杀菌作用。口服可吸收但不完全,30%~40%的给药量可从胃肠道吸收。口服吸收受食物和金属离子的影响。单剂口服本品250 mg后,血药峰浓度为2~4 mg/L。本品能沉积于骨、骨髓、牙齿及牙釉质中。血清蛋白结合率为55%~70%,血中半衰期为6~11小时。临床用于立克次体、支原体、衣原体、放线菌及回归热螺旋体等非细菌性感染和布氏杆菌病。由于目前常见致病菌对四环素类耐药现象严重,仅在病原菌对本品呈现敏感时,方有指征选用该类药物。

(二)注意事项

不良反应有胃肠道症状、肝毒性、变态反应以及血液系统、中枢神经系统、二重感染等。在牙齿发育期间(怀孕中后期、婴儿和8岁以下儿童)应用本品时,四环素可在任何骨组织中形成稳定的钙化合物,导致恒齿黄染、牙釉质发育不良和骨生长抑制,故 8 岁以下小儿不宜用本品。本品忌与制酸药,含钙、镁、铁等金属离子的药物合用。

(三)用法与用量

口服。

1. 成人

常用量,一次 0.25~0.50 g,每 6 小时 1 次。

2. 儿童

8 岁以上小儿常用量,每次 25~50 mg/kg,每 6 小时 1 次;疗程一般为 7~14 天,支原体肺炎、布鲁菌病需 3 周左右。本品宜空腹口服。

(四)制剂与规格

片剂:0.25 g。遮光,密封,干燥处保存。

二、土霉素

(一)作用与用途

抗菌谱及应用与四环素相同。但对肠道感染,包括阿米巴痢疾,疗效略强于四环素。本品口服后的生物利用度仅 30% 左右。单剂口服本品 2 小时到达血药峰浓度,为 2.5 mg/L。本品血清蛋白结合率约为 20%。肾功能正常者血中半衰期为 9.6 小时。本品主要自肾小球滤过排出,给药后 96 小时内排出给药量的 70%。

(二)注意事项

见四环素。

(三)用法与用量

口服。成人一天 1.5~2.0 g,分 3~4 次;8 岁以上小儿一天 30~40 mg/kg,分 3~4 次;8 岁以下小儿禁用本品。本品宜空腹口服。

(四)制剂与规格

片剂:0.25 g。遮光,密封,干燥处保存。

三、多西环素

(一)别名

强力霉素,脱氧土霉素。

(二)作用与用途

抗菌谱及应用与四环素相同。多西环素口服吸收良好,在胸导管淋巴液、腹水、肠组织、眼和前列腺组织中的浓度均较高,为血浓度的 60%~75%,胆汁中的浓度可达血药浓度的 10~20 倍。单剂量口服 200 mg,2 小时后达峰值,血药峰浓度约为 3 μg/mL,血清蛋白结合率为 80%~95%,主要在肝脏内代谢灭活,通过肾小球滤过随尿液排泄,血中半衰期为 16~18 小时。适应证见四环素,也可应用于敏感菌所致的呼吸道、胆管、尿路和皮肤软组织感染。由于多西环素无明显肾脏毒性,临床用于有应用四环素适应证而合并肾功能不全的感染患者。此外,还可短期服用作为旅行者腹泻的预防用药。

(三)注意事项

口服多西环素可引起恶心、呕吐、上腹不适、腹胀、腹泻等胃肠道症状。其他见四环素。

(四)用法与用量

宜空腹口服。

1.成人

一般感染,首次 0.2 g,以后每次 0.1 g,每天 1～2 次;疗程为 3～7 天。

2.儿童

一般感染,8 岁以上儿童首剂按体重 4 mg/kg;以后,每次 2～4 mg/kg,每天 1～2 次;疗程为 3～7 天。

(五)制剂与规格

片剂:0.1 g。遮光,密封保存。

四、米诺环素

(一)别名

美满霉素。

(二)作用与用途

米诺环素抗菌谱与四环素相似。具有高效与长效性,米诺环素口服吸收迅速,药物在胆及尿中浓度比血药浓度高 10～30 倍,本品血清蛋白结合率为 76%～83%,血中半衰期约为 16 小时。临床用于治疗支原体肺炎、淋巴肉芽肿、下疳、鼠疫、霍乱;当患者不耐青霉素时,米诺环素可用于治疗淋病奈瑟菌、梅毒和雅司螺旋体、李斯特菌、梭状芽孢杆菌、炭疽杆菌、放线菌、梭杆菌所致感染;阿米巴病的辅助治疗等。

(三)注意事项

大剂量用药可引起前庭功能失调,但停药后可恢复。用药后应避免立即日晒,以免引起光感性皮炎。其他见四环素。

(四)用法与用量

口服。

1.成人

一般首次剂量 200 mg,以后每 12 小时 100 mg;或在首次用量后,每 6 小时服用 50 mg。

2.儿童

8 岁以上儿童首剂按体重 4 mg/kg,以后每次 2 mg/kg,每天 2 次。通常治疗的时间至少持续到发热症状消失 24～48 小时为止。

(五)制剂与规格

胶囊:50 mg、100 mg。遮光,密闭,干燥处保存。

五、替加环素

(一)别名

老虎素,Tygacil。

(二)作用与用途

本品是静脉给药的甘氨酰环素类抗生素。其结构与四环素类药物相似。都是通过与细菌 30S 核糖体结合,阻止转移 RNA 的进入,使得氨基酸无法结合成肽链,最终起到阻断细菌蛋白质合成,限制细菌生长的作用。但替加环素与核糖体的结合能力是其他四环素类药物的 5 倍。替加环素的抗菌谱包括革兰阳性菌、革兰阴性菌和厌氧菌。体外实验和临床试验显示,替加环素对部分需氧革兰阴性菌(如弗氏枸橼酸杆菌、阴沟肠杆菌、大肠埃希菌、产酸克雷伯菌和肺炎克雷伯菌、鲍曼不动杆菌、嗜水气单胞菌、克氏枸橼酸杆菌、产气肠杆菌、黏质沙雷菌和嗜麦芽寡养单胞菌等)敏感。铜绿假单胞菌对替加环素耐药。替加环素静脉给药的峰浓度为 0.63~1.45 μg/mL,蛋白结合率为 71%~89%。本品给药后有 22% 以原形经尿排泄,其平均血中半衰期范围为 27 小时(单剂量 100 mg)~42 小时(多剂量)。临床用于成人复杂皮肤及软组织感染和成人复杂的腹内感染,包括复杂阑尾炎、烧伤感染、腹内脓肿、深部软组织感染及溃疡感染。

(三)注意事项

常见不良反应为恶心和呕吐,其发生时间通常在治疗 1~2 天,程度多为轻中度。复杂皮肤和皮肤结构感染患者应用替加环素治疗时,其恶心和呕吐的发生率分别为 35% 和 20%,替加环素不会抑制细胞色素 P_{450} 酶系介导的代谢。孕妇若应用替加环素可能会对胎儿造成损害。在牙齿发育过程中(包括妊娠后期、婴儿期和 8 岁以前幼儿期)应用替加环素可使婴幼儿牙齿变色(黄色或灰棕色)。

(四)用法与用量

替加环素的推荐初始剂量为 100 mg,维持剂量为 50 mg,每 12 小时经静脉滴注 1 次;每次滴注时间为 30~60 分钟。替加环素治疗复杂皮肤和皮肤结构感染或者复杂腹内感染的推荐疗程均为 5~14 天。轻中度肝功能损害患者、肾功能损害患者或者血液透析患者均无须调整给药剂量;重度肝功能损害患者的推荐初始剂量仍为 100 mg,维持剂量降低至 25 mg,每 12 小时 1 次。

(五)制剂与规格

替加环素为橙色冻干粉针,规格为 50 mg。

(王佳鑫)

第四节 喹诺酮类抗生素

喹诺酮类抗生素属化学合成抗菌药物。自 1962 年合成第 1 个喹诺酮类药物萘啶酸,20 世纪70 年代合成吡哌酸以来,该类药物发展迅速,尤其是近年来新一代喹诺酮类——氟喹诺酮类的众多品种面世,在感染性疾病的治疗中发挥了重要作用。氟喹诺酮类具有下列共同之处:①抗菌谱广,尤其对需氧革兰阴性杆菌具强大抗菌作用,由于其结构不同于其他抗生素,因此对某些多重耐药菌仍具良好抗菌作用。②药物在组织、体液中浓度高,体内分布广泛。③消除半衰期长,多数品种有口服及注射用两种制剂,因而减少了给药次数,使用方便。由于上述特点,氟喹诺酮类药物在国内外均不断有新品种用于临床。

在国内已广为应用者有诺氟沙星、氧氟沙星、环丙沙星等,近期一些氟喹诺酮类新品种相继问世,如左氧氟沙星、加替沙星、莫西沙星等,上述新品种与沿用品种相比,明显增强了对社区获得性呼吸道感染主要病菌肺炎链球菌、溶血性链球菌等需氧革兰阳性菌的抗菌作用,对肺炎支原体、肺炎衣原体和军团菌的抗微生物活性又增高,因此这些新品种有指征用于社区获得性肺炎、急性鼻窦炎、急性中耳炎,故又被称为"呼吸喹诺酮类"。然而近 5~6 年来,国内临床分离菌对该类药物的耐药性明显增高,尤以大肠埃希菌为著,耐甲氧西林葡萄球菌及铜绿假单胞菌等的耐药率又呈上升趋势,直接影响了该类药物的疗效。耐药性的增长与近几年来国内大量无指征滥用该类药物密切有关,因此,有指征地合理应用氟喹诺酮类药物是控制细菌耐药性增长、延长该类药物使用寿命的关键。在喹诺酮类药物广泛应用的同时,该类药物临床应用的安全性日益受到人们的关注,除已知该类药物在少数病例中可致严重中枢神经系统反应、光毒性、肝毒性、溶血性尿毒症等外,某些氟喹诺酮类药致 Q-T 间期延长引发严重室性心律失常;对血糖的影响,尤其在与糖尿病治疗药同用时发生的低血糖和高血糖等,虽均属偶发不良事件,但又需引起高度警惕。在应用该类药物时,进行严密观察及监测,以保障患者的安全。

一、诺氟沙星

(一)作用与用途

本品对枸橼酸杆菌属、阴沟肠杆菌、产气肠杆菌等肠杆菌属、大肠埃希菌、克雷伯菌属、变形菌属、沙门菌属、志贺菌属等,有较强的抗菌活性。对青霉素耐药的淋病奈瑟菌、流感嗜血杆菌和卡他英拉菌又有良好抗菌作用。静脉滴注 0.4 g,经 0.5 小时后达血药峰浓度,约为 5 μg/mL。血清蛋白结合率为 10%~15%,血中半衰期为(0.245±0.93)小时,26%~32%以原形和 10%以代谢物形式自尿中排出,自胆汁和/或粪便中的排出量占 28%~30%。临床用于敏感菌所致的呼吸道感染、尿路感染、淋病、前列腺炎、肠道感染和伤寒及其他沙门菌感染。

(二)注意事项

不良反应有胃肠道反应,少数患者出现周围神经的刺激症状、变态反应、光敏反应,应避免过度暴露于阳光。本品在婴幼儿及 18 岁以下青少年的安全性尚未确定。但本品用于数种幼龄动物时,可致关节病变。因此不宜用于 18 岁以下的小儿及青少年。孕妇、哺乳期妇女禁用。本品与茶碱类药物、环孢素合用可引起相应药物代谢减少,需调整剂量。

(三)用法与用量

成人静脉滴注,一次 0.2~0.4 g,每天 2 次;口服,一次 0.1~0.2 g,每天 3~4 次;空腹口服吸收较好。

(四)制剂与规格

注射液:100 mL∶0.2 g;胶囊:0.1 g。避光,干燥处保存。

二、环丙沙星

(一)作用与用途

抗菌谱与诺氟沙星相似,静脉滴注本品 0.2 g 和 0.4 g 后,其血药峰浓度分别为 2.1 μg/mL 和 4.6 μg/mL。血清蛋白结合率为 20%~40%,静脉给药后 50%~70%的药物以原形从尿中排出。口服本品 0.2 g 或 0.5 g 后,其血药峰浓度分别为 1.21 μg/mL 和 2.5 μg/mL,达峰时间为 1~2 小时。血清蛋白结合率为 20%~40%。血中半衰期为 4 小时。口服给药后 24 小时以原形经肾脏排出给药量的 40%~50%。临床用于敏感菌引起的泌尿生殖系统感染、呼吸道感染、胃肠道感染、伤寒、骨和关节感染、皮肤软组织感染、败血症等全身感染。

(二)注意事项

含铝或镁的制酸药可减少本品口服的吸收,其他参见氧氟沙星。

(三)用法与用量

成人静脉滴注,每天 0.2 g,每 12 小时 1 次;口服,一次 250 mg,每天 2 次,重症者可加倍量;

每天剂量不得超过 1.5 g。

(四)制剂与规格

注射液:100 mL:0.2 g;200 mL:0.4 g。片剂:0.25 g。遮光,密封保存。

三、氧氟沙星

(一)作用与用途

本品作用机制是通过抑制细菌 DNA 旋转酶的活性,阻止细菌 DNA 的合成和复制而导致细菌死亡。本品对多数肠杆菌科细菌,如大肠埃希菌、克雷伯菌属、变形杆菌属、沙门菌属、志贺菌属和流感嗜血杆菌、嗜肺军团菌、淋病奈瑟菌等革兰阴性菌有较强的抗菌活性。对金黄色葡萄球菌、肺炎链球菌、化脓性链球菌等革兰阳性菌和肺炎支原体、肺炎衣原体也有抗菌作用。口服 100 mg 和 200 mg,血药达峰时间为 0.7 小时,血药峰浓度分别为 1.33 μg/mL 和 2.64 μg/mL。尿中 48 小时可回收药物 70%~87%。血中半衰期为 4.7~7.0 小时。临床用于敏感菌引起的泌尿生殖系统感染、呼吸道感染、胃肠道感染、伤寒、骨和关节感染、皮肤软组织感染、败血症等全身感染。

(二)注意事项

不良反应有胃肠道反应,中枢神经系统反应(头昏、头痛、嗜睡或失眠),变态反应,光敏反应较少见但应避免过度暴露于阳光下。本品在婴幼儿及 18 岁以下青少年的安全性尚未确定。但本品用于数种幼龄动物时,可致关节病变。因此不宜用于 18 岁以下的小儿及青少年。孕妇、哺乳期妇女禁用。本品与茶碱类药物、环孢素合用可引起相应药物代谢减少,需调整剂量。

(三)用法与用量

成人静脉缓慢滴注,一次 0.2~0.3 g,每天 2 次;口服,一次 0.2~0.3 g,每天 2 次。

(四)制剂与规格

注射液:100 mL:0.2 g。片剂:0.1 g、0.2 g。遮光,密封保存。

四、依诺沙星

(一)作用与用途

本品对葡萄球菌、链球菌、志贺杆菌、克雷伯杆菌、大肠埃希菌、沙雷杆菌、变形杆菌、铜绿假单胞菌及其他假单胞菌、流感杆菌、不动杆菌、淋病奈瑟菌、螺旋杆菌等有良好的抗菌作用。静脉给药 0.2 g 和 0.4 g,血药达峰时间约为 1 小时,血药峰浓度为约 2 mg/L 和 3~5 mg/L。血中半衰期为 3~6 小时,血清蛋白结合率为 18%~57%。本品主要自肾排泄,48 小时内给药量的 52%~60% 以原形自尿中排出,胆汁排泄为 18%。临床用于由敏感菌引起的泌尿生殖系统感染、呼吸道感染、胃肠道感染、伤寒、骨和关节感染、皮肤软组织感染、败血症等全身感染。

(二)注意事项

参见诺氟沙星。

(三)用法与用量

静脉滴注。成人一次 0.2 g,每天 2 次;重症患者最大剂量每天不超过 0.6 g;疗程 7~10 天;滴注时注意避光。

(四)制剂与规格

注射液:100 mL:0.2 g。遮光,密闭保存。

五、洛美沙星

(一)作用与用途

本品对肠杆菌科细菌如大肠埃希菌、志贺菌属、克雷伯菌属、变形杆菌属、肠杆菌属等具有高度的抗菌活性;流感嗜血杆菌、淋病奈瑟菌等对本品又呈现高度敏感;对不动杆菌、铜绿假单胞菌等假单胞菌属、葡萄球菌属和肺炎链球菌、溶血性链球菌等又有一定的抗菌作用。本品静脉滴注后血药峰浓度为(9 ± 2.72)mg/L,血中半衰期为7～8小时。本品主要通过肾脏排泄,给药后48小时可自尿中以药物原形排出给药量的60%～80%,胆汁排泄约10%。空腹口服本品200 mg后,(0.55 ± 0.58)小时达血药浓度峰值,峰浓度为(2.29 ± 0.58)mg/L。血中半衰期为6～7小时,主要通过肾脏以原形随尿排泄,在48小时内70%～80%随尿排出。临床用于敏感细菌引起的呼吸道感染、泌尿生殖系统感染、腹腔胆管、肠道、伤寒等感染,皮肤软组织感染等。

(二)注意事项

参见氧氟沙星。

(三)用法与用量

成人静脉滴注,一次0.2 g,每天2次;尿路感染,一次0.1 g,每天2次;疗程7～14天。口服,每天0.3 g,每天2次;重者可增至每天0.8 g,分2次服。单纯性尿路感染,一次0.4 g,每天1次。

(四)制剂与规格

注射剂:0.2 g;250 mL:0.2 g。片剂:0.2 g。遮光,密封,凉暗处保存。

六、甲磺酸培氟沙星

(一)作用与用途

本品对肠杆菌属细菌如大肠埃希菌、克雷伯菌属、变形杆菌属、志贺菌属、伤寒沙门菌属等及流感杆菌、奈瑟菌属等具有强大抗菌活性,对金黄色葡萄球菌和铜绿假单胞菌又具有一定抗菌作用。静脉滴注0.4 g后,血药浓度峰值为5.8 mg/L,与血清蛋白结合率为20%～30%,血中半衰期较长,为10～13小时,本品及其代谢物主要经肾脏排泄,约占给药剂量的58.9%。临床用于敏感菌所致的各种感染:尿路感染,呼吸道感染,耳鼻喉部感染,妇科、生殖系统感染,腹部和肝胆系统感染,骨和关节感染,皮肤感染,败血症和心内膜炎,脑膜炎。

(二)注意事项

不良反应主要有胃肠道反应、光敏反应、神经系统反应、皮疹等。偶见注射局部刺激症状。孕妇及哺乳期妇女及18岁以下患者禁用。避免同时服用茶碱、含镁或氢氧化铝抗酸剂。稀释液不能用氯化钠溶液或其他含氯离子的溶液。

(三)用法与用量

成人静脉滴注,常用量,一次0.4 g,每12小时1次;口服,每天0.4～0.8 g,分2次服。

(四)制剂与规格

注射液:5 mL:0.4 g;胶囊:0.2 g。遮光,密封,阴凉处保存。

七、司帕沙星

(一)作用与用途

本品对金黄色葡萄球菌、表皮葡萄球菌、链球菌、粪肠球菌等有明显抗菌作用;对大肠埃希菌、克雷伯菌属、志贺菌属、变形杆菌属、肠杆菌属、假单胞菌属、不动杆菌属等又有很好的抗菌作用。本品还对支原体、衣原体、军团菌、厌氧菌包括脆弱类杆菌也有很好的抗菌作用。单次口服本品 100 mg 或 200 mg 时,达峰时间为 4 小时,血药峰浓度为 0.34 μg/mL 或 0.58 μg/mL。生物利用度为 90%。胆囊的浓度约为血浆药物浓度的 7 倍,血清蛋白结合率为 50%。本品血中半衰期 16 小时左右。肾脏清除率为 1.51%。健康人单次口服本品 200 mg,72 小时后给药量的 12% 以原形、29% 以复合物形式随尿排出体外。胆汁排泄率高,给药量的 51% 左右以原形随粪便排出体外。临床用于敏感菌所致的呼吸道感染、肠道感染、胆管感染、泌尿生殖系统感染、皮肤软组织感染等。

(二)注意事项

不良反应的发生率极低,主要有胃肠道反应、变态反应、神经系统反应、Q-T 间期延长等。对喹诺酮类药物过敏者、孕妇、哺乳期妇女及 18 岁以下者禁用。光过敏患者禁用或慎用。其他见喹诺酮类药物。

(三)用法与用量

成人口服给药,每次 100~300 mg,最多不超过 400 mg,每天 1 次;疗程为 4~7 天。

(四)制剂与规格

片剂:100 mg。避光,密闭,室温保存。

八、左氧氟沙星

(一)作用与用途

本品为氧氟沙星的左旋体,其体外抗菌活性约为氧氟沙星的 2 倍。本品对多数肠杆菌科细菌,如大肠埃希菌、克雷伯菌属、变形杆菌属、沙门菌属、志贺菌属和流感嗜血杆菌、嗜肺军团菌、淋病奈瑟菌等革兰阴性菌有较强的抗菌活性。对金黄色葡萄球菌、肺炎链球菌、化脓性链球菌等革兰阳性菌和肺炎支原体、肺炎衣原体也有抗菌作用。单次静脉注射 0.3 g 后,血药峰浓度约为 6.3 mg/L,血中半衰期约为 6 小时。血清蛋白结合率为 30%~40%。本品主要以原形药自肾排泄。口服 48 小时内尿中排出量为给药量的 80%~90%。临床用于敏感菌引起的泌尿生殖系统感染、呼吸道感染、胃肠道感染、伤寒、骨和关节感染、皮肤软组织感染、败血症等全身感染。

(二)注意事项

不良反应有胃肠道反应和变态反应,中枢神经系统反应可有头昏、头痛、嗜睡或失眠,光敏反应较少见,但应避免过度暴露于阳光下。本品在婴幼儿及 18 岁以下青少年的安全性尚未确定。但本品用于数种幼龄动物时,可致关节病变。因此不宜用于 18 岁以下的小儿及青少年。孕妇、哺乳期妇女禁用。本品与茶碱类药物、环孢素合用可引起相应药物代谢减少,需调整剂量。

(三)用法与用量

成人静脉滴注,每天 0.4 g,分 2 次滴注;重度感染患者每天剂量可增至 0.6 g,分 2 次。口服,每次 100 mg,每天 2 次;严重感染最多每次 200 mg,每天 3 次。

(四)制剂与规格

注射剂:0.1 g、0.2 g、0.3 g。片剂:0.1 g。遮光,密闭,阴凉处保存。

九、莫西沙星

(一)作用与用途

莫西沙星对耐青霉素和红霉素肺炎链球菌、嗜血流感杆菌、卡他莫拉汉菌、肺炎支原体、肺炎衣原体及军团菌等有良好抗菌作用,一次用药后 1~3 小时药物的血清浓度达到高峰,服药200~400 mg 后血药峰浓度范围在 1.2~5.0 mg/L。单剂量 400 mg 静脉滴注 1 小时后,在滴注结束时血药浓度达峰值,约为4.1 mg/L,与口服相比平均约增加 26%。血中半衰期为 11.4~15.6 小时,口服绝对生物利用度达到82%~89%,静脉滴注略高。口服或静脉给药后约有 45% 的药物以原形自尿(约 20%)和粪便(约 25%)中排出。临床用于敏感菌所致的呼吸道感染,包括慢性支气管炎急性发作,轻、中度社区获得性肺炎和急性细菌性鼻窦炎。

(二)注意事项

禁用于儿童、处于发育阶段的青少年和孕妇。不良反应主要有胃肠道反应、变态反应、神经系统反应、Q-T 间期延长等。

(三)用法与用量

成人口服每天 1 次 400 mg,连用 5~10 天;静脉滴注,一次 400 mg,每天 1 次。

(四)制剂与规格

片剂:0.4 g。避光,密封,干燥条件下贮存。注射液:250 mL:400 mg 莫西沙星,2.25 g 氯化钠。避光,密封保存,不要冷藏或冷冻。

十、加替沙星

(一)作用与用途

加替沙星为新一代喹诺酮类抗生素。甲氧西林敏感金黄色葡萄球菌、青霉素敏感的肺炎链球菌,对大肠埃希菌、流感和副流感嗜血杆菌、肺炎克雷伯杆菌、卡他莫拉菌、淋病奈瑟菌、奇异变形杆菌及肺炎衣原体、嗜肺性军团杆菌、肺炎支原体对其敏感。本品静脉滴注约 1 小时达血药峰浓度。400 mg 每天 1 次静脉注射的平均稳态血药浓度峰值和谷值分别约为 4.6 mg/L 和 0.4 mg/L。加替沙星片口服与本品静脉注射生物等效,口服的绝对生物利用度约为 96%。加替沙星血清蛋白结合率约为 20%,与浓度无关。加替沙星广泛分布于组织和体液中,唾液中药物浓度与血浆浓度相近,而在胆汁、肺泡巨噬细胞、肺实质、肺表皮细胞层、支气管黏膜、窦黏膜、阴道、宫颈、前列腺液和精液等靶组织的药物浓度高于血浆浓度。加替沙星无酶诱导作用,在体内代谢极低,主要以原形经肾脏排出。本品静脉注射后 48 小时,药物原形在尿中的回收率达 70% 以上,加替沙星平均血中半衰期为 7~14 小时。本品口服或静脉注射后,粪便中的原药回收率约为 5%,提示加替沙星也可经胆管和肠道排出。临床用于治疗敏感菌株引起的中度以上的下列感染性疾病:慢性支气管炎急性发作、急性鼻窦炎、社区获得性肺炎、单纯性或复杂性泌尿道感染(膀胱炎)、肾盂肾炎、单纯性尿道和宫颈淋病等。

(二)注意事项

可见症状性高血糖和低血糖的报道,严禁将其他制剂加入含本品的瓶中静脉滴注,也不可将其他静脉制剂与本品经同一静脉输液通道使用。如果同一静脉输液通道用于输注不同的药物,在使用本品前后必须用与本品和其他药物相容的溶液冲洗通道。本品在配制供静脉滴注用 2 mg/mL 的静脉滴注液时,为保证滴注液与血浆渗透压等张,不宜采用普通注射用水。本品静脉滴注时间不少于60分钟,严禁快速静脉滴注或肌内、鞘内、腹腔内、皮下用药。其他见莫西沙星。

(三)用法与用量

成人口服 400 mg,每天 1 次;静脉滴注 200 mg,每天 2 次。

(四)制剂与规格

片剂:100 mg;200 mg;400 mg。密封,30 ℃以下干燥处保存。注射剂:5 mL∶100 mg;10 mL∶100 mg;100 mL∶200 mg;200 mL∶400 mg。遮光,密闭,阴凉处保存。

十一、氟罗沙星

(一)作用与用途

本品对大肠埃希菌、肺炎克雷伯杆菌、变形杆菌属、伤寒沙门菌、副伤寒杆菌、志贺菌属、阴沟肠杆菌、铜绿假单胞菌、脑膜炎奈瑟菌、流感嗜血杆菌、摩拉卡他菌、嗜肺军团菌、淋奈瑟菌等均有较强的抗菌作用。对葡萄球菌属、溶血性链球菌等革兰阳性菌又具有中等抗菌作用。静脉缓慢滴注100 mg或400 mg后,血清峰浓度分别为2.9 mg/L或5.75 mg/L。血中半衰期为(12±3)小时,血清蛋白结合率低,约为23%。给药量的60%~70%以原形或代谢产物经肾脏排泄。口服200 mg,最高血药峰浓度为2.9 μg/mL;血中半衰期为10~12小时,血清蛋白结合率为32%。本品主要从尿中排泄,口服72小时后,在尿中回收率为83%,其中90%为原药形式。临床用于对本品敏感细菌引起的膀胱炎、肾盂肾炎、前列腺炎、附睾炎、淋病奈瑟菌性尿道炎等泌尿生殖系统感染;伤寒沙门菌感染、细菌性痢疾等消化系统感染;皮肤软组织感染、骨感染、腹腔感染及盆腔感染等。

(二)注意事项

孕妇、哺乳期妇女及18岁以下患者禁用。本品不良反应为胃肠道反应、中枢神经系统反应等。本品避免同时服用茶碱、含镁或氢氧化铝抗酸剂。稀释液不能用氯化钠溶液或其他含氯离子的溶液。

(三)用法与用量

成人避光缓慢静脉滴注,一次 0.2~0.4 g,每天 1 次;口服,一次 0.2~0.3 g,每天 1 次。

(四)制剂与规格

注射液:100 mL(氟罗沙星 0.2 g,葡萄糖 5 g)。遮光,密闭,阴凉处保存。

十二、妥舒沙星

(一)作用与用途

本品对革兰阳性菌、革兰阴性菌、大多数厌氧菌均有良好的抗菌作用。口服本品150 mg、300 mg 的达峰时间为 1.0~2.5 小时,峰浓度分别为 0.37 μg/mL 和 0.81 μg/mL,本品在血浆中主要以原形存在,主要随尿排泄。临床用于敏感菌引起的呼吸道、肠道、泌尿系统及外科、妇产科、耳鼻喉科、皮肤科、眼科、口腔科感染。

(二)注意事项

见司帕沙星片。

(三)用法与用量

成人口服给药。每天 300 mg,分 2 次服;或每天 450 mg,分 3 次服;少数患者可达每天 600 mg,分3次服。

(四)制剂与规格

片剂:150 mg。密封,干燥,避光凉暗处保存。

十三、芦氟沙星

(一)作用与用途

本品对革兰阴性菌具良好抗菌作用,包括大肠埃希菌、伤寒沙门菌、志贺菌属、流感嗜血杆菌、淋病奈瑟菌等均具有较强的抗菌活性。对葡萄球菌属、溶血性链球菌等革兰阳性球菌也有一定的抗菌作用。对铜绿假单胞菌无效。单剂量口服 0.2 g 后,血药峰浓度约为 2.3 mg/L,达峰时间约为 3 小时。血中半衰期长,约为 35 小时。本品主要以原形自肾脏排泄,约为 50%,胆汁排泄占 1%。临床用于敏感菌引起的下呼吸道和泌尿生殖系统感染。

(二)注意事项

见司帕沙星片。

(三)用法与用量

口服。一次 0.2 g,每天 1 次,首剂量加倍为 0.4 g;疗程 5~10 天,对前列腺炎的疗程可达 4 周。

(四)制剂与规格

胶囊:0.2 g。遮光,密封,干燥处保存。

(闫秀丽)

第五节 酰胺醇类抗生素

酰胺醇类抗生素目前临床应用的有氯霉素和甲砜霉素。

氯霉素具广谱抗菌作用,但其对革兰阴性杆菌如流感嗜血杆菌、沙门菌属等的作用较葡萄球菌等革兰阳性菌为强;氯霉素尚对厌氧菌,包括脆弱拟杆菌等又有效;对衣原体属、支原体属和立克次体属又具抗微生物作用。氯霉素对细胞内病原微生物有效,也易通过血-脑脊液屏障进入脑脊液中。故氯霉素目前仍为下列感染的选用药物:①伤寒等沙门菌感染,目前耐氯霉素的伤寒沙门菌呈增多趋势,但对氯霉素敏感者,该药仍为适宜选用药物。②化脓性脑膜炎,流感嗜血杆菌脑膜炎或病原菌不明的化脓性脑膜炎。③脑脓肿,因病原菌常为需氧和厌氧菌的混合感染。④腹腔感染,常需与氨基糖苷类联合应用以控制需氧及厌氧菌的混合感染。

氯霉素有血液系统毒性,因此不宜用作轻症感染的选用药,更不应作为感染的预防用药。宜用于某些重症感染,低毒性药物治疗无效或属禁忌的患者。甲砜霉素又可引起红细胞生成抑制以及白细胞、血小板的减少,其抗菌作用较氯霉素为弱,故又不宜作为常见感染的选用药。另外,具有较氯霉素明显增强的免疫抑制作用,但对其临床应用价值尚无定论。除血液系统毒性外,由于氯霉素的大剂量应用可致早产儿或新生儿发生外周循环衰竭(灰婴综合征),故在妊娠后期、孕妇及新生儿中应避免使用氯霉素,有指征应用者必须进行血药浓度监测,给药个体化。

一、氯霉素

(一)作用与用途

本品抗菌谱包括流感杆菌、肺炎链球菌和脑膜炎奈瑟菌、某些厌氧菌、立克次体属、螺旋体和衣原体属。对金黄色葡萄球菌、链球菌、大肠埃希菌、肺炎克雷伯菌、奇异变形杆菌、伤寒沙门菌、副伤寒沙门菌、志贺菌属等具有抑菌作用。本品静脉给药后可透过血-脑脊液屏障进入脑脊液中。脑膜无炎症时,脑脊液药物浓度为血药浓度的21%～50%;脑膜有炎症时,可达血药浓度的45%～89%。新生儿及婴儿患者可达50%～99%,也可透过胎盘屏障进入胎儿循环。血清蛋白结合率为50%～60%。成人血中半衰期为1.5～3.5小时,在24小时内5%～10%以原形由肾小球滤过排泄,80%以无活性的代谢产物由肾小管分泌排泄。本品为敏感菌株所致伤寒、副伤寒的选用药物,与氨苄西林合用治疗流感嗜血杆菌脑膜炎或对青霉素过敏患者的肺炎链球菌、脑膜炎奈瑟菌脑膜炎,敏感的革兰阴性杆菌脑膜炎等。

(二)注意事项

对造血系统的毒性反应是氯霉素最严重的不良反应,表现为白细胞和血小板减少、不可逆性再生障碍性贫血。早产儿或新生儿应用大剂量氯霉素易发生灰婴综合征。还可引起周围神经炎和视神经炎、变态反应、二重感染及消化道反应。妊娠末期或分娩期、哺乳期妇女及新生儿不宜应用本品。由于氯霉素可抑制肝细胞微粒体酶的活性替代合用药物的血清蛋白结合部位,与抗癫痫药、降血糖药合用时可增加后者的药理作用。本品与林可霉素类或大环内酯类抗生素合用可发生拮抗作用,因此不宜联合应用。

(三)用法与用量

口服或静脉滴注,本品不宜肌内注射。

1. 成人

静脉滴注,一天2～3 g,分2次给予;口服,一天1.5～3 g,分3～4次给予。

2. 儿童

静脉滴注,按体重一天25～50 mg/kg,分3～4次给予;新生儿必须用时一天不超过25 mg/kg,分4次给予。

(四)制剂与规格

注射液:2 mL:0.25 g;片剂:0.25 g。密闭,避光贮存。

二、甲砜霉素

(一)作用与用途

本品是氯霉素的同类物,抗菌谱和抗菌作用与氯霉素相仿,具广谱抗微生物作用,但有较强的免疫抑制作用,且较氯霉素强约6倍。本品口服后吸收迅速而完全,正常人口服400 mg后2小时血药浓度达峰值,为4 mg/L。经吸收后在体内广泛分布,以肾、脾、肝、肺等中的含量较多,比同剂量的氯霉素高3～4倍。血中半衰期约1.5小时,肾功能正常者24小时内自尿中排出给药量的70%～90%,部分自胆汁中排泄,胆汁中浓度可为血药浓度的几十倍。甲砜霉素在体内不代谢,故肝功能异常时血药浓度不受影响。临床用于敏感菌如流感嗜血杆菌、大肠埃希菌、沙门菌属等所致的呼吸道、尿路、肠道等感染。

(二)注意事项

本品可致10%患者发生消化道反应,又可引起造血系统的毒性反应,主要表现为可逆性红细胞生成抑制,白细胞、血小板计数减低;发生再生障碍性贫血者罕见。早产儿及新生儿中尚未发现有"灰婴综合征"者。其他见氯霉素。

(三)用法与用量

口服。成人一天1.5～3 g,分3～4次;儿童按体重一天25～50 mg/kg,分4次服。

(四)制剂与规格

胶囊:0.25 g。密闭,避光保存。

(闫秀丽)

第六节 硝咪唑类抗生素

一、甲硝唑

(一)别名

灭滴灵。

(二)作用与用途

本品为硝基咪唑衍生物,可抑制阿米巴原虫,杀灭滴虫,对厌氧微生物有杀灭作用,静脉给药后20分钟达峰值,有效浓度能维持12小时。血清蛋白结合率低于5%,口服0.25 g、0.4 g、0.5 g、2 g后的血药浓度分别为6 mg/L、9 mg/L、12 mg/L、40 mg/L。本品经肾脏排出60%～80%,约20%的原形从尿中排出。临床主要用于厌氧菌感染的治疗,也用于治疗阴道滴虫病、肠道和肠外阿米巴病。

(三)注意事项

15%～30%病例出现不良反应,以消化道反应最为常见,其次为神经系统反应。偶有荨麻疹、瘙痒、膀胱炎、排尿困难、口中金属味及白细胞减少等,停药后自行恢复。本品可抑制乙醇代谢。孕妇及哺乳期妇女禁用。

(四)用法与用量

1.成人

静脉滴注治疗厌氧菌感染,首次按体重15 mg/kg(70 kg成人为1 g),维持量按体重7.5 mg/kg,每6～8小时静脉滴注1次;口服治疗肠道阿米巴病,一次0.4～0.6 g,一天3次,疗程7天;肠道外阿米巴病,一次0.6～0.8 g,一天3次,疗程20天;滴虫病,一次0.2 g,一天4次,疗程7天;厌氧菌感染,每天0.6～1.2 g,分3次服,7～10天为1个疗程。

2.小儿

厌氧菌感染,静脉滴注剂量同成人,口服每天按体重20～50 mg/kg;阿米巴病,每天按体重35～50 mg/kg;滴虫病,每天按体重15～25 mg/kg,分3次口服,10天为1个疗程。

(五)制剂与规格

注射液:250 mL(甲硝唑0.5 g,葡萄糖12.5 g);片剂:0.2 g。遮光,密闭保存。

二、替硝唑

(一)别名

希普宁,快服净。

(二)作用与用途

本品对原虫及厌氧菌有较高活性。对脆弱拟杆菌等拟杆菌属、梭杆菌属、梭菌属、消化球菌、消化链球菌等具抗菌活性,对阴道滴虫的最低抑虫浓度(MIC)与甲硝唑相仿。本品静脉滴注 0.8 g 及 1.6 g 后血药峰浓度分别为 14~21 mg/L 及 32 mg/L。本品单剂量口服 2 g 后达峰时间为 2 小时,峰浓度为 51 mg/L。在肝脏代谢,静脉给药后 20%~25% 以原形从尿中排出,单剂量口服 0.25 g 后约 16% 以原形从尿中排出。血清蛋白结合率为 12%。血中半衰期为 11.6~13.3 小时,平均为 12.6 小时。临床用于各种厌氧菌感染及术后伤口感染和结肠直肠手术、妇产科手术、口腔手术等的术前预防用药以及肠道及肠道外阿米巴病、阴道滴虫病等的治疗;也可作为甲硝唑的替代药用于幽门螺杆菌所致的胃窦炎及消化性溃疡的治疗。

(三)注意事项

见甲硝唑。

(四)用法与用量

1. 成人

厌氧菌感染静脉缓慢滴注一次 0.8 g,一天 1 次;口服一次 1 g,一天 1 次,首剂量加倍,一般疗程 5~6 天。手术后厌氧菌感染预防:总量 1.6 g,分 1 次或 2 次滴注,第 1 次于手术前 2~4 小时,第 2 次于手术期间或术后 12~24 小时内滴注;口服,于手术前 12 小时 1 次顿服 2 g。

2. 原虫感染

阴道滴虫病,单剂量 2 g 顿服;小儿按体重 50 mg/kg 顿服,间隔 3~5 天可重复 1 次。

3. 肠阿米巴病

一次 0.5 g,一天 2 次,疗程 5~10 天;或一次 2 g,一天 1 次,疗程 2~3 天;小儿按体重一天 50 mg/kg 顿服,疗程 3 天。

4. 肠外阿米巴病

一次 2 g,一天 1 次,疗程 3~5 天。

(五)制剂与规格

注射液:200 mL(替硝唑 0.4 g,葡萄糖 10 g);片剂:0.5 g。避光,密封,阴凉处保存。

三、奥硝唑

(一)别名

圣诺安,潇然。

(二)作用与用途

临床用于敏感厌氧菌(脆弱拟杆菌,其他拟杆菌,消化球菌,梭状芽孢杆菌,梭形杆菌)所致的感染,如呼吸道感染;术前预防厌氧菌感染;妇科感染;非特异性阴道炎、滴虫性阴道炎;严重阿米巴痢疾等。

(三)注意事项

见甲硝唑。

(四)用法与用量

静脉滴注。

1.厌氧菌感染治疗

成人起始剂量 0.5～1 g,随后剂量为每 12 小时 0.5 g;或每天 1 次,每次 1 g,疗程为 5～10 天。儿童剂量按体重 10 mg/kg,12 小时给药 1 次;新生儿和婴儿(1～42 周),20 mg/kg,每天 1 次,滴注时间要在 20 分钟以上。

2.严重阿米巴感染治疗

成人首剂量 0.5～1 g,随后剂量 0.5 g,每 12 小时 1 次,疗程 3～6 天;儿童按 20～30 mg/kg 给药,每天1 次,疗程 3～6 天。

(五)制剂与规格

注射液:100 mL(奥硝唑 500 mg,氯化钠 900 mg);片剂:0.25 g。避光,密封阴凉处保存。

(胡文静)

第十二章 临床常用抗寄生虫病药

第一节 抗 疟 药

疟疾是由疟原虫引起的一种传染病。寄生于人体的疟原虫有间日疟原虫、恶性疟原虫、三日疟原虫和卵形疟原虫四种,分别引起间日疟、恶性疟、三日疟和卵形疟。间日疟和三日疟属良性疟。在我国以间日疟和恶性疟为主,其他两种少见,偶见国外传入的散在病例。抗疟药是用于预防和治疗疟疾的药物,是防治疟疾的重要手段。疟原虫有独特的生活史,其不同发育阶段在生物学上存在明显差异,因而导致对不同抗疟药的敏感性不同,因此必须了解疟原虫的生活史及抗疟药作用环节,以便根据防治的目的正确选择药物。

一、疟原虫的生活史

疟原虫的生活史可分为人体内的无性生殖阶段和雌性按蚊体内的有性生殖阶段。

(一)人体内无性生殖阶段

1. 红细胞外期

雌性按蚊叮咬人时,将其唾液中的子孢子注入人体血液中,随即侵入肝细胞发育、繁殖,形成大量裂殖体。此期不出现症状,为疟疾的潜伏期,通常为10～14天。间日疟原虫的子孢子在遗传学上存在不同的亚型,有速发型和迟发型之分。两种类型的子孢子同时进入肝实质细胞后,速发型子孢子在较短时期内发育、繁殖成裂殖体。迟发型子孢子则经过一段时间的休眠期后才发育、繁殖成裂殖体。迟发型子孢子是疟疾复发的根源。恶性疟和三日疟不存在迟发型子孢子,故不引起复发。乙胺嘧啶能杀灭红细胞外期的裂殖体,用于病因性预防。伯氨喹对红细胞外期迟发型子孢子(休眠子)有杀灭作用,可阻止间日疟复发。

2. 红细胞内期

红细胞外期形成的大量裂殖子破坏肝细胞而进入血液,侵入红细胞,经滋养体发育成裂殖体,并破坏红细胞,释放大量裂殖子及其代谢产物,以及红细胞破坏产生的大量变性蛋白,刺激机体,引起寒战、高热等症状。红细胞所释放的裂殖子可再侵入其他红细胞,如此反复循环,引起临床症状反复发作。作用于此期的药物有氯喹、奎宁、青蒿素等,能有效杀灭红细胞内期的裂殖体,从而控制临床症状和预防性抑制临床症状发作。

(二)雌性按蚊体内有性生殖阶段

红细胞内疟原虫不断裂体增殖,经数个周期后,细胞内裂殖子部分发育成雌、雄配子体。按蚊在吸食患者血时,雌、雄配子体随血液进入蚊体,进行有性生殖过程,成为疟疾的传播根源。伯氨喹能杀灭配子体,乙胺嘧啶能抑制配子体在蚊体内发育,有控制疟疾传播的作用。

抗疟药作用于疟原虫生活史的不同环节,从而抑制或杀灭疟原虫。根据用药的目的,将抗疟药分为三类:①主要用于控制症状的抗疟药(如氯喹、奎宁、青蒿素等);②主要用于控制复发和传播的药物(如伯氨喹等);③主要用于病因性预防的抗疟药(如乙胺嘧啶、磺胺类等)。

二、疟原虫的耐药性

1910年首次发现恶性疟原虫对奎宁具有耐药性,20世纪60年代发现广泛用于治疗疟疾的氯喹出现恶性疟耐药现象并迅速蔓延,抗疟药物耐药性已成为遏制疟疾流行的最大困难。因此,认识抗疟药的作用机制与耐药机制,是合理有效防治疟疾的基础。恶性疟原虫对氯喹,其次对奎宁、乙胺嘧啶等抗疟药产生耐药,而且耐氯喹的疟原虫株常对乙胺嘧啶和磺胺多辛产生交叉耐药。耐氯喹的间日疟原虫株也有报道。不同抗疟药产生耐药性的机制不同。恶性疟原虫对氯喹的耐药机制表现为疟原虫食物泡上黏附糖蛋白(多药耐药性蛋白)的基因点突变,导致黏附糖蛋白的变异而增加氯喹从食物泡的排出,减少氯喹在疟原虫体内的潴留量,降低作用靶位的药物浓度。钙通道阻滞剂能部分恢复恶性疟原虫对氯喹的敏感性。恶性疟原虫对乙胺嘧啶与磺胺类的耐药机制与减弱对叶酸合成的抑制作用有关,耐乙胺嘧啶的恶性疟原虫因二氢叶酸还原酶基因突变,引起二氢叶酸还原酶分子空间构象改变,导致乙胺嘧啶对二氢叶酸还原酶的镶合受挫;耐磺胺类药物的恶性疟原虫二氢蝶酸合酶基因点突变,影响药物在二氢蝶酸合酶分子内的镶合。

三、主要用于控制症状的抗疟药

20世纪20年代,奎宁是唯一的抗疟药。20世纪30年代应用米帕林治疗疟疾,但不良反应较多,且随后的研究证明该药对耐氯喹的恶性疟原虫无效,还与伯氨喹存在相互作用。氯喹是20世纪40年代合成的重要抗疟药,能迅速控制症状。该药问世后不久出现耐药性,尤其是20世纪60年代恶性疟原虫对氯喹的耐药性迅速蔓延,且由单一耐药性向多药耐药性发展。人们一直在努力寻找治疗耐药性虫株的抗疟药。中国中医研究院屠呦呦教授课题组从黄花蒿中提取的青蒿素,具有速效、低毒、无交叉耐药性的特点,是治疗恶性疟的首选药。这类药物通过杀灭红细胞内期的裂殖体从而中断疟原虫的无性生殖周期,可控制症状和预防性抑制症状发作。

(一)氯喹

氯喹是人工合成的4-氨基喹啉衍生物。

1.药理作用和临床应用

(1)抗疟作用:其特点是起效快、疗效高、作用持久。对间日疟原虫和三日疟原虫以及敏感的恶性疟原虫的红细胞内期裂殖体有杀灭作用,能迅速有效地控制临床发作,通常用药后24~48小时临床症状消退,48~72小时血中疟原虫消失。氯喹具有在红细胞内尤其是被疟原虫入侵的红细胞内浓集的特点,有利于杀灭疟原虫。氯喹大量分布于内脏组织,停药后缓慢释放入血,加之在体内代谢与排泄缓慢,因而作用持久。氯喹也能预防性抑制疟疾症状发作,在进入疫区前1周和离开疫区后4周期间,每周服药1次即可。对间日疟和三日疟的配子体也有效,有助于防止良性疟传播,但对恶性疟的配子体无效。氯喹对红细胞外期疟原虫无效,不能用于病因性预防,也不能根治间日疟。

氯喹的抗疟作用机制尚未完全明了。已知疟原虫生长发育所需的氨基酸主要来自宿主红细胞的血红蛋白。疟原虫摄取的血红蛋白,在酸性食物泡内被蛋白酶分解,释放出氨基酸供疟原虫利用。疟原虫在消化血红蛋白过程中产生血红素(高铁原卟啉IX),具有高氧化活性,对细胞膜、消化酶以及某些重要的生物分子具有氧化损伤作用。在正常情况下,疟原虫体内的血红素通过非酶途径聚合形成无活性不可溶的疟色素。氯喹为弱碱性药物,在感染疟原虫的红细胞内聚积,升高食物泡内pH,干扰血红素非酶聚合为疟色素。另一方面,血红素对喹啉类(氯喹、奎宁、甲氟喹)有很高的亲和性,形成血红素-喹啉复合物,血红素-喹啉复合物能掺入血红素聚合链,进一步干扰血红素非酶聚合反应,导致血红素在疟原虫体内堆积,从而杀灭疟原虫。此外,氯喹可插入疟原虫DNA双螺旋结构中,形成稳固的DNA-氯喹复合物,影响DNA复制和RNA转录,从而抑制疟原虫的分裂繁殖。敏感恶性疟原虫体内氯喹浓度高,而耐药恶性疟原虫体内氯喹浓度低。疟原虫对氯喹耐药的机制可能与药物从虫体排出增多或在红细胞内浓集能力降低有关。

(2)抗肠道外阿米巴病作用:能杀灭阿米巴滋养体。由于在肝脏中的浓度高,可用于治疗阿米巴肝脓肿。

(3)免疫抑制作用:大剂量氯喹能抑制免疫反应,偶尔用于治疗类风湿关节炎、红斑狼疮等。但对后者的疗效尚无定论,而且用量大,易引起毒性反应。

2.体内过程

口服吸收迅速而完全,抗酸药可干扰其吸收。血药浓度达峰时间为3~5小时,$t_{1/2}$为数天至数周,并随用药剂量增大而延长。氯喹与血浆蛋白结合率为55%。广泛分布于全身组织,在肝、脾、肾、肺组织中的浓度常达血浆浓度的200~700倍,红细胞内的浓度比血浆浓度高约10~20倍,而在被疟原虫入侵的红细胞内的浓度又比正常红细胞内的浓度高出25倍。因分布容积非常大,在治疗急性发作时必须给予负荷量才能达到有效杀灭裂殖体的血药浓度。50%的药物在肝脏代谢,原形药及其代谢产物主要从尿中排出,酸化尿液可促进其排泄。

3.不良反应与注意事项

氯喹用于治疗疟疾时,不良反应较少,常见的不良反应有头痛、头晕、胃肠道反应、耳鸣、烦躁、皮肤瘙痒等,停药后可消失。长期大剂量应用时可见角膜浸润,表现为视觉模糊,少数影响视网膜,可引起视力障碍,应定期做眼科检查。大剂量或快速静脉给药时,可致低血压、心功能受抑、心电图异常、心脏骤停等,给药剂量大于5 g可致死。偶见6-磷酸葡萄糖脱氢酶缺乏患者产生溶血、精神症状等。有致畸作用,孕妇禁用。

(二)奎宁

奎宁是从金鸡纳树皮中提取的一种生物碱,为奎尼丁的左旋体。

1.药理作用和临床应用

对各种疟原虫的红细胞内期裂殖体有杀灭作用,能控制临床症状,但疗效不及氯喹。对间日疟和三日疟的配子体也有效,但对恶性疟的配子体无效。对红细胞外期疟原虫无明显作用。抗疟机制与氯喹相似,可能与抑制血红素聚合酶活性而致血红素堆积有关。此外,奎宁以氢键与DNA双螺旋形成复合物,抑制其转录与蛋白合成。由于奎宁控制临床症状较氯喹作用弱,且毒性较大,故一般不作首选,主要用于耐氯喹或对多药耐药的恶性疟,尤其是脑型疟,危急病例静脉滴注给予负荷量,之后口服维持血药浓度。

奎宁有减弱心肌收缩力,减慢传导,延长不应期,兴奋子宫平滑肌,抑制中枢神经系统和微弱的解热镇痛作用。

2.体内过程

口服后主要在小肠上段迅速吸收,血药浓度约 3 小时达峰值,$t_{1/2}$ 约 11 小时。80％的药物与血浆蛋白结合。主要在肝脏中被氧化分解,迅速失效,其代谢物及少部分未被代谢的原形药经肾脏快速排泄,24 小时后几乎全部排出,无蓄积性。在严重疟疾病者血中 α-糖蛋白水平增高,奎宁与蛋白结合率增加,消除减慢,可延长半衰期。

3.不良反应与注意事项

(1)金鸡纳反应:奎宁以及从金鸡纳树皮中提取的其他生物碱,在治疗剂量时可引起一系列不良反应,称为金鸡纳反应,表现为耳鸣、头痛、恶心、呕吐、腹痛、腹泻、视力和听力减退等,多见于重复给药时,停药可恢复,个别患者对奎宁具有高敏性,小剂量单用即可出现上述反应。

(2)心血管反应:用药过量或滴注速度过快时可致严重低血压和致死性心律失常。奎宁静脉滴注应慢速,并密切观察患者心脏和血压变化。

(3)特异质反应:少数恶性疟患者尤其是缺乏葡萄糖-6-磷酸脱氢酶者,应用很小剂量即可引起急性溶血,发生寒战、高热、血红蛋白尿(黑尿)和急性肾衰竭,甚至死亡。某些过敏患者可出现皮疹、瘙痒、哮喘等。

(4)其他:奎宁能刺激胰岛 β 细胞,可引起高胰岛素血症和低血糖。对妊娠子宫有兴奋作用,故孕妇忌用。

(三)甲氟喹

甲氟喹是人工合成的 4-喹啉-甲醇衍生物。

1.药理作用和临床应用

能有效杀灭红细胞内期裂殖体,特别是对成熟滋养体和裂殖体有强效杀灭作用。对红细胞外期疟原虫和配子体无效。主要用于耐氯喹或多药耐药的恶性疟,与磺胺多辛和乙胺嘧啶合用可增强疗效,延缓耐药的发生。用于症状抑制性预防,每 2 周用药一次。甲氟喹的抗疟机制尚未完全阐明,与氯喹相似,能升高疟原虫食物泡 pH,与游离血红素形成复合物,抑制血红素聚合反应,导致血红素堆积,损伤虫体膜结构。

2.体内过程

胃肠外给药局部刺激强烈,仅能口服给药。口服吸收好,存在肝肠循环,血药浓度约 17 小时达峰值。在体内分布广,红细胞内浓度高。血浆蛋白结合率约 98％。主要经粪便排泄,少量原形药从肾排泄,消除慢,$t_{1/2}$ 约 20 天。

3.不良反应与注意事项

常见恶心、呕吐、腹痛、腹泻、焦虑、眩晕,呈剂量相关性。半数患者可出现神经、精神系统不良反应,如眩晕、头痛、共济失调、视力或听力紊乱、忧虑、失眠、幻觉,偶见精神病等,通常较轻微,与血药浓度高低无关。有精神病史者禁用。对动物可致畸,影响发育。孕妇、2 岁以下幼儿禁用。

(四)咯萘啶

咯萘啶为我国研制的一种抗疟药。对红细胞内期疟原虫有杀灭作用,对耐氯喹的恶性疟也有效。作用机制与破坏疟原虫复合膜及食泡结构有关。可用于治疗各种类型的疟疾,包括脑型疟。治疗剂量时不良反应轻微而少见,表现为食欲缺乏、恶心、头痛、头晕、皮疹和精神兴奋。一般病例可口服给药,脑型疟或危重患者采用缓慢静脉滴注。

(五)青蒿素

青蒿素是屠呦呦教授课题组1971年在低温条件下,利用有机溶剂二乙基醚从菊科艾属植物黄花蒿中萃取分离出来的一种倍半萜内酯类过氧化物,是根据中医"青蒿截疟"的记载而发掘出的新型抗疟药,具有高效、速效、低毒的特点。后相继合成了青蒿素衍生物双氢青蒿素以及蒿甲醚、蒿乙醚和青蒿琥酯,并发现其抗疟作用较青蒿素高数10倍。

青蒿素能杀灭各种红细胞内期疟原虫,起效较其他抗疟药快。给予青蒿素48小时内疟原虫从血中消失,可能是因为其作用于疟原虫红细胞裂殖体中的环行体和早期滋养体,而其他大多数抗疟药作用于后期滋养体。对红细胞外期无效。青蒿素抗疟作用机制尚未完全明了,可能是血红素或Fe^{2+}催化青蒿素形成自由基破坏疟原虫表膜和线粒体结构,导致疟原虫死亡。主要用于耐氯喹或多药耐药的恶性疟,包括脑型疟的抢救。青蒿素与奎宁合用抗疟作用相加,与甲氟喹合用有协同作用,与氯喹或乙胺嘧啶合用则表现为拮抗作用。因有效血药浓度维持时间短,杀灭疟原虫不彻底,复发率高达30%。与伯氨喹合用,可使复发率降至10%。

本药不良反应少见,少数患者出现轻度恶心、呕吐、腹泻等,偶有血清转氨酶轻度升高。动物实验发现有胚胎毒性,孕妇慎用。

(六)青蒿素衍生物

蒿甲醚和蒿乙醚是青蒿素的脂溶性衍生物,而青蒿琥酯是青蒿素的水溶性衍生物,后者可经口、静脉、肌肉、直肠等多种途径给药。三药抗疟作用及作用机制与青蒿素相同,能杀灭红细胞内期的裂殖体,具有速效、高效、低毒等特点。可用于耐氯喹恶性疟的治疗以及危重病例的抢救。

(七)双氢青蒿素

双氢青蒿素为上述青蒿素及其衍生物的活性代谢产物,现已开发为抗疟药。治疗有效率为100%,复发率约为2%。不良反应少,偶见皮疹、一过性的网织红细胞下降等。

四、主要用于控制复发和传播的抗疟药

20世纪40年代合成了一系列8-氨基喹啉类化合物,包括帕马喹、喷他喹、普拉莫西及伯氨喹,前三种药物抗疟作用弱、毒性大,已被伯氨喹所取代。这类药物能杀灭红细胞外期迟发型子孢子与血中配子体,故能控制复发和防止传播。

(一)伯氨喹

1.药理作用和临床应用

对间日疟红细胞外期迟发型子孢子(休眠子)有较强的杀灭作用,与血液裂殖体杀灭剂(如氯喹)合用,能根治良性疟,减少耐药性的发生。能杀灭各种疟原虫的配子体,阻止各型疟疾传播。对红细胞内期无效,不能控制疟疾临床症状的发作。

伯氨喹抗疟作用机制尚未明了。该药在体内转化为有抗疟活性的喹啉二醌,其结构与辅酶Q相似,能抑制辅酶Q的活性,阻断疟原虫线粒体内的电子传递,从而抑制疟原虫的氧化磷酸化过程。另外,伯氨喹的代谢产物具有很强的氧化作用,可干扰NADP还原,从而影响红细胞外期疟原虫的代谢。

2.体内过程

口服吸收完全,1~3小时血药浓度达峰值,$t_{1/2}$为3~8小时,广泛分布于组织,肝脏中浓度较高。大部分在肝脏代谢,其主要代谢物为6-羟衍生物,代谢物排泄较慢,$t_{1/2}$达22~30小时,仅

小部分以原形从尿排泄。

3.不良反应与注意事项

治疗量不良反应较少,可引起头晕、恶心、呕吐、腹痛等,停药后可恢复。偶见轻度贫血、发绀等。大剂量每天60~240 mg时上述症状加重,多数患者可致高铁血红蛋白血症。少数特异质者在小剂量时也可发生急性溶血性贫血和高铁血红蛋白血症,是因特异质者红细胞内缺乏葡萄糖-6-磷酸脱氢酶(G-6-PD)所致。G-6-PD通过辅酶Ⅱ(NADPⅡ)的递氢作用,使红细胞内氧化型谷胱甘肽(GSSG)还原为还原型谷胱甘肽(GSH),后者能保护红细胞膜、血红蛋白和红细胞内某些含巯基的酶,使其免受伯氨喹氧化代谢产物的损害。缺乏G-6-PD的患者,NADPH减少,影响红细胞内的GSSH转变为GSH,红细胞保护作用减弱,易受伯氨喹代谢产物氧化而发生溶血;另一方面,因NADPH减少,伯氨喹氧化代谢产生的高铁血红蛋白不能还原为血红蛋白,引起高铁血红蛋白血症。有蚕豆病史及家族史者禁用。

五、主要用于病因性预防的抗疟药

20世纪40年代出现的二胍类衍生物如氯胍及其活性代谢物环氯胍能杀灭红细胞外期速发型子孢子,但作用效力较差。随后对这类药物抑制二氢叶酸还原酶作用机制的认识,促进其他二氢叶酸还原酶抑制剂如乙胺嘧啶的发现。磺胺类能抑制二氢蝶酸合酶,阻止二氢叶酸合成,与二氢叶酸还原酶抑制药合用,能双重阻断叶酸合成,增强抗疟原虫作用。

(一)乙胺嘧啶

1.药理作用和临床应用

乙胺嘧啶能杀灭各种疟原虫红细胞外期速发型子孢子发育、繁殖而成的裂殖体,用于病因性预防。其作用持久,服药一次,可维持1周以上。对红细胞内期疟原虫仅能抑制未成熟的裂殖体,对已发育成熟的裂殖体则无效。常需用药后第二个无性增殖期才能发挥作用,故控制临床症状起效缓慢。不能直接杀灭配子体,但含药血液随配子体被按蚊吸食后,能阻止疟原虫在蚊体内的发育,起阻断传播的作用。

疟原虫不能利用环境中的叶酸和四氢叶酸,必须自身合成叶酸并还原成四氢叶酸,才能在合成核酸的过程中被利用。乙胺嘧啶与二氢叶酸还原酶分子镶合性结合,抑制二氢叶酸还原酶活性,阻止二氢叶酸转变为四氢叶酸,阻碍核酸的合成,从而抑制疟原虫的繁殖。

2.体内过程

口服吸收慢但完全,4~6小时血药浓度达峰值,主要分布于肾、肺、肝、脾等。消除缓慢,$t_{1/2}$为80~95小时,服药一次有效血药浓度可维持约2周。代谢物从尿排泄,原型药可经乳汁分泌。

3.不良反应与注意事项

治疗剂量毒性小,偶可致皮疹。长期大剂量服用可能干扰人体叶酸代谢,引起巨细胞性贫血、粒细胞减少,及时停药或用甲酰四氢叶酸治疗可恢复。乙胺嘧啶过量引起急性中毒,表现为恶心、呕吐、发热、发绀、惊厥,甚至死亡。严重肝及肾功能损伤患者应慎用。动物实验有致畸作用,孕妇禁用。

(二)磺胺类与砜类

磺胺类与砜类能与二氢蝶酸合酶分子镶合性结合,抑制二氢蝶酸合酶的活性,从而阻止疟原虫合成二氢叶酸。主要用于耐氯喹的恶性疟,单用时疗效差,仅能抑制红细胞内期疟原虫,对红细胞外期无效。与二氢叶酸还原酶抑制药乙胺嘧啶合用,在叶酸代谢的两个环节上起双重阻抑作用,可增强疗效,并能延缓耐药性的发生。常用药物为磺胺多辛和氨苯砜。

六、抗疟药的合理应用

(一)抗疟药的选择

1. 控制症状

对氯喹敏感疟原虫选用氯喹。

2. 脑型疟

可用青蒿素类、二盐酸奎宁注射给药以提高脑内药物浓度。

3. 耐氯喹的恶性疟

选用青蒿素类、奎宁、甲氟喹。

4. 休止期

乙胺嘧啶和伯氨喹合用。

5. 预防用药

乙胺嘧啶预防发作和阻止传播,氯喹能预防性抑制症状发作。

(二)联合用药

现有抗疟药尚无一种对疟原虫生活史的各个环节都有杀灭作用,因此应联合用药。氯喹与伯氨喹合用于发作期的治疗,既控制症状,又防止复发和传播。乙胺嘧啶与伯氨喹合用于休止期患者,可防止复发。不同作用机制的药物联合应用,可增强疗效,减少耐药性发生,如乙胺嘧啶与磺胺可协同阻止叶酸合成;对耐氯喹的恶性疟使用青蒿素与甲氟喹联合治疗。

(张胜群)

第二节 抗阿米巴病药及抗滴虫药

一、抗阿米巴病药

阿米巴病是由溶组织内阿米巴原虫所引起的一种传染病。溶组织内阿米巴存在包囊和滋养体两个发育时期。包囊是其传播的根源,人体经消化道感染阿米巴包囊,在肠腔内脱囊并迅速分裂成小滋养体,寄居在回盲部,与细菌共生。在宿主环境不适时,滋养体转变为包囊,随粪便排出体外,形成重要的传染源。滋养体为致病因子,小滋养体侵入肠壁组织,发育成大滋养体,破坏肠壁黏膜和黏膜下层组织,引起肠阿米巴病。滋养体也可随肠壁血液或淋巴迁移至肠外组织(肝、肺、脑等),引起肠外阿米巴病。肠内感染可表现为急、慢性阿米巴痢疾,肠外感染则以阿米巴肝脓肿常见。现有抗阿米巴病药主要作用于滋养体,多对包囊无直接作用。

(一)甲硝唑

甲硝唑为人工合成的 5-硝基咪唑类化合物。同类药物还有替硝唑、尼莫唑、奥硝唑、塞克硝唑等,药理作用与甲硝唑相似,但血药浓度达峰值时间与作用维持时间不同。

1. 药理作用和临床应用

(1)抗阿米巴作用:对肠内、肠外阿米巴滋养体有强大杀灭作用,对重症急性阿米巴痢疾与肠外阿米巴感染效果显著,对轻症阿米巴痢疾也有效。甲硝唑对无症状排包囊者疗效差,可能是肠道药物浓度较低之故。

(2)抗滴虫作用:为治疗阴道毛滴虫感染的首选药。口服剂量即可杀死精液及尿液中的阴道毛滴虫,但不影响阴道内正常菌群的生长,对感染阴道毛滴虫的男女患者均有较高的治愈率。

(3)抗厌氧菌作用:用于革兰阳性或革兰阴性厌氧球菌和杆菌引起的产后盆腔炎、败血症和骨髓炎等的治疗,也可与抗菌药合用防止妇科手术、胃肠外科手术时厌氧菌感染。

(4)抗贾第鞭毛虫作用:治疗贾第鞭毛虫病,治愈率达90%。

甲硝唑的作用机制未明,可能由于甲硝唑的甲基被还原后生成细胞毒性还原物,作用于细胞中大分子物质(DNA、蛋白质或膜结构),抑制DNA合成,促进DNA降解,从而干扰病原体的生长、繁殖,最终导致细胞死亡。

2. 体内过程

口服吸收迅速,血药浓度达峰时间为1~3小时,生物利用度约95%以上,血浆蛋白结合率为20%。分布广,渗入全身组织和体液,可进入阴道分泌物、精液、唾液和乳汁,也可通过胎盘和血-脑屏障,脑脊液中药物可达有效浓度。有效血药浓度可维持12小时,$t_{1/2}$为8~10小时。主要在肝脏代谢,代谢物与原形药主要经肾排泄,又可经乳汁排泄。

3. 不良反应与注意事项

常见的不良反应有头痛、恶心、呕吐、口干、金属味感等。偶有腹痛、腹泻。少数患者出现荨麻疹、红斑、瘙痒、白细胞计数减少等。极少数患者出现头昏、眩晕、惊厥、共济失调和肢体感觉异常等神经系统症状,一旦出现,应立即停药。甲硝唑干扰乙醛代谢,服药期间饮酒易致急性乙醛中毒,表现为恶心、呕吐、腹痛、腹泻甚至头痛,故用药期间应禁酒。急性中枢神经系统疾病者禁用。肝、肾疾病者应酌情减量。长期大剂量使用有致癌和致突变作用,妊娠早期禁用。

(二)依米丁和去氢依米丁

依米丁为茜草科吐根属植物提取的异喹啉生物碱。去氢依米丁为其衍生物,药理作用相似,毒性略低。

1. 药理作用和临床应用

两种药物对溶组织内阿米巴滋养体有直接杀灭作用,治疗急性阿米巴痢疾与阿米巴肝脓肿,能迅速控制临床症状。因毒性大,仅限于甲硝唑治疗无效或禁用者。对肠腔内阿米巴滋养体无效,不适用于症状轻微的慢性阿米巴痢疾及无症状的阿米巴包囊携带者。其作用机制为抑制肽酰基tRNA的移位,抑制肽链的延伸,阻碍蛋白质合成,从而干扰滋养体的分裂与繁殖。

2. 体内过程

口服引起强烈恶心、呕吐,只能深部肌内注射。药物主要分布于肝、肾、脾和肺,以肝脏内浓度最高。经肾脏缓慢排泄,停药1个月后仍可在尿中检出,连续用药可引起蓄积中毒。

3. 不良反应与注意事项

本药选择性低,也能抑制真核细胞蛋白质的合成,且易蓄积,毒性大。不良反应如下。

(1)心脏毒性:常表现为心前区疼痛、心动过速、低血压、心律失常,甚至心力衰竭;心电图改变表现为T波低平或倒置,Q-T间期延长。

(2)神经肌肉阻断作用:表现为肌无力、疼痛、震颤等。
(3)局部刺激:注射部位可出现肌痛、硬结或坏死。
(4)胃肠道反应:恶心、呕吐、腹泻等。治疗应在医师监护下进行。孕妇、儿童和有心、肝、肾疾病者禁用。

(三)二氯尼特

二氯尼特为二氯乙酰胺类衍生物,通常用其糠酸酯,为目前最有效的肃清包囊药。口服吸收迅速,1小时血药浓度达高峰,分布全身。对无症状或轻微症状的排包囊者有良好疗效。单用对急性阿米巴痢疾疗效差,用甲硝唑控制症状后,再用本药可直接杀灭小滋养体从而肃清肠腔内包囊,可有效防止复发。对肠外阿米巴病无效。不良反应轻,偶有恶心、呕吐和皮疹等。大剂量时可致流产,但无致畸作用。

(四)巴龙霉素

巴龙霉素为氨基糖苷类抗生素,口服吸收少,肠道浓度高。巴龙霉素抑制蛋白质合成,直接杀灭阿米巴滋养体;间接抑制肠内阿米巴共生菌,影响阿米巴生存与繁殖。临床用于治疗急性阿米巴痢疾。

(五)氯喹

氯喹为抗疟药,对阿米巴滋养体又有杀灭作用。口服吸收迅速完全,肝脏中药物浓度远高于血浆药物浓度,而在肠壁的分布量很少。对肠内阿米巴病无效,用于治疗肠外阿米巴病,仅用于甲硝唑无效的阿米巴肝脓肿,宜与肠内抗阿米巴病药合用,以防复发。

(六)阿米巴病的用药原则

1. 无症状排包囊者

首选二氯尼特,次选巴龙霉素。

2. 轻中度阿米巴痢疾

甲硝唑加二氯尼特或巴龙霉素。

3. 急性阿米巴痢疾

甲硝唑加二氯尼特,病重不能口服者可静脉滴注甲硝唑,甲硝唑禁用者可用依米丁治疗。

4. 肠外阿米巴病

阿米巴肝脓肿、脑阿米巴病或其他肠外阿米巴病首选甲硝唑加二氯尼特。

二、抗滴虫药

抗滴虫药用于治疗阴道毛滴虫所引起的阴道炎、尿道炎和前列腺炎。目前认为甲硝唑是治疗滴虫病最有效的药物,并且简便、经济、安全,适合集体治疗。也可口服其同类药物如替硝唑、尼莫唑、奥硝唑等。

乙酰胂胺为五价胂剂,能直接杀灭滴虫。偶遇耐甲硝唑株滴虫感染时,可考虑改用乙酰胂胺局部给药。此药有轻度局部刺激作用,可使阴道分泌物增多。

阴道毛滴虫也可寄生于男性尿道,性伴侣应同时治疗,以保证疗效。治疗过程中也必须注意个人卫生,每天洗换内裤,消毒洗具。

(王佳鑫)

第三节 抗血吸虫病药及抗丝虫病药

一、抗血吸虫病药

血吸虫有日本血吸虫、曼氏血吸虫、埃及血吸虫等。在我国流行的血吸虫病是日本血吸虫所致,疫区曾分布于长江流域和长江以南十三个省、直辖市、自治区。目前,湖南、湖北、江西、安徽、江苏、四川和云南等7省尚未达到传播控制标准,疫情最重的为湖南省岳阳市和湖北省荆州市。血吸虫病严重危害人类健康,药物治疗是消灭该病的重要措施之一。抗血吸虫病药能杀灭血吸虫,使患者恢复健康;另一方面,通过杀灭血吸虫成虫,杜绝虫卵的产生,消除传染源。

自1918年应用三价锑剂酒石酸锑钾治疗埃及和日本血吸虫病,在随后的半个多世纪内本药一直是治疗血吸虫病的主要药物。但因心脏与肝脏毒性大,已被非锑剂药物取代。在非锑剂类药物研究史中,先后发现了硫蒽酮类化合物、六氯对二甲苯、美曲磷酯、硝硫氰胺和奥替普拉。20世纪70年代中期,对5种血吸虫病均有效的吡喹酮问世,使血吸虫病的药物治疗进入了一个新阶段,它具有高效、低毒、疗程短、口服有效等优点,成为目前治疗血吸虫病的首选药物。我国学者自20世纪80年代以来发现青蒿素及其衍生物也具有抗日本血吸虫作用,用于预防和早期治疗血吸虫病。

(一) 吡喹酮

吡喹酮是人工合成的吡嗪异喹啉衍生物。

1. 药理作用及作用机制

吡喹酮对日本、埃及、曼氏血吸虫单一感染或混合感染均有良好疗效,对血吸虫成虫有迅速而强效的杀灭作用,对幼虫也有较弱作用。对其他吸虫如华支睾吸虫、姜片吸虫、肺吸虫有显著杀灭作用。对各种绦虫感染和其幼虫引起的囊虫症、棘球蚴病也都有不同程度的疗效。

吡喹酮能增加虫体表膜对Ca^{2+}的通透性,促进Ca^{2+}的跨膜内流,干扰虫体内Ca^{2+}平衡。当吡喹酮达到有效浓度时,可提高肌肉活动,引起虫体痉挛性麻痹,失去吸附能力,导致虫体脱离宿主组织,从肠系膜静脉迅速移至肝脏,在肝内死亡。在较高治疗浓度时,可引起虫体表膜损伤,暴露隐藏的抗原,在宿主防御机制参与下,导致虫体破坏、死亡。吡喹酮损伤虫体表膜也可引起一系列生化变化,如谷胱甘肽S-转移酶、碱性磷酸酶活性降低,葡萄糖的摄取、转运受到抑制等。吡喹酮的作用具有高度选择性,对哺乳动物细胞膜则无上述作用。

2. 体内过程

口服吸收迅速,1~3小时血药浓度达峰值。首过消除明显,生物利用度低。原药血浆蛋白结合率达80%,主要分布于肝、脾等组织,可通过血-脑屏障,但脑脊液中浓度低,为血浆浓度的15%~20%。$t_{1/2}$为0.8~1.5小时,血中代谢物浓度高于原药100余倍。严重肝脏疾病(包括肝、脾血吸虫病)患者$t_{1/2}$明显延长,可达4~6小时,24小时内吡喹酮口服量的70%以羟化代谢物形式从尿排泄,余下大部分被肝脏代谢后从胆汁排泄。

3. 临床应用

治疗各型血吸虫病,适用于慢性、急性、晚期及有并发症的血吸虫病患者。也可用于肝脏华支睾吸虫病、肠吸虫病（如姜片虫病、异形吸虫病、横川后殖吸虫病等）、肺吸虫病及绦虫病等。

4.不良反应

不良反应少且短暂。口服后可出现腹部不适、腹痛、腹泻、头痛、眩晕、嗜睡等，服药期间避免驾车和高空作业。偶见发热、瘙痒、荨麻疹、关节痛、肌痛等，与虫体杀死后释放异体蛋白有关。少数出现心电图异常。未发现该药有致突变、致畸和致癌作用，但大剂量时使大鼠流产率增高，孕妇禁用。

（二）硝硫氰胺

硝硫氰胺为二苯胺异硫氰酯类化合物，对血吸虫成虫有杀灭作用，麻醉虫体吸盘和体肌，给药后第2天可见虫体全部"肝移"。本品可干扰虫体三羧酸循环，致虫体缺乏能量供应，在肝内逐渐死亡。对幼虫作用较成虫为弱，较大剂量才能阻止其发育为成虫。对成熟虫卵无抑制或杀灭作用。适用于各型血吸虫病包括脑型血吸虫病。

口服吸收快，2小时后血药浓度达峰值，在组织中分布广泛。主要由胃肠道排出，24小时粪中排出量为摄入量的65.6%。尿中排出量甚微，主要为葡糖醛酸结合物。

不良反应以神经系统和消化系统反应为主，反应轻重与剂量、疗程、年龄、性别有关。神经系统反应为头昏、头痛、记忆力减退、共济失调等，一般出现于治疗开始的第2~3天，持续3~7天消失，一般不影响治疗。其次为消化系统反应，有30%~50%的患者出现转氨酶升高，8%~12%患者可出现黄疸，一般出现于治疗后7~15天，肝活检提示肝内淤胆。此外，尚有发热、皮疹等不良反应。

（三）蒿甲醚和青蒿琥酯

蒿甲醚和青蒿琥酯对血吸虫幼虫，特别是对5~21天虫龄的幼虫有明显杀灭作用。在雌虫产卵前将其杀死，可保护宿主免受虫卵所致免疫反应损伤。可用于预防和早期治疗血吸虫病。

二、抗丝虫病药

我国流行的丝虫病为班氏丝虫和马来丝虫引起的，病原体寄生于淋巴系统，早期表现为淋巴管炎和淋巴结炎，晚期出现淋巴管阻塞症状。乙胺嗪为20世纪40年代发现的有效抗丝虫病药，兼有杀微丝蚴和成虫的作用，为目前最常用的药物。20世纪70年代我国研究的呋喃嘧酮，其治疗班氏丝虫病的疗效优于乙胺嗪，治疗马来丝虫病的疗效与乙胺嗪相似，不良反应有变态反应，大剂量引起肝脏毒性。20世纪90年代伊维菌素用于治疗人盘尾丝虫病，对班氏丝虫病也有一定疗效。

（一）乙胺嗪

1.药理作用及作用机制

乙胺嗪对班氏丝虫和马来丝虫的成虫和微丝蚴均有杀灭作用。在体外，乙胺嗪对两种丝虫的微丝蚴和成虫并无直接杀灭作用，表明其杀虫作用依赖于宿主防御机制的参与。乙胺嗪具有哌嗪样超极化作用，使微丝蚴弛缓性麻痹而脱离寄生部位，迅速"肝移"，并易被单核-巨噬细胞系统拘捕。乙胺嗪也可破坏微丝蚴表膜的完整性，暴露抗原，易遭宿主防御机制的破坏。

2.体内过程

口服吸收迅速，1~2小时血药浓度达峰值，$t_{1/2}$为8小时。均匀分布各组织，大部分在体内氧化失活，30小时内大部分原形药及代谢物经肾脏排泄，4%~5%经肠排泄。反复给药无蓄积性，酸化尿液促进其排泄，而碱化尿液则减慢排泄，增高其血浆浓度与延长半衰期，因此在肾功能不全或碱化尿液时需要降低用量。

3.临床应用

治疗马来丝虫病的疗效优于班氏丝虫病。因本药对成虫作用弱,必须数年内反复用药才能治愈。

4.不良反应与注意事项

药物本身引起的不良反应轻微,常见厌食、恶心、呕吐、头痛、乏力等,通常在几天内均可消失。但因成虫和微丝蚴死亡释出大量异体蛋白引起的变态反应明显,表现为皮疹、淋巴结肿大、血管神经性水肿、畏寒、发热、哮喘、肌肉关节酸痛、心率加快以及胃肠功能紊乱等,给予地塞米松可缓解症状。

(二)伊维菌素

1.药理作用及作用机制

伊维菌素是放线菌所产生大环内酯阿维菌素 B_1 的同类物,具有抗多种寄生虫作用。盘尾丝虫病患者应用伊维菌素后,皮肤和眼组织内微丝蚴快速而显著减少。班氏丝虫病患者给予伊维菌素后,血中微丝蚴快速转阴。与乙胺嗪比,本药疗效高,起效快,但对成虫无作用。主要用于盘尾丝虫病。伊维菌素对类圆虫、蛔虫、鞭虫及蛲虫感染也有很好的疗效,但对钩虫病疗效差。伊维菌素抗虫机制可能是增强或直接激活谷氨酸门控 Cl^- 通道,促进 Cl^- 进入肌细胞,从而引起虫体肌肉松弛性麻痹。

2.体内过程

伊维菌素口服后,4 小时血药浓度达峰值,表观分布容积约 47 L,血浆蛋白结合率达 93%,$t_{1/2}$ 为 57 小时。

3.不良反应与注意事项

伊维菌素的主要不良反应是微丝蚴死亡所致,表现为瘙痒、淋巴结肿大、疼痛等。偶见心动过速、低血压、虚脱、眩晕、头痛、肌痛、关节痛、腹泻、水肿等。

(王佳鑫)

第四节 抗肠蠕虫药

肠道蠕虫分为肠道线虫和绦虫两大类,肠道线虫包括蛔虫、蛲虫、钩虫和鞭虫等。在我国肠蠕虫病以肠道线虫感染最为普遍。抗肠蠕虫药是驱除或杀灭肠道蠕虫类药物。近几年来,高效、低毒、广谱抗肠蠕虫药不断问世,使多数肠蠕虫病得到有效治疗和控制。抗肠蠕虫药的合理选用除根据药品的疗效、安全性外,还应考虑药品的价格、来源,以及病情特点等因素。

一、甲苯达唑

(一)药理作用和临床应用

甲苯达唑是苯并咪唑类衍生物,为广谱驱肠虫药,对蛔虫、钩虫、蛲虫、鞭虫、绦虫和粪类圆线虫等肠道蠕虫均有效。甲苯达唑影响虫体多种生化代谢途径,与虫体 β-微管蛋白结合抑制微管聚集,从而抑制分泌颗粒转运和其他亚细胞器运动。本药对寄生虫 β-微管蛋白的亲和力远高于哺乳动物,是其对虫体具有选择性毒性的原因。抑制虫体线粒体延胡索酸还原酶的活性,抑制葡萄糖的转运,并使氧化磷酸化脱偶联,减少 ATP 生成,抑制虫体生存、繁殖而死亡。甲苯达唑能杀灭蛔虫、钩虫、鞭虫、蛲虫的成虫和幼虫以及蛔虫和鞭虫的虫卵。用于治疗上述肠蠕虫单独感染或混合感染。

(二)体内过程

口服吸收少,加之首过消除明显,生物利用度为 22%。血浆蛋白结合率约 95%,大部分在肝脏代谢生成极性强的羟基及氨基代谢物,通过胆汁由粪便排泄。未吸收部分在 24～48 小时以原形从粪便排泄。

(三)不良反应

不良反应少,驱虫后由于大量虫体排出可引起短暂的腹痛和腹泻。大剂量偶见转氨酶升高、粒细胞减少、血尿、脱发等。动物实验有胚胎毒性和致畸作用,孕妇禁用。肝肾功能不全者禁用。2 岁以下儿童不宜使用。

二、阿苯达唑

阿苯达唑为甲苯达唑的同类物,是高效、低毒的广谱驱肠虫药。能杀灭多种肠道线虫、绦虫和吸虫的成虫及虫卵。用于多种线虫混合感染,疗效优于甲苯达唑;该药也可用于治疗棘球蚴病(包虫病)与囊虫病,对肝片吸虫病及肺吸虫病也有良好疗效。阿苯达唑抗虫机制同甲苯达唑。

本药短期治疗胃肠道蠕虫病不良反应较少,偶有腹痛、腹泻、恶心、头痛、头晕等。少数患者可出现血清转氨酶升高,停药后可恢复正常,严重肝功能不全者慎用。动物实验有胚胎毒性和致畸作用,孕妇禁用。

三、哌嗪

哌嗪为常用驱蛔虫药,临床常用其柠檬酸盐,称驱蛔灵。对蛔虫、蛲虫具有较强的驱虫作用,对钩虫、鞭虫作用不明显。体外实验证明,哌嗪能阻断乙酰胆碱对蛔虫肌肉的兴奋作用。本药能改变虫体肌细胞膜对离子的通透性,引起膜超极化,导致虫体弛缓性麻痹,虫体随粪便排出体外;也能抑制琥珀酸合成,干扰虫体糖代谢,使肌肉收缩的能量供应受阻。对虫体无刺激性,可减少虫体游走移行,主要用于驱除肠道蛔虫,治疗蛔虫所致的不完全性肠梗阻和早期胆道蛔虫。对蛲虫病有一定疗效,但用药时间长,现少用。

本药不良反应轻,大剂量时可出现恶心、呕吐、腹泻、上腹部不适,甚至可见神经症状如嗜睡、眩晕、眼球震颤、共济失调、肌肉痉挛等。动物实验有致畸作用,孕妇禁用。有肝及肾功能不良和神经系统疾病者禁用。

四、左旋咪唑

左旋咪唑为四咪唑的左旋异构体。对多种线虫有杀灭作用,其中对蛔虫的作用较强。左旋咪唑作用机制为抑制虫体琥珀酸脱氢酶活性,阻止延胡索酸还原为琥珀酸,减少能量生成,使虫体肌肉麻痹,失去附着能力而排出体外。用于治疗蛔虫、钩虫、蛲虫感染,对丝虫病和囊虫病也有一定疗效。

本药治疗剂量偶有恶心、呕吐、腹痛、头晕等症状。大剂量或多次用药时,个别病例出现粒细胞减少、肝功能减退等不良反应。严重的不良反应为脱髓鞘脑病,表现为嗜睡、意识模糊、定向力障碍、昏迷、表情淡漠、认识障碍、记忆力下降、口齿不清、共济失调、肢体感觉异常、瘫痪等神经精神症状。机制未明,可能由其毒性或免疫介导反应所引起。应用激素治疗能改善症状和体征。妊娠早期及肝肾功能不全者禁用。

五、噻嘧啶

噻嘧啶为人工合成的四氢嘧啶衍生物,为广谱抗肠蠕虫药。噻嘧啶抑制虫体胆碱酯酶,使神经肌肉接头处乙酰胆碱堆积,神经肌肉兴奋性增强,肌张力增高,随后虫体痉挛性麻痹,不能附壁而排出体外。对钩虫、绦虫、蛲虫、蛔虫等均有抑制作用,用于蛔虫、钩虫、蛲虫单独或混合感染,常与另一种抗肠蠕虫药奥克太尔合用可增强疗效。

本药治疗剂量时不良反应较少,偶有发热、头痛、皮疹和腹部不适。少数患者出现血清转氨酶升高,故肝功能不全者慎用。孕妇及2岁以下儿童禁用。因与哌嗪有拮抗作用,不宜合用。

六、恩波吡维铵

恩波吡维铵为青铵染料,口服不吸收,胃肠道药物浓度高,为蛲虫单一感染首选药。抗虫作用机制为选择性干扰虫体呼吸酶系统,抑制虫体需氧代谢,减少能量生成,导致虫体逐渐衰弱和死亡。不良反应少,仅见恶心、呕吐、腹痛、腹泻等。服药后粪便呈红色,需事先告知患者。

七、氯硝柳胺

氯硝柳胺为水杨酰胺类衍生物。对多种绦虫成虫有杀灭作用,对牛肉绦虫、猪肉绦虫、鱼绦虫、阔节裂头绦虫、短膜壳绦虫感染均有效。抗虫机制为抑制虫体细胞内线粒体氧化磷酸化过程,能量物质ATP生成的减少使绦虫的头节和邻近节片变质,虫体从肠壁脱落随粪便排出体外。对虫卵无效。死亡节片易被肠腔内蛋白酶消化分解,释放出虫卵,有致囊虫病的危险,故在服用氯硝柳胺前先服镇吐药,服用本品2小时后再服用硫酸镁导泻,促进虫卵排泄。本药对钉螺和日本血吸虫尾蚴又有杀灭作用,可防止血吸虫传播。不良反应少,仅见胃肠不适、腹痛、头晕、乏力、皮肤瘙痒等。

八、吡喹酮

吡喹酮为广谱抗吸虫药和驱绦虫药,不仅对多种吸虫有强大的杀灭作用,对绦虫感染和囊虫病也有良好效果。本药是治疗各种绦虫病的首选药,治愈率可达90%以上。治疗囊虫病,有效率为82%～98%。治疗脑型囊虫病时,可因虫体死亡后的炎症反应引起脑水肿、颅内压升高,宜同时使用脱水药和糖皮质激素以防意外。

(张数红)

第十三章 临床常用抗肿瘤药

第一节 烷 化 剂

目前临床上常用的烷化剂主要有氮芥(nitrogen mustard,mustine,HN_2)、环磷酰胺(cycllo-phosphamide,CPA)、塞替哌(thiotepa,triethylene thiophosphoramide,TSPA)、白消安(马利兰)、福莫司汀等。此类药物分子中均含有1~2个烷基,所含烷基是活性基团,可使DNA、RNA及蛋白质中的亲核基团烷化,该类药物对DNA分子作用强,在一定条件下,DNA碱基上的所有N和O原子都可以不同程度地被烷化,DNA结构受到破坏,影响细胞分裂。属细胞周期非特异性药物。

一、药物作用及机制

此类药物对细胞增生周期各时相均有细胞毒作用,而且对静止细胞G_0期又有明显的杀伤作用。

(一)氮芥

最早应用于临床的烷化剂,是注射液,其盐酸盐易溶于水,水溶液极不稳定。此药是一高度活化的化合物,可与多种有机亲核基团结合,其重要的反应是与鸟嘌呤第7位氮呈共价键结合,产生DNA的双链内的交叉联结或链内不同碱基的交叉联结,从而阻碍DNA的复制或引起DNA链断裂。对G_1期及M期细胞作用最强,对其他各期以及非增生细胞均有杀灭作用。

(二)环磷酰胺

较其他烷化剂的选择性高,体外无细胞毒作用,在体内活化后才能产生抗肿瘤作用,口服及注射均有效。抗肿瘤作用机制为无活性的CPA,在体内经肝药酶作用转化为4-羟环磷酰胺,进一步在肿瘤组织中分解成环磷酰胺氮芥,其分子中的β-氯乙基与DNA双螺旋链起交叉联结作用,破坏DNA结构,抑制肿瘤细胞分裂。

(三)塞替哌

有3个乙烯亚胺基,能与细胞内DNA的碱基结合,从而改变DNA功能。对多种移植性肿瘤有抑制作用。虽属周期非特异性药物,但选择性高,除可抑制人体细胞及肿瘤细胞的核分裂、使卵巢滤泡萎缩外,还可影响睾丸功能。

(四) 白消安

属磺酸酯类化合物,在体内解离而起烷化作用。

二、药动学特点

(一) 氮芥

注射给药后,在体内停留时间极短(0.5~1.0分钟),起效迅速,作用剧烈且无选择性。有90%以上很快从血中消除,迅速分布于肺、小肠、脾脏、肾脏、肝脏及肌肉等组织中,脑中含量最少。给药后6小时与24小时血中及组织中含量很低,20%的药物以二氧化碳形式经呼吸道排出,有多种代谢产物从尿中排出。

(二) 环磷酰胺

口服吸收良好,生物利用度为75%~90%,经肝转化成磷酰胺氮芥,产生细胞毒作用。静脉注射后,血中药物浓度呈双指数曲线下降,为二房室开放模型,$t_{1/2\alpha}$为0.97小时,$t_{1/2\beta}$为6.5小时,V_d为21.6 L/kg,清除率为(10.7±3.3)mL/min。主要经肾排泄,48小时内尿中排出用药量的70%左右,其中2/3为其代谢产物。肾功能不良时,清除率下降,$t_{1/2\beta}$可延长到10小时以上。

(三) 塞替派

口服易被胃酸破坏,胃肠道吸收差,静脉注射后1~4小时血中药物浓度下降90%,$t_{1/2}$约为2小时,能透过血-脑屏障。主要以代谢物形式经尿中排泄,排泄量达60%~85%。

(四) 白消安

口服易吸收,口服后1~2小时可达血药高峰,$t_{1/2}$以约为2.5小时。易通过血-脑屏障,脑脊液中浓度可达血浓度的95%。绝大部分以甲基磺酸形式从尿中排出。

三、临床应用和疗效评价

(一) 适应证及疗效评价

1. 氮芥

氮芥是第一个用于恶性肿瘤治疗的药物,在临床上主要用于恶性淋巴瘤,如霍奇金淋巴瘤及非霍奇金淋巴瘤等。尤其适用于纵隔压迫症状明显的恶性淋巴瘤患者。又可用于肺癌,对未分化肺癌的疗效较好。

2. 环磷酰胺

具有广谱的抗肿瘤作用,可用以治疗多种恶性肿瘤。

(1) 恶性淋巴瘤:单独应用对霍奇金病的有效率达60%左右,与长春新碱、丙卡巴肼及泼尼松合用对晚期霍奇金病的完全缓解率达65%。

(2) 急性白血病和慢性淋巴细胞白血病:有一定疗效,且与其他抗代谢药物无交叉抗药性,联合用药可增加疗效。

(3) 其他肿瘤:对多发性骨髓瘤、乳腺癌、肺癌、卵巢癌、尤文神经母细胞瘤、软组织肉瘤、精原细胞瘤、胸腺瘤等均有一定疗效。

(4) 自身免疫性疾病:类风湿关节炎、肾病综合征、系统性红斑狼疮、特发性血小板减少性紫癜及自身免疫性溶血性贫血等。

3.塞替哌

对卵巢癌的有效率40%;对乳腺癌的有效率达20%~30%,和睾酮合用可提高疗效;对膀胱癌可采用膀胱内灌注法进行治疗,每次50~100 mg溶于50~100 mL生理盐水中灌入,保留2小时,每周给药1次,10次为1个疗程;对癌性腹水、胃癌、食管癌、宫颈癌、恶性黑色素瘤、淋巴瘤等又有一定疗效。

4.白消安

低剂量即对粒细胞的生成有明显选择性抑制作用,仅在大剂量下才对红细胞和淋巴细胞有抑制作用,由于它对粒细胞的选择性作用,对慢性粒细胞白血病有明显疗效,缓解率可达80%~90%,但对慢性粒细胞白血病急性病变和急性白血病无效,对其他肿瘤的疗效也不明显。

5.福莫司汀

主要用于治疗已扩散的恶性黑色素瘤(包括脑内部位)和原发性脑内肿瘤,也用于淋巴瘤、非小细胞肺癌、肾癌等。

(二)治疗方案

1.氮芥

静脉注射,每次4~6 mg/m²(或0.1 mg/kg),每周1次,连用2次,休息1~2周重复。

(1)腔内给药:每次5~10 mg,加生理盐水20~40 mL稀释,在抽液后即时注入,每周1次,可根据需要重复。

(2)局部皮肤涂抹:新配制每次5 mg,加生理盐水50 mL,每天1~2次,主要用于皮肤蕈样霉菌病。

2.环磷酰胺

口服,每次50~100 mg,每天3次。注射剂用其粉针剂,每瓶100~200 mg,于冰箱保存,临用前溶解,于3小时内用完。静脉注射每次200 mg,每天或隔天注射1次,1个疗程为8~10 g。冲击疗法可用每次800 mg,每周1次,以生理盐水溶解后缓慢静脉注射,1个疗程为8 g。儿童用量为每次3~4 mg/kg,每天或隔天静脉注射1次。

3.塞替哌

常静脉给药,又可行肌内及皮下注射,常用剂量为0.2 mg/kg,成人每次10 mg,每天1次,连用5天,以后改为每周2~3次,200~300 mg为1个疗程。腔内注射为1次20~40 mg,5~7天1次,3~5次为1个疗程。瘤体注射为1次5~15 mg,加用2%普鲁卡因,以减轻疼痛。

4.白消安

常用量为口服6~8 mg/d,儿童0.05 mg/kg,当白细胞计数下降至$1×10^4$~$2×10^4$后停药或改为1~3 mg/d,或每周用2次的维持量。

四、不良反应及注意事项

(一)不良反应

1.胃肠道反应

均有不同程度的胃肠道反应,预先应用氯丙嗪类药物可防止胃肠道反应,其中噻替派的胃肠道反应较轻。福莫司汀可有肝氨基转移酶、碱性磷酸酶和血胆红素中度、暂时性增高。

2.骨髓抑制

均有不同程度的骨髓抑制。抑制骨髓功能的程度与剂量有关,停药后多可恢复。

3.皮肤及毛发损害

以氮芥、环磷酰胺等多见。

4.特殊不良反应

(1)环磷酰胺可致化学性膀胱炎,出现血尿,血尿出现之前,可产生尿频和排尿困难,发生率及严重程度与剂量有关,主要是因为环磷酰胺代谢产物经肾排泄,可在膀胱中浓集引起膀胱炎,故用药期间应多饮水和碱化尿液以减轻症状;大剂量可引起心肌病变,可致心内膜、心肌损伤,起病急骤,可因急性心力衰竭而死亡,与放疗或阿霉素类抗生素并用时,也能促进心脏毒性的发生。

(2)白消安久用可致闭经或睾丸萎缩,偶见出血、再障及肺纤维化等严重反应。

5.其他

(1)环磷酰胺有时可引起肝损害,出现黄疸,肝功能不良者慎用。少数患者有头昏、不安、幻视、脱发、皮疹、色素沉着、月经失调及精子减少等。

(2)氮芥有时可引起轻度休克、血栓性静脉炎、月经失调及男性不育。

(3)福莫司汀少见发热、注射部位静脉炎、腹泻、腹痛、尿素暂时性增加、瘙痒、暂时性神经功能障碍(意识障碍、感觉异常、失味症)。

(二)禁忌证

烷化剂类抗恶性肿瘤药毒性较大,因此,凡有骨髓抑制、感染、肝及肾功能损害者禁用或慎用。过敏者禁用。妊娠及哺乳期妇女禁用。

(三)药物相互作用

1.氮芥

与长春新碱、丙卡巴肼、泼尼松合用(MOPP疗法)可提高对霍奇金淋巴瘤的疗效。

2.环磷酰胺

可使血清中假胆碱酯酶减少,使血清尿酸水平增高,因此,与抗痛风药(如别嘌呤醇、秋水仙碱、丙磺舒等)同用时,应调整抗痛风药物的剂量。此外也加强了琥珀胆碱的神经肌肉阻滞作用,可使呼吸暂停延长。环磷酰胺可抑制胆碱酯酶活性,因而延长可卡因的作用并增加毒性。大剂量巴比妥类、皮质激素类药物可影响环磷酰胺的代谢,同时应用可增加环磷酰胺的急性毒性。

3.噻替派

可增加血尿酸水平,为了控制高尿酸血症可给予别嘌呤醇;与放疗同时应用时,应适当调整剂量;与琥珀胆碱同时应用可使呼吸暂停延长,在接受噻替派治疗的患者,应用琥珀胆碱前必须测定血中假胆碱酯酶水平;与尿激酶同时应用可增加噻替派治疗膀胱癌的疗效,尿激酶为纤维蛋白溶酶原的活化剂,可增加药物在肿瘤组织中的浓度。

4.白消安

可增加血及尿中尿酸水平,故对有痛风病史的患者或服用本品后尿酸增高的患者可用抗痛风药物。

(四)注意事项

1.氮芥

本品剂量限制性毒性为骨髓抑制,故应密切观察血常规变化,每周查血常规1~2次。氮芥对局部组织刺激性强,若漏出血管外,可导致局部组织坏死,故严禁口服、皮下及肌内注射,药物一旦溢出,应立即用硫代硫酸钠注射液或1%普鲁卡因注射液局部注射,用冰袋冷敷局部6~12小时。氮芥水溶液极易分解,故药物开封后应在10分钟内注入体内。

2. 环磷酰胺

其代谢产物对尿路有刺激性,应用时应多饮水,大剂量应用时应水化、利尿,同时给予尿路保护剂美司钠。当大剂量用药时,除应密切观察骨髓功能外,尤其要注意非血液学毒性如心肌炎、中毒性肝炎及肺纤维化等。当肝及肾功能损害、骨髓转移或既往曾接受多程化放疗时,环磷酰胺的剂量应减少至治疗量的 1/3~1/2。腔内给药无直接作用。环磷酰胺水溶液不稳定,最好现配现用。

3. 塞替哌

用药期间每周都要定期检查外周血常规,白细胞与血小板及肝肾功能。停药后 3 周内应继续进行相应检查,已防止出现持续的严重骨髓抑制;尽量减少与其他烷化剂联合使用,或同时接受放疗。

4. 白消安

治疗前及治疗中应严密观察血常规及肝及肾功能的变化,及时调整剂量,特别注意检查血尿素氮、内生肌酐清除率、胆红素、丙氨酸转移酶(ALT)及血清尿酸。用药期间应多饮水并碱化尿液或服用别嘌呤醇以防止高尿酸血症及尿酸性肾病的产生。发现粒细胞或血小板迅速大幅度下降时应立即停药或减量以防止出现严重骨髓抑制。

(朱 敏)

第二节 生物反应调节剂

肿瘤的生物治疗发展非常迅速,自 20 世纪 80 年代以来,肿瘤生物治疗已成为继手术、化疗和放疗之后的第四种治疗肿瘤的方法,它已被广泛研究和应用于临床,并取得一定疗效。肿瘤生物治疗主要包括免疫治疗、基因治疗以及抗血管生成三方面。免疫治疗的种类较多,但是大体的分类上主要有细胞免疫治疗和体液免疫治疗两种。免疫治疗还包括抗癌效应细胞的激活,细胞因子的诱发,抗癌抗体的筛选、新型疫苗的研制,这些都与免疫学理论的发展和分子生物技术的进步密切相关。基因治疗是指将细胞的遗传物质-核苷酸通过某种手段转移到靶细胞中(机体的免疫细胞、瘤细胞和其他一些能起到治疗作用的细胞中)以纠正或扰乱某些病理生理过程,基因治疗虽然难度很大,但它是生物治疗的方向,让这些细胞自然增长,分泌有效因子,以调节各种抗癌免疫活性细胞或直接作用于癌细胞,这应是治疗微小转移灶和防止复发最理想的手段。对此已在多方面进行深入、细致地研究。根据肿瘤生长与转移有赖于血管生成这一基本现象,针对肿瘤血管形成的分子机制来设计的抗血管生成治疗策略,已成为目前肿瘤治疗的热点研究领域,许多抗血管生成剂已进入临床研究阶段。肿瘤生物治疗合理方案的制定,基础和临床研究的密切配合以及基因治疗等都有待进一步深入研究。

目前常用的一些生物反应调节剂(biological response modifiers,BRM)的抗肿瘤作用大致有:①激活巨噬细胞或中性粒细胞。②激活自然杀伤细胞。③促使 T 淋巴细胞分裂、增生、成熟、分化,调整抑制性 T 细胞与辅助性 T 细胞的比值。④增强体液免疫功能。⑤诱生干扰素、白细胞介素、肿瘤坏死因子等细胞因子。⑥通过产生某些细胞因子再进一步激活有关免疫细胞而起作用。由免疫效应细胞和相关细胞产生的、具有重要生物活性的细胞调节蛋白,统称为细胞因子。这些细胞因子在介导机体多种免疫反应过程中发挥重要的作用,他们除了单独地具有多种生物学活性外,彼此之间在诱生、受体调节和生物效应的发挥等水平上相互作用。细胞因子的功能总和概括了 BRM 效应。生物反应调节剂详见表 13-1。

表 13-1 生物反应调节剂分类

生物来源				合成化合物		
细菌来源	真菌产物	免疫系统产物	细胞因子	含硫化合物	含核苷酸化合物	其他
结核菌素活菌苗、卡介苗	葡聚糖	胸腺素	干扰素	左旋咪唑	多聚核苷酸	泰洛伦
胞壁酰二肽	香菇多糖	转移因子	白细胞介素	二乙基二硫氨基甲酸钠	异丙酯肌苷	吲哚美辛
短小棒杆菌菌苗	云芝多糖	肿瘤坏死因子				
假单胞杆菌	羟氨基丁酰亮氨酸	集落刺激因子				
溶血性链球菌制剂						
土壤丝菌制剂						

(朱 敏)

第三节 抗 代 谢 药

抗代谢药是一类化学结构与机体中核酸、蛋白质代谢物极其相似的化合物,所以在体内与内源性代谢物产生特异性、竞争性拮抗:①两者在同一生化反应体系中竞争同一酶系统,影响其正常反应速度,降低或取消代谢产物的生成,影响大分子(DNA、RNA 及蛋白质)的生物合成,并抑制核分裂。②以伪代谢物的身份参与生化反应,经酶的作用所生成的产物是无生理功能的,从而阻断某一生化反应而抑制细胞的分裂。此类药物属细胞周期特异性药物,临床上常用的有甲氨蝶呤(Methotrexate,amethopterin,MTX)、巯嘌呤(6-mercaptopurine,6-MP)、氟尿嘧啶(5-氟尿嘧啶,5-fluorouracil,5-FU)、阿糖胞苷(cytarabine,Ara-C)、盐酸吉西他滨等。

一、药物作用及机制

(一)药理作用

1.甲氨蝶呤

甲氨蝶呤为叶酸类抗代谢药,其化学结构与叶酸相似,对二氢叶酸还原酶有强大的抑制作用,可与二氢叶酸还原酶形成假性不可逆的、强大而持久的结合,从而使四氢叶酸的生成障碍,干扰体内一碳基团的代谢,致使核苷酸的合成受阻,最终抑制 DNA 的合成。该药选择性地作用于细胞增生周期中的 S 期,故对增生比率较高的肿瘤作用较强。但由于其可抑制 DNA 及蛋白质合成,故可延缓 G_1-S 转换期。

2.巯嘌呤

巯嘌呤为嘌呤类抗代谢药,能阻止嘌呤核苷酸类的生物合成,从而抑制DNA的合成,属作用于S期的药物,又可抑制RNA的合成。还具有免疫抑制作用。

3.氟尿嘧啶

氟尿嘧啶为嘧啶类抗代谢药。在体内外均有较强的细胞毒作用,且抗瘤谱广。进入体内经转化后形成氟尿嘧啶脱氧核苷(5-FUdRP),5-FUdRP可抑制胸腺嘧啶核肾酸合成酶(thymidylate synthetase,TS)活力,阻断尿嘧啶脱氧核苷酸(dUMP)甲基化形成胸腺嘧啶脱氧核苷酸(dTMP),从而阻止DNA合成,抑制肿瘤细胞分裂繁殖。另外,在体内可转化为氟尿嘧啶核苷掺入RNA,从而干扰蛋白质合成。该药对S期敏感。

4.阿糖胞苷

阿糖胞苷属于脱氧核糖核苷酸多聚酶抑制剂,抗肿瘤作用强大,另外还具有促分化、免疫抑制及抗病毒作用。Ara-C抗肿瘤作用的机制是经主动转运进入细胞后,转化为阿糖胞苷三磷酸(Ara-CTP)而产生如下作用:①Am-CTP可抑制DNA聚合酶而抑制DNA合成。②Ara-CTP也可掺入DNA,干扰DNA的生理功能。③Ara-CTP可抑制核苷酸还原酶活性,影响DNA合成。④Ara-C还可抑制膜糖脂及膜糖蛋白的合成,影响膜功能。⑤Am-CTP又可掺入RNA,干扰其功能。

(二) 抗药性作用

(1) 癌细胞与6-MP长期接触,可产生抗药性,主要是由于癌细胞内缺乏6-MP转化为6-巯基嘌呤核苷酸的转换酶,另外也与膜结合型碱性磷酸酶活力升高导致癌细胞中硫代嘌呤核苷酸减少有关。

(2) 肿瘤细胞与氟尿嘧啶长期接触可出现抗药性,其抗药机制为:①肿瘤细胞合成大量的TS。②细胞内缺乏足够的氟尿嘧啶转化酶。③胸苷激酶量增加,可促进肿瘤细胞直接利用胸苷。

(3) 肿瘤细胞与Ara-C长期接触可产生抗药性,可能与下列原因有关:细胞膜转运Ara-C能力下降;瘤细胞中活化Ara-C的酶活性提高,使之代谢失活;脱氧三磷酸腺苷(dCTP)增高,阻断其他脱氧核苷酸合成;细胞内Ara-CTP与DNA聚合酶的亲和力下降;Ara-CTP从DNA解离。

二、药动学特点

(一) 甲氨蝶呤

口服小剂量(0.1 mg/kg)吸收较好,大剂量(10 mg/kg)吸收较不完全,食物可影响其吸收。进入体内后全身分布,肝、肾等组织中含量最高,不易透过血-脑屏障,但可进入胸腔积水及腹腔积水中。血药浓度呈三房室模型衰减:$t_{1/2\alpha}$为2~8分钟;$t_{1/2\beta}$为0.9~2.0小时;$t_{1/2\gamma}$为0.4小时,清除率每分钟大于9 mL/m²。在体内基本不代谢,主要以原形通过肾小球滤过及肾小管主动分泌,经尿中排出,排出速度与尿pH有关,碱化尿液可加速排出。MTX血药浓度与其骨髓毒性密切相关,可根据血药浓度监测毒性。

(二) 巯嘌呤

口服吸收不完全,生物利用度个体差异较大,为5%~37%,可能与首关效应有关。静脉注射后,半衰期较短,$t_{1/2}$约为50分钟,脑脊液中分布较少。体内代谢有两种途径:①巯基甲基化后再被氧化失活,甲基化由硫嘌呤甲基转移酶(TPMP)催化;当TPMP活性低时,6-MP代谢减慢,作用增强,易引起毒性反应。该酶活性在白种人为多态分布(约15%的人酶活性较低),而在中国人为均态分布。②被黄嘌呤氧化酶(XO)催化氧化为6-硫代鸟酸。该药主要经肾排泄。

(三)氟尿嘧啶

口服吸收不规则且不完全,生物利用度可随剂量而增加,临床一般采用静脉注射给药。血中药物清除为一房室模型,$t_{1/2}$为10~20分钟。吸收后分布于肿瘤组织、肝和肠黏膜细胞内的浓度高,可透过血-脑屏障及胸、腹腔癌性积液中。80%在肝内代谢。在8~12小时由呼吸道排出其代谢产物CO_2,15%左右以原形经尿排出。

(四)阿糖胞苷

口服无效,需静脉滴注。易透过血-脑屏障,在体内经胞嘧啶核苷脱氨酶作用,形成无活性的阿拉伯糖苷(ara-U)。该酶在肝、脾、肠、肾、血细胞及血浆中含量较高。药物的消除为二房室模型,$t_{1/2\alpha}$为10~15分钟,$t_{1/2\beta}$为2~3小时,24小时内约有80%的药物以阿糖尿苷的形式排泄。

三、临床应用和疗效评价

(一)适应证及疗效评价

1.甲氨蝶呤

(1)急性白血病,对于急性淋巴性白血病和急性粒细胞性白血病均有良好疗效,对儿童急性淋巴性白血病的疗效尤佳,对于成人白血病疗效有限,但可用于白血病脑膜炎的预防。

(2)绒毛膜上皮癌、恶性葡萄胎:疗效较为突出,大部分患者可得到缓解,对于早期诊断的患者疗效可达90%。

(3)骨肉瘤、软组织肉瘤、肺癌、乳腺癌、卵巢癌:使用大剂量有一定疗效。

(4)头颈部肿瘤:以口腔、口咽癌疗效最好,其次是喉癌,鼻咽癌疗效较差,常以动脉插管滴注给药。

(5)其他:鞘内注射给药对于缓解症状较好,又可用于预防给药和防止肿瘤转移。对肢体、盆腔、肝、头颈部肿瘤可于肿瘤区域动脉注射或输注,加用醛氢叶酸(CF),疗效较好。对自身免疫系统疾病如全身系统性红斑狼疮、类风湿关节炎等有一定疗效。另外,对牛皮癣有较好的疗效。

2.巯嘌呤

(1)急性白血病,常用于急性淋巴性白血病,对儿童患者的疗效较成人好;对急性粒细胞、慢性粒细胞或单核细胞白血病又有效。

(2)绒毛膜上皮癌和恶性葡萄胎:我国使用大剂量6-MP治疗绒毛膜上皮癌收到一定疗效,但不如MTX。

(3)对恶性淋巴瘤、多发性骨髓瘤也有一定疗效。

(4)近年已利用其免疫抑制作用,用于原发性血小板减少性紫癜、自身免疫性溶血性贫血、红斑狼疮、器官移植、肾病综合征的治疗。

3.氟尿嘧啶

(1)消化道癌,为胃癌、结肠癌、直肠癌的最常用药物,常与丝裂霉素、阿糖胞苷、阿霉素、卡莫司汀、长春新碱、达卡巴嗪等合用;又可作晚期消化道癌手术后的辅助化疗;又可采用动脉插管注药或持久输注法治疗原发性肝癌。

(2)绒毛膜上皮癌:我国采用大剂量氟尿嘧啶与放线菌素D合用,治愈率较高。

(3)头颈部肿瘤:以全身用药或动脉插管注射、滴注,用于包括鼻咽癌等的头颈部肿瘤治疗。

(4)皮肤癌:局部用药对多发性基膜细胞癌、浅表鳞状上皮癌等有效,对广泛的皮肤光化性角化症及角化棘皮瘤等又有效。

(5)对乳腺癌、卵巢癌,以及肺癌、甲状腺癌、肾癌、膀胱癌、胰腺癌有效,对宫颈癌除联合化疗外,还可并用局部注射。

4.阿糖胞苷

(1)急性白血病,对急性粒细胞白血病疗效最好,对急性单核细胞白血病及急性淋巴细胞白血病也有效。但单独使用缓解率差,常与 6-MP、长春新碱、环磷酰胺等合用。

(2)对恶性淋巴肉瘤、消化道癌也有一定疗效,对多数实体瘤无效。

(3)可用于病毒感染性疾病,如单纯疱疹病毒所致疱疹;牛痘病毒、单纯疱疹及带状疱疹病毒所致眼部感染。

(二)治疗方案

1.甲氨蝶呤

(1)急性白血病,口服每天 0.1 mg/kg,也可肌内注射或静脉注射给药。一般有效疗程的安全剂量为50~100 mg,此总剂量视骨髓情况和血常规而定。

(2)脑膜白血病或中枢神经系统肿瘤:鞘内注射5~10 mg/d,每周 1~2 次。

(3)绒毛膜上皮癌及恶性葡萄胎:成人一般 10~30 mg/d,每天 1 次,口服或肌内给药,5 天为 1 个疗程,视患者反应可重复上述疗程,又可以 10~20 mg/d静脉滴注(加于 5%葡萄糖溶液 500 mL中于4 小时滴完),5~10 天为 1 个疗程。

(4)骨肉瘤、恶性淋巴瘤、头颈部肿瘤等:常采用大剂量($3\sim15$ g/m^2)静脉注射,并加用亚叶酸(6~12 mg)肌内注射或口服,每 6 小时一次,共 3 天,这称为救援疗法。因为大剂量的 MTX 可提高饱和血药浓度,由此可升高肿瘤细胞内的药物浓度并便于扩散至血流较差的实体瘤中,但因血药浓度的提高,其毒性也相应增加,故加用 CF,后者转化四氢叶酸不受 MTX 所阻断的代谢途径的限制,故起解救作用,提高化疗指数。为了充分发挥解救作用,应补充电解质、水分及碳酸氢钠以保持尿液为碱性,尿量维持在每天 3 000 mL 以上,并对肝肾功能、血常规及血浆 MTX 的浓度逐日检查,以保证用药的安全有效。对有远处转移的高危患者,则需和放线菌素 D 等联合应用,缓解率达 70%以上。

2.巯嘌呤

(1)白血病,2.5~3.0 mg/(kg·d),分 2~3 次口服,根据血常规调整剂量,由于其作用比较缓慢,用药后3~4 周才发生疗效,2~4 个月为 1 个疗程。

(2)绒毛膜上皮癌:6 mg/(kg·d),1 个疗程为 10 天,间隔 3 周后重复疗程。

(3)用于免疫抑制:1.2~2.0 mg/(kg·d)。

3.氟尿嘧啶

(1)静脉注射,10~12 mg/(kg·d),每天给药量约为 500 mg,隔天 1 次;国外常用"饱和"剂量法,即 12~15 mg/(kg·d),连用 4 天后,改为隔天 1 次,出现毒性反应后剂量减半;又有以 500~600 mg/m^2,每周给药 1 次;成人的疗程总量为 5~8 g。

(2)静脉滴注:毒性较静脉注射低,一般为10~20 mg/(kg·d),把药物溶于生理盐水或 5%葡萄糖注射液中,2~8 小时滴完,每天 1 次,连续 5 天,以后减半剂量,隔天 1 次,直至出现毒性反应。治疗绒毛膜上皮癌时,可加大剂量至 25~30 mg/(kg·d),药物溶于 5%葡萄糖液 500~1 000 mL中滴注6~8 小时,10 天为 1 个疗程,但此量不宜用作静脉注射,否则,将产生严重毒性反应。

(3)动脉插管滴注:以 5~20 mg/kg 溶于 5% 葡萄糖液中(500~1 000 mL)滴注 6~8 小时,每天 1 次,总量为 5~8 g。

(4)胸腹腔内注射:一般每次 1 g,5~7 天 1 次,共 3~5 次。

(5)瘤内注射:如宫颈癌,每次 250~500 mg。

(6)局部应用:治疗皮肤基底癌及癌性溃疡,可用 5%~10% 的软膏或 20% 霜剂外敷,每天 1~2 次。

(7)口服:一般 5 mg/(kg·d),总量为 10~15 g 或连续服用至出现毒性反应,即停药。

4.阿糖胞苷

(1)静脉注射:1~3 mg/(kg·d),连续 8~15 天。

(2)静脉滴注:1~3 mg/(kg·d),溶于葡萄糖液中缓慢滴注,14~20 天为 1 个疗程。

(3)皮下注射:做维持治疗,每次 1~3 mg/kg,每周 1~2 次。

(4)鞘内注射:每次 25~75 mg,每天或隔天注射一次,连用 3 次。

四、不良反应及注意事项

(一)不良反应

1.胃肠道反应

均有不同程度的胃肠道反应,为常见的早期毒性症状。MTX 较严重,可引起广泛性溃疡及出血,有生命危险。巯嘌呤大剂量可致口腔炎、胃肠黏膜损害、胆汁郁积及黄疸,停药后可消退。5-FU 可致假膜性肠炎,此时需停药,并给予乳酶生等药治疗。

2.骨髓抑制

均有不同程度的骨髓抑制。MTX 严重者引起全血抑制,当白细胞计数低于 $3×10^9$/L、血小板计数低于 $(0.5~0.7)×10^9$/L 或有消化道黏膜溃疡时,应停用或用亚叶酸钙救援及对症治疗。6-MP 严重者也可发生全血抑制,高度分叶核中性白细胞的出现,常是毒性的早期征兆。

3.皮肤及毛发损害

常见于阿糖胞苷和盐酸吉西他滨。

4.特殊不良反应

(1)MTX 有肝肾功能损害,长期应用可能引起药物性肝炎、肝硬化和门脉高压;大剂量 MTX 应用,其原形及代谢产物从肾排泄,易形成结晶尿及尿路阻塞,形成肾损害,要多饮水及碱化尿液。

(2)6-MP 可致部分患者出现高尿酸血症、尿酸结晶及肾功能障碍。

(3)5-FU 毒性较大,治疗量与中毒量相近,可致神经系统损害;颈动脉插管注药时,部分患者可发生小脑变性、共济失调和瘫痪;还可引起心脏毒性:出现胸痛、心率加快,心电图表现为 ST 段抬高,T 波升高或倒置,同时可见血中乳酸脱氢酶升高。

(4)阿糖胞苷可致肝损害,可见转氨酶升高、轻度黄疸,停药后可恢复。大剂量可致阻塞性黄疸。

(5)盐酸吉西他滨可致泌尿生殖系统毒性:轻度蛋白尿及血尿常见,偶尔见类似溶血尿毒症综合征的临床表现,若有微血管病性溶血性贫血的表现,如血红蛋白及血小板迅速下降,血清胆红素、肌酐、尿素氮、乳酸脱氢酶上升,应立即停药。有时停药后,肾功能仍不能好转,则应给予透析治疗;

呼吸系统:气喘常见,静脉滴注过程中可见支气管痉挛;心血管系统:可有水肿,少数有低血压。

5.其他

(1)MTX鞘内注射,可引起蛛网膜炎,出现脑膜刺激症状;长期大量用药可产生坏死性脱髓性白质炎。可引起间质性肺炎,出现咳嗽、发热、气急等症,部分患者可致肺纤维化;少数患者有生殖功能减退、月经不调,妊娠前3个月可致畸胎、流产或死胎。

(2)氟尿嘧啶有时引起注射部位动脉炎,动脉滴注可引起局部皮肤红斑、水肿、破溃、色素沉着,一般于停药后可恢复。

(3)阿糖胞苷有时可致小脑或大脑功能失调及异常抗利尿激素分泌综合征。

(二)禁忌证

过敏者、感染患者、孕妇、哺乳妇女禁用,肝肾功能障碍患者慎用。

(三)药物相互作用

(1)MTX蛋白结合率高,与磺胺类、水杨酸盐、巴比妥类、苯妥英钠合用,可竞争与血浆蛋白结合,使其浓度增高。糖皮质激素、头孢菌素、青霉素、卡那霉素可抑制细胞摄取MTX,减弱其作用。苯胺蝶呤可增加白血病细胞中的二氢叶酸还原酶浓度,减弱MTX的作用。该药与氟尿嘧啶序贯应用,可使MTX作用增加,反之可产生阻断作用。长春新碱于MTX用前30分钟给予,可加速细胞对MTX的摄取,并阻止其逸出,加强MTX的抗肿瘤作用。门冬酰胺酶可减轻MTX的毒性反应。在给MTX 24小时后加用门冬酰胺酶,可提高MTX对急性淋巴细胞白血病的疗效。

(2)与别嘌呤醇合用,可使6-MP抗肿瘤作用加强,还可减少6-硫代尿酸的生成。

(3)甲酰四氢叶酸、胸腺嘧啶核苷、甲氨蝶呤、顺铂、尿嘧啶、双嘧达莫、磷乙天门冬氨酸可增强氟尿嘧啶的抗肿瘤作用。别嘌呤醇可降低氟尿嘧啶的毒性,但不影响抗肿瘤作用。

(4)阿糖胞苷与硫鸟嘌呤合用可提高对急性粒细胞性白血病的疗效;与四氢嘧啶核苷合用,使其$t_{1/2}$延长,增强骨髓抑制。大剂量胸腺嘧啶核苷酸、羟基脲可增强其抗肿瘤作用,阿糖胞苷又可增强其他抗肿瘤药物的作用。

(四)注意事项

应对患者的血小板、白细胞、中性粒细胞数进行监测,应根据骨髓毒性的程度相应调整剂量;静脉滴注药物时间延长和增加用药频率可增加药物的毒性;静脉滴注时,如发生严重呼吸困难(如出现肺水肿、间质性肺炎或成人呼吸窘迫症),应停止药物治疗。早期给予支持疗法,有助于纠正不良反应;应定期检查肝肾功能;盐酸吉西他滨可引起轻度困倦,患者在用药期间应禁止驾驶和操纵机器。

(朱　敏)

第四节　植物类抗肿瘤药

从植物中寻找有效的抗肿瘤药物已成为国内外重要研究课题,目前用于治疗肿瘤的植物药已筛选出20多种。它们分别通过抑制微管蛋白活性、干扰核蛋白体功能、抑制DNA拓扑异构酶活性等发挥抗肿瘤作用。临床常用的有长春碱类、喜树碱类、鬼臼毒素类、紫杉醇和三尖杉碱等。

一、药物作用及机制

(一)药理作用

(1)长春碱类抗肿瘤药主要有长春碱(vinblastine,VLB)、长春新碱(vincristine,VCR)及人工半合成的长春地辛(vindesine,VDS),皆有广谱抗肿瘤作用,均属细胞周期特异性抗肿瘤药。VCR抗肿瘤作用强度与VDS相似,强于VLB。VDS还具有增强皮肤迟发性变态反应及淋巴细胞转化率的作用。长春碱类抗肿瘤作用机制:主要抑制微管蛋白聚合,妨碍纺锤体的形成,使纺锤体主动收缩功能受到抑制,使核分裂停止于中期,可致核崩解,呈空泡状或固缩成团,主要作用于细胞增生的M期。VCR还可干扰蛋白质代谢,抑制细胞膜类脂质的合成,抑制氨基酸在细胞膜上的转运,还可抑制RNA聚合酶的活力,从而抑制RNA合成。

(2)喜树碱类包括喜树碱(camptothecin,CPT)及羟喜树碱,其中羟喜树碱又可人工合成。抗肿瘤作用强,具有广谱抗肿瘤作用,为周期特异性抗肿瘤药。10-OHCPT抗肿瘤作用较CPT明显,毒性较小。两者抗肿瘤原理相似,直接破坏DNA并抑制其合成,对S期细胞的作用比对G_1期和G_2期细胞的作用明显,较高浓度抑制核分裂,阻止细胞进入分裂期。

(3)依托泊苷(鬼臼乙叉苷,etoposide,VP-16)及替尼泊苷(teniposide,VM-26)是从小檗科鬼臼属植物鬼臼中提取的鬼臼毒素的衍生物,在体外有广谱的抗肿瘤作用,属细胞周期非特异性药物。体外VM-26的细胞毒作用较VP-16强10倍。VP-16还具有抗转移作用。此类化合物主要作用于S及G_2期细胞,使S及G_2期延缓,从而杀伤肿瘤细胞。作用靶点为拓扑异构酶Ⅱ(TOPO-Ⅱ),干扰拓扑异构酶Ⅱ修复DNA断裂链作用,导致DNA链断裂。VM-26对TOPO-Ⅱ的作用较VP-16强1.4倍。

(4)紫杉醇具有独特的抗肿瘤机制,作用靶点为微管,促使微管蛋白组装成微管,形成稳定的微管束,且不易拆散,破坏组装—扩散之间的平衡,使微管功能受到破坏,从而影响纺锤体功能,抑制肿瘤细胞的有丝分裂,使细胞周期停止于G_2及M期,属周期特异性药物。

(5)三尖杉碱属细胞周期非特异性药物。抑制蛋白质生物合成,抑制DNA合成,还可促进细胞分化,促进细胞凋亡。

(二)抗药性作用

(1)VLB、VCR之间存在交叉抗药性,与其他抗肿瘤药间又有交叉抗药性,呈多药抗药性。但VDS与VCR间交叉抗药性不明显。抗药性产生机制与肿瘤细胞膜上P蛋白扩增,微管蛋白结构的改变从而影响药物与微管蛋白结合有关。

(2)肿瘤细胞与VP-16长期接触可产生抗药性,与其他抗肿瘤药物出现交叉抗药性,呈现典型性多药抗药性。主要与细胞膜上P糖蛋白的扩增,导致药物从胞内泵出,胞内药物浓度明显降低有关。还可出现非典型性多药抗药性,其原因往往与TOPO-Ⅱ的低表达及出现功能异常有关。VP-16的抗药性主要为典型性多药抗药性,VM-26的抗药性主要为非典型性多药抗药性。

(3)肿瘤细胞与紫杉醇长期接触可产生抗药性,抗药性产生的机制是α及β微管蛋白变性,使之不能聚合组装成微管;另一机制是抗药细胞膜上存在mdr基因,P糖蛋白过度表达,使紫杉醇在细胞内聚集减少,并呈多药抗药性。

二、药动学特点

(一)长春碱类

口服不吸收,静脉给药,VCR 体内半衰期约为 24 小时,末端相半衰期长达 85 小时。主要集中于肝、血小板、血细胞中,经肝代谢,其代谢产物从胆汁排出,肝功能不全应减量应用。

(二)喜树碱类

CPT 静脉注射后,很快分布于肝、肾及胃肠道,在胃肠道停留时间长,浓度高,胆囊中浓度较血中高出 300 倍,肝中药物浓度较血中高出 2 倍,$t_{1/2}$ 为 1.5~2.0 小时,主要从尿中排泄。10-OHCPT 静脉注射后,分布于各组织,肿瘤组织中含量较高,维持时间较长,主要通过粪便排出。

(三)鬼臼毒素类

(1)静脉注射 VP-16 后,蛋白结合率为 74%~90%,主要分布于肝、肾、小肠,不易透过血-脑屏障,血药浓度的衰减呈二房室开放模型,$t_{1/2\alpha}$ 为(1.4±0.4)小时,$t_{1/2\beta}$ 为(5.7±1.8)小时;VP-16 又可口服,口服后生物利用度有个体差异,吸收不规则,且口服吸收后有效血浓度仅为静脉注射的 28%~52%,口服后 0.5~4.0 小时血药浓度达峰值,$t_{1/2}$ 为 4~8 小时;原形及代谢产物主要经尿排泄。

(2)静脉注射 VM-26,血中蛋白结合率达 99%,脑脊液中浓度低,血浆中药物浓度的衰减呈三房室开放模型,末相 $t_{1/2}$ 为 11~38 小时,主要经尿排泄,原形占 35%。

(四)紫杉醇

静脉注射后,蛋白结合率达 95%~98%。体内分布广,V_d 为 55~182 L/m²。血药浓度的衰减呈二室开放模型:$t_{1/2\alpha}$ 为 16.2 分钟;$t_{1/2\beta}$ 为 6.4 小时,清除率为每分钟 253 mL/m²。主要由尿排泄,大部分为其代谢产物。

(五)三尖杉碱

口服吸收迅速,但不完全。静脉注射血中药物浓度呈二房室模型衰减,$t_{1/2\alpha}$ 为 3.5 分钟,$t_{1/2\beta}$ 为 50 分钟。注射后 15 分钟,分布于全身各组织中,肾中分布最高,其次为肝、骨髓、肺、心、胃肠、脾、肌肉、睾丸,血及脑中最低。给药 2 小时后,各组织中药物浓度迅速降低,但骨髓中浓度下降慢。主要通过肾及胆汁排泄。

三、临床应用和疗效评价

(一)适应证及疗效评价

1.长春碱类

VLB 主要用于恶性淋巴瘤、睾丸癌、泌尿系统肿瘤。对乳腺癌、Kaposi 肉瘤又有一定疗效。VCR 可用于急性淋巴细胞白血病、恶性淋巴瘤、儿童肿瘤及治疗晚期肺鳞癌作为同步化药物使用。VDS 可用于白血病,如急性淋巴细胞性白血病、急性非淋巴细胞性白血病及慢性粒细胞白血病急性病变,还可用于肺癌、乳腺癌、食管癌、恶性黑色素瘤。

2.喜树碱类

CPT 对胃癌、绒毛膜上皮癌、恶性葡萄胎、急性及慢性粒细胞白血病、膀胱癌、大肠癌及肝癌均有一定的疗效。10-OHCPT 用于原发性肝癌、头颈部恶性肿瘤、胃癌、膀胱癌及急性白血病。

3.鬼臼毒素类

(1)VP-16 临床上对肺癌、睾丸癌、恶性淋巴瘤、急性粒细胞性白血病有较好疗效,对食管癌、胃癌、儿科肿瘤、Kaposi 肉瘤、原发性肝癌又有一定疗效。

(2)VM-26 主要用于急性淋巴细胞白血病、恶性淋巴瘤、肺癌、儿童肿瘤、脑瘤、卵巢癌、宫颈癌、子宫内膜癌及膀胱癌,与顺铂合用治疗伴有肺、淋巴结、肝、盆腔转移的膀胱癌。

4.紫杉醇

主要用于晚期卵巢癌、乳腺癌、肺癌、食管癌、头颈部肿瘤、恶性淋巴瘤及膀胱癌的治疗。

5.三尖杉碱

主要用于急性粒细胞性白血病。对真性红细胞增多症及恶性淋巴瘤有一定疗效。

(二)治疗方案

1.长春碱类

(1)VCR:静脉注射成人 25 μ/kg,儿童 75 μ/kg,每周 1 次,总量为 10~20 mg,又可用同一剂量点滴;胸腹腔内注射每次 1~3 mg,用 20~30 mL 生理盐水稀释后注入。

(2)VLB:一般用量为 0.1~0.2 mg/kg,每周 1 次。

(3)VDS:一般用量为每次 3 mg/m^2,每周 1 次,快速静脉注射,连用 4~6 次。

2.喜树碱类

临床常静脉给药,CPT 每次 5~10 mg,每天 1 次,或 15~20 mg,隔天 1 次,总剂量 140~200 mg 为 1 个疗程。10-OHCPT 每次 4~8 mg,每天或隔天 1 次,总剂量 60~120 mg 为 1 个疗程;动脉内注射:1 次 5~10 mg,每天或隔天 1 次,总剂量 100~140 mg 为 1 个疗程;膀胱内注射:1 次 20 mg,每月 2 次,总量为 200 mg。

3.鬼臼毒素类

(1)VP-16:静脉注射每天 60 mg/m^2,每天 1 次,连续 5 天,每 3~4 周重复 1 次;胶囊每天口服 120 mg/m^2,连服 5 天,隔 10~15 天重复 1 个疗程。

(2)VM-26:静脉注射,每次 1~3 mg/kg,每周 2 次,可连用 2~3 个月。

4.紫杉醇

每 3 周给药 1 次,每次 135 mg/m^2 或 175 mg/m^2,用生理盐水或葡萄糖水稀释后静脉滴注,持续 3 小时、6 小时或 24 小时。

5.三尖杉碱

成人每天 0.10~0.15 mg/kg;儿童为 0.15 mg/kg,溶于 250~500 mL 葡萄糖液中静脉滴注,4~6 天为 1 个疗程,间歇 2 周重复 1 个疗程。

四、不良反应及注意事项

(一)不良反应

1.胃肠道反应

均有不同程度的胃肠道反应。VLB 可致口腔炎、口腔溃疡等,严重可产生胃肠溃疡,甚至危及生命的血性腹泻。VDS 很少引起胃肠道反应。

2.骨髓抑制

均有不同程度的骨髓抑制,多为剂量—限制性毒性。三尖杉碱可致全血减少。

3.皮肤及毛发损害

均有不同程度的皮肤损害及脱发。

4.特殊不良反应

(1)长春碱类可致神经系统毒性,多在用药6~8周出现,可引起腹泻、便秘、四肢麻木及感觉异常、跟腱反射消失、颅神经麻痹、麻痹性肠梗阻、眼睑下垂及声带麻痹等;总量超过25 mg以上应警惕出现永久性神经系统损害;神经系统毒性VCR较重,VDS较轻。

(2)鬼臼毒素类可引起变态反应,少数患者于静脉注射给药后出现发热、寒战、皮疹、支气管痉挛、血压下降,抗组胺药可缓解,减慢静脉滴注速度可减轻低血压症状。

(3)紫杉醇引起的变态反应,与赋形剂聚乙基蓖麻油促使肥大细胞释放组胺等血管活性物质有关,主要表现为Ⅰ型变态反应;还可引起心脏毒性,表现为不同类型的心律失常,常见为心动过缓,个别病例心率可降低至40次/分;可致神经毒性,以感觉神经毒性最常见,表现为手套-袜状分布的感觉麻木、刺痛及灼痛,还可出现口周围麻木感,常于用药后24~72小时出现,呈对称性和蓄积性。

(4)三尖杉碱可引起心脏毒性,表现为心动过速、胸闷、传导阻滞、心肌梗死、心力衰竭。

5.其他

(1)长春碱类还可引起精神抑郁、眩晕、精子减少及静脉炎,外漏可造成局部坏死、溃疡,VCR还可致复发性低钠血症;VDS还可引起肌痛及咽痛、碱性磷酸酶升高及药热。

(2)喜树碱类中CVT毒副作用较大,主要为骨髓抑制,尿路刺激症状,胃肠道反应,另有肝毒性;10-OHCPT泌尿系统损伤少见,少数可见心律失常,一般不需处理可自然恢复。

(3)鬼臼毒素类可引起少数人轻度视神经炎、中毒性肝炎,出现黄疸及碱性磷酸酶升高,还可诱发急性淋巴细胞性白血病及急性非淋巴细胞白血病。

(4)紫杉醇可致肝、肾轻度损伤,局部刺激性大,可致静脉炎,外漏可致局部组织红肿、坏死。

(5)三尖杉碱还可导致肝功能损伤、蛋白尿。

(二)禁忌证

禁用于白细胞减少患者、细菌感染患者及孕妇、哺乳妇女,另外,肝肾功能障碍,有痛风史的患者,恶病质,大面积皮肤溃疡患者慎用。

(三)药物相互作用

(1)甘草酸单胺盐可降低CPT的毒性。

(2)鬼臼毒素类与长春碱类生物碱合用可加重神经炎,抗组胺药可减轻变态反应。

(3)肿瘤组织对紫杉醇的抗药性可被维拉帕米等钙通道阻滞剂、他莫昔芬、环孢素等逆转。与顺铂、长春碱类药物合用,可加重紫杉醇的神经毒性,与顺铂合用还可加重紫杉醇的心脏毒性。

(四)注意事项

长春碱类仅供静脉应用,不能肌内、皮下、鞘内注射,鞘内应用可致死。

(朱 敏)

第五节 其他抗肿瘤药

一、铂类配合物

临床常用的有顺铂及卡铂。两者具有相似的抗肿瘤作用,卡铂的某些抗肿瘤作用强于顺铂,其毒性作用又小于顺铂。该类化合物能抑制多种肿瘤细胞的生长繁殖,在体内先将氯解离,然后与DNA上的碱基共价结合。形成双链间的交叉联结成单链内两点的联结而破坏DNA的结构和功能,属周期非特异性药物。为目前联合化疗中常用的药物之一。

主要对睾丸癌、恶性淋巴瘤、头颈部肿瘤、卵巢癌、肺癌及膀胱癌有较好疗效,对食管癌、乳腺癌等又有一定的疗效。

常用静脉滴注给药,顺铂:每天 25 mg/m^2,连用 5 天为 1 个疗程,休息 3~4 周重复 1 个疗程,又可 1 次 50~120 m/m^2,每 3~4 周 1 次;卡铂:100 mg/m^2,每天 1 次,连用 5 天,每 3~4 周重复 1 个疗程,又可 1 次 300~400 mg/m^2,每 4 周重复 1 次。

不良反应主要表现为消化道反应,如恶心、呕吐、骨髓抑制、耳毒性及肾毒性,卡铂的上述不良反应均较顺铂轻。

二、激素类抗肿瘤药

激素与肿瘤的关系早已为人们所注意,用激素可诱发肿瘤,当应用一些激素或抗激素后,体内激素平衡受到影响,使肿瘤生长所依赖的条件发生变化,肿瘤的生长可因之受到抑制。常用的有糖皮质激素、雌激素等。

临床常用的雌激素制剂己烯雌酚,实验证明,对大白鼠乳腺癌有抑制作用。另外,可激活巨噬细胞的吞噬功能及刺激体内网状内皮系统功能。临床主要用于前列腺癌和乳腺癌的治疗。治疗前列腺癌:3~5 mg/d,3 次/天。治疗乳腺癌 5 mg,3 次/天。

临床上常用的孕激素一般为其衍生物,如甲地孕酮、双甲脱氢孕酮。主要用于子宫内膜癌、乳腺癌及肾癌的治疗。甲地孕酮口服,由 4 mg/d 渐增至 30 mg,连服 6~8 周,或 4 次/天,每次 4 mg,连用 2 周;双甲脱氢孕酮口服,开始 0.1 g/d,每周递增 1 倍,3 周后大剂量可达 0.8 g/d。

(朱　敏)

第十四章　中医临床常用药

第一节　清热泻火药

一、石膏

(一)别名

细石、白虎、软石膏、细理石。

(二)处方名

生石膏、熟石膏、煅石膏。

(三)常用量

10～30 g。

(四)常用炮制

1.石膏

取原药材,捣碎或研细即可。

2.煅石膏

取石膏放入砂锅或铁锅内,煅至酥松为度,放冷研细即可。

(五)常用配伍

1.配知母

清热泻火,用于治疗发热口渴、头痛、小便黄赤等症。

2.配熟地黄

滋阴泻火,用于治疗阴虚火旺所致之牙痛、头痛、口渴、舌黄等症。

3.配麻黄

清肺止喘,用于治疗支气管哮喘、慢性支气管炎咳喘、痰黄、口苦、舌黄等症。

4.配黄芩

清肺胃火邪,用于治疗肺胃热盛,痰黄口渴、恶心腹胀等症。

5.配牡丹皮

凉血消疹,用于治疗血热皮肤斑疹之症。

(六)临床应用

1.流行性乙型脑炎

生石膏40 g(先煎),知母18 g,生甘草6 g,粳米10 g,生大黄10 g,板蓝根15 g,水牛角粉6 g。水煎服,日服1剂。

2.牙痛

生石膏30 g,细辛5 g。水煎服,日服1剂。

3.急性扭伤

生石膏粉150 g,鲜白萝卜50 g,捣料成糊,外敷患处。

4.皮肤溃疡不敛

煅石膏45 g,红花5 g,共研细粉,外用适量,撒于患处。

5.口舌生疮

口炎颗粒(石膏、知母、生地黄、玄参、青蒿、木通、淡竹叶、板蓝根、儿茶、芦竹根、甘草),口服,一次3~6 g,一天3次。

6.淋巴结炎

生石膏100 g,研细末。与桐油调匀,敷患处,外加纱布包扎,每天换药1次(脓肿溃破者勿用)。

(七)不良反应与注意事项

(1)用量过大,可致神呆不语,疲倦乏力,精神不振。

(2)脾胃虚寒者忌用。

二、知母

(一)别名

名母肉、毛知母、光知母。

(二)处方名

知母、盐知母、炒知母、酒知母、知母肉。

(三)常用量

6~15 g。

(四)常用炮制

1.知母

取原药材,去须毛及外皮,用冷水或温水洗净,闷润,切0.1~0.3 cm厚之片,晒干。

2.炒知母

取知母片,放热锅中,用微火炒至深黄色,放冷即可。

3.酒知母

知母片5 kg,黄酒1 kg。取知母片,加黄酒拌匀,用微火炒至微黄色。

4.盐知母

知母5 kg,盐90 g,水适量。先将知母片加盐水拌匀,微火炒至变色或炒干。

(五)常用配伍

1.配黄柏

滋阴降火,舌红苔黄、咳血等症。

2.配麦冬

清肺泻火,用于治疗肺结核午后低热、手足心热、盗汗、口渴,用于治疗肺中燥热,气管炎导致的干咳、咽喉干燥等症。

3.配酸枣仁

清热养阴除烦,用于治疗虚烦失眠之症。

4.配郁李仁

清火通便,用于治疗血虚津少,大便秘结之症。

(六)临床应用

1.外感发热

白虎汤:生石膏30~50 g(先煎),知母12 g,粳米10 g,甘草4 g。水煎服,日服1剂。

2.肺结核低热咳嗽

知母15 g,川贝母10 g,苦杏仁9 g,炒葶苈子10 g,法半夏10 g,秦艽10 g,橘红10 g,甘草6 g。水煎服,日服1剂。

3.流行性乙型脑炎

白虎加人参汤:石膏30 g(先煎),知母10 g,人参6 g,粳米10 g,炙甘草6 g。水煎至米熟汤成。

4.遗精

知母15 g,熟地黄24 g,山茱萸12 g,山药12 g,牡丹皮10 g,云苓10 g,泽泻8 g,黄柏12 g。水煎服,日服1剂。

5.妊娠反应

知母12 g,人参3 g,黄芩3 g。水煎服,日服1剂。

6.胃火牙痛

知母15 g,紫花地丁30 g,白芷10 g。水煎服,日服1剂。

(七)注意事项

脾胃虚寒、腹泻者慎服。

三、芦根

(一)别名

苇根、芦苇根、苇子根、甜梗子。

(二)处方名

芦根、鲜芦根。

(三)常用量

10~30 g。鲜品30~60 g。

(四)常用炮制

取鲜品洗净,切1.5~3 cm段,晒干即可。

(五)常用配伍

1.配白茅根

增强清热利水功效,用于治疗肾炎水肿及泌尿道感染尿频尿急之症。

2.配竹茹

清胃止呕,用于治疗胃肠炎呕吐、口渴心烦之症。

3.配麦冬

用于治疗热病伤津、干咳、干哕、口干、烦渴等症。

4.配淡竹叶

用于治疗小便赤痛不畅、口苦舌干、脉数等症。

5.配茜草

凉血消斑,用于治疗皮肤斑疹、红赤或瘙痒等症。

(六)临床应用

1.肺脓疡

芦根30 g,薏苡仁30 g,冬瓜子10 g,桃仁10 g。水煎服,日服1剂。

2.胃热呕吐

鲜芦根100 g,煎浓汁频饮。

3.尿道炎

芦根30 g,木通6 g,车前子30 g(另包),滑石15 g,白茅根10 g。水煎服,日服1剂。

4.河豚中毒

鲜芦根60 g,生姜10 g,紫苏叶10 g。水煎服,日服1剂。

5.牙龈出血

芦根30 g。水煎服,日服1剂。

6.疝气

芦根50 g。水煎服,早晚分服,每天1剂。

7.荨麻疹

芦根30 g,黄芩15 g,茜草10 g,苍耳子10 g。水煎服,日服1剂。

(七)注意事项

脾胃虚寒者慎用。

四、天花粉

(一)别名

瓜蒌根。

(二)处方名

天花粉、花粉。

(三)常用量

10～15 g。

(四)常用炮制

取原药材,加水浸泡,淋水润透,切0.2～0.3 cm片,晒干。

(五)常用配伍

1.配知母

滋阴生津泻火,用于治疗糖尿病口渴、尿频及汗多,伤津口渴等症。

2.配芦根

清热生津,用于治疗热病伤津,心烦口渴、恶心、干呕等症。

3.配川贝母

清热化痰,用于治疗肺热咳嗽、痰黄等症。

4.配天冬

消痰散结,用于治疗乳腺增生,肿硬疼痛之症。

(六)临床应用

1.乳腺增生

天花粉 15 g,天冬 30 g,小茴香 10 g。水煎服,日服 1 剂。

2.糖尿病

天花粉 20 g,夏枯草 10 g,蒲公英 15 g,五味子 3 g,人参 3 g,黄芩 12 g,山楂 15 g。水煎服,日服 1 剂。

3.胃热呕吐

天花粉 15 g,清半夏 12 g,黄芩 15 g。水煎服,日服 1 剂。

4.肺结核咳嗽

天花粉 15 g,蜈蚣 2 条,桑叶 15 g,甘草 10 g。水煎服,日服 1 剂。

5.黄褐斑

天花粉 18 g,当归 10 g,黄芪 30 g,薏苡仁 30 g。水煎服,日服 1 剂。

6.过期流产及死胎

结晶天花粉蛋白针剂肌内注射,剂量以 0.45 mg 乘以月份计算;可加注射地塞米松 5 mL,以减少不良反应。一天 2 次,连用 3 天。

7.流行性腮腺炎

天花粉、绿豆各等份,共研细粉,冷水润涂患处,每天 3~4 次。

(七)不良反应

1.变态反应

荨麻疹、血管神经性水肿、胸闷、气急、过敏性休克等。

2.毒性反应

腹痛、呕吐、阴道出血、肝脾大等。

五、栀子

(一)别名

山栀子、红栀子、黄栀子。

(二)处方名

栀子、炒栀子、姜栀子、焦栀子、栀子炭、盐栀子。

(三)常用量

6~15 g。

(四)常用炮制

1.炒栀子

用微火炒至微黄色或者黄色,放冷即可。

2.焦栀子

取栀子放热锅中炒至焦黄色,炒后略洒水取出。

3.栀子炭

取栀子置180 ℃热锅内,炒至外黑内深褐色,喷水取出,筛去屑末,晒干。

4.姜栀子

栀子500 g,姜50 g。用姜汁拌匀栀子,用微火熔干,或微炒干即可。

5.盐栀子

栀子50 kg,食盐1.5 kg,水适量。取栀子用大火炒至内心半透、喷入盐水取出。

(五)常用配伍

1.配玄参

清热利咽,用于治疗慢性咽炎、咽干不适、咽部异物感及喉炎声音嘶哑、口苦舌黄之症。

2.配淡豆豉

清热除烦,用于治疗阴虚或热病伤津、心烦不安、失眠、头痛等症。

3.配侧柏叶

清热凉血,用于治疗肺结核咯血、胃火吐血、鼻炎出血、痔大便出血等症。

4.配牡丹皮

疏泄肝胆,用于治疗慢性肝炎及胆囊炎腹痛、腹胀;月经腹痛、头痛;神经衰弱之头晕头痛、失眠等症。

5.配白茅根

泻火凉血,用于治疗尿血、尿灼热等症。

6.配大黄

清火通便,用于治疗痔大便出血、疼痛之症。

(六)临床应用

1.咽炎

栀子15 g,玄参15 g,麦冬15 g。水煎服,日服1剂。

2.痰中带血

栀子15 g,侧柏叶15 g,荷叶15 g,黄芩12 g,白茅根20 g。水煎服,日服1剂。

3.痔

栀子18 g,大黄10 g,白芍15 g,甘草3 g。水煎服,日服1剂。

4.胆囊炎

栀子12 g,白芍15 g,牡丹皮12 g,柴胡12 g,生姜6 g,甘草3 g,山楂10 g。水煎服,日服1剂。

5.尿道感染

栀子15 g,白茅根30 g,黄柏10 g,蒲公英30 g。水煎服,日服1剂。

6.肝火头痛

栀子15 g,龙胆草8 g,薄荷6 g,白芷8 g,石膏30 g。水煎服,日服1剂。

7.慢性胃炎

炒栀子10 g,淡豆豉10 g,蒲公英30 g。水煎服,日服1剂。

8.细菌性痢疾

栀子15 g,黄连15 g,黄柏10 g,白芍15 g,地榆10 g,木香6 g,马齿苋30 g,山楂30 g。水煎服,日服1剂。

9.血小板计数减少性紫癜

栀子(炒焦)15 g,生地黄30 g,赤芍12 g,白茅根30 g,炙甘草3 g。水煎服,日服1剂。

10.急性黄疸型肝炎

栀子15 g,茵陈20 g,鸡骨草15 g,田基黄15 g,甘草3 g,大枣5枚。水煎服,日服1剂。

11.胎动不安

栀子6 g,白芍10 g,黄芩9 g。水煎服,日服1剂。

(七)不良反应与注意事项

(1)胃部不适、恶心、灼烧感。

(2)外敷偶见皮肤红疹、起疱、瘙痒。

(3)中寒便溏者慎用。

六、夏枯草

(一)别名

东风、六月干、广谷草、灯笼头、白花草、大头花、羊肠菜、牛枯草。

(二)处方名

夏枯草、夏枯头。

(三)常用量

6～20 g。

(四)常用炮制

取原药材,摘去花柄,筛去泥土即可。

(五)常用配伍

1.配杜仲

用于治疗高血压所致之头痛、眩晕、烦躁等症。

2.配黄芩

用于治疗内热炽盛、肝火上攻所致之目赤、咽痛、牙痛、头痛等症。

3.配菊花

清肝明目,用于治疗目赤肿痛、迎风流泪以及头目眩晕之症。

4.配玄参

用于治疗阴虚内热、淋巴结核之症。

5.配石决明

用于治疗高血压头痛、颈项不适、眩晕、失眠等症。

(六)临床应用

1.高血压

夏枯草30 g,石决明30 g,杜仲12 g,菊花12 g。水煎服,日服1剂。

2.淋巴结核

夏枯草 30 g,沙参 20 g,玄参 15 g,牡蛎 30 g。水煎服,日服 1 剂。

3.结膜炎

夏枯草 30 g,黄芩 15 g,赤芍 15 g,生地黄 30 g。水煎服,日服 1 剂。

4.内耳眩晕症

夏枯草 20 g,竹茹 6 g,清半夏 12 g,云苓 20 g,黄芩 12 g,桂枝 3 g,钩藤 20 g(后下)。水煎服,日服 1 剂。

5.急性黄疸型肝炎

夏枯草 30 g,茵陈 15 g,大枣 10 枚。水煎服,日服 1 剂。

6.甲状腺良性结节

夏枯草 25 g,当归 10 g,丹参 15 g,昆布 10 g,珍珠母 20 g,生牡蛎 30 g(先煎)。水煎服,日服1 剂。

7.滑膜炎

夏枯草 30 g,防己 6 g,泽兰 6 g,豨莶草 10 g,薏苡仁 30 g,丹参 10 g,功劳叶 10 g,土茯苓 20 g,当归 10 g,黄芪 15 g,川牛膝 12 g,丝瓜络 6 g。水煎服,日服 1 剂。

8.糖尿病

夏枯草 30 g,木贼 6 g,生地黄 15 g,黄芪 20 g。水煎服,日服 1 剂。

(七)不良反应与注意事项

(1)变态反应恶心、呕吐、心悸、头晕、腹痛、腹泻、皮肤红斑、丘疹等。

(2)脾胃虚弱者慎用。

(曹宗宝)

第二节 清热燥湿药

一、黄芩

(一)别名

黄文、元芩、印头、空肠、空心草、黄金茶。

(二)处方名

黄芩、淡芩、淡芩片、条芩、子芩、枯芩、片芩、酒芩、焦黄芩、黄芩炭、蜜黄芩。

(三)常用量

6~15 g。

(四)常用炮制

1.黄芩

取原药材,加水浸泡,闷润,晒至八成干,切成 0.2~0.3 cm 厚的片,晒干。

2.酒黄芩

黄芩 5 kg,黄酒 1 kg。取黄芩片,加酒拌匀,置热锅内,用微火炒至深黄色,取出晾干即可。

3.黄芩炭

取黄芩片,置200℃热锅内,炒至外黑内深黄色,存性,喷水灭火星即可。

4.炒黄芩

取黄芩片,在120℃热锅内炒黄为度。

5.焦黄芩

取黄芩片,用大火炒至全焦。

6.蜜黄芩

黄芩片500 g,蜜150 g。先将蜜熔化过滤,再加热至起泡,加入黄芩片,炒至微黄色至黄色,不粘手为度。

(五)常用配伍

1.配黄连

清热解毒。用于治疗热毒肿痛、湿热痢疾等症。

2.配白芍

清肠止痛。用于治疗肠炎及痢疾泻利腹痛等症。

3.配栀子

用于治疗咽喉肿痛、鼻炎出血、胃火吐血等症。

4.配知母

清肺降火。用于治疗肺热咳嗽,痰黄胸痛等症。

5.配夏枯草

清肝降火。用于治疗高血压肝火上炎,头痛、眩晕等症。

6.配地榆

清热凉血。用于治疗痔出血、大便疼痛之症。

7.配桑白皮

清肺止咳。用于治疗外感风热、咳嗽痰黄之症。

8.配苦参

清热解毒。用于治疗皮肤红斑痒疹、荨麻疹、湿疹等症。

(六)临床应用

1.上呼吸道感染

黄芩15 g,穿心莲10 g,金银花10 g,薄荷6 g,炙甘草6 g。水煎服,日服1剂。

2.痢疾、肠炎

黄芩15 g,诃子10 g,黄柏12 g,秦皮12 g,黄连12 g,马齿苋30 g。水煎服,日服1剂。

3.病毒性肝炎

黄芩12 g,焦栀子10 g,茵陈12 g,薄荷6 g,山楂20 g。水煎服,日服1剂。

4.高血压

黄芩15 g,山楂30 g,决明子10 g,罗布麻叶6 g。水煎服,日服1剂。

5.麦粒肿

黄芩15 g,大黄10 g,金银花30 g,薄荷6 g,菊花15 g。水煎服,日服1剂。

6.牙龈炎

黄芩12 g,黄连10 g,牡丹皮15 g,生地黄30 g,升麻6 g,生石膏30 g(先煎)。水煎服,日服1剂。

7.钩端螺旋体病

黄芩 15 g,金银花 20 g,连翘 15 g。水煎服,日服 1 剂。

8.猩红热

黄芩 15 g,紫参 10 g,板蓝根 20 g。水煎服,日服 1 剂。

9.月经过多

炒黄芩 10 g,焦黄柏 10 g,制香附 9 g,白芍 15 g,炙龟甲 10 g,艾叶炭 3 g。水煎服,日服 1 剂。

10.急性扁桃体炎

黄芩 15 g,蒲公英 30 g,金银花 30 g。水煎服,日服 1 剂。

11.安胎

黄芩 9 g,菟丝子 10 g。水煎服,日服 1 剂。

12.肾盂肾炎

黄芩 15 g,黄柏 12 g,白茅根 30 g,蒲公英 30 g,苦参 15 g,甘草 4 g。水煎服,日服 1 剂。

13.荨麻疹

酒黄芩 15 g,苍耳子 10 g,大枣 10 枚。水煎服,日服 1 剂。

(七)不良反应

(1)变态反应,可见大水疱样药疹、皮肤潮红、瘙痒、结膜充血。

(2)胃部不适、腹泻。

二、黄连

(一)别名

王连、支连、峨嵋野连、云南黄连、味连、雅连。

(二)处方名

黄连、川黄连、酒黄连、鸡爪黄连、姜黄连、黄连炭、云连。

(三)常用量

5~12 g。

(四)常用炮制

1.酒黄连

(1)酒洗黄连 500 g,黄酒 150 g。取黄连置竹筐中,洒入黄酒,边洒边翻,筐下置一木桶盛淋出之酒,取淋出之酒再洒之,反复数次,使酒全部渗入药料中。取出切 0.2~0.3 cm 厚之片,先晾至半干,再晒干。

(2)酒炒:黄连 5 kg,黄酒 1 kg。取黄连片加酒拌匀,稍闷,用微火炒至深黄色,放冷即可。

2.姜黄连

黄连 5 kg,姜汁 0.5 kg。用生姜汁将黄连拌匀,微炒至干。

3.黄连炭

取黄连用大火炒至外面呈黑色,喷水灭净火星,晒干。

4.醋黄连

黄连 500 g,醋 100 g。取黄连加水浸透后切片,或直接用整货加醋拌匀,至醋渗入后,晒干,再微炒。

5.盐黄连

黄连 500 g,盐 6 g,水适量。取黄连加盐水润透,用微火炒干,至色稍深,放冷即可。

(五)常用配伍

1.配苦参

清热止痢,用于治疗痢疾、肠火所致之腹泻腹痛、里急后重、大便脓血等症。

2.配天花粉

清热生津,用于治疗糖尿病口渴多尿之症。

3.配生地黄

凉血消斑,用于治疗热病皮肤斑疹、瘙痒等症。

4.配吴茱萸

清胃和胃止痛,用于治疗溃疡病、胃炎所致之吞酸、胃脘疼痛等症。

5.配肉桂

用于治疗心火旺盛、肾阴不足所致之失眠、心烦之症。

6.配细辛

清胃止痛,用于治疗胃火上攻所致之口舌生疮、牙痛等症。

(六)临床应用

1.细菌性痢疾

黄连 12 g,黄柏 12 g,黄芩 15 g,栀子 10 g,白芍 13 g,云苓 15 g,地榆 10 g,马齿苋 15 g。水煎服,日服 1 剂。

2.心律失常

黄连 10 g,人参 6 g。水煎服,日服 1 剂。

3.流行性乙型脑炎

黄连 10 g,黄芩 10 g,黄柏 9 g,栀子 10 g,白茅根 20 g,云苓 15 g,侧柏叶 10 g,生地黄 15 g,牡丹皮 10 g。水煎服,日服 1 剂。

4.急性尿道炎

黄连 12 g,黄柏 12 g,车前子 30 g(另包),木通 6 g,白茅根 30 g,泽泻 6 g,滑石 10 g,云苓 10 g。水煎服,日服 1 剂。

5.糖尿病

黄连 10 g,天花粉 10 g,泽泻 6 g,知母 10 g,山药 15 g,人参 6 g。水煎服,日服 1 剂。

6.咽喉肿痛

黄连 12 g,麦冬 30 g,玄参 15 g,薄荷 6 g。水煎服,日服 1 剂。

7.百日咳

100%黄连煎剂,1 岁以下每天 1~1.5 mL;1~2 岁每天 1.5~2 mL;2~5 岁每天 2~2.5 mL;5 岁以上每天 2.5~3 mL。每天 3 次,口服。

8.白喉

黄连粉口服,每次 0.6 g,每天 4~6 次。

9.伤寒

取黄连粉装入胶囊口服,每次 2 g,每 4 小时 1 次,直至体温恢复正常后 3~5 天为止。

10.肺结核

黄连素每次 300 mg,每天 3 次口服。3 个月为 1 个疗程。

11.猩红热

口服黄连干浸膏。儿童剂量为 0.15~0.3 g,成人 0.45 g,每天 3 次。连用 6~7 天。

12.布氏菌病

0.2%黄连素注射液,每天 2 mL,肌内注射,15 天为 1 个疗程。

13.高血压

黄连 10 g,杜仲 15 g,夏枯草 30 g,赤芍 15 g,泽泻 6 g。水煎服,日服 1 剂。

14.结肠炎

黄连 12 g,苦参 15 g,黄柏 10 g,黄芩 10 g,蒲公英 30 g,干姜 3 g,大枣 10 枚。水煎服,日服1剂。

15.沙眼

用 10%黄连液滴眼,每天 2 次,21 天为 1 个疗程。

16.扁桃体炎

黄连 15 g,金银花 30 g,蒲公英 30 g,玄参 12 g。水煎服,日服 1 剂。

17.咽峡炎

黄连 15 g,野菊花 12 g,甘草 6 g。水煎服,日服 1 剂。

18.湿疹

将黄连粉与蓖麻油按 1∶3 调成混悬液,涂搽患部。

(七)不良反应与注意事项

(1)过量服用,可导致血压下降、呼吸困难。

(2)可出现过敏性紫癜,皮肤过敏性药疹、荨麻疹,偶见头晕、心慌、血压下降、呼吸困难等过敏性休克反应。

(3)脾胃虚寒者慎用。

三、黄柏

(一)别名

黄波罗、黄伯粟、灰皮柏、檗皮、檗木、华黄柏、东黄柏、关黄柏。

(二)处方名

黄柏、川黄柏、盐黄柏、酒黄柏、黄柏炭。

(三)常用量

6~12 g。

(四)常用炮制

1.炒黄柏

取黄柏片放锅内,用微火炒至微焦。

2.黄柏炭

取黄柏片在锅内炒至焦黑色,存性放冷,喷淋清水,灭净火星,取出即可。

3.酒黄柏

黄柏 5 kg,黄酒 0.5 kg。取黄柏片用黄酒拌匀,用微火炒干。

4.盐黄柏

黄柏 500 g,食盐 10 g。取黄柏片用盐水拌匀,用微火炒至变色为度。

(五)常用配伍

1.配牡蛎

滋肾涩精,用于治疗肾阴虚所致之手足心热、遗精、盗汗之症。

2.配车前子

清热利水,用于治疗泌尿道感染及肾盂肾炎所致尿痛、尿急之症。

3.配赤芍

清热止痢,用于治疗痢疾大便脓血、腹痛下重等症。

4.配木香

清热止泻,用于治疗胃肠炎腹痛、腹泻之症。

5.配泽泻

清火利水,用于治疗慢性肾炎下肢水肿之症。

6.配生地黄

滋阴清热,用于治疗糖尿病口渴舌干,多饮多尿之症。

(六)临床应用

1.黄疸型肝炎

栀子 10 g,黄柏 12 g,炙甘草 6 g,茵陈 10 g。水煎服,日服 1 剂。

2.腰膝酸痛、脚气肿痛

炒黄柏 12 g,炒苍术 12 g。水煎服,日服 1 剂。

3.湿疹

黄柏、苍术、槟榔各等份,研细末,外搽患处。

4.肺结核潮热盗汗

炒黄柏 12 g,酒知母 10 g,熟地黄 15 g,炙龟甲 15 g。水煎服,日服 1 剂。

5.湿热痢疾

黄柏 15 g,苦参 15 g,蒲公英 30 g,白头翁 10 g。水煎服,日服 1 剂。

6.化脓性中耳炎

黄柏浓缩液(150 g/100 mL)滴耳,一天 2～3 次。

7.流行性脑脊髓膜炎

黄柏流浸膏(每 mL 相当生药 1 g),3 岁以下每 6 小时服 3 mL;3 岁以上 4～6 mL;成人 6～10 mL。10 天为 1 个疗程。

8.肺炎

0.2% 黄柏碱注射液,每次肌内注射 3 mL,8 小时 1 次,体温降至正常后减为每天注射 2 次。

9.急性结膜炎

10% 黄柏煎液滴眼,每次 2～3 滴,每天 2～3 次。

(七)不良反应与注意事项

(1)偶见过敏性药疹。

(2)脾虚便溏者慎用。

四、龙胆草

(一)别名
胆草、草龙胆、地胆草、山龙胆、四叶胆、水龙胆、苦龙胆草。

(二)处方名
龙胆草、酒龙胆、龙胆炭。

(三)常用量
3~9 g。

(四)常用炮制
1.龙胆

取原药材,切去地上部分,洗净切片。

2.龙胆炭

取龙胆段放锅内,用大火炒至焦黑色。

3.酒龙胆

龙胆段 5 kg,黄酒 0.5 kg。取龙胆段用黄酒拌匀,微火炒干。

(五)常用配伍
1.配黄芩

增强清热泻火功效,用于治疗肝胆热盛、口苦舌赤、目赤肿痛以及尿道感染,尿痛尿急之症。

2.配茵陈

清肝退黄,用于治疗黄疸型肝炎胁痛口苦、小便皮肤黄赤等症。

3.配石决明

平肝泻火,用于治疗肝火旺盛或肝阳上亢、高血压所致之头痛口苦、眩晕耳鸣等症。

(六)临床应用
1.急性黄疸型肝炎

龙胆泻肝汤加减:龙胆草 12 g,茵陈 15 g,郁金 10 g,黄柏 10 g,车前子 15 g(另包),柴胡 12 g,炙甘草 6 g。水煎服,日服 1 剂。

2.急性胆囊炎

龙胆草 12 g,黄芩 10 g,栀子 12 g,车前子 15 g(另包),泽泻 6 g,木通 6 g,生地黄 15 g,苦楝皮 5 g,大黄 6 g,柴胡 12 g,当归 10 g,生甘草 6 g。水煎服,日服 1 剂。

3.化脓性中耳炎

龙胆草 20 g,薏苡仁 20 g,栀子 15 g,生地黄 15 g,柴胡 10 g,黄芩 15 g,车前子 15 g(另包),当归 10 g,淡竹叶 10 g,泽泻 6 g,木通 6 g,生甘草 8 g。水煎服,日服 1 剂。

4.带状疱疹

龙胆草 20 g,丹参 20 g,板蓝根 18 g,川芎 15 g,炙甘草 6 g。水煎服,日服 1 剂。

5.阴囊皮炎

龙胆草 20 g,刘寄奴 10 g,五倍子 6 g。水煎滤渣后,加冰片 1 g,浸洗患处,每天 1 次。

6.急性结膜炎

龙胆草 15 g,石决明 20 g。水煎去渣后加食盐 5 g,冷却后洗眼。一天 2~3 次。

7.鼻衄
龙胆草 30 g。水煎服,日服 1 剂。

8.高血压头痛
龙胆草 15 g,黄芩 15 g,石决明 30 g,槐花 6 g,丹参 10 g,草决明 10 g。水煎服,日服 1 剂。

9.肝火耳鸣
龙胆草 15 g,菊花 15 g,磁石 30 g。水煎服,日服 1 剂。

(七)不良反应与注意事项
(1)大剂量服用,可致头痛,颜面潮红,心率减慢,体温降低,倦怠等。
(2)脾胃虚寒者慎用。

五、苦参

(一)别名
苦骨、川参、牛参、白茎、岭茎、地槐、山槐子、虎麻。

(二)处方名
苦参、炒苦参、苦参炭。

(三)常用量
5~12 g。

(四)常用炮制

1.炒苦参
苦参片 500 g,麦麸 100 g。先炒麦麸,至冒烟时,加入苦参片炒至黄色,筛去麦麸即可。

2.苦参炭
将苦参炒至黑色,晾一夜即可。

(五)常用配伍

1.配蛇床子
杀虫止痒,用于治疗湿疮疥癣、阴痒带下、皮肤瘙痒等症。

2.配丹参
用于治疗冠心病胸闷气短、心悸等症。

3.配木香
清热止痢,用于治疗痢疾腹痛腹泻之症。

4.配苍耳子
祛风止痒,用于治疗皮肤瘙痒、荨麻疹等症。

(六)临床应用

1.急性细菌性痢疾
苦参片口服,一次 3 片,一天 3 次。

2.慢性直肠炎
苦参 30 g,槐花 30 g。水煎 2 次,滤液浓缩至 150 mL,加锡类散 2 支,2%盐酸普鲁卡因 10 mL(需作皮肤药敏试验),保留灌肠,每天 1 次。

3.蛲虫病
苦参 20 g,百部 15 g,明矾 5 g。水煎去渣,保留灌肠,每天 1 次。

4.白细胞减少症

10％苦参总碱注射液 200～400 mg/d,肌内注射。

5.滴虫性阴道炎、外阴瘙痒

20％苦参煎剂灌洗或清洗患部,每天 1 次。

6.烫伤

苦参 30 g,连翘 10 g,共研细粉,用麻油 100 g,调匀后涂患处,每天 2 次。用于一、二度小面积烫伤。

7.带状疱疹

苦参疮疹酊(苦参、蜂胶各 8 g,牡丹皮、灯盏细辛各 5 g,75％乙醇 100 mL),加药液保湿外敷,每天 2～4 次。1～2 天换棉垫 1 次,6～8 天为 1 个疗程。

8.盆腔炎、阴道炎、慢性宫颈炎

抗妇炎胶囊(苦参、黄柏、益母草、当归、乌药、杠板归、连翘、艾叶、红豆),口服,一次 4 粒,一天 3 次。

9.急性传染性肝炎

苦参粉(可装入胶囊),每次 1 g,每天 3～4 次。

10.急性扁桃体炎

苦参 15 g,蒲公英 30 g,金银花 20 g,麦冬 20 g,甘草 6 g。水煎服,日服 1 剂。

11.急性胃肠炎

苦参 10 g,黄柏 10 g,清半夏 10 g,陈皮 6 g,车前子 15 g(另包),水煎服,日服 1 剂。

12.小儿肺炎

200％苦参注射液 2 mL,肌内注射,每天 2 次。

13.血吸虫病腹水

苦参 10 g。水煎服,日服 1 剂。

14.人肠滴虫

苦参片,成人每次按生药 1.2～4 g 的剂量,每天 3 次。小儿酌减。10 天为 1 个疗程。

15.神经性皮炎

苦参 200 g,加入 500 mL 陈醋内浸泡 5 天备用。搽患处,每天 2 次。

16.失眠

苦参 12 g,黄芩 10 g。水煎服,日服 1 次。

17.慢性气管炎

苦参 10 g,杏仁 10 g,地龙 10 g,陈皮 10 g,蒲公英 30 g,甘草 6 g。水煎服,日服 1 剂。

18.肝火头痛

苦参 15 g,黄芩 15 g,菊花 10 g,石决明 15 g,川芎 6 g,当归 6 g。水煎服,日服 1 剂。

(七)不良反应与注意事项

(1)过量服用可出现毒性反应,头昏、恶心、呕吐、四肢抽搐、语言不利、呼吸不规则,甚则呼吸衰竭。

(2)变态反应,麻疹样药疹。

(3)与北豆根同用可加重心脏传导阻滞和其他不良反应。

(4)与藜芦配伍,可加重心律失常、血压下降等毒性反应。

(5)脾虚、食少、便溏者慎用。

六、秦皮

(一)别名

峰皮。

(二)处方名

秦皮、北秦皮。

(三)常用量

6～12 g。

(四)常用炮制

取原药材,洗净,切 2 cm 长方块。

(五)常用配伍

1.配黄柏

清热止痛,用于治疗湿热痢疾,大便脓血、里急后重等症。

2.配蛇床子

祛风止痒,用于治疗荨麻疹皮肤瘙痒以及阴囊湿疹等病症。

3.配白头翁

清热解毒,用于治疗阿米巴痢疾、湿热痢疾等病症。

(六)临床应用

1.急性细菌性痢疾

秦皮 12 g,苦参 12 g,木香 6 g,山楂 10 g,黄柏 10 g。水煎服,日服 1 剂。

2.结膜炎

秦皮 30 g,黄连 15 g,淡竹叶 10 g,滑石 30 g。水煎,取药液 1 500 mL,趁热熏洗,一天 2 次。

3.慢性气管炎

100%秦皮喷雾液,使患者在气雾室内每次吸 30 分钟,每天 1 次,10 次为 1 个疗程。同时口服秦皮浸膏片,一次 2 片,一天 3 次。

4.筋骨扭伤

秦皮接骨胶囊(秦皮、龙骨、川贝母、川西小黄菊),口服,一次 3 粒,一天 3 次。

5.结肠炎

秦皮 12 g,黄芪 15 g,猪苓 15 g,蒲公英 30 g,薏苡仁 30 g,大枣 10 枚。水煎服,日服 1 剂。

(七)不良反应与注意事项

(1)过量可导致呼吸中枢毒性反应。

(2)脾胃虚寒者慎用。

(曹宗宝)

第三节 温化寒痰药

一、半夏

(一)别名
蝎子草、三步跳、地巴豆、地雷公、麻草子。

(二)处方名
半夏、清半夏、姜半夏、制半夏、法半夏。

(三)常用量
3~10 g。

(四)常用炮制

1.清半夏

取生半夏,用水浸泡8天,每天换水1次。再加白矾(每百斤加2斤白矾),与水共煮,至无白心、晾至六、七成干,切片,晒干。

2.姜半夏

半夏50 kg,生姜5 kg。取生姜汁,喷在干燥的半夏片上,拌匀晒干,以微火炒黄。

3.法半夏

半夏50 kg,生姜、皂角刺、甘草各3 kg,白矾冬季1.5 kg,夏季3 kg,芒硝夏季1.5 kg,冬季3 kg,除半夏外,洗净打碎。将上药分5份,先取1份用布包好,加水漂洗半夏,夏季3天,冬季4天,换水;再取另1份药,如前法浸泡;至5份药泡完后,再用清水泡1天,取出切片,晒干。

(五)常用配伍

1.配陈皮

行气化痰,用于治疗肺寒咳嗽痰白,慢性气管炎咳嗽痰多,胃肠炎恶心呕吐、腹胀腹痛等症。

2.配黄连

清胃止呕,用于治疗胃肠炎、痢疾所致之恶心呕吐、腹痛腹泻、肠鸣下坠等症。

3.配黄芩

清热化痰,用于治疗外感风热,咳嗽痰黄、咽干口苦以及慢性气管炎胸闷咳嗽、痰黄黏稠、咳吐不利等症。

4.配厚朴

温中除胀,用于治疗脾胃寒湿、脘腹胀满、肠鸣泄泻、食少纳呆等症。

(六)临床应用

1.慢性胃炎

姜半夏12 g,黄芩15 g,干姜6 g,党参9 g,黄连5 g,陈皮6 g,枳壳9 g,炙甘草6 g,大枣4枚。水煎服,日服1剂。

2.胃溃疡

清半夏12 g,白芍15 g,牡蛎30 g,黄连6 g,白及15 g,香附12 g,黄芪30 g,炙甘草9 g,生姜

6 g。水煎服,日服 1 剂。

3.妊娠呕吐

姜半夏 12 g,云苓 15 g,黄芩 6 g,黄连 3 g,党参 10 g,干姜 3 g,车前子 6 g(另包),炙甘草 2 g。水煎服,日服 1 剂。

4.慢性咽炎

法半夏 12 g,厚朴 10 g,云苓 15 g,紫苏叶 6 g,白芍 12 g,赤芍 12 g,蒲公英 30 g,天花粉 12 g,麦冬 15 g。水煎服,日服 1 剂。

5.高血压

法半夏 10 g,云苓 30 g,天麻 10 g,炒杜仲 15 g,白术 15 g,黄芩 12 g,泽泻 9 g。水煎服,日服 1 剂。

6.感冒咳嗽

姜半夏 10 g,干姜 6 g,紫苏子 10 g,炒莱菔子 6 g,黄芩 10 g,党参 15 g,荆芥穗 6 g,炙甘草 6 g。水煎服,日服 1 剂。

7.癫痫

法半夏 10 g,竹茹 6 g,枳实 6 g,陈皮 6 g,云苓 9 g,全蝎 3 g,白僵蚕 6 g,天竺黄 6 g,酸枣仁 6 g,生姜 2 片,大枣 2 枚。水煎服,日服 1 剂。

8.内耳眩晕症

清半夏 10 g,白术 15 g,陈皮 6 g,竹茹 6 g,黄芩 10 g,泽泻 6 g,钩藤 20 g(后下),生姜 3 片。水煎服,日服 1 剂。

9.呕吐

姜半夏 10 g,党参 10 g。水煎服,日服 1 剂。

10.心悸

二夏清心片(炒半夏、云苓、陈皮、石菖蒲、炒枳实、葛根、炒竹茹、冬虫夏草、干姜、炙甘草),口服,一次 3 片,一天 3 次。

(七)不良反应与注意事项

(1)消化系统:生半夏粉吞服可致舌麻木、喉痒、咳嗽、恶心、腹痛、腹泻、转氨酶升高等。

(2)神经系统:过量可引起痉挛、四肢麻痹。

(3)呼吸系统:呼吸困难、不规则,严重时呼吸中枢麻痹。

(4)孕妇禁用。

(5)肝肾功能不全者禁用。

二、白芥子

(一)别名

芥菜子、辣菜子。

(二)处方名

白芥子、炒白芥子、芥子。

(三)常用量

3~9 g。

(四)常用炮制

1.白芥子

取原药材,拣净杂质,晒干即可。

2.炒芥子

取白芥子炒至黄色,微有香气为度。

(五)常用配伍

1.配紫苏子

止咳化痰。用于治疗风寒咳嗽以及气管炎咳嗽、胸闷喉痒、痰白不爽等症。

2.配地龙

止咳平喘。用于治疗慢性气管炎、支气管哮喘之咳嗽气喘、胸闷不适等症。

3.配桂枝

温经化痰。用于治疗寒湿关节疼痛、肢体麻木、腰膝怕冷等症。

(六)临床应用

1.渗出性胸膜炎

白芥子15 g,柴胡10 g,黄芩12 g,半夏12 g,白芷9 g,陈皮9 g,浙贝母12 g,苦杏仁10 g,穿山甲10 g,皂角刺8 g,昆布15 g,葶苈子10 g,海藻12 g,云苓18 g,赤芍12 g,夏枯草30 g,甘草6 g。水煎服,日服1剂。

2.滑膜炎

白芥子15 g,薏苡仁30 g,苍术15 g,白芷10 g,云苓30 g,木瓜30 g,当归10 g,土鳖虫10 g,益母草30 g,川芎10 g,川牛膝15 g,柴胡6 g,甘草6 g。水煎服,日服1剂。

3.耳软骨膜炎

白芥子12 g,薏苡仁30 g,半夏10 g,泽泻12 g,白术15 g,云苓30 g,柴胡10 g,黄芩15 g,通草6 g,鹿角霜30 g,蒲公英30 g,牡蛎30 g,甘草6 g。水煎服,日服1剂。

4.淋巴结核

白芥子、百部、乌梅各等份,共研细末,拌醋调糊状,敷患处,第一次敷7天,第二次敷5天,第三次敷3天。每次间隔3天。

5.慢性气管炎

白芥子12 g,陈皮10 g,姜半夏12 g,地龙12 g,五味子6 g,炒杏仁10 g,紫菀12 g,黄芩15 g,甘草6 g。水煎服,日服1剂。

6.急性腰扭伤

炒白芥子末,每次5 g,每天2次,黄酒送服。连用1~3天。

(七)不良反应与注意事项

(1)胃肠道反应:恶心、呕吐、腹中隐痛等。

(2)外敷时间过长,可致皮肤发疱、疼痛、瘙痒等。

三、旋覆花

(一)别名

金沸花、金盏花。

(二)处方名
旋覆花、覆花、蜜旋覆花。
(三)常用量
3~9 g。
(四)常用炮制
1.旋覆花
取原药材,拣净杂质,筛去土。晒干。
2.蜜旋覆花
旋覆花 0.5 kg,蜜 180 g。先将蜜熔化,倒入旋覆花拌炒,至老黄色不粘手为度。
3.炒旋覆花
将旋覆花用微火炒至具焦斑为度。
(五)常用配伍
1.配半夏
降逆平喘。用于治疗胃肠炎呕吐及哮喘胸闷气喘,咳嗽痰多等症。
2.配前胡
止咳化痰。用于治疗咳嗽痰多、胸闷喉痒、痰白而稀等症。
(六)临床应用
1.呕吐
旋覆花 10 g(另包),党参 12 g,姜半夏 12 g,生姜 10 g,赭石 20 g,甘草 6 g,大枣 4 枚。水煎服,日服 1 剂。
2.胃神经症
旋覆花 6 g(另包),香附 12 g,党参 12 g,炒白术 15 g,鸡内金 10 g,神曲 30 g,淡豆豉 15 g,木香 6 g。水煎服,日服 1 剂。
3.膈肌痉挛
旋覆花 6 g(另包),代赭石 30 g(先煎),太子参 15 g,制半夏 12 g,丁香 3 g,柿蒂 9 g,麦冬 12 g,黄芪 15 g,竹茹 6 g,甘草 3 g。水煎服,日服 1 剂。
4.慢性气管炎
旋覆花 9 g(另包),桔梗 6 g,白前 6 g,紫菀 10 g,姜半夏 12 g,陈皮 10 g,前胡 6 g,远志 5 g,黄芩 10 g,干姜 6 g,沙参 10 g,甘草 6 g。水煎服,日服 1 剂。
(七)不良反应与注意事项
(1)恶心、呕吐、胸闷、烦躁等。
(2)变态反应:皮肤潮红、瘙痒、皮炎、哮喘等。
(3)大便溏泄者慎用。

四、白前

(一)别名
鹅管白前、鹅白前、南白前。
(二)处方名
白前、炒白前、蜜白前。
(三)常用量
3~10 g。

(四)常用炮制

1.白前

取原药材,洗净,切段,晒干。

2.炒白前

取白前段炒至黄色。

3.蜜白前

白前段 50 kg,蜜 12 kg。将蜜炼熟,加入白前段拌匀,炒至老黄色。

(五)常用配伍

1.配紫菀

止咳化痰。用于治疗外感风寒,咳嗽胸闷以及慢性气管炎咳嗽痰多,胸闷气喘等症。

2.配桑白皮

清肺止咳。用于治疗肺热咳嗽、痰黄黏稠、口苦咽干等症。

3.配百部

润肺止咳。用于治疗干咳少痰、喉痒胸闷、肺结核咳嗽咳血等症。

(六)临床应用

1.肺热咳嗽

前胡 9 g,赤芍 10 g,麻黄 3 g,川贝母 10 g,白前 12 g,大黄 3 g,陈皮 6 g,黄芩 10 g,甘草 3 g。水煎服,日服 1 剂。

2.支气管哮喘

白前 10 g,麦冬 15 g,桑白皮 15 g,炒白果 12 g,炙紫菀 15 g,炙麻黄 6 g,款冬花 10 g,百部 15 g,陈皮 9 g,地龙 15 g,黄芩 12 g,桃仁 g9,枳壳 10 g,细辛 4 g,紫苏叶 6 g,甘草 5 g。水煎服,日服 1 剂。

3.顽固咳嗽

白前 12 g,黄芪 15 g,枸杞子 15 g,前胡 10 g,当归 10 g,党参 15 g,金银花 18 g,连翘 15 g,牛蒡子 10 g,蝉蜕 10 g,百合 12 g,南沙参 10 g,北沙参 10 g。水煎服,日服 1 剂。

4.慢性气管炎

白前 10 g,桔梗 9 g,紫菀 12 g,百部 15 g,紫苏子 9 g,陈皮 10 g。水煎服,日服 1 剂。

5.跌打胁痛

白前 15 g,香附 10 g,青皮 6 g。水煎服,日服 1 剂。

(曹宗宝)

第四节 清热化痰药

一、桔梗

(一)别名

苦梗、苦桔梗。

(二)处方名
桔梗、炒桔梗、蜜桔梗。

(三)常用量
5～12 g。

(四)常用炮制
1.桔梗

取原药材洗净,急速摊开,去芦,隔一夜,切片,晒干。

2.炒桔梗

取桔梗炒至微黄为度。

3.蜜桔梗

桔梗片 0.5 kg,蜜 150 g。先将蜜炼至起泡,或加入清水炼滚后,再加桔梗片,炒至蜜尽色黄为度。

(五)常用配伍
1.配半夏

止咳祛痰。用于治疗风寒咳嗽、咳痰不利、胸闷不适等症。

2.配紫苏

宣肺止咳。用于治疗风寒感冒、咳嗽吐痰、痰稀量多等症。

3.配白芷

开气排脓。用于治疗疮痈已溃,脓出不畅或脓成不溃等症。

(六)临床应用
1.肺脓肿

桔梗 10 g,桑白皮 15 g,川贝母 10 g,当归 12 g,瓜蒌仁 12 g,防己 9 g,百合 20 g,薏苡仁 30 g,五味子 9 g,地骨皮 10 g,知母 10 g,苦杏仁 9 g,葶苈子 12 g,黄芩 15 g,枳壳 6 g,甘草 5 g。水煎服,日服 1 剂。

2.咽喉炎

桔梗 10 g,牛蒡子 9 g,薄荷 6 g,甘草 6 g,蝉蜕 6 g,乌梅 10 g,射干 9 g,青果 6 g,麦冬 10 g。水煎服,日服 1 剂。

3.外感咳嗽

桔梗 9 g,远志 6 g,蜜款冬花 9 g,紫苏叶 6 g,黄芩 9 g,炙甘草 6 g,生姜 4 片。水煎服,日服 1 剂。

4.乳腺增生症

桔梗 15 g,川芎 15 g,枳实 10 g,皂角刺 6 g,白芍 10 g,桃仁 10 g,赤芍 12 g,牡丹皮 12 g,云苓 20 g,夏枯草 15 g,麦冬 15 g,黄芩 10 g,甘草 5 g。水煎服,日服 1 次。

5.细菌性痢疾

桔梗 20 g,黄连 10 g,陈皮 6 g,枳壳 9 g,白芍 10 g,黄柏 10 g,干姜 3 g。水煎服,日服 1 剂。

(七)不良反应与注意事项
(1)剂量过大,可引起恶心、呕吐、腹痛、腹泻等症。

(2)低血压反应,血压降低、头晕、乏力、心悸等。

(3)咯血者忌服。

二、前胡

(一) 别名
冬前胡、信前胡、北前胡、南前胡。

(二) 处方名
前胡、炙前胡、炒前胡。

(三) 常用量
3～10 g。

(四) 常用炮制
1. 前胡

取原药材,去梢尾及芦头,切片,晒干。

2. 炒前胡

取前胡片用微火炒至微焦为度。

3. 蜜前胡

前胡 5 kg,蜜 1.5 kg。将蜜炼黄,加入前胡拌匀,炒至黄色即可。

(五) 常用配伍
1. 配杏仁

润肺止咳。用于治疗干咳少痰、咽喉发痒、胸闷气喘等症。

2. 配紫菀

止咳化痰。用于治疗咳嗽痰多,久咳不止,胸中滞闷等症。

(六) 临床应用
1. 慢性气管炎

前胡 12 g,紫苏叶 6 g,桔梗 6 g,地龙 15 g,苦参 12 g,陈皮 10 g,黄芩 15 g,姜半夏 12 g,甘草 6 g。水煎服,日服 1 剂。

2. 冠心病

前胡 15 g,枳实 10 g,延胡索 10 g,郁金 12 g,木香 6 g,党参 15 g,半夏 12 g,川芎 12 g,黄芪 30 g,香附 10 g,石菖蒲 10 g,丹参 18 g,泽泻 6 g。水煎服,日服 1 剂。

3. 咽喉炎

前胡 12 g,柴胡 9 g,法半夏 10 g,桂枝 3 g,射干 15 g,紫苏叶 6 g,虎杖 6 g,葛根 12 g,川芎 12 g,桔梗 6 g,麦冬 15 g,金银花 12 g,甘草 3 g。水煎服,日服 1 剂。

4. 过敏性鼻炎

前胡 10 g,防风 10 g,乌梅 9 g,黄芪 15 g,银柴胡 10 g,白术 12 g,辛夷 6 g,白芷 9 g,五味子 6 g,黄芩 12 g,桑寄生 15 g,白芍 10 g,甘草 6 g。水煎服,日服 1 剂。

三、瓜蒌

(一) 别名
栝楼、油栝楼、野苦瓜。

(二) 处方名
瓜蒌、全瓜蒌、糖瓜蒌、炒瓜蒌。

(三)常用量

9～15 g。

(四)常用炮制

1.全瓜蒌

取原药材,阴干至其皮萎缩为度。

2.瓜蒌丝

取原药材,切丝,晒干。

(五)常用配伍

1.配薤白

通气除痰,用于治疗冠心病胸痛、气短、心悸等症。

2.配天花粉

生津润肺,用于治疗糖尿病口渴咽干、多饮多尿之症。

3.配半夏

止咳化痰,用于治疗肺热咳嗽、口咽干燥、痰黄等症。

4.配杏仁

润肺止咳,用于治疗干咳少痰、胸痛气促、口咽干燥等症。

(六)临床应用

1.冠心病

全瓜蒌 30 g,薤白 12 g,制半夏 9 g,佛手 10 g,川芎 15 g,当归 10 g,丹参 15 g,姜黄 9 g,甘草 3 g。水煎服,日服 1 剂。

2.急性乳腺炎

全瓜蒌 30 g,炒牛蒡子 12 g,天花粉 10 g,黄芩 15 g,栀子 12 g,柴胡 10 g,连翘 30 g,皂角刺 6 g,金银花 18 g,青皮 9 g,陈皮 6 g,甘草 6 g。水煎服,日服 1 剂。

3.糖尿病

全瓜蒌 30 g,炒山药 30 g,炒白术 15 g,天花粉 15 g,玉竹 12 g,黄芩 15 g,槐花 6 g,天冬 30 g,青皮 10 g,夏枯草 15 g,车前草 30 g,五味子 6 g。水煎服,日服 1 剂。

4.慢性气管炎

瓜蒌 15 g,炒杏仁 10 g,川贝母 6 g,桔梗 6 g,黄芩 12 g,陈皮 6 g,紫苏叶 6 g,荆芥穗 6 g,地龙 15 g,白前 10 g,前胡 10 g,姜半夏 10 g,甘草 5 g。水煎服,日服 1 剂。

5.乳腺增生症

瓜蒌 30 g,天冬 30 g,玄参 10 g,枳壳 10 g,青皮 10 g,三棱 12 g,莪术 10 g,红花 6 g,当归 10 g,白芷 6 g,石斛 10 g,沙参 12 g,甘草 6 g。水煎服,日服 1 剂。

6.便秘

全瓜蒌 30 g,肉苁蓉 12 g,郁李仁 6 g,炒杏仁 10 g,知母 12 g,何首乌 10 g,枸杞子 6 g,当归 6 g,防风 6 g,百合 15 g,生地黄 30 g,甘草 3 g。水煎服,日服 1 剂。

(七)不良反应与注意事项

(1)胃部不适、腹泻。

(2)变态反应,皮肤丘疹、瘙痒、头晕、心悸、血压下降等。

(3)脾胃虚寒者慎用。

四、川贝母

(一)别名

乌花贝母、青贝母、松贝、炉贝、平贝。

(二)处方名

川贝母、川贝。

(三)常用量

3～10 g。

(四)常用炮制

取原药材,洗净,闷3～6小时,去心,晒干。

(五)常用配伍

1.配杏仁

润肺化痰,用于治疗外感咳嗽以及气管炎、哮喘等病所致之咳嗽痰多、胸闷气促等症。

2.配知母

清热化痰,用于治疗肺热咳嗽,痰稠而黏,咽喉干燥等症。

3.配玄参

清利咽喉,用于治疗慢性咽炎咽部干燥、咳嗽、胸闷不适等症。

(六)临床应用

1.上呼吸道感染

川贝母 10 g,款冬花 10 g,苦杏仁 9 g,炙甘草 10 g,黄芩 12 g,陈皮 12 g,紫苏叶 6 g,生姜 6 g。水煎服,日服 1 剂。

2.慢性咽炎

川贝母 9 g,玄参 15 g,青果 6 g,白芷 6 g,西瓜霜 10 g(冲服),麦冬 15 g,金银花 15 g,甘草 5 g。水煎服,日服 1 剂。

3.哮喘

川贝母 10 g,麻黄 6 g,黄芩 15 g,杏仁 10 g,生石膏 30 g,白花蛇舌草 15 g,荆芥穗 6 g,瓜蒌 30 g,枳壳 6 g,陈皮 10 g,厚朴 6 g,芦根 15 g,炙甘草 6 g。水煎服,日服 1 剂。

4.淋巴结核

川贝母 12 g,牡蛎 30 g,玄参 15 g,牡丹皮 15 g,黄芪 15 g,太子参 30 g,夏枯草 20 g,蜈蚣 2 条,甘草 6 g。水煎服,日服 1 剂。

(七)不良反应与注意事项

(1)皮肤过敏,潮红、丘疹、瘙痒、药疹等。

(2)大便溏泄者慎用。

(曹宗宝)

第五节 利尿通淋药

一、车前子

(一)别名
车前实、凤眼前仁、猪耳朵穗子。

(二)处方名
车前子、炒车前子。

(三)常用量
常用量为 10～20 g。

(四)常用炮制

1.车前子
取原药材,拣净杂质,除去泥沙及外膜即可。

2.炒车前子
取车前子,置热锅中,用微火炒至鼓起,或炒至有爆裂声,呈棕褐色为度。

3.酒车前子
车前子 50 kg,黄酒 2 kg。用黄酒拌匀车前子,微火炒至略带火色为度。

4.盐车前子
车前子 50 kg,盐 0.5 kg。取车前子,用盐水拌匀,微火炒至鼓起微苦为度。

(五)常用配伍

1.配泽泻
利水消肿。用于治疗水肿、小便不利、倦怠乏力、口淡不渴等症。

2.配海金沙
清热通淋。用于治疗尿道、膀胱结石,小便涩痛,淋漓不畅,口苦舌干等症。

3.配白术
健脾止泻。用于治疗脾虚大便稀薄,慢性肠炎腹痛腹泻等症。

(六)临床应用

1.气管炎
车前子 30 g(另包),百部 15 g,地龙 15 g,苦参 10 g,陈皮 10 g,姜半夏 10 g,甘草 6 g。水煎服,日服 1 剂。

2.妇女白带过多
车前子 30 g(另包),苍术 15 g,小茴香 10 g(另包),桃仁 10 g,当归 12 g,红花 6 g,柴胡 9 g,桔梗 6 g,牛膝 10 g,甘草 3 g。水煎服,日服 1 剂。

3.视物昏花
车前子 30 g(另包),熟地黄 20 g,生地黄 10 g,菊花 15 g,黄芩 15 g,红花 3 g,赤芍 12 g,决明子 12 g,苍术 12 g,石斛 12 g,芦根 10 g,淡竹叶 6 g。水煎服,日服 1 剂。

4.黄疸型肝炎

车前子 30 g(另包),茵陈 20 g,白茅根 30 g,柴胡 12 g,黄芩 12 g,半夏 10 g,冬瓜皮 15 g,薏苡仁 15 g,陈皮 6 g,炒白术 15 g,炒山药 15 g,甘草 3 g。水煎服,日服 1 剂。

5.泌尿系统感染

车前子 30 g(另包),瞿麦 9 g,萹蓄 10 g,滑石 12 g,栀子 10 g,大黄 9 g,木通 6 g,炙甘草 9 g。水煎服,日服 1 剂。

6.小儿腹泻

车前子 12 g(另包),金银花 10 g,鸡内金 10 g,防风 6 g,炒白术 6 g,炒白扁豆 10 g,炒山药 6 g。水煎服,日服 1 剂。

7.小儿消化不良

炒车前子 200 g,砂仁 20 g,焦苍术 200 g。共研细粉。6 个月以内,一次服 1~1.5 g,6 个月至 1 岁一次服 1.5~2 g;1~3 岁一次服 2~3 g。每天 3 次。淡盐水送服。

8.流行性出血性结膜炎

车前子 50 g(另包),薄荷叶 10g。水煎外洗,每天 1 剂,洗 3~5 次。

9.高血压

车前子 30 g(另包),黄芩 15 g,炒杜仲 15 g,夏枯草 15 g,泽泻 10 g,黄檗 10 g,石决明 30 g,槐花 6 g。水煎服,日服 1 剂。

10.胎位不正

车前子 9 g,焙干研末和水 1 次送服。如未成功,隔 1 周可再服 1 次,最多 3 次。

(七)不良反应

偶见变态反应,四肢、肩背、头项、耳后、眼睑等部位皮肤出现红斑、瘙痒、疼痛。

二、滑石

(一)别名

画石。

(二)处方名

滑石、滑石粉、飞滑石。

(三)常用量

常用量为 9~15 g。

(四)常用炮制

1.滑石

取原药材,拣净杂物泥土,晒干,打碎或研细即可。

2.飞滑石

取滑石加水浸泡,研磨,放置澄清后,去水,晒干研细。

(五)常用配伍

1.配冬葵子

清热利尿。用于治疗泌尿道感染尿痛尿急,黄赤不畅以及尿道结石小便不畅,疼痛,尿赤等症。

2.配甘草

清热解暑。用于治疗感受暑热,头昏倦怠,口渴烦躁,小便不利等症。

3.配黄檗
清热解毒。用于治疗皮肤疮疡,痒痛流水以及湿疹糜烂、瘙痒不止、口渴、尿黄等症。

(六)临床应用

1.黄疸
滑石 15 g,杏仁 10 g,清半夏 9 g,橘红 10 g,黄芩 9 g,黄连 6 g,通草 6 g,厚朴 6 g,郁金 10 g,生姜 3 g。水煎服,日服 1 剂。

2.水痘
滑石粉、青黛、生牡蛎粉各等份,混匀外用。

3.中暑
滑石 30 g,鲜丝瓜叶 30 g,升麻 3 g。煎汤代茶频服。

4.暑泻
六一散:滑石 18 g,甘草 3 g,共研细粉,一次服 9 g,每天 3 次。

5.泌尿系统感染
滑石 3 份,蒲黄 2 份,共研细粉,口服,肉眼可见血尿者,一次 10 g,每天 1 次;镜下可见血尿者,一次 5 g,每天 1 次。

6.湿疹
滑石粉 15 g,枯矾粉 6 g,青黛粉 9 g,混匀,涂搽患处,每天 1 次。

7.脚气溃烂
滑石 10 g,煅石膏 5 g,枯矾 3 g。共研为细末,撒敷患处,每天 1 次。

(七)不良反应与注意事项

(1)在腹部、直肠、阴道等处可引起肉芽肿。

(2)原药材如含杂质过多,如含砷过多时,可引起中毒,表现为剧烈呕吐、腹痛、体软乏力、腹泻等。

(3)孕妇慎用。

(4)热病伤津者慎用。

(5)不宜与西药抗生素类同服,因可产生螯合反应而降低疗效。

三、通草

(一)别名
通脱木、方通草、川通草。

(二)处方名
通草、白通草、朱通草。

(三)常用量
常用量为 3~6 g。

(四)常用炮制

1.通草
取原药材,去根,切片。

2.朱通草
通草 0.5 kg,朱砂 0.35 g。取通草加水淋湿,将朱砂面撒上,颠至朱砂均匀挂上,风干即可。

(五)常用配伍

1.配滑石

利水消肿。用于治疗暑热证、湿热阻滞呕吐腹泻,头痛身重,身重口苦,小便不利以及慢性肾炎下肢水肿,口苦黏腻者。

2.配大腹皮

清热利水。用于治疗肝硬化腹水以及尿道炎症引起的小便涩痛不利等症。

3.配瞿麦

利水通淋。用于治疗尿道结石,小便疼痛,排尿不畅等症。

4.配穿山甲

通气下乳。用于治疗妇女产后乳少或乳汁不下之症。

(六)临床应用

1.产后乳少

通草9 g,炮穿山甲12 g,炒王不留行30 g,当归12 g,白芍10 g,赤芍6 g。水煎服,日服1剂。

2.尿道结石

通草8 g,泽泻15 g,云苓30 g,金钱草30 g,桃仁10 g,海金沙10 g(另包),陈皮6 g,柴胡6 g。水煎服,日服1剂。

3.中暑

通草6 g,滑石30 g,薄荷6 g,荷叶20 g,佩兰10 g,太子参30 g,桔梗3 g。水煎服,日服1剂。

4.肝硬化腹水

通草9 g,醋鳖甲30 g,泽泻12 g,大腹皮12 g,冬瓜皮30 g,薏苡仁30 g,炒山药30 g,鸡内金15 g,神曲15 g,陈皮6 g,焦山楂10 g,云苓20 g。水煎服,日服1剂。

5.急性泌尿系统感染

(1)通草饮子:通草10 g,瞿麦6 g,滑石10 g,石韦15 g,甘草6 g。水煎服,日服1剂。

(2)通草10 g,冬葵子10 g,滑石15 g,石韦15 g,淡竹叶6 g。水煎服,日服1剂。

6.急性肾小球肾炎

通草6 g,大腹皮15 g,茯苓皮10 g,白茅根30 g,小蓟15 g,车前草30 g,浮萍30 g,甘草3 g。水煎服,日服1剂。

(七)注意事项

孕妇慎用。

四、石韦

(一)别名

石兰、金星草、石背柳。

(二)处方名

石韦、炒石韦。

(三)常用量

常用量为6~12 g。

(四)常用炮制

1.石韦

取原药材洗净,去根与毛,切 2～3 cm 长段,晒干。

2.炒石韦

取石韦加沙炒后刷去毛,切段。

(五)常用配伍

1.配瞿麦

清热通淋。用于治疗泌尿道结石小便不畅,尿时疼痛以及尿道炎症所致之小便黄赤不爽等症。

2.配生蒲黄

清热止血。用于治疗血淋,小便涩痛等症。

3.配地榆

清热止血。用于治疗热证所致之咯血、崩漏、大便出血等症。

(六)临床应用

1.肺热咳嗽

石韦 12 g,黄芩 15 g,杏仁 10 g,生石膏 15 g,陈皮 10 g,金银花 15 g,麦冬 15 g,五味子 6 g,炙甘草 3 g。水煎服,日服 1 剂。

2.痔

石韦 10 g,大黄 8 g,地榆 12 g,知母 12 g,桃仁 6 g,槐花 9 g。水煎服,日服 1 剂。

3.鼻出血

石韦 15 g,黄芩 15 g,白茅根 30 g,生地黄 30 g,栀子 10 g,小蓟 30 g。水煎服,日服 1 剂。

4.白细胞下降

石韦 12 g,菟丝子 15 g,桑寄生 12 g,阿胶 15 g(烊化),白芍 15 g,生地黄 18 g,熟地黄 15 g,黄芪 15 g,太子参 30 g,炒杜仲 12 g,当归 8 g,茜草 6 g,炙甘草 6 g。水煎服,日服 1 剂。

5.尿道炎

石韦 12 g,生蒲黄 10 g,当归 10 g,白芍 15 g,冬葵子 10 g,炙甘草 3 g。水煎服,日服 1 剂。

6.泌尿系统结石

石韦 30 g,车前子 30 g(另包),栀子 30 g,甘草 10 g。水煎服,日服 1 剂。

7.慢性前列腺炎

石韦 30 g,土茯苓 30 g,薏苡仁 30 g,白茅根 30 g,败酱草 15 g,王不留行 9 g,穿山甲 9 g,萹蓄 9 g,川牛膝 15 g。水煎服,日服 1 剂。

(七)不良反应与注意事项

(1)心悸、饥饿感、头晕等。

(2)阴虚、脾虚者慎用。

五、地肤子

(一)别名

扫帚子。

(二)处方名

地肤子、炒地肤子。

(三)常用量

常用量为10～15 g。

(四)常用炮制

1. 地肤子

取原药材,筛去灰屑及杂质即可。

2. 炒地肤子

取地肤子,用微火微炒即可。

(五)常用配伍

1. 配苦参

清热止痒。用于治疗湿疹、皮肤疮疡瘙痒等症。

2. 配蛇床子

祛风除痒。用于治疗荨麻疹、湿疹等皮肤瘙痒之症以及妇女带下恶臭、外阴瘙痒等症。

3. 配猪苓

清热利水。用于治疗泌尿感染、淋病等小便不利、尿痛尿急等症。

(六)临床应用

1. 泌尿系统感染

地肤子15 g,白茅根30 g,大黄6 g,桃仁6 g,蒲公英30 g,金钱草30 g。水煎服,日服1剂。

2. 湿疹

地肤子汤:地肤子15 g,黄檗15 g,知母12 g,瞿麦10 g,猪苓15 g,枳实6 g,甘草6 g,冬葵子15 g,薏苡仁30 g。水煎服,日服1剂。

3. 足癣

地肤子30 g,蛇床子20 g,苦参20 g,白鲜皮20 g,黄檗20 g,每天1剂,水煎后泡患足30分钟。

4. 荨麻疹

地肤子50 g,水煎服,日服1剂。

5. 多形性红斑

地肤子30 g,槐花12 g,菊花10 g,嫩冬草10 g,夜交藤15 g。水煎服,日服1剂。

(七)不良反应

可引起变态反应,表现为全身皮肤瘙痒,起风团、口唇起疱,面赤红等。

六、萹蓄

(一)别名

萹竹、萹竹牙、猪牙草。

(二)处方名

萹蓄、萹蓄草。

(三)常用量

常用量为9～15 g。

(四)常用炮制
取原药材,洗净去根或湿润后,切段,晒干。

(五)常用配伍
1. 配瞿麦
清热通淋。用于治疗泌尿道结石小便疼痛、尿涩不畅以及泌尿系统感染尿频尿急、小便浑浊之症。

2. 配地肤子
清热止痒。用于治疗皮肤疮疡湿疹、瘙痒流水以及外阴瘙痒等症。

3. 配海金沙
清热利水。用于治疗淋病小便不利、尿道涩痛等症。

4. 配茵陈
除湿退黄。用于治疗黄疸型肝炎,皮肤发黄、小便黄赤之症。

(六)临床应用
1. 足癣
萹蓄50 g,苦参50 g,蛇床子50 g,水煎泡患足,每次30分钟,每天1次,连用10天。

2. 便秘
萹蓄12 g,白芍15 g,火麻仁8 g,防风10 g,知母12 g,玄参15 g。水煎服,日服1剂。

3. 慢性胆囊炎
萹蓄12 g,虎杖9 g,柴胡10 g,陈皮10 g,郁金12 g,青蒿10 g,白芍15 g,黄芩6 g,山楂15 g。水煎服,日服1剂。

4. 高血压
萹蓄15 g,泽泻15 g,地龙15 g,石决明30 g,赤芍15 g,红花6 g,槐花6 g,茜草6 g。水煎服,日服1剂。

5. 经血量多
萹蓄15 g,栀子15 g,黄连6 g,大黄6 g,熟地黄15 g,当归6 g,太子参20 g,阿胶15 g(烊化),仙鹤草15 g,白茅根15 g,天冬12 g,生姜3 g。水煎服,日服1剂。

6. 泌尿系统感染
萹蓄15 g,木通6 g,车前子15 g(另包),栀子10 g,益母草30 g,瞿麦10 g,黄檗6 g,甘草6 g。水煎服,日服1剂。

7. 尿道结石
萹蓄12 g,木通6 g,瞿麦9 g,栀子12 g,滑石15 g,车前子15 g(另包),大黄5 g,甘草6 g,灯芯草3 g。水煎服,日服1剂。

8. 滴虫性肠炎
萹蓄15 g,马齿苋30 g,苦参12 g。水煎服,日服1剂。

9. 睾丸鞘膜积液
萹蓄30 g,薏苡仁30 g,芡实12 g,蒲公英30 g,桃仁12 g,橘核6 g,黄檗10 g,小茴香6 g,泽泻6 g。水煎服,日服1剂。

10. 阴囊湿疹
萹蓄30 g,地肤子30 g,苦参30 g,黄檗30 g。水煎洗患处,每天1剂。

(七)注意事项
阴虚者慎用。

七、海金沙

(一)别名
金沙藤、海金沙草。

(二)处方名
海金沙、金沙粉。

(三)常用量
常用量为 6~15 g。包煎。

(四)常用炮制
取原药材,拣净杂质,过箩即可。

(五)常用配伍
1. 配石韦

清热利尿。用于治疗泌尿系统感染,小便赤涩、尿频、尿痛、尿急等症。

2. 配金钱草

利水排石。用于治疗尿道、膀胱结石症,尿痛小便不畅等症。

3. 配琥珀

利尿凉血。用于治疗血热尿血之症以及慢性肾炎、肾盂肾炎所致之尿中带血、下肢水肿、倦怠乏力等症。

(六)临床应用
1. 带状疱疹

海金沙 5 份,青黛 1 份。共研细粉,以麻油调稀糊状,涂患处,每天 1~2 次。

2. 胆管结石

海金沙 15 g(另包),金钱草 30 g,鸡内金 15 g,郁金 10 g。水煎服,日服 1 剂。

3. 泌尿系统结石

(1)海金沙 30 g(另包),金钱草 30 g,石韦 15 g。水煎服,日服 1 剂。

(2)海金沙 50 g(另包),金钱草 50 g,鸡内金 10 g。水煎服,日服 1 剂。

4. 前列腺肥大

海金沙 30 g(另包),蒲公英 10 g,穿山甲 15 g,制没药 10 g,琥珀粉 2 g(冲服)。水煎服,日服 1 剂。

(七)不良反应
过量服用,可有舌麻、恶心、头晕、胃寒等。

八、灯芯草

(一)别名
灯草、灯芯、米灯芯。

(二)处方名
灯灯芯、灯芯炭、朱灯芯、黛灯芯。

(三)常用量

常用量为 1.5～5 g。

(四)常用炮制

1.灯芯草

取原药材,拣净杂质,剪段即可。

2.朱灯芯

灯芯段 0.5 kg,朱砂 15 g。取灯芯段稍喷水湿润,与朱砂拌匀,晾干。

3.青黛拌灯芯

灯芯段 30 g,青黛 4 g。将灯芯段稍喷水湿润后,与青黛拌匀,晾干即可。

4.灯芯炭

取灯芯草置锅中,加盖较小的锅一只,锅底贴白纸一张,两锅接合处用黄泥封严。用微火加热煅至白纸焦黄,放冷即可。

(五)常用配伍

1.配穿山甲

活血通乳。用于治疗产后乳汁不下或乳少,乳腺炎红肿疼痛、乳汁不通等症。

2.配酸枣仁

降气安神。用于治疗心肾不调、失眠烦躁、头痛等症。

3.配甘草

利尿通淋。用于治疗尿道感染,小便涩痛以及泌尿系统结石排尿疼痛、小便不畅等症。

4.配滑石

清热泻湿。用于治疗心火上炎、口舌生疮、小便赤涩、烦躁不宁等。

(六)临床应用

1.失眠

朱灯芯 4 g,酸枣仁 30 g,炒白术 15 g,黄芩 15 g,钩藤 30 g(后下),菊花 15 g,赤芍 15 g,葛根 12 g。水煎服,日服 1 剂。

2.产后乳少

灯芯草 4 g,通草 6 g,穿山甲 15 g,赤芍 15 g,白芍 15 g,炒王不留行 30 g,猪蹄 1 个。水煎,喝汤吃猪蹄,日服 1 剂。

3.荨麻疹

青黛灯芯 4 g,白茅根 30 g,白鲜皮 12 g,土茯苓 30 g,大枣 10 枚。水煎服,日服 1 剂。

4.内耳眩晕症

朱灯芯 4 g,茯苓 20 g,天麻 15 g,竹茹 6 g,姜半夏 12 g,菊花 6 g,炒白术 20 g,桂枝 3 g,泽泻 12 g,栀子 10 g,黄芩 12 g,萹蓄 12 g,生姜 6 g。水煎服,日服 1 剂。

5.高血压

灯芯草 4 g,夏枯草 30 g,土鳖虫 12 g,红花 12 g,炒杜仲 15 g,泽泻 15 g,浮萍草 30 g,神曲 12 g,决明子 12 g,桃仁 9 g,车前子 15 g(另包)。水煎服,日服 1 剂。

6.泌尿系统结石

灯芯草 6 g,木通 6 g,滑石 15 g,冬葵子 30 g,栀子 10 g,甘草 6 g,淡竹叶 6 g,防己 6 g,生姜 3 g。水煎服,日服 1 剂。

7.鼻出血

灯芯草 10 g,仙鹤草 15 g,铁苋菜 10 g,蔗糖 50 g(冲服)。水煎服,日服 1 剂。

8.慢性咽炎

灯芯草 3 g,麦冬 6 g,金银花 3 g。泡茶饮用。

9.急性膀胱炎

鲜灯芯草 10 g,鲜车前草 30 g,鲜海金沙 15 g(另包),薏苡仁 30 g。水煎服,日服 1 剂。

(七)注意事项

虚寒小便多者慎用。

(曹宗宝)

参考文献

[1] 董志强.药物综合治疗学[M].济南:山东大学出版社,2022.
[2] 赵丽娅.药物学基础[M].郑州:河南科学技术出版社,2020.
[3] 唐士平.药物学基础与临床常用药物[M].北京:金盾出版社,2020.
[4] 刘秀梅.实用药物基础与实践[M].沈阳:沈阳出版社,2020.
[5] 王文萱.常用临床药物[M].北京:科学技术文献出版社,2020.
[6] 张艳秋.现代药物临床应用实践[M].北京:中国纺织出版社,2021.
[7] 丁俊梅.药物分析实验指导[M].重庆:重庆大学出版社,2022.
[8] 沈报春,俞捷.药物分析实验与学习指导[M].北京:科学出版社,2022.
[9] 沈柏蕊.精编临床药物基础与应用[M].沈阳:沈阳出版社,2020.
[10] 舒璐俊,韩卿卿,梁建云.药物分析[M].长春:吉林科学技术出版社,2020.
[11] 涂小云,邹峥嵘,余小辉.药物常识[M].北京:人民卫生出版社,2022.
[12] 江雪欣,梁伟娜.药物分析实验指导[M].汕头:汕头大学出版社,2021.
[13] 伦志彩.常见药物临床应用[M].北京:科学技术文献出版社,2020.
[14] 韩永红,孙静.药理学[M].北京:化学工业出版社,2022.
[15] 张爱华.药物学基础与临床[M].哈尔滨:黑龙江科学技术出版社,2020.
[16] 丁秀芹.实用临床药物应用[M].北京:科学技术文献出版社,2020.
[17] 谢海棠.定量药理与药物临床评价[M].北京:科学出版社,2022.
[18] 曹玉,元唯安.药物临床试验实践[M].北京:中国医药科技出版社,2021.
[19] 周振华,方应权,孟彦波.药物化学[M].武汉:华中科技大学出版社,2022.
[20] 刘江波,徐琦,王秀英.临床内科疾病诊疗与药物应用[M].汕头:汕头大学出版社,2021.
[21] 曾苏.药物分析学[M].北京:高等教育出版社,2021.
[22] 高可新.新编临床药物应用实践[M].南昌:江西科学技术出版社,2020.
[23] 刘德洪,李从军,李家庆.药物分析技术[M].北京:化学工业出版社,2022.
[24] 张金兰.药物分析技术进展与应用[M].北京:中国协和医科大学出版社,2021.
[25] 刘欣.药物应用与疾病诊疗[M].天津:天津科学技术出版社,2020.
[26] 近洪涛,宋海波,王海学.药物毒理学研究进展[M].北京:中国协和医科大学出版社,2020.

[27] 蒋妮.药事管理与法规[M].北京:中国中医药出版社,2021.
[28] 黄越燕.药事管理学[M].杭州:浙江大学出版社,2022.
[29] 王博.药物学基础[M].重庆:重庆大学出版社,2021.
[30] 都述虎,冯雪松,曹伶俐,等.药物分析[M].武汉:华中科技大学出版社,2020.
[31] 韩峰.药物毒理学[M].武汉:华中科技大学出版社,2020.
[32] 王伟.药物合理应用[M].汕头:汕头大学出版社,2021.
[33] 时慧.药学理论与药物临床应用[M].北京:中国纺织出版社,2021.
[34] 吴国忠.药物基本知识[M].北京:人民卫生出版社,2020.
[35] 彭净.临床药物应用指南[M].上海:上海交通大学出版社,2020.
[36] 翟倩,杨文霞,李佳,等.流动注射-化学发光法在药物分析中的应用进展[J].理化检验:化学分册,2022,58(8):982-992.
[37] 王丽君.医院临床药学服务模式在临床用药中的作用[J].中文科技期刊数据库医药卫生,2022(12):0151-0153.
[38] 詹蕾,黄承志.药物分析及药物分析学发展史探究[J].西南师范大学学报:自然科学版,2022,47(7):97-100.
[39] 李耀磊,张晓朦,张冰,等.基于临床用药导向的中药有害成分风险评估方法应用研究[J].中国药物警戒,2022,19(5):475-480.
[40] 梁俊英.医院临床药学服务模式在临床用药中的作用[J].中文科技期刊数据库医药卫生,2022(11):0107-0109.